食療纂要
왕실의 식이요법

원저 전순의 어의 / 음식재현 윤숙자 소장
원전해설 김종덕 원장

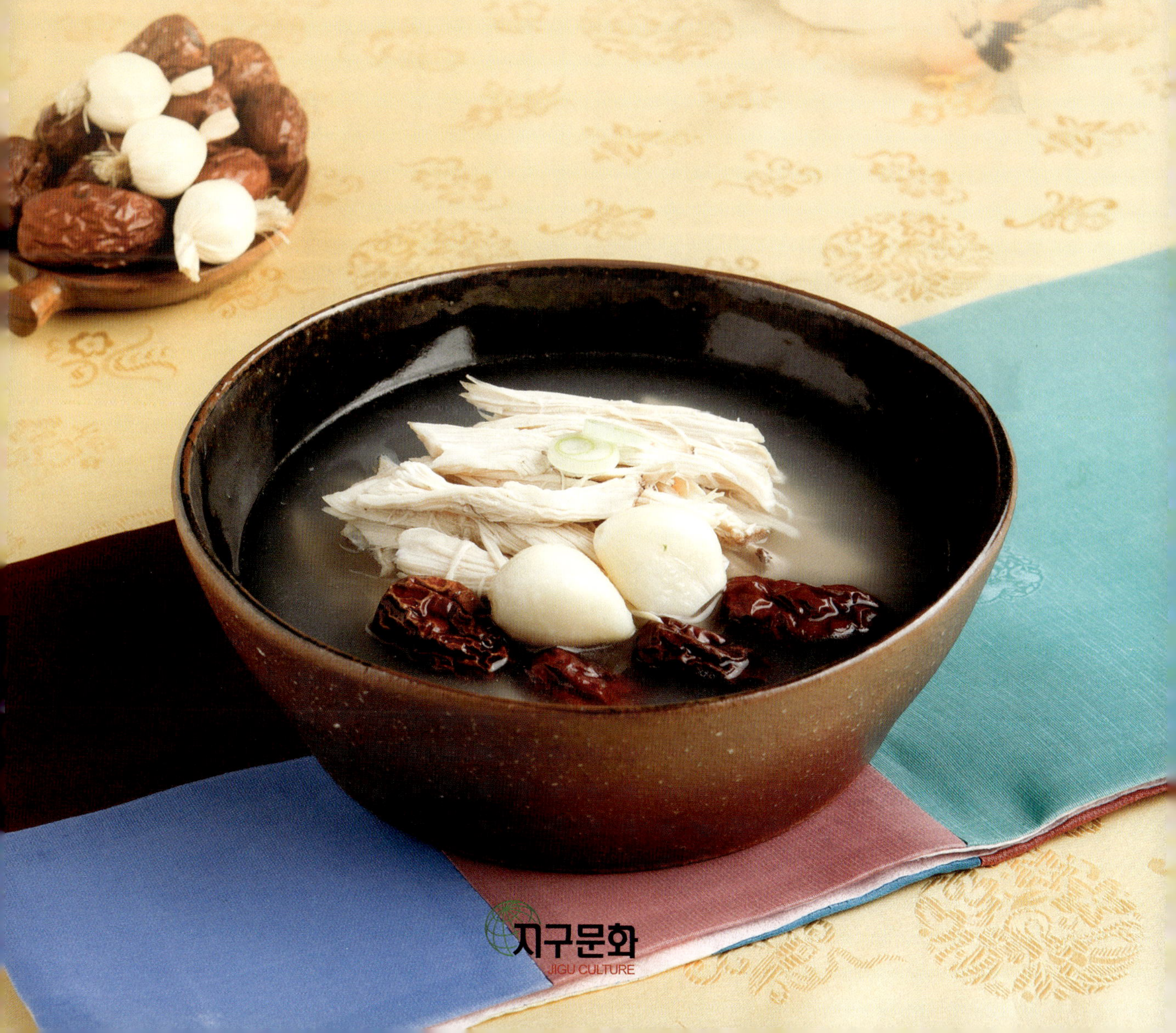

지구문화
JIGU CULTURE

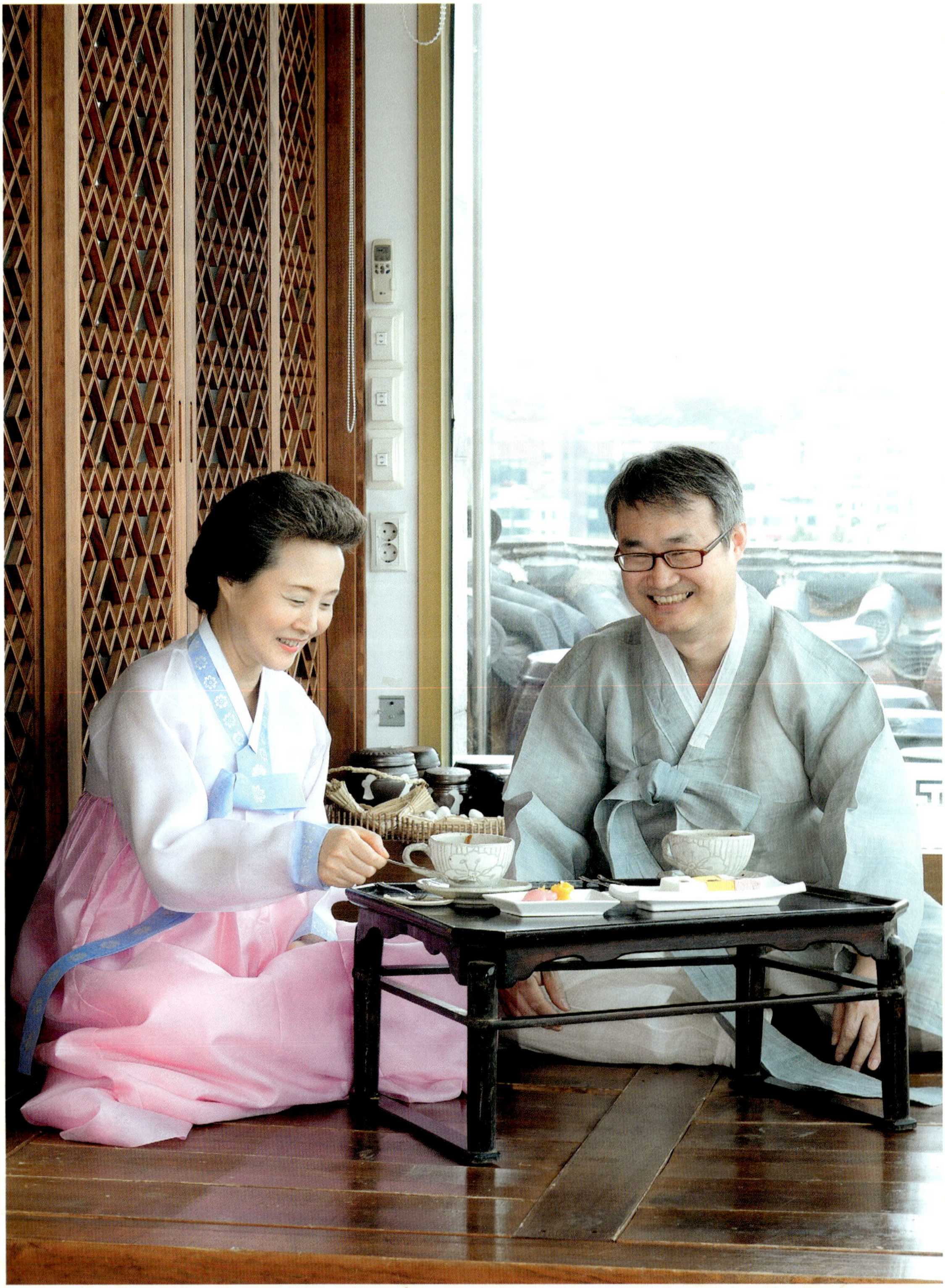

윤 숙 자 소장

(사) 한국전통음식연구소
떡 박물관 관장
대한민국 명장(조리부문) 심사위원
한국 전통식품 명인 심사위원
한국 전통식품분과위원 (농 · 식품부)
숙명여자대학교 대학원 식품영양학과 석사
단국대학교 대학원 식품영양학과 박사
배화여자대학 전통조리학과 교수 역임
전국대학조리학과 교수협의회 회장 역임
2007 뉴욕 UN본부 한국음식 페스티벌 주최
2007 남북정상회담 만찬 자문위원(북한방문)
2007~2012 국경일 한식 축제 만찬 운영
(일본, 중국, 태국, 베트남, 프랑스, 영국, 아르헨티나, 헝가리, 사우디아라비아, 이란, 이스라엘)
2007 한국농식품 수출기여공로 대통령 『철탑산업훈장』 수상
2008 한국 농 · 식품 홍보대사
2006~2008 한국음식조리법 표준화 연구개발 사업
2007~2010 국외 한식당의 문화적 고품격화 사업(중국, 일본, 홍콩, 베트남, 미국LA · 뉴욕)
2009~2011 영국 런던템즈페스티발 축제 운영
2010~2011 한식 Star Chef 양성교육
2010~2012 해외 한식당종사자 교육(미국 LA, 뉴욕, 영국, 동경, 파리, 연변, 인도네시아)
2011 해외 7개도시 한식요리강사 업그레이드 교육
주요저서 : 『규합총서(閨閤叢書)』, 『증보산림경제(增補山林經濟)』, 『수운잡방(需雲雜方)』, 『요록(要錄)』
『조선요리제법』의 고조리서 재현, 『한국전통음식 우리맛』, 『한국의 시절음식』
『한국의 저장 · 발효음식』, 『한국의 떡 · 한과 · 음청류』, 『몸에 약이 되는 약선음식』
『아름다운 한국음식 100선 · 300선』 외 다수

김 종 덕 원장

사당한의원
서울대학교 농과대학 농생물학과 졸업
경희대학교 한의과대학 및 동대학원 졸업. 한의학박사
제1회 사상체질의학 학회인정의
국립 한의학연구원 비상임연구원 (체질진단감별위원회) 역임
농촌진흥청 고농서 국역위원
사상체질의학회 이사
순천향대학교 "사상의학" 강사
OCU(열린사이버대학교) "생활속의 사상체질의학" 강사
저서 : 『사상체질을 알면 건강이 보인다』, 신동아, 2001년 1월 별책부록
『이제마평전』, 한국방송출판, 2002. 공저
『한의학에서 바라본 농산물(1)』, 부경대 한약재개발연구소, 2005.
『한의학에서 바라본 농산물(2)』, 부경대 한약재개발연구소, 2006.
『식료찬요(우리나라 최초의 식이요법서)』, 예스민, 2006.
『한의학에서 바라본 먹거리 1, 2』, 한국학술정보, 2007.
『약이 되는 우리 먹거리 1』, 아카데미북, 2010.

조선시대 어의가 쓴 우리나라 최초의 식이요법서 『식료찬요(食療纂要)』를 재현하며

한국전통음식연구소는 그 동안 우리 음식의 뿌리를 연구하고 재현하는 일을 오랜 시간을 두고 꾸준히 매진해 왔습니다. 한국전통음식의 원형을 찾아가는 그 작업의 단초는 선조들이 기록으로 남긴 오래된 고문헌이었고, 거기서 해답의 열쇠를 찾을 수 있었습니다.
그간 1500년대 『수운잡방(需雲雜方)』, 1600년대 『요록(要錄)』, 1700년대 『증보산림경제(增補山林經濟)』, 1800년대 『규합총서(閨閤叢書))』, 1900년대 『조선요리제법(朝鮮料理製法)』까지 대표적인 고조리서를 바탕으로, 문헌에 기록된 음식들을 최대한 원형에 가깝게 재현하고 그 기록들을 책으로 엮어 펴낸 바 있습니다.

고조리서를 재현하겠다고 생각한 것은 꽤 오래전부터였는데, 자라나는 후손들에게 전통음식을 올바르게 계승하고 발전시켜 나가기 위해서는 우리 전통음식의 원형을 살필 수 있는 옛 문헌을 연구하고 재현하는 일이 꼭 필요하다고 생각했기 때문이었습니다. 몇 해 전〈몸에 약이 되는 약선음식〉이라는 책의 출간을 준비하면서 우리나라 최초의 식이요법서(食餌療法書)인 『식료찬요(食療纂要)』에 관심을 갖게 되었고, 한국전통음식연구소 기능보유자 2기 제자들과 이 책의 조리법을 연구하고 직접 만들어 실험도 해보고 수 차례 연구단계를 거쳐 모양새를 갖춘 조리법이 완성되었습니다. 이때 좀 더 원전에 가까운 재현을 위하여 해박한 한의학 지식을 바탕으로 『식료찬요(食療纂要)』의 원문을 번역, 출간하신 사당한의원 김종덕 원장님을 찾아뵙게 되었고, 그 결실이 이제 또 한 권으로 나오게 되었습니다.

『식료찬요(食療纂要)』는 1460년 (세조 6년)에 어의(御醫) 전순의(全循義)가 저술한 우리나라 최초의 식이요법서(食餌療法書)로 그 책에 기록된 식이요법을 골라 현대인이 쉽게 이해할 수 있도록 레시피를 만들고 사진과 함께 만드는 방법 등을 상세하게 재현하였습니다.
『식료찬요(食療纂要)』는 조선조 세종부터 세조까지 의관을 지내고 어의가 된 저자가 음식을 통하여 질병을 예방하고 치료하는 방법을 기술한 책으로, 저술된 서적 가운데 매우 드문 자료입니다. 일상생활에서 쉽게 구할 수 있는 음식을 통하여 질병을 치료하는 방법을 기록하고 있어, 건강의 유지관리와 질병 치료에서 음식요법이 주목받고 있는 현실에서 어의(御醫)가 편찬한 이 책의 내용은 매우 흥미롭습니다.

평소 음식으로 섭생하는 것에 대한 중요성은 중국 당나라 때 명의인 손사막(孫思邈)이 "무릇 병을 치료하고자 하는 이는 먼저 음식으로 치료하고 듣지 아니하면 그 후 약을 쓴다." 고 말한 것으로도 알 수 있습니다.

끝으로 늘 한결같이 저와 함께 묵묵히 같은 길을 가고 있는 이명숙 원장님과 음식을 재현하기 위해 애쓴 2기 전통음식 기능보유자 제자들, 사진을 맡아주신 백경호 선생님, 이 책의 출간을 위해 애쓰신 지구문화사의 주병오 사장님과 편집팀 여러분께 진심으로 감사의 말씀을 드립니다.

임진년 가을

(사)한국전통음식연구소 소장 **윤 숙 자**

『식료찬요(食療簒要)』 활용판을 내면서

농촌진흥청에서 번역의뢰를 받고 처음 『식료찬요』 고서를 접한 때가 2003년 눈이 내리던 겨울이었다. 원문훼손이 심하여 이를 복원 고증하느라 1년간 많은 심력을 소모하였으나, 출판 후 많은 사람에게 도움이 되는 것을 보며, 그간의 노고가 더 큰 기쁨으로 되돌아왔다. 그 후 많은 사람의 성원으로 2006년 식료찬요 개정판을 내게 되었으니 학자(學者)로서 이보다 더 즐거운 일이 어디 있을까.

식치(食治)는 음식을 먹는 사람의 체질에 대하여 정확히 알아야 하며, 식품의 품성(品性)을 제대로 이해하는 것이 기본이다. 또한 체질에 따른 개인별 건강 및 질병상태 등을 알고, 이에 따라 식품을 배합 조리함으로써 음식으로 몸과 마음의 질병을 예방, 치료하는 과정이다. 이러한 과정을 식품영양학의 시각으로 접근하는 것도 하나의 방법이겠지만, 본서에서는 『식료찬요』의 저술정신이자 체질식이요법의 근간이 되는 식치(食治)를 계승한다는 의미에서 한의학의 시각으로 접근하였다.

사람들은 사회와 경제가 발전할수록 단순히 먹고 사는 것이 아닌, 잘 먹고 잘 사는 삶의 질을 추구하게 된다. 이러한 과정에서 음식문화의 품위를 수준높게 추구하고 유지하려는 현상이 자연스럽게 나타난다. 문화의 발전은 획일성이 아닌 개별적 특성을 중시하게 되어, 음식문화 또한 개개인을 위한 맞춤식단으로 발전하게 된다. 이에 따라 건강한 삶을 계속 영위하게 하는 식치(食治)가 점차 각광받게 되고, 그 중에서도 개인별 체질과 품성에 바탕을 둔 사상체질 식이요법은 질병의 예방 및 치료에 탁월한 효능이 있으므로 음식문화에서 중요한 위치를 점하게 된다.

건강과 한식에 대한 관심이 많아짐에 따라 『식료찬요』에 대한 관심이 높아졌고, 그 덕분에 이 책에 수록된 요리에 대하여 공동연구하자는 제인을 수 차례 받아왔으나 각 식품별 연구가 미진하였기에 정중히 거절해왔다. 하지만 〈한식의 세계화〉라는 한민족공동과제에 일익을 담당해야 한다는 역사적 소명을 언제까지 피할 수는 없었다. 『식료찬요』를 요리에 어떻게 활용할 것인지에 대하여 모색하던 차에, 마침 한국전통음식연구소 윤숙자 소장님께서 성의를 보이면서 공동연구를 제안하였다. 이에 『식료찬요』에서 언급된 음식 중 일부를 현대에 맞추어 재현하고, 각 식품의 품성을 사상체질 식이요법의 입장에서 정리하게 되었다. 그때부터 내 문하에 들어와 공부를 하게 된 김동희, 김정숙, 안은주 선생의 많은 노고로 이러한 연구가 가능하였기에 이 자리에서 그 고마움을 표현하는 바이다.

일일이 검토하고 확인하였으나 부족함이 보여 마음에 흡족하지 않지만 출판을 무한정 늦출 수 있는 입장이 아니기에 부끄러움을 무릅쓰고 세상에 내어놓게 되었다. 독자제현의 많은 질정을 진심으로 바란다.

2012년 가을

사당한의원에서 弘進 金 鍾 德

차례

제 1 부 곡류 및 두류

Contents

제 2 부 육 류

제 3 부 수산류

제 4 부 과채류

제 5 부 씨앗 및 열매

제6부 그 밖의 요리

부록

음식으로 질병을 낫게 하는 지혜!
식료찬요(食療纂要)

『식료찬요』는 세조(世祖) 6년(1460) 왕의 명에 의하여 어의(御醫) 전순의(全循義)가 저술한 책으로 이름에서 알 수 있듯이 음식으로 질병을 치료하는 방법을 담고 있는 우리나라 최초의 식이요법(食餌療法)에 관한 책이다.

이 책의 저자인 전순의가 우리가 평소에 쉽게 구할 수 있는 음식을 이용하여, 일상적으로 쓰이는 음식 치료법으로 간편한 처방을 꼼꼼히 살펴보고 치료가 가능한 처방 45문(門)을 만들어 세조께 바치자, 세조께서 직접 식료찬요라 이름을 내리시고, 전순의에게 서문을 쓰라고 명하신 책으로, 조선시대 저술된 음식관련 서적 가운데 매우 귀한 자료이다.

『식료찬요』의 "식료(食療)"는 음식으로 질병을 다스린다는 뜻으로 "식치(食治)"라고도 한다. 세조는 평소 의관들에게 병을 치료함에 있어서 약에만 의존하지 말고 음식을 이용한 "식치(食治)"의 중요성을 강조한 임금이었다. 이와 같은 세조의 관심으로 『식료찬요』를 편찬할 수 있었던 것이다. 또한 전순의는 서문에서 "식품으로 치료하는 것을 우선하고, 식품으로 치료가 되지 않으면 약으로 치료한다."고 하였다. 즉, 질병이 걸린 다음에 치료할 것이 아니라 평소 음식섭생을 잘 해서 병이 나지 않도록 예방하는 것이 중요한다고 강조하였다. 건강의 유지관리와 질병 치료에서 음식요법이 주목받고 있는 현실에서 어의가 편찬한 『식료찬요』는 그 내용이 매우 흥미롭다.

『식료찬요』는 중풍을 치료하는 방법을 설명한 제풍(諸風)으로부터 가슴과 배의 통증을 다스리는 심복통(心腹痛), 급경풍(急驚風)의 발작을 다스리는 경간(驚癎) 등 모두 45가지 질병에 대한 식이요법으로 오곡(五穀), 오육(五肉), 오과(五果), 오채(五菜) 등 175개의 식재료로 다스릴 수 있는 내용으로 구성되어 있다. 식료찬요에 수록된 식이요법 가운데에는 "술에 취해 깨어나지 않을 때 배추씨 2홉을 잘게 잘라 정화수에 타먹는다." "사람의 피부를 부드럽게 하고 안색을 좋게 하려면 방금 채취한 굴을 구워 먹는다." "소갈을 다스리고 열을 제거하려면 보리로 국수를 만들어 먹는다." 는 등 오늘날 우리 일상생활에서 적용할 만한 식이요법도 적지 않다.

국내 최초의 식이요법서로 이름만 전해져오다 2003년 전문(全文)이 발견된 『식료찬요』는 질병치료에 있어서 "음식"의 중요성을 강조하고 있으며, 현대 예방의학과 최근의 "웰빙" 흐름과도 상통한다. 이 책은 질병별로 분류한 치료법 중에서 음식법을 골라 사진과 재료 및 분량을 비롯하여 만드는 방법 등을 현대인이 쉽게 이해할 수 있도록 재현하였다.

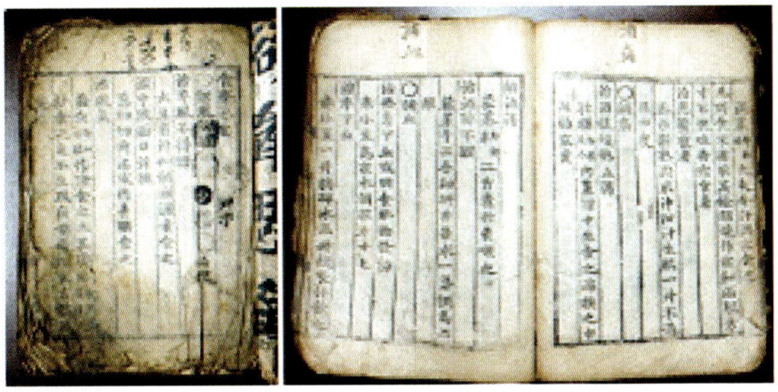

식료찬요 원본

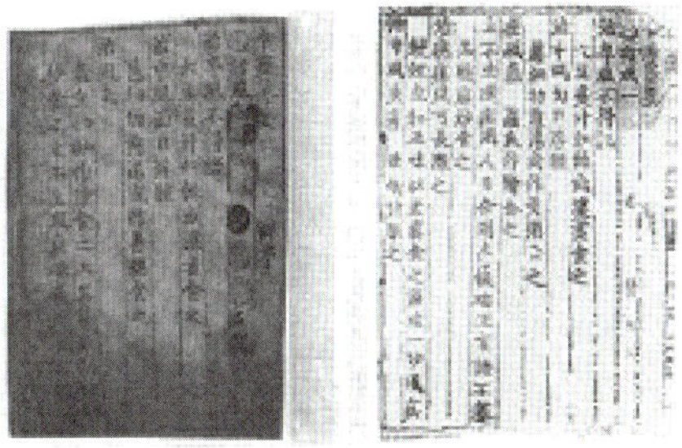

식료찬요 상주(좌), 양양(우) 판본

전 순 의(全循義)

전순의(全循義)의 생몰연대는 정확하게 알려지지 않았다. 세종, 문종, 세조 3대에 걸쳐 활동한 전순의는 판서(判書)급에 까지 오른 어의(御醫)로 『의방유취』 편찬에 직접 참여하기도 하였다. 전순의가 처음 나오는 공식문서는 세종 22년 6월 21일의 『조선왕조실록』으로 '임금님께서 금성대군(錦城大君)의 병이 나은 것을 기뻐하여 시병(侍病)한 환관 최습(崔濕)에게 말 한필과 밭 5결(結)을 하사하시고, (중략) 양홍수(楊弘遂), 전인귀(全仁貴), 전순의(全循義), 김지(金智)에게 각각 옷 한 벌을 하사하셨다.' 이다. 이후 전순의는 세조 즉위년에 원종공신(原從功臣) 1등에 녹훈되고 첨지중추원사(僉知中樞院事)를 거쳐 자헌대부(資憲大夫) 동지중추원사(同知中樞院事) 등을 지내게 되었다. 하지만 관직이 순탄한 것만은 아니었다. 전순의는 당대 최고 수준의 명의로 인정받고 있었지만, 문종의 승하로 이어진 의료과오의 책임 때문에 중죄(重罪)를 추궁당하기도 하였다.

전순의는 장기간에 걸친 어의생활과 자신이 참여했던 『의방유취』 편찬사업 등에서 얻은 지식을 바탕으로 자신의 저술인 『식료찬요(食療纂要)』와 『산가요록(山家要錄)』를 남기게 되는데, 궁중에 비장되어온 의서와 『의방유취』의 식치(食治)부분을 상당부분 참고하였을 것으로 추정된다. 또한 전순의는 침구치료에 관한 저서를 남기기도 하였는데 그것이 바로 세종 29년(1447) 김의손(金義孫)과 같이 편찬한 『침구택일』이다. 최근 북한에서 발견되었다고 알려진 『침구택일』은 중국에서는 여러 차례 출간되었지만, 우리나라에는 남아있는 판본이 없는 것으로 알려져 있다.

곡류 및 두류

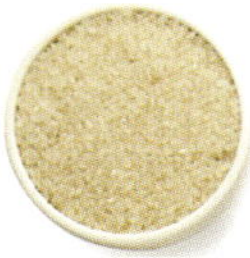

쌀 : 성질이 평이하므로 체질불문하고 누구나 먹어도 좋으며, 지구의 절반이상의 인구가 주식으로 이용하고 있다. 벼를 도정할 때 쌀겨 층을 제거하면 백미가 되고 겉껍질만 벗긴 것은 현미이다.

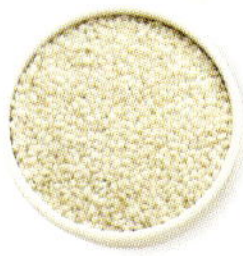

찹쌀 : 찹쌀은 소화기가 약하고 몸이 찬 소음인에게 좋으며, 기운이 약한 사람의 기운을 보강한다. 찹쌀은 갈증을 그치게 하며, 찹쌀을 볶아 먹으면 설사를 그치게 하고, 떡을 만들어 먹으면 노인이 소변을 자주 보는 증상을 치료한다.

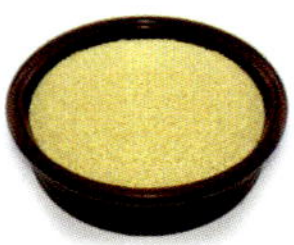

좁쌀 : 메조와 차조로 나뉘며 효능은 비슷하다. 소화가 잘되고 배변을 촉진하며 오래된 속병을 다스리고 혈액순환을 촉진하고, 소변이 자주 마려운 것, 혈당조절, 황달, 구토, 소갈 등에 효과적이다.

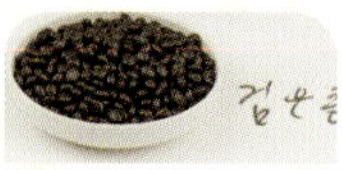

검은콩 : 콩은 성질이 서늘하여 해열제로 사용하는데 약으로는 주로 검은콩을 사용한다. 검은콩은 뭉치는 것을 풀어주며 해열 해독의 효능이 있다. 각기(脚氣)가 있으면서 심번(心煩)증상이 있고 다리가 약하고 머리가 어지럽고 현기증이 나며, 저리고 근육이 수축되어 잘 펴지지 않는 증상을 치료하며 임신중 요통에 사용하기도 한다.

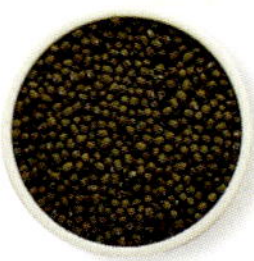

녹두 : 녹두는 몸 안의 오장육부의 기운을 조화롭게 하여 환자의 원기를 북돋운다. 녹두죽은 몸속의 열기를 내려 주며, 열로 인한 설사에 효과적이다. 피부미용에도 좋다.

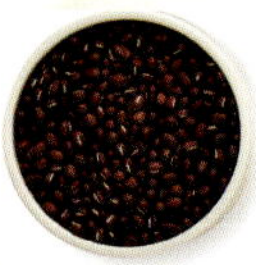

팥 : 팥에는 비타민 B_1이 풍부하여 각기병에 효과적이며 소화불량과 식욕부진에도 좋다. 소변을 잘보게 하여 부기를 빼고 황달이나 종기에도 사용한다.

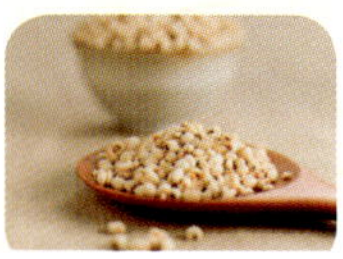

율무 : 율무는 다른 곡류에 비해 단백질과 지질이 풍부하여 오래 먹으면 몸을 강하게 만들고 병에 대한 저항력이 길러진다. 또한 몸속의 습기를 없애므로 뚱뚱한 사람이 먹으면 효과적이지만 변비가 심한 사람이나 임산부는 피하는 것이 좋다.

과채류

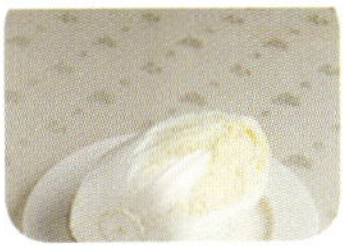

배추 : 배추는 음식을 소화시키며 기를 내리고, 장위가 막힌 것을 소통시키며 가슴의 번열을 제거하고 갈증을 그치게 하며 술을 마시고 난 뒤의 갈증을 멎게 한다. 그러나 몸이 차고 소화기능이 약한 사람은 냉병이 생길 수 있으므로 생강, 마늘, 고추, 파 등과 같은 양념과 함께 먹는데 그 대표적인 음식이 김치이다.

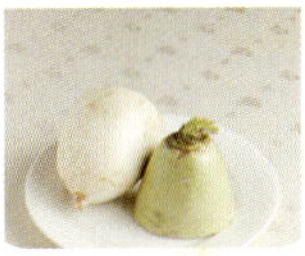

무 : 무에는 디아스타제라는 소화 효소가 들어 있어 메밀이나 밀가루음식을 먹고 체했을 때나 과식하였을 때 먹으면 효과적이다. 또한 기를 내리고 담을 삭히기 때문에 기침, 가래에도 효과적이다.

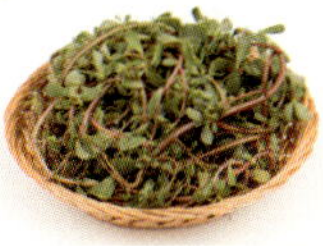

쇠비름(마치채) : 생김새가 말의 이빨과 비슷하여 마치채라 했으며 성질이 서늘하여 열로 인한 종기나 여드름을 치료하며, 혈액순환을 촉진하고, 대소변을 잘 나가게 하며 어린아이의 피가 섞여 나오는 이질을 치료하는데 효과적이다.

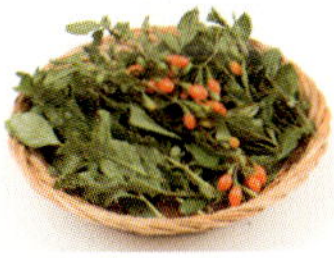

구기자잎 : 구기자 잎은 힘줄과 뼈를 튼튼히 하고 허로로 인하여 뼈에 열감을 느끼는 골증과 등과 팔이 괴롭고 아픈 것을 치료하며, 열매인 구기자는 신장의 기능을 좋게 하고 폐와 호흡기의 기능을 원활히 하고 스트레스 해소에 효과적이다.

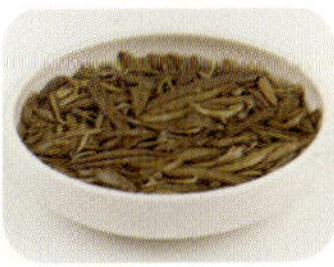

순채 : 연못에서 자라는 수생식물로 어린잎이 우무질로 싸여 있을 때 식용으로 사용한다. 위를 열어주고 기운을 북돋아 주기 위해서 소기와 함께 순채국을 끓여 먹으면 좋다. 붕어와 함께 국을 끓이면 비위의 기가 약하여 음식을 아래로 내려 보내지 못하는 것을 치료한다.

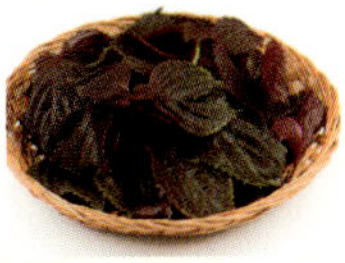

차조기 : 들깨와 비슷하게 생겼으나 전체적으로 보라색이며 향이 짙다. 감기에 걸렸을 때 몸을 따뜻하게 하며 땀이 잘 나게 한다. 염증을 가라앉히고 기침을 멎게 한다. 씨앗인 자소자는 각기와 소변불통에 효과가 있다.

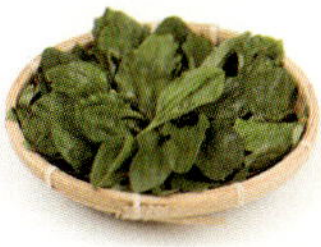

질경이(차전엽) : 길가에 많이 난다하여 차전엽이라 하며 봄철에 어린잎을 나물로 무친다. 여름철에 채취하여 그늘에 말려 약재로 사용한다. 기침을 멎게 하고 소변이 잘 나가게 하는 효능이 있다.

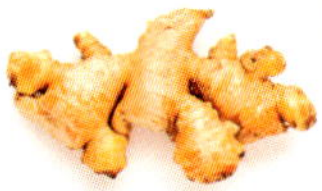

생강 : 성질이 따뜻하여 몸을 따듯하게 하고 건위효과가 있어 위를 튼튼히 하고 구역질을 멈추게 하며 혈액순환을 촉진시킨다. 생강의 껍질은 찬 성질이 있어 뜨겁게 사용하려면 껍질을 벗기고 사용한다. 몸에 열이 많은 사람은 삼가는 것이 좋다.

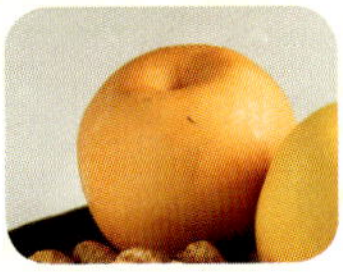

배 : 서늘한 성질이 있어 가슴속의 번열을 내려주고, 술 마신 다음 갈증에 효과적이며 오래된 기침에는 배속에 꿀을 넣어 익힌 것이 좋다. 그러나 배에 있는 시안화수소로 신경질환이 일어날 수 있으므로 생강과 함께 사용하는 것이 좋다.

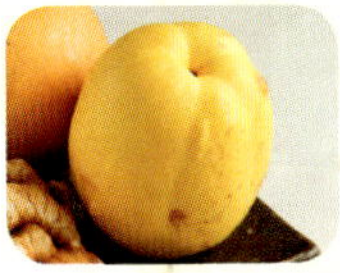

모과 : 각기로 인하여 가슴으로 치받쳐 숨이 가쁘고 불안해지는 증상을 치료하며 소화기관을 튼튼히 하여 구역질이 나거나 체하는 것을 치료한다. 그러나 많이 먹으면 이와 뼈를 상하게 할 수 있다.

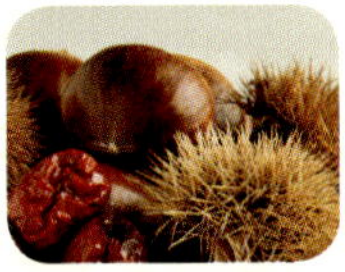

밤 : 오장육부를 튼튼히 하여 몸을 보하고 설사를 멈추게 하고 부기를 내려 물렁살을 빠지게 한다. 신허로 인해 허리와 다리에 힘이 없을 때 바람에 말린 밤을 씹어 먹으면 좋다. 그러나 변비가 있고 몸에 열이 많은 사람은 삼가 하는 것이 좋다.

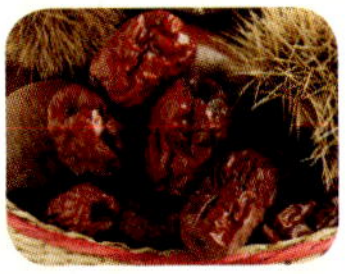

대추 : 열매가 많이 맺히기 때문에 자손번식의 의미로 이해하고, 대추껍질의 붉은색은 나쁜 기운을 물리치는 벽사의 의미로 이해했다. 대추의 단맛은 정신안정과 노화방지에 효과적이다. 위의 기운을 편하게 하고 소화기관을 튼튼히 하는 효과가 있다.

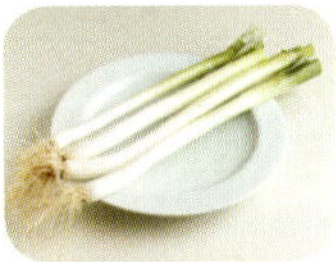

총백 : 파의 뿌리와 흰 부분을 말하는 것으로 따뜻한 성질을 가지고 있어 혈액순환을 촉진시켜 몸을 따뜻하게 하며 감기로 열이 나고 머리와 배가 아프고 소변이 잘 나오지 않을 때 사용한다. 파의 파란 잎은 서늘한 성질이 있으므로 음식에 사용할 때는 통째로 사용하도록 한다.

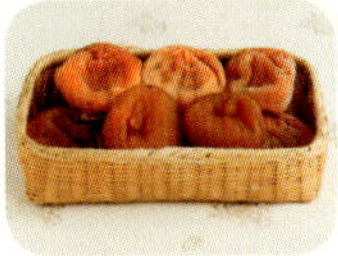

곶감 : 감의 떫은 맛은 수렴작용을 함으로 설사에 효과적이며, 지혈작용과 숙취해소에도 좋다. 또한 가슴이 답답할 때, 담이 많고 기침이 날 때, 만성기관지염 등에 효과적이다.

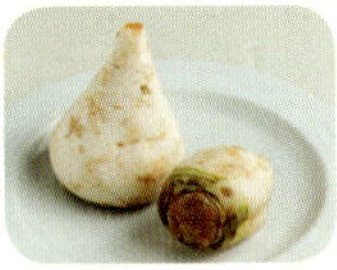

순무 : 소화를 도우며 황달을 치료하고 소변을 잘 나가게 한다. 씨앗인 만청자는 속을 보하고 눈을 밝게 하며 소변을 잘 나가게 하는 효능이 있다.

육 류

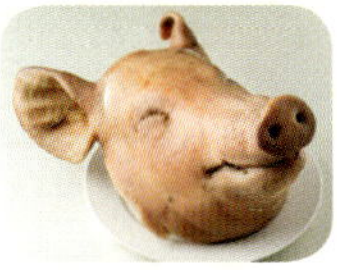

돼지머리 : 돼지머리 고기는 양념과 같이 삶아 먹는다. 굶어서 배가 매우 고파 무기력할 때 기운을 북돋으며, 놀라서 생긴 발작과 5가지 치질을 치료하고, 광물질에 의한 독성을 제거한다.

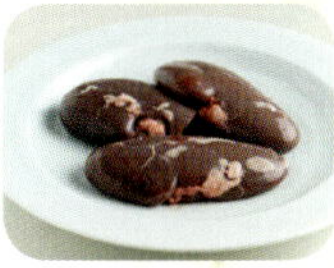

돼지콩팥 : 각기와 신허로 인해 허리와 다리가 힘이 없을 때 효과적이다. 또한 몸의 정기와 기혈이 약해 뼛속에 후끈 달아오르고 잠깐씩 추웠다 더웠다 하며 등과 팔이 아플 때 효과적이다.

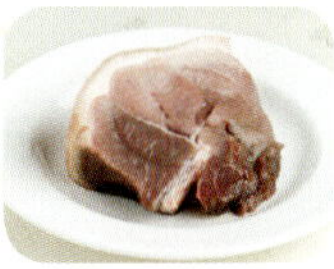

멧돼지고기 : 일반 돼지고기보다 지방이 적고 육질이 쫄깃하다. 오랜 치질과 하혈이 그치지 않고 항문 주변이 아픈 것과 치질로 인해 피가 나오는 것을 치료한다.

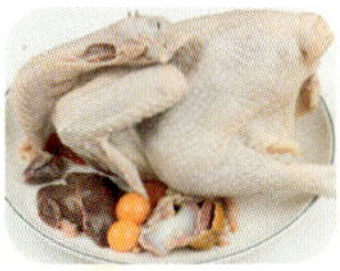

닭 : 닭은 따뜻한 성질을 가지고 있어서 몸이 차가운 사람의 비장과 위장을 튼튼하게 하고, 목이 막혀서 음식을 먹지 못해 몸이 수척해지고 무기력해진 증상을 치료한다. 또한 소화력과 골수를 강하게 하여 어린아이의 성장과 임산부의 산후 기력회복에도 좋다.

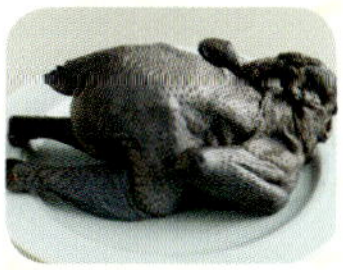

오골계 : 오골계는 뼈와 살이 모두 검은 닭을 말하는데 풍한습으로 인한 저린 증상이나 간이 상하여 눈이 침침한 것을 치료하는데 좋다. 또한 소리를 듣지 못하는 증상이 오래되어 차도가 없을 때에도 효과적이다.

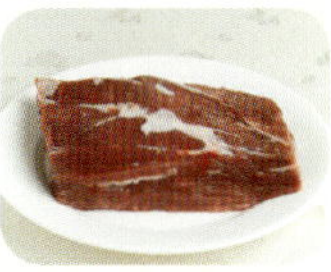

쇠고기 : 속을 따뜻하게 기운을 북돋아 주고 비위를 기르며 골수를 채운다. 수기와 부종을 치료하고 소변이 시원하게 나오지 않는 것을 치료한다.

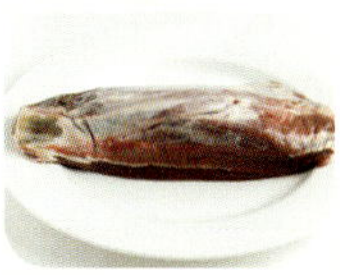

사슴고기 : 육질이 연하고 담백하며 따뜻한 성질을 가지고 있어서 몸을 따뜻하게 보하고 기력을 북돋아주어 강장의 효과가 있으며, 출산 후 젖이 나오지 않을 때 고깃국을 만들어 먹으면 효과적이다.

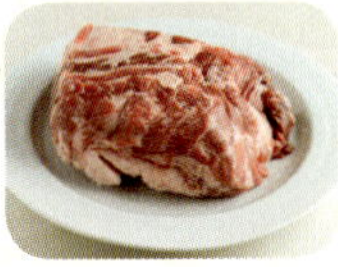

양고기 : 허로와 한냉을 다스리고 속을 보하며 기운을 북돋는다. 또한 비위의 기가 냉하여 음식을 먹으면 토하는 것을 치료한다.

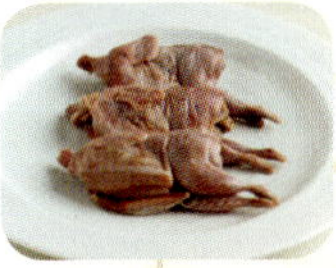

메추라기 : 오장을 보하고 속을 북돋아준다. 기를 이어주며 근골을 실하게 하고 한기와 온기를 견디게 하며 열이 뭉쳐진 것을 풀어주는 효능이 있다.

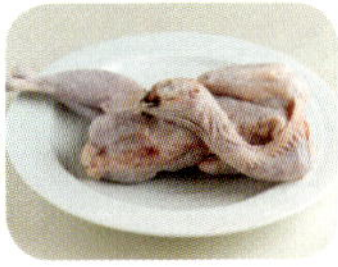

꿩 : 비위의 기가 허약하여 대변을 참지 못하고 자주 보며 음식을 내려 보내지 못하는 것을 치료한다. 또한 갈증이 심해 물을 자주 마시고 소변이 많으며 목이 마르는 증상을 치료한다.

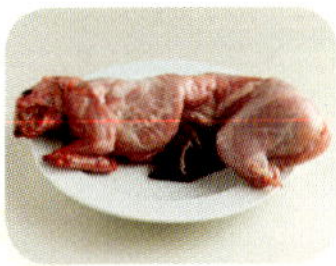

토끼 : 소갈로 몸이 여위는 것과 소변을 참지 못하고 저절로 나오는 증상을 치료한다. 토끼의 간은 눈이 보이지 않는 증상을 치료한다.

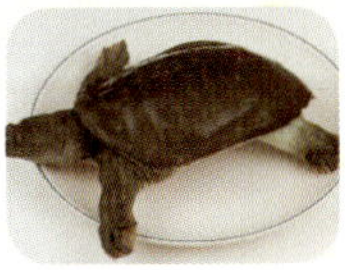

자라 : 차가운 성질을 가지고 있어 기를 아래로 내려 보내며 골절 사이의 노열을 제거한다. 몸에 열이 많으면서 입이 마르고 설사를 자주하는 사람이 자라곰국을 먹으면 효과적이다.

수산물

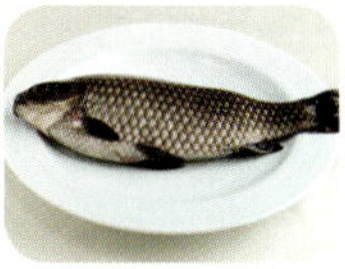

붕어 : 수렴기운이 강하여 태양인의 반위(反胃)에 사용한다. 몸의 기운을 고르게 하고 팥과 함께 먹으면 부기를 내리고, 소변을 잘 나가게 하므로 배에 물이 차는 복수증이나 만성신염에 효과가 있다.

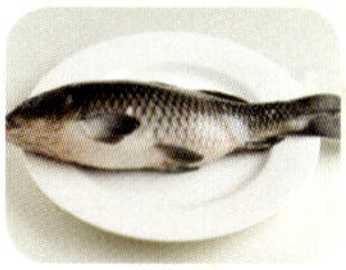

잉어 : 기운의 순환을 촉진하고 혈액순환을 좋게 하므로 피곤하여 몸이 붓는 사람에게 좋다. 또한 심한 기침으로 가슴이 답답하고 숨이 찰 때 잉어회를 식초 마늘과 먹으면 좋다.

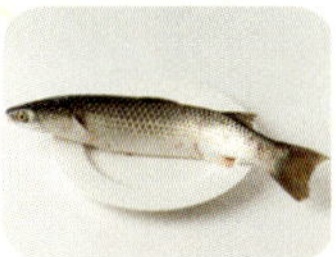

숭어 : 위를 열어주며 오장을 이롭게 하고 오래 먹으면 사람이 기름지고 튼튼해진다.

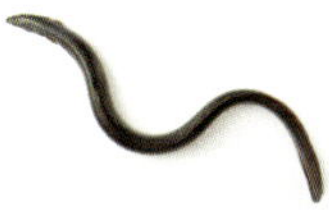

장어 : 찬 성질이 있어 몸에 허열이 있고 쉽게 피곤을 느끼는 사람에게 좋다. 또한 여자의 부인병을 치료하고 식욕을 증진하며 배탈, 설사, 소화불량에도 좋다.

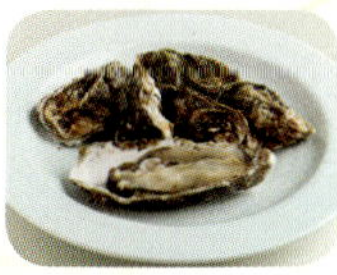

석화 : 간 기능을 도와주고 보혈작용이 뛰어나 부인의 혈과 기를 치료하며 사람의 피부를 부드럽게 하고 안색을 좋게 한다.

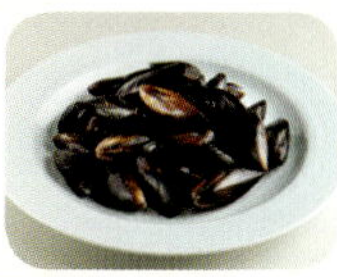

홍합 : 오장의 허손을 보하고 요각기를 다스리며 양사를 도와주고 숙식을 소화시킨다. 또한 뱃속의 냉기를 제거하고 현벽을 사라지게 한다.

그 밖의 재료

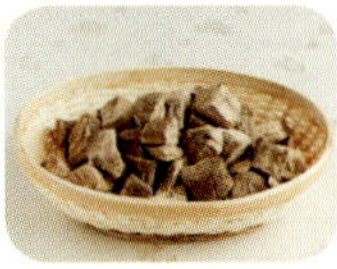

칡 : 칡은 해열과 진정작용이 있어 몸의 열을 풀어주고 숙취해소에도 효과가 있다. 중풍에 걸려 신장과 비장에 열이 있고, 언어가 어눌하며 정신이 심란하고 수족을 쓰지 못하는 증상을 치료하며 이질에도 효과가 있다.

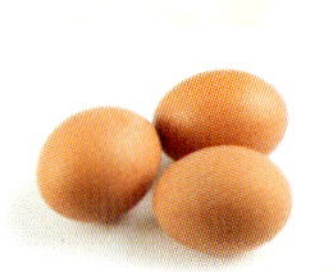

계란 : 계란의 흰자는 열독을 치료하고 노른자는 소변이 잘 나가지 않는 증상을 치료한다. 어린아이가 여름에 설사를 계속할 때 녹두와 삶아 쌀과 함께 죽을 쑨 뒤 먹이고 계란을 먹이면 효과가 있다.

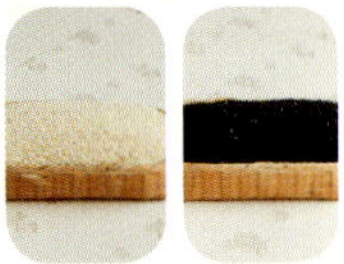

참깨(흰 깨, 검은 깨) : 깨는 기력을 북돋아주어 강장의 효과가 있으며, 근골을 튼튼히 하여 허리와 다리 아픈 것을 치료하고 장을 매끄럽게 하여 대소변이 잘나가게 한다. 오랫동안 먹으면 머리가 세지 않는다.

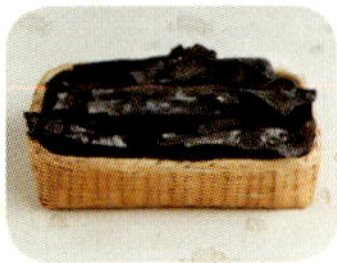

다시마 : 다시마는 피를 맑게 하여 혈중 콜레스테롤을 낮추어 고혈압과 동맥경화를 예방하고 치료하며 변비를 치료하고 피부미용에도 좋다. 요오드 함량이 풍부하여 신진대사를 활발하게 하여 세포기능을 활성화시킨다.

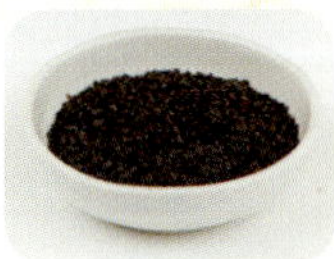

파씨 : 간장이 허하여 먼 거리를 보는 것이 어려운 증상을 치료한다.

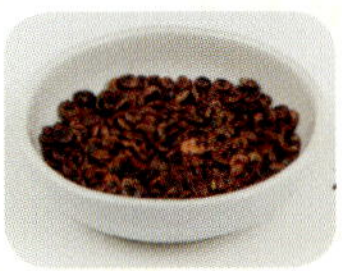

산조인 : 가슴이 답답하여 잠을 자지 못하는 증상을 치료한다.

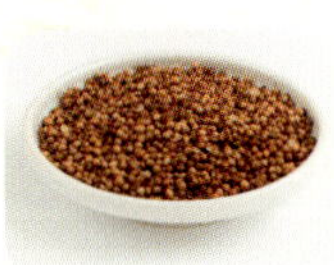

고수씨 : 대장(大腸)과 소장(小腸)을 이롭게 하여 치질을 치료한다.

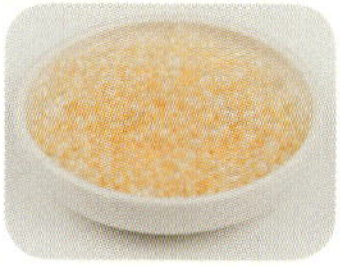

아교 : 아교는 동물(당나귀)의 가죽과 뼈를 달여 만든 것으로 혈액을 생성하고 지혈작용이 있어 임신부의 출혈과 유산을 방지한다. 또한 근육과 골격을 강화시키고 진액을 생성한다.

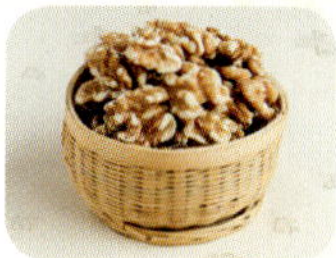

호두 : 밤에 자다가 참지 못하고 소변을 보는 증상과 소변에 작은 돌이 섞여 나오는 증상을 치료한다. 또한 기침이 심하고 가래가 많을 때 효과적이고, 몸을 윤택하게 한다.

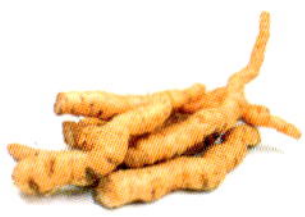

생지황 : 모든 열을 내리며 어혈을 풀어낸다. 또한 월경을 잘 통하게 한다. 부인이 붕루증으로 피가 멎지 않는 것과 태통으로 하혈하는 것과 코피, 피를 토하는 것 등에 쓴다.

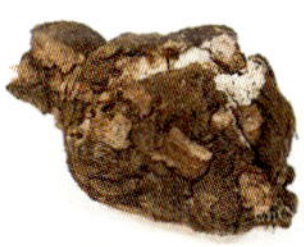

복령 : 땅속에서 소나무 등의 나무뿌리에 기생한다. 백색인 것을 백복령(白茯笭), 적색인 것을 적복령(赤茯笭)이라 한다. 성질이 평(平)하여 보(補)하는 작용이 있고 맛은 달다(甘). 옛날부터 강장제로 사용되었으며 폐경(肺經), 비경(脾經), 심경(心經), 신경(腎經), 방광경(膀胱經)에 작용하여 비장을 보하고 가래를 삭이며 정신을 안정시킨다.

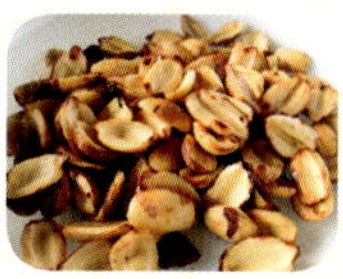

연자 : 연자는 연꽃의 씨로 가운데 싹은 먹지 않는다. 몸의 영양 상태를 좋게 하며 비장, 신장을 보하고 흥분 상태를 가라앉히며 설사를 멈추게 하는 효능이 있다.

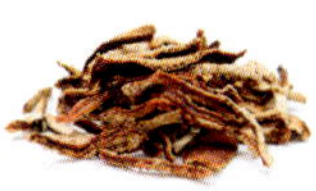

진피 : 귤껍질을 말린 것을 한방에서는 진피라 하며, 이것은 가래를 제거하고 기침에 효과가 있으며, 혈액순환장애, 스트레스 등에 좋은 효과가 있다. 그리고 비타민 C의 저장고이며 피로회복이나 신진대사를 활발하게 해주고 동맥경화를 예방한다.

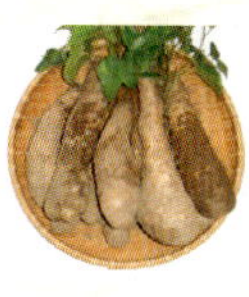

산약 : 마를 말린 것을 말하며 서여(薯蕷)라고도 한다. 전분(澱粉) ,점액질(粘液質) , 단백질 지방 등과 디아스타제(diastase)를 함유하고 있으며, 소화불량, 설사에 좋으며, 기력을 증진시키며 강장, 미용, 해열 등의 작용이 있다.

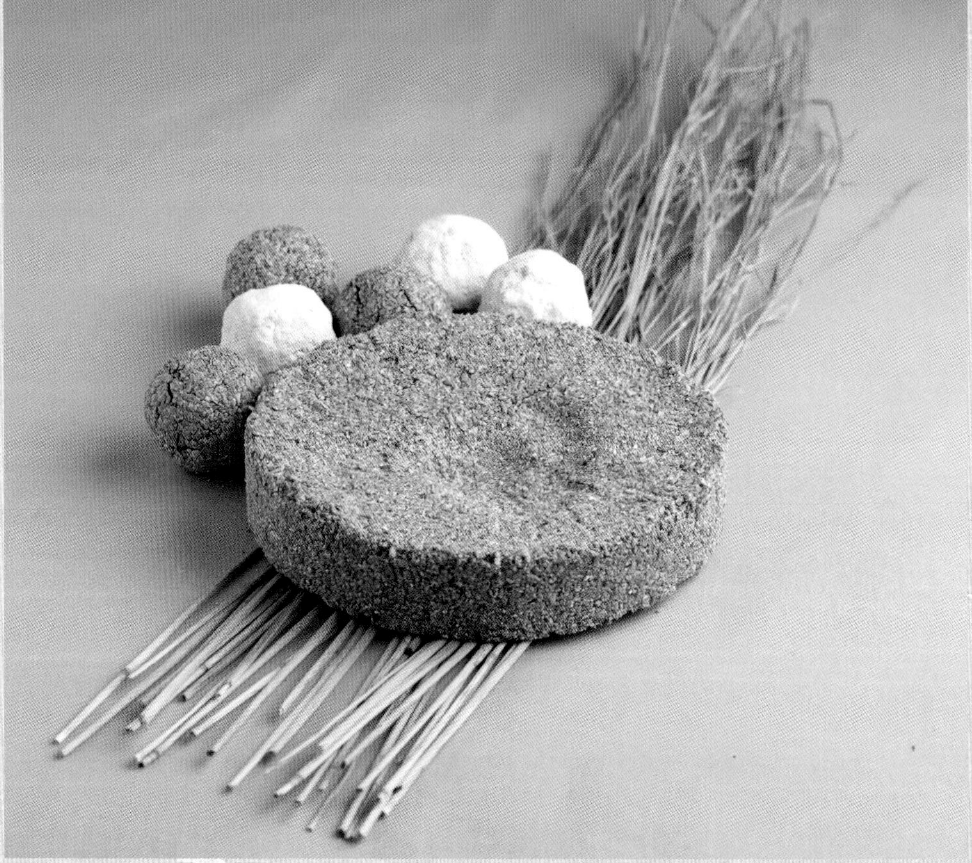

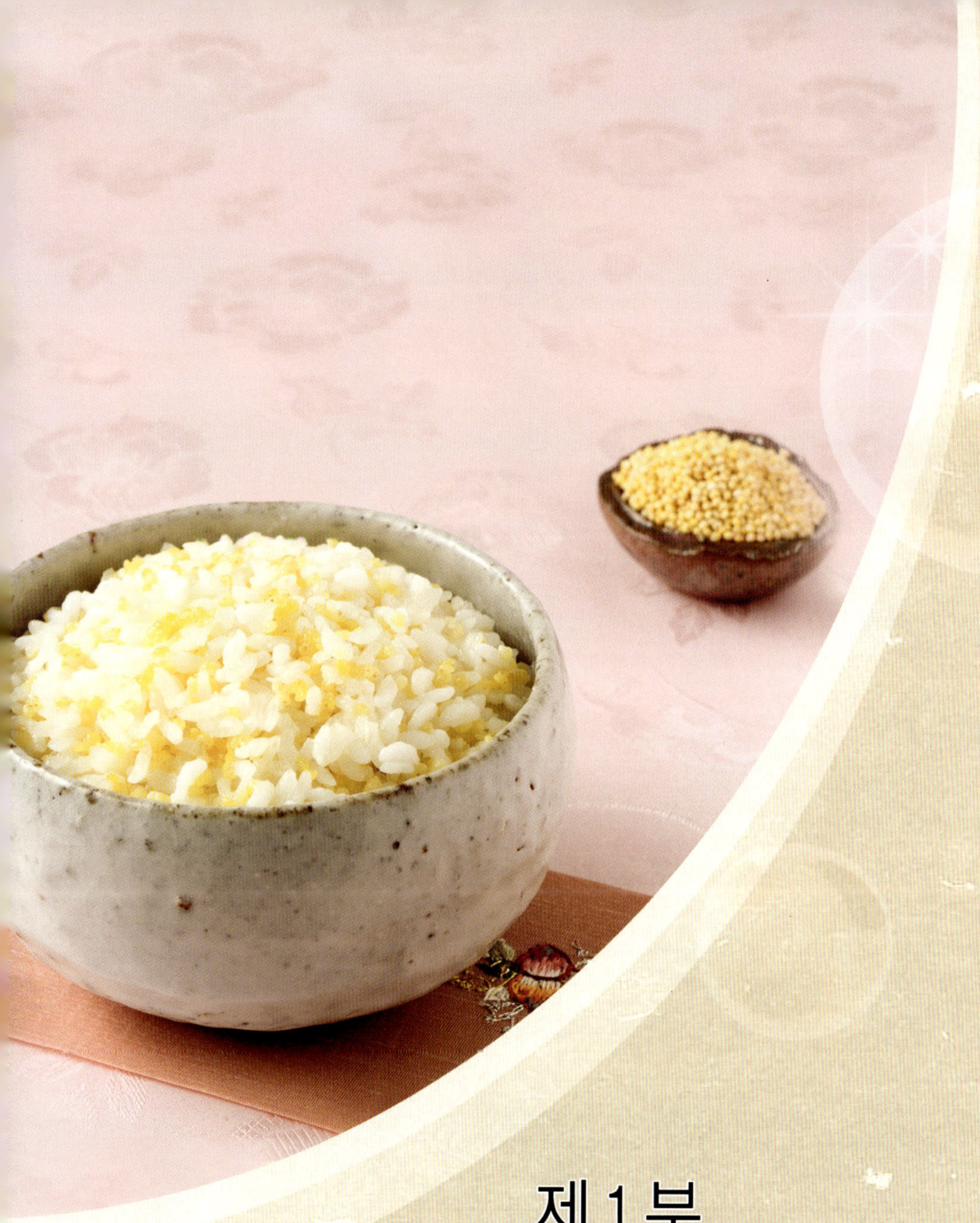

제1부

곡류 및 두류 요리

01 좁쌀밥(粟米飯)

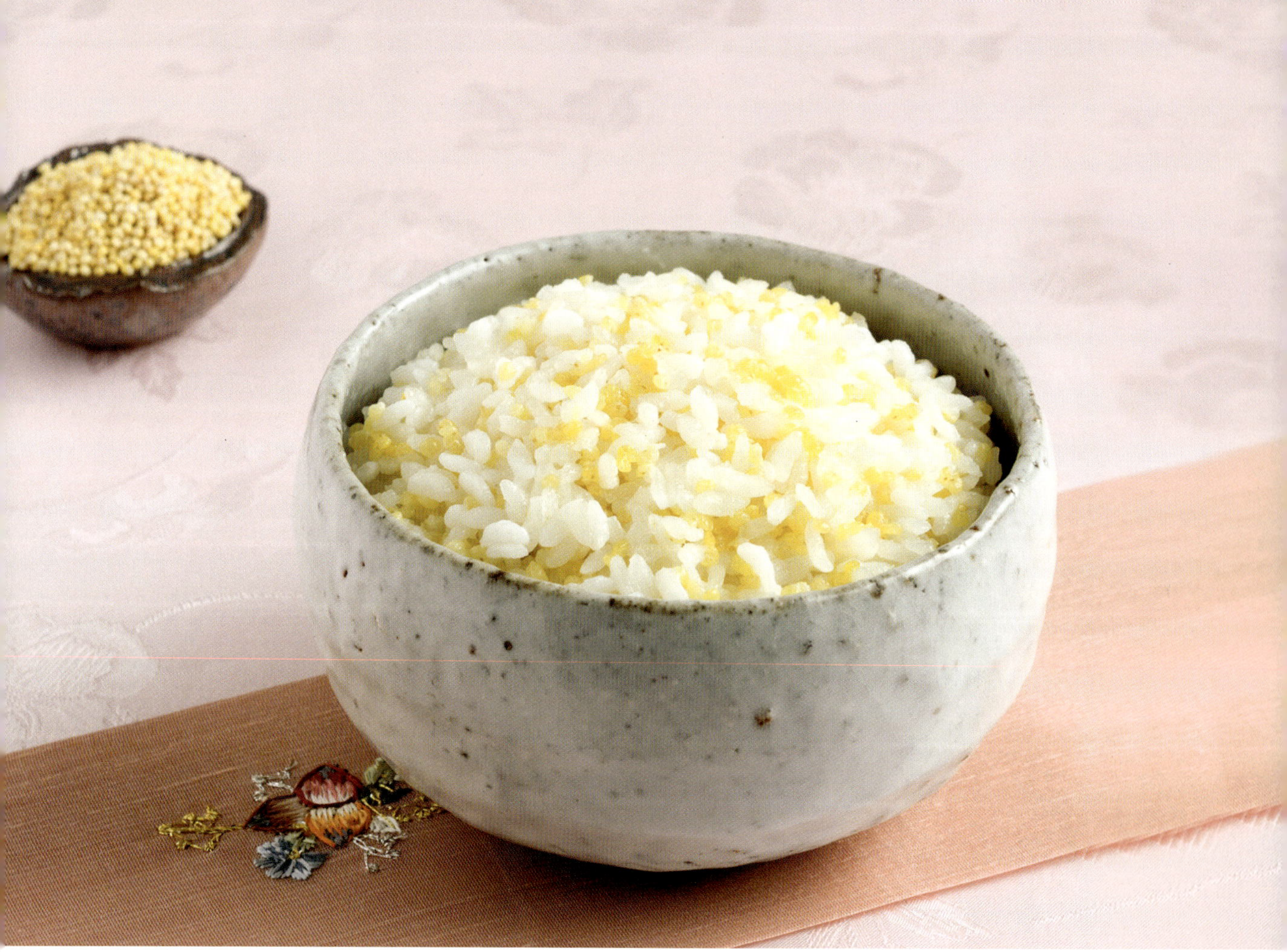

主養腎氣. 粟米飯粥 任意服之.
治痟渴口乾. 粟米 炊飯食之.

신기(腎氣)를 기르려면 좁쌀[粟米]로 밥이나 죽을 만들어 임의대로 먹는다.
소갈(消渴)로 입이 마르는 것을 치료하려면 좁쌀로 밥을 지어 먹는다.

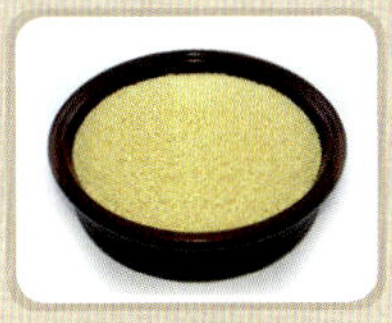

좁쌀

소화가 잘 되고 배변을 촉진하며 오래된 속병을 다스리고 혈액순환을 촉진하고, 소변이 자주 마려운 것, 혈당조절, 황달 치료 등에 효과적이다.

재료 및 분량

좁쌀 1컵(190g)
멥쌀 2컵(360g)
밥물 3½컵(700g)

만드는 방법

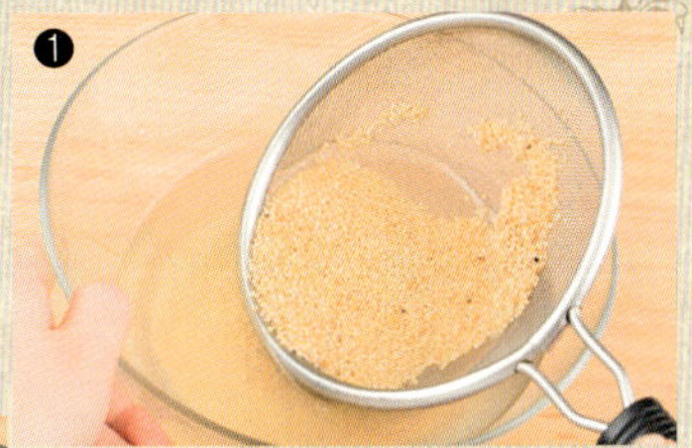

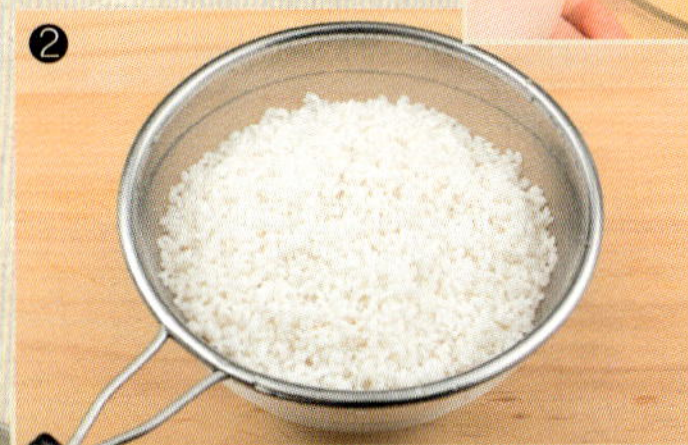

1. 좁쌀은 깨끗이 씻어 일어 체에 밭쳐 물기를 뺀다.

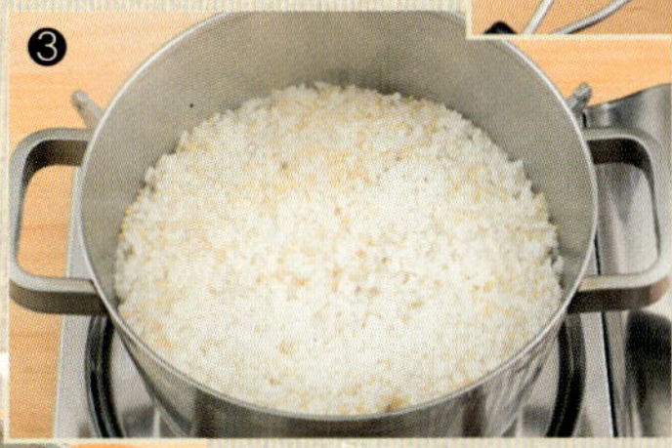

2. 멥쌀은 깨끗이 씻어 30분 정도 불린 다음 물기를 뺀다.

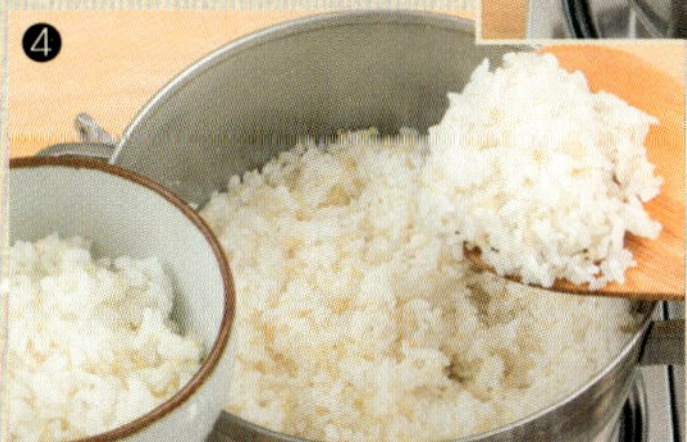

3. 냄비에 좁쌀과 멥쌀을 넣고 물을 부어 센 불에 올려 끓기 시작하면 4분 정도 끓이다가 중불로 낮추어 3분 정도 더 끓인다.

4. 약 불로 낮추어 13분 정도 더 끓여 뜸을 들인 다음 그릇에 담는다.

Check Point

- 쌀은 너무 오래 불리면 밥이 힘이 없고 찰기가 적어지므로 30분 정도만 불린다.
- 좁쌀이 노란색이 나는 것은 메조[粟米]이고 초록색이 나는 것은 차조[秫米]이다.
- 밥물이 끓어 넘치면 잠깐 뚜껑을 열었다 닫는다.

02 좁쌀환(粟米丸)

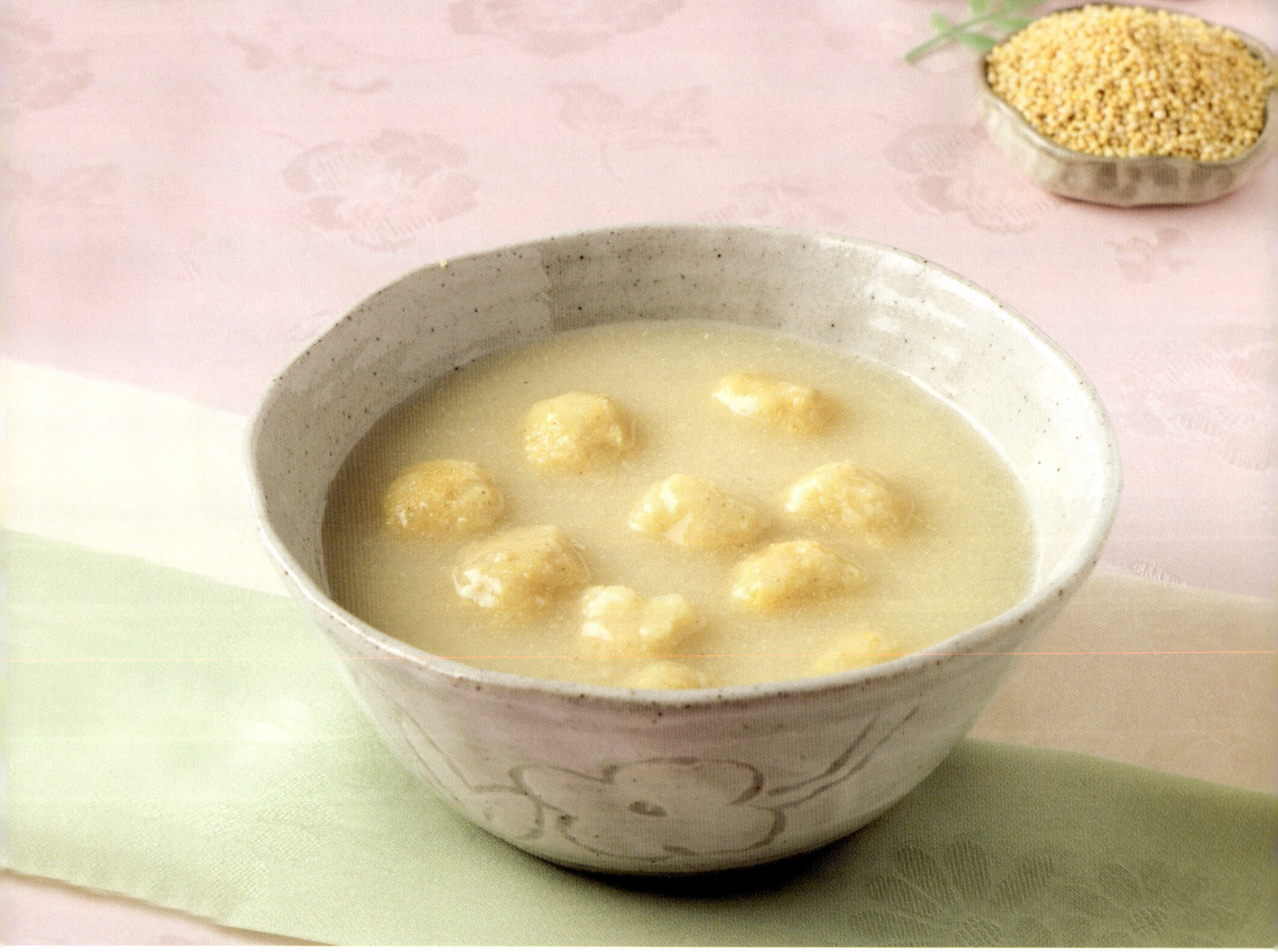

治脾胃氣弱 食不消化 嘔逆反胃 湯飮不下.
粟米半升 杵末水和丸 如桐子大 煮熟 下少鹽 空心和汁服之.

비위(脾胃)의 기가 약하여 먹은 것이 소화되지 않고 오히려 구역(嘔逆)과 반위(反胃)가 있으며 음료수를 마셔도 내려 보내지 못하는 것을 치료하려면 좁쌀[粟米] 반 되를 빻아 분말로 만들고 물을 넣어 오동나무 열매 크기로 환을 만든다. 끓여서 익으면 소금을 약간 넣고 공복에 복용한다.

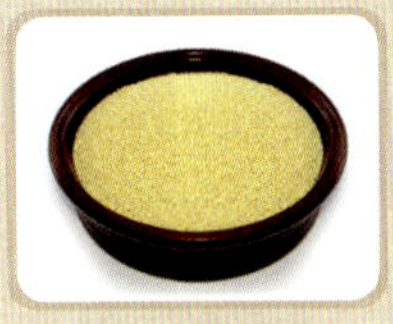

좁쌀
소화가 잘 되고 배변을 촉진하며 오래된 속병을 다스리고 혈액순환을 촉진하고, 소변이 자주 마려운 것, 혈당조절, 황달 치료 등에 효과적이다.

재료 및 분량

좁쌀 1컵(170g)
물 3컵(600g)
소금 1작은술

만드는 방법

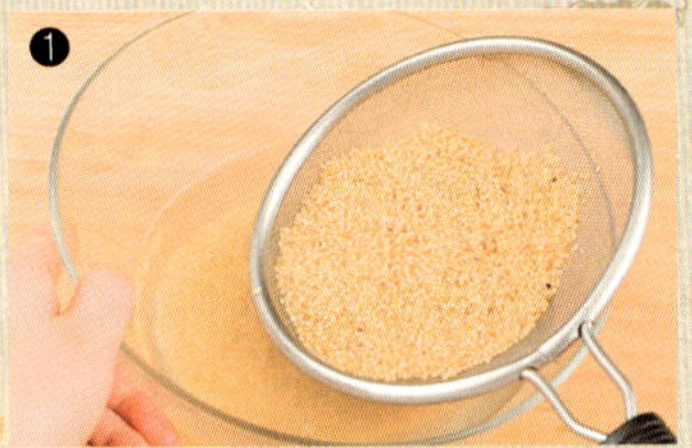

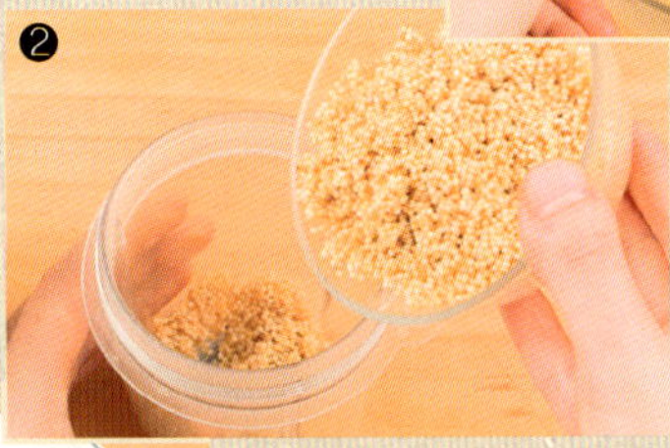

1. 좁쌀을 깨끗이 씻어 30분 정도 불려 물기를 뺀다.

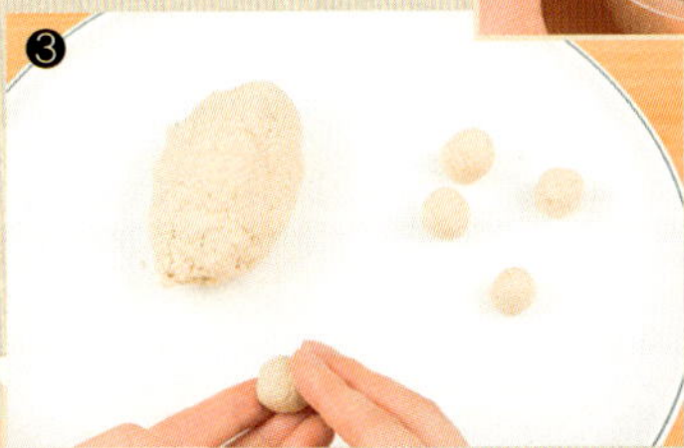

2. 불린 좁쌀을 분쇄기에 넣고 곱게 가루로 빻는다.

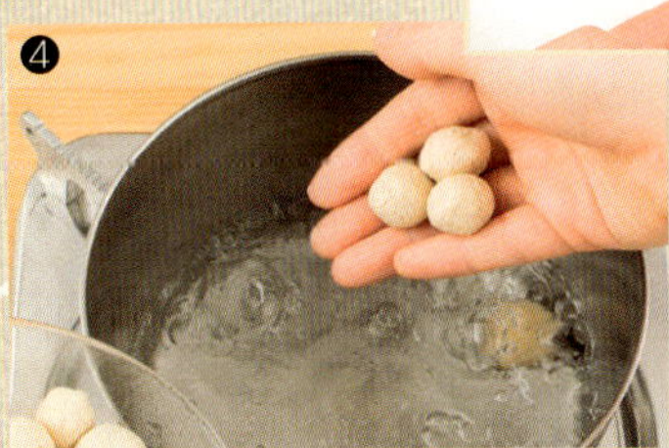

3. 좁쌀가루에 끓는 물 4~5큰술을 넣고 익반죽하여 직경 1.5cm 정도 크기로 환을 만든다.

4. 냄비에 물을 붓고 끓으면 좁쌀환을 넣어 센 불에 올려 끓으면 중불로 낮추어 10분 정도 더 끓인 후 소금으로 간을 맞춘다.

Check Point

- 좁쌀가루는 최대한 곱게 갈아야 반죽이 잘 된다.
- 좁쌀환 반죽은 송편반죽보다 조금 더 질게 만들어야 익었을 때 부드럽다.
- 찹쌀가루를 섞어 만들면 좀 더 부드럽게 먹을 수 있다.

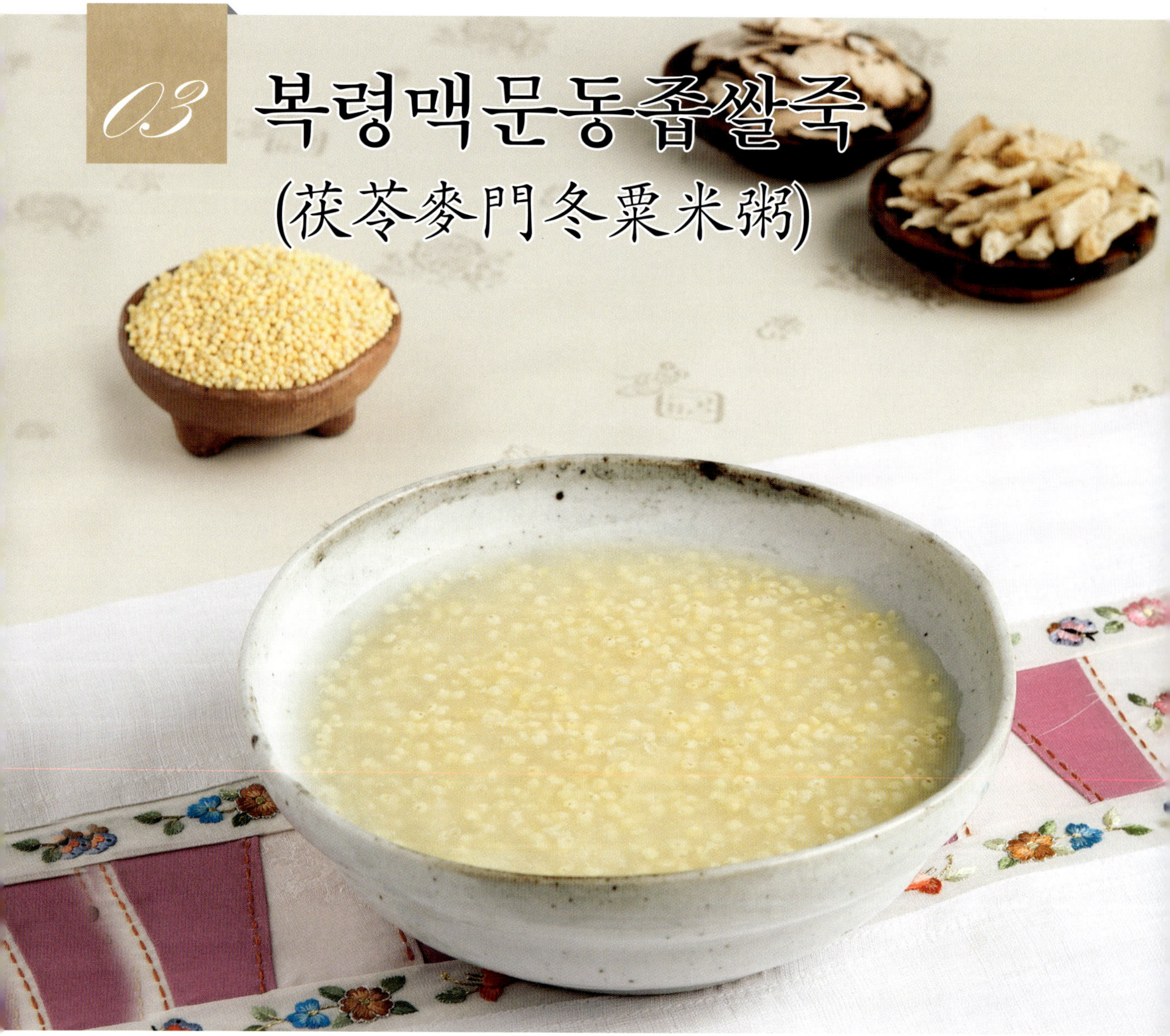

03 복령맥문동좁쌀죽(茯苓麥門冬粟米粥)

治心胸結氣 煩悶恐悸 風熱驚邪 口乾. 赤茯苓 麥門冬 各一兩 粟米一合 右剉細 水二大盞半 煎至一盞半 去滓 下米煮粥 溫溫食之

심흉에 기가 뭉쳐 번민(煩悶, 마음이 번거롭고 답답하여 괴로워 함)이 있고 두려워하며 심장이 두근거리고 풍열로 인한 경사(驚邪, 놀란 기운)와 입이 마르는 것을 치료하려면 적복령 맥문동 각 1냥과 좁쌀 1홉을 준비한다. 약재를 잘게 쪼개고 물 2대접 반을 넣고 달여 1대접 반으로 졸여서 찌꺼기를 제거하고 좁쌀을 넣고 삶아 죽을 끓인 후 따뜻하게 먹는다.

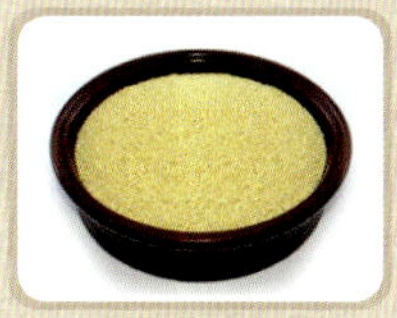

좁쌀

소화가 잘 되고 배변을 촉진하며 오래된 속병을 다스리고 혈액순환을 촉진하고, 소변이 자주 마려운 것, 혈당조절, 황달 치료 등에 효과적이다.

재료 및 분량

좁쌀 1컵(170g)
적봉령 40g
맥문동 40g
약재 끓이는 물 10컵(2kg)
소금 1작은술

만드는 방법

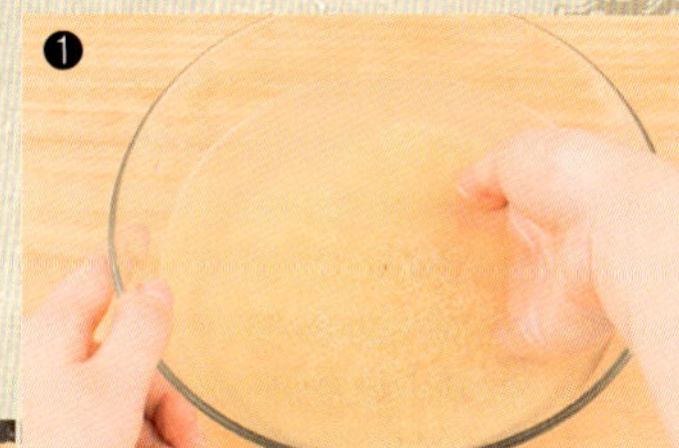

1. 좁쌀은 깨끗이 씻어 2시간 정도 불린 다음 체에 밭쳐 물기를 뺀다.

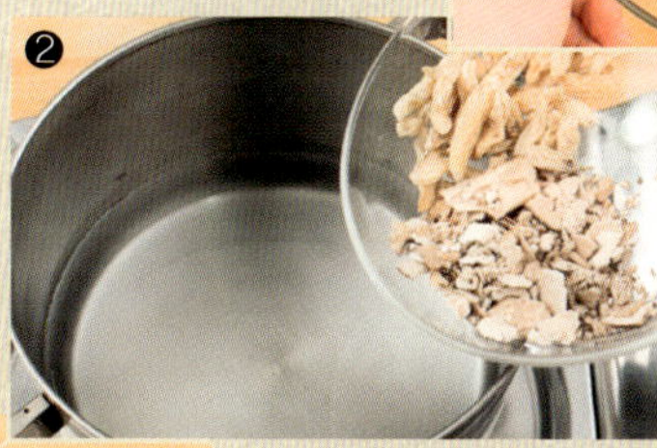

2. 냄비에 물을 붓고 적봉령과 맥문동을 넣어 센 불에 올려 끓으면 약 불로 낮추어 1시간 정도 끓여 7컵이 되도록 끓인 다음 체에 걸러 약재 물을 만든다.

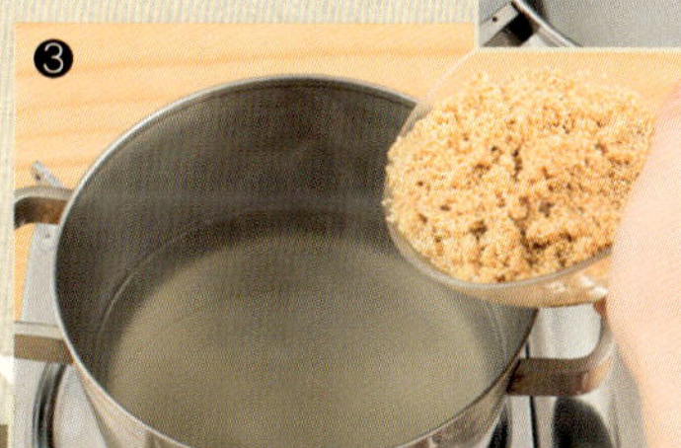

3. 냄비에 불린 좁쌀과 약재 물을 넣고 센 불에 올려 끓으면 약 불로 낮추어 30분 정도 더 끓인다.

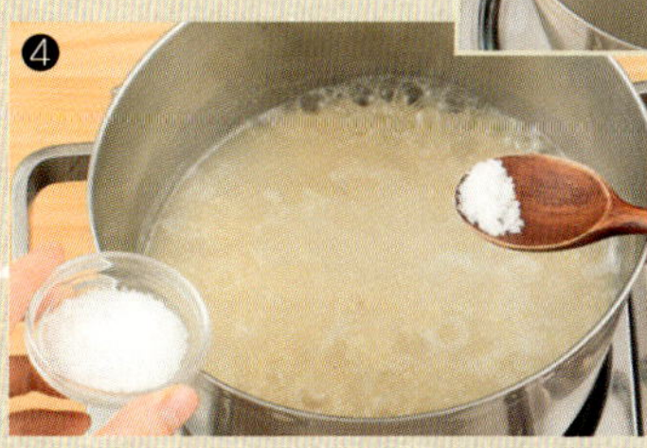

4. 소금으로 간을 맞추고 2분 정도 더 끓인다.

Check Point

- 좁쌀은 노란 메조를 사용한다.
- 좁쌀죽은 중불에서도 잘 끓어 넘치므로 약 불로 낮추어 끓인다.
- 소금을 너무 일찍 넣고 오래 끓이면 죽이 삭게 되므로 다 끓인 후 소금 간을 한다.

04 인삼좁쌀죽(人蔘粟米粥)

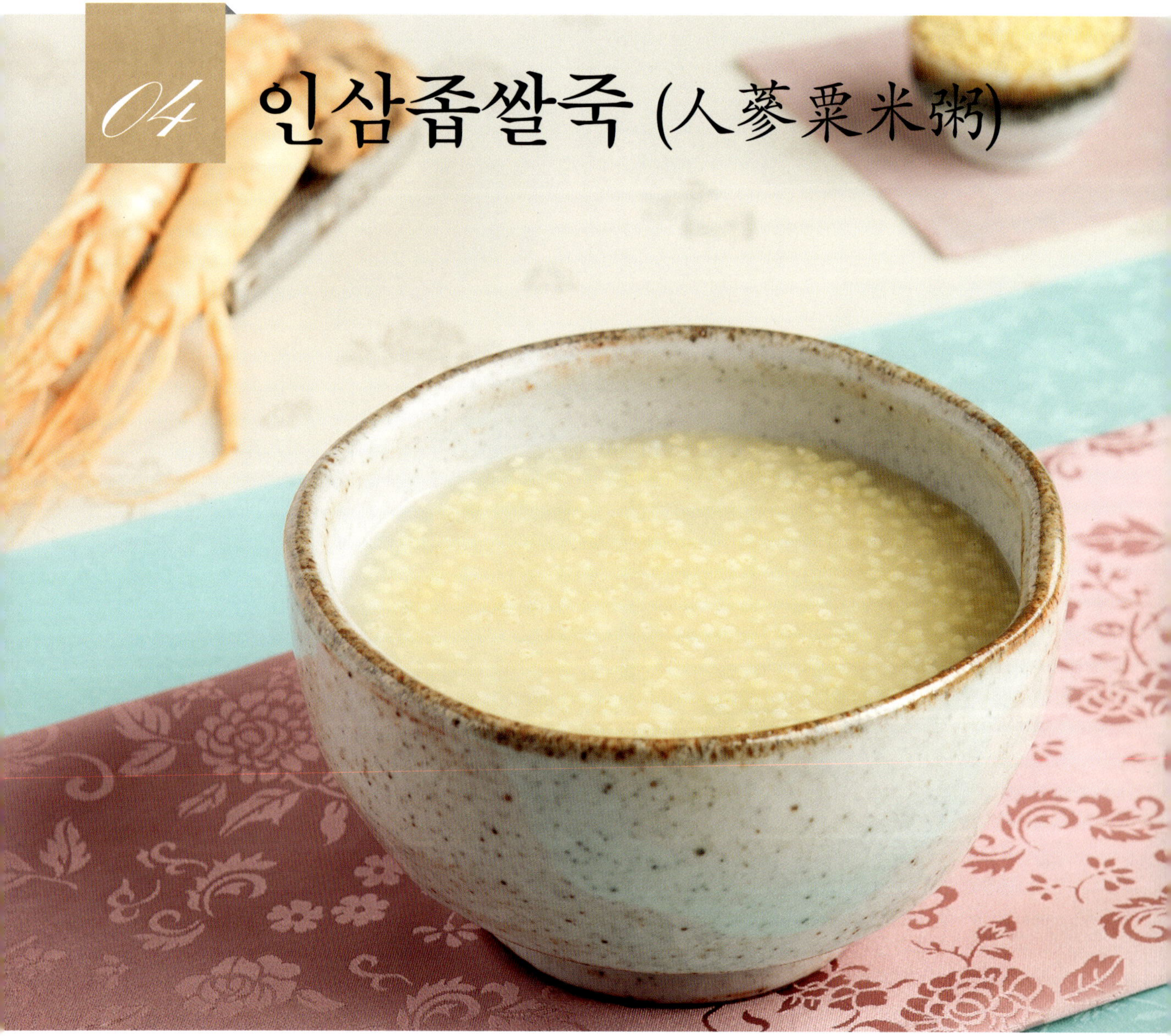

治反胃吐酸水. 人參末 生薑汁 各半兩 水二升
煮取一升 入粟米一合 煮爲稀粥 覺飢卽食.

반위(反胃, 음식을 먹은 후 일정시간이 지난 다음 토하는 증상)가 있으며 신물을 토하는 것을 치료하려면 인삼가루 생강즙 반량씩을 준비한 다음 물 2되를 넣고 삶아 1되를 취한다. 좁쌀 1홉을 넣고 삶아 묽은 인삼죽을 만들어 허기질 때 즉시 먹는다.

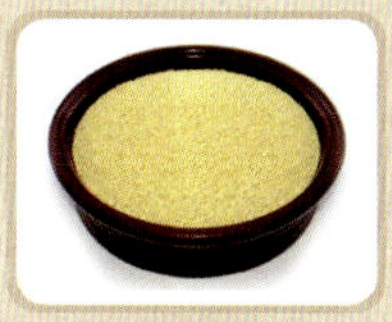

좁쌀

소화가 잘 되고 배변을 촉진하며 오래된 속병을 다스리고 혈액순환을 촉진하고, 소변이 자주 마려운 것, 혈당조절, 황달 치료 등에 효과적이다.

재료 및 분량

좁쌀 1컵(170g)
인삼가루 18g,
생강즙 1½큰술
물 8컵(1.6kg)
소금 1작은술

만드는 방법

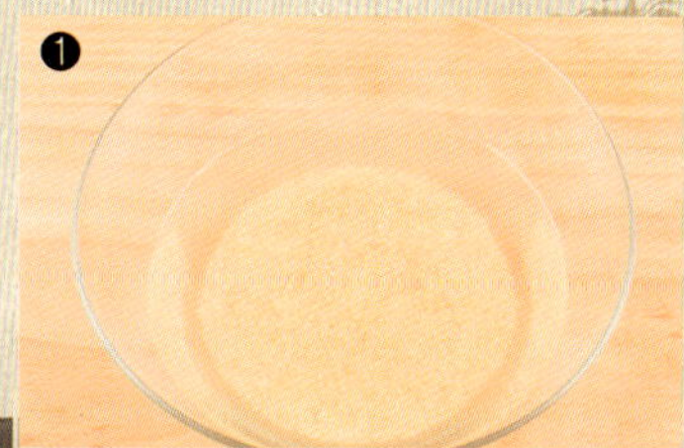

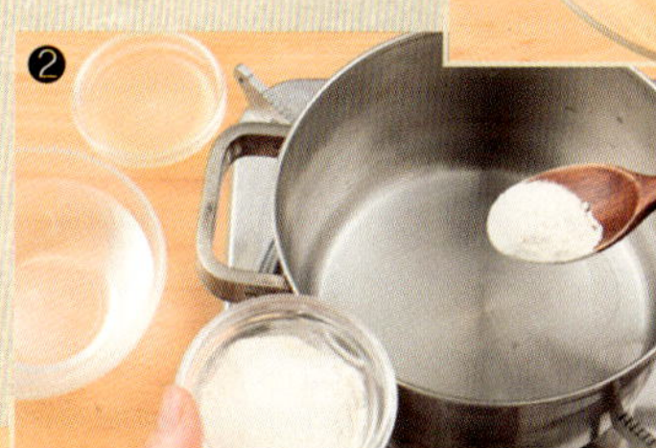

1. 좁쌀을 깨끗이 씻어 2시간 정도 불려 체에 밭쳐 물기를 뺀다.

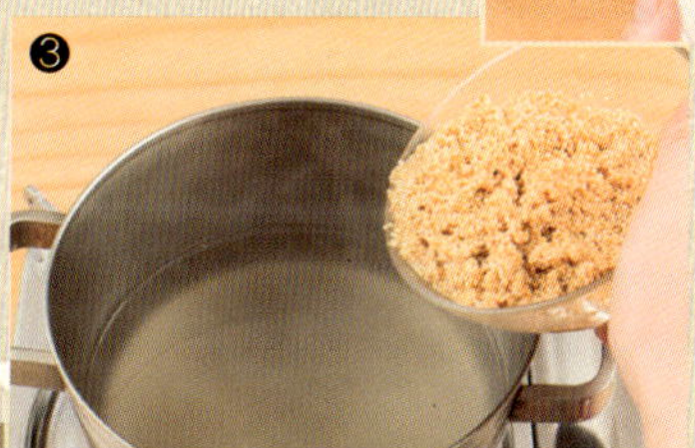

2. 냄비에 인삼가루와 생강즙을 넣고 물을 부어 센 불에 올려 끓으면 중불로 낮추어 인삼 생강즙 물이 7컵 정도 될 때까지 끓인다.

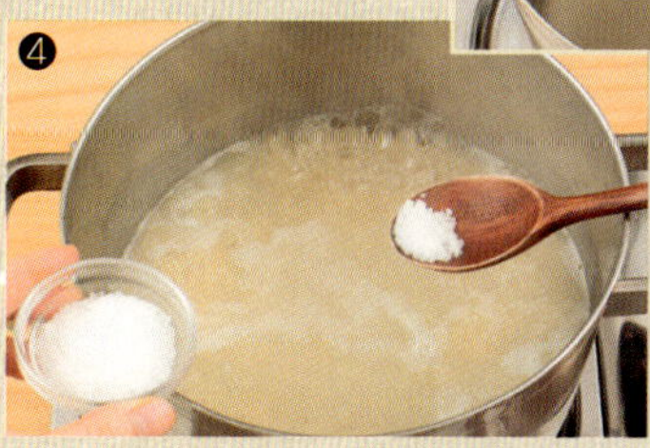

3. 인삼가루와 생강즙 끓인 물에 좁쌀을 넣고 센 불에서 끓으면 중불로 낮추어 10분 정도 끓인 후 약 불로 낮추어 30분 정도 끓인다.

4. 소금을 넣고 간을 맞춘 후 2분정도 더 끓인다.

Check Point

- 인삼가루는 죽 끓이는 물에서 1컵을 덜어 거품기로 잘 풀어서 넣으면 좋다.
- 인삼가루가 없으면 건삼을 구입하여 분쇄기에 곱게 갈아 사용한다.
- 수삼을 사용해도 좋으며 수삼 사용 시 50g 정도를 준비하고 깨끗이 손질하여 곱게 갈아 사용한다.

05 녹두즙(菉豆汁)

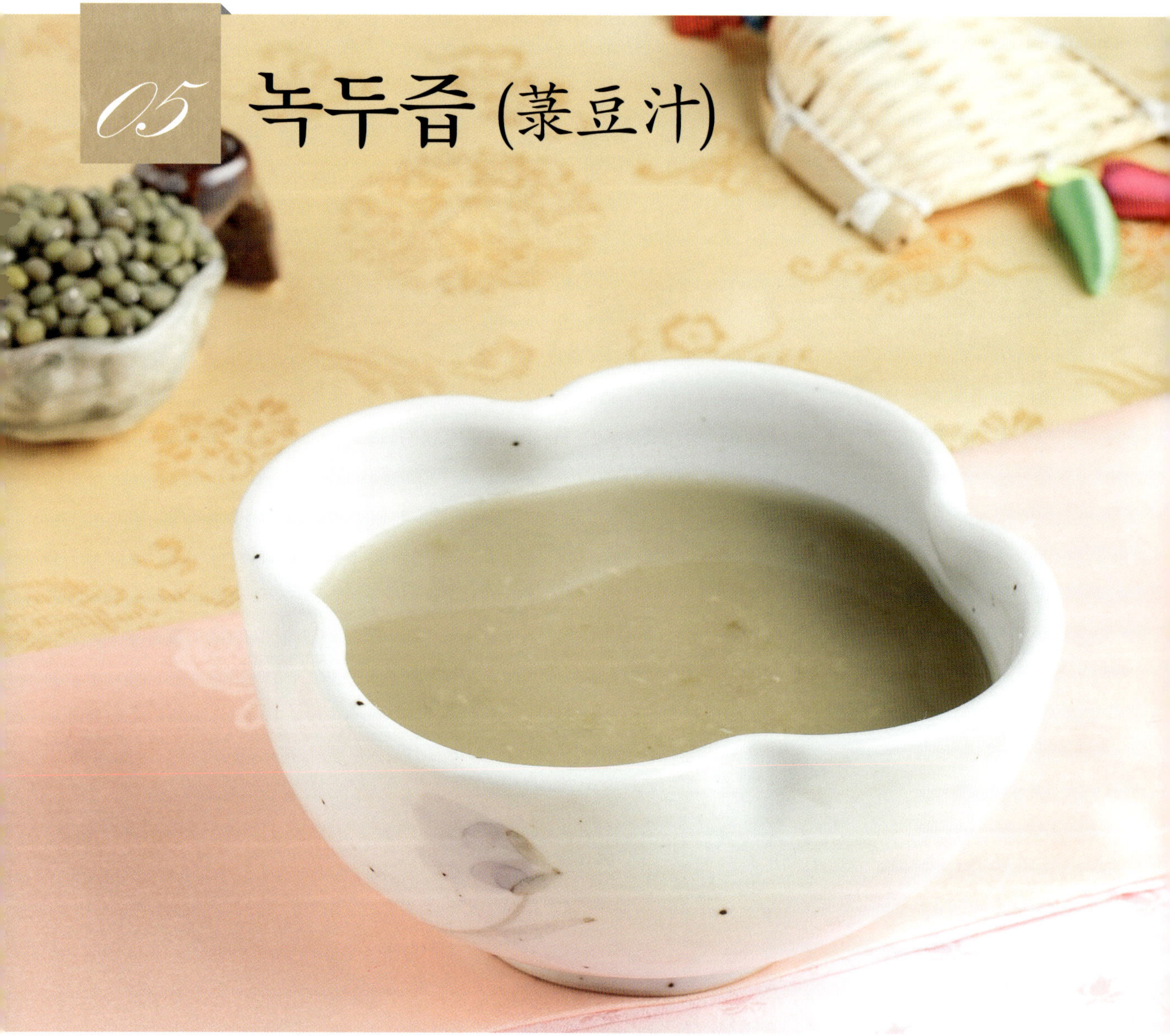

主消腫下氣. 菉豆 煮食之.
治瘴毒煩熱風疹 亦主消腫下氣壓熱. 菉豆生硏汁服 亦煮食之.

종기를 없애고 하기(下氣, 기를 아래로 내려 보내는 작용)하려면 녹두(綠豆)를 삶아서 먹는다.
단독, 번열(煩熱, 가슴이 답답하고 열이 나는 증상), 풍진을 치료하거나 종기를 없애고 하기하며 열을 누르려면 녹두를 날로 갈아 그 즙을 복용한다. 또한 삶아 먹어도 된다.

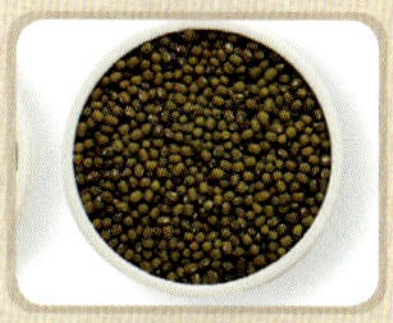

녹두

녹두는 몸 안의 오장육부의 기운을 조화롭게 하여 환자의 원기를 북돋운다. 녹두는 몸속의 열기를 내려 주며, 열이나 설사하는데 효과적이다.

재료 및 분량

녹두 2컵(340g)
물 12컵(2.4kg)

만드는 방법

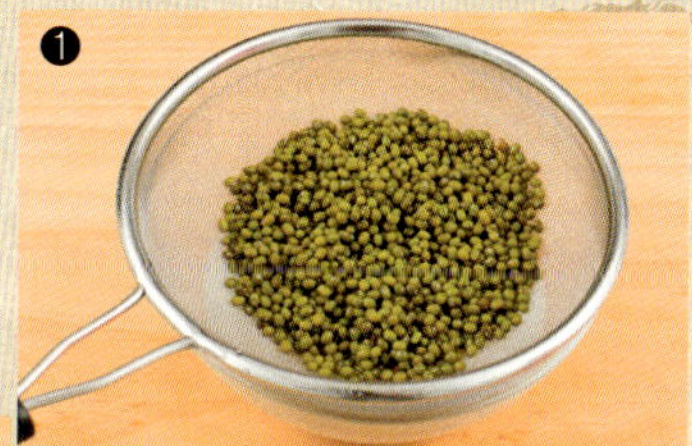

1. 녹두는 깨끗이 씻어 일어 물기를 뺀다.

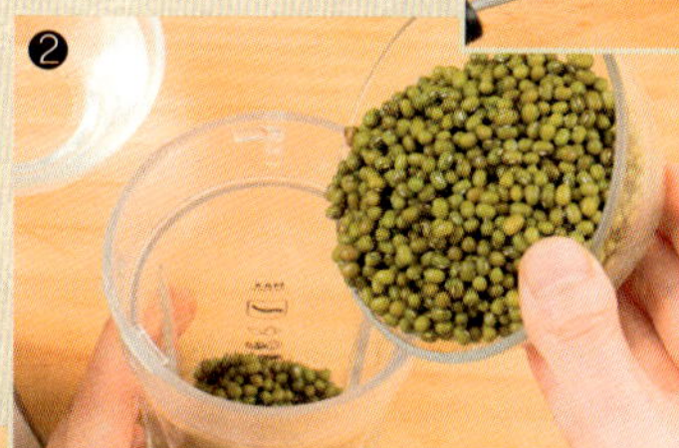

2. 믹서에 녹두를 넣고 물을 넣고 간다.

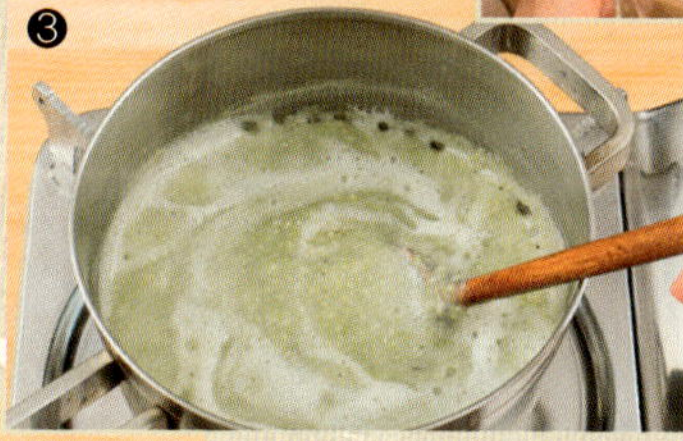

3. 냄비에 간 녹두를 넣고 물을 부어 센 불에 올려 끓으면 중불로 낮추어 30분 정도 저어가며 푹 끓인다.

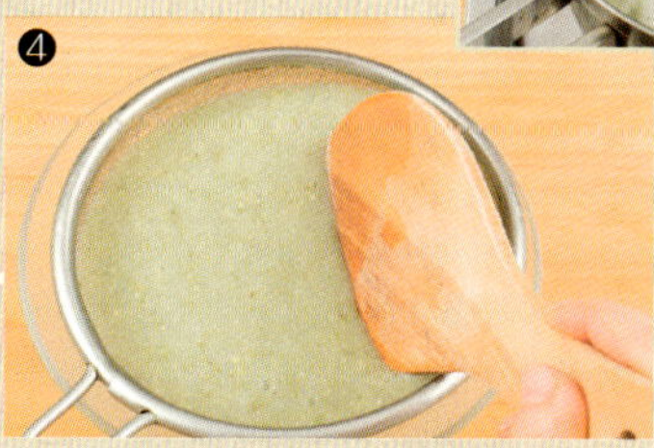

4. 중간체에 넣고 주걱으로 으깨서 내려 미음처럼 만든다.

Check Point

- 원문에는 녹두를 그냥 삶아서 먹는다고 하였으나 먹기 좋은 미음형태로 만든다.
- 녹두를 8시간 정도 불려서 만들면 조리시간을 단축할 수 있다.
- 녹두즙을 만들 때의 녹두는 거피하지 않고 껍질이 있는 상태로 이용한다.

06 계란녹두죽(雞子菉豆粥)

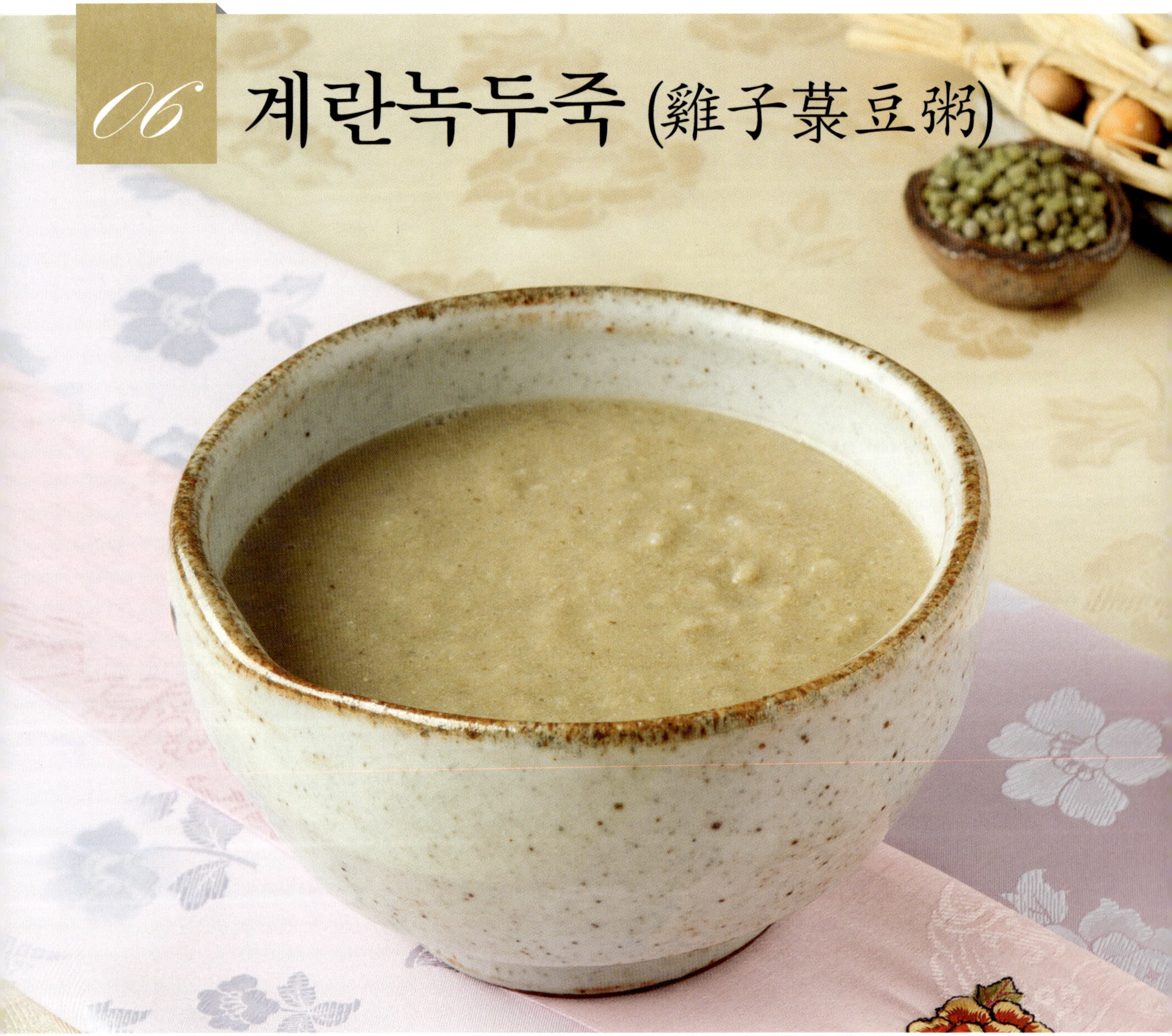

治小兒暑月泄瀉無度. 雞子五枚 同菉豆煮熟 令豆軟 下陳倉米 作希粥 攪令粥熟溫 食就 以雞子壓之 喫一二頓 病減而安.

소아가 여름철에 설사가 계속 될 때 치료하려면 계란 5개와 녹두를 같이 삶아 녹두가 부드러워 지도록 익힌 다음 묵은쌀을 넣고 묽은 죽을 만든다. 휘저어서 죽이 따뜻하게 식으면 먹고 계란을 먹어 눌러준다. 1~2번 한꺼번에 먹으면 설사병이 감소되어 편안해 진다.

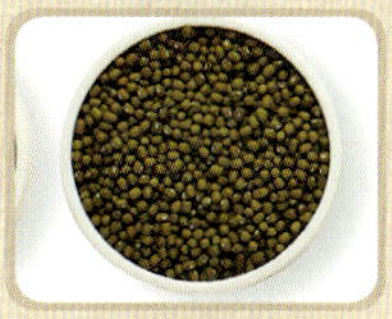

녹두

녹두는 몸 안의 오장육부의 기운을 조화롭게 하여 환자의 원기를 북돋운다. 녹두는 몸속의 열기를 내려 주며, 열이나 설사하는데 효과적이다.

재료 및 분량

묵은쌀(멥쌀) ½컵(90g)
달걀 5개(250g)
녹두 1컵(150g)
녹두 삶는 물 7컵(1.4kg)
죽 끓이는 물 4컵(600g)

만드는 방법

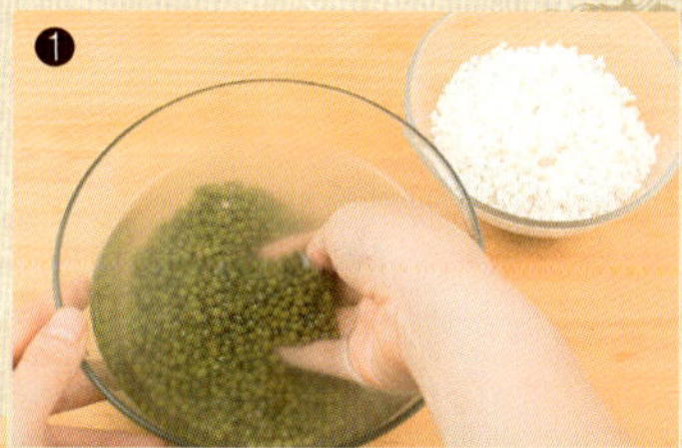

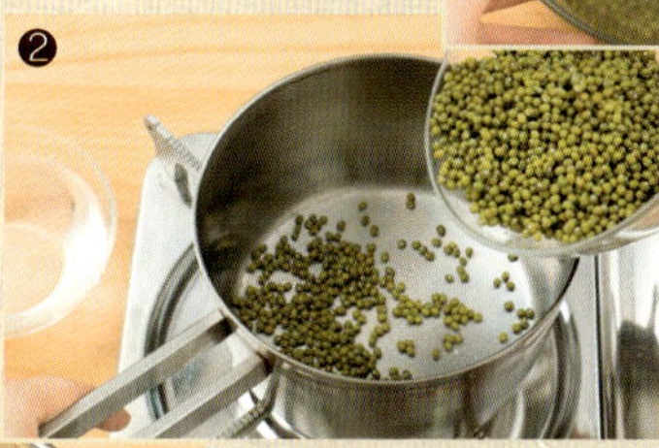

1. 멥쌀은 깨끗이 씻어 2시간 정도 불려 물기를 빼고, 녹두는 깨끗이 씻어 일어 체에 밭친다 .

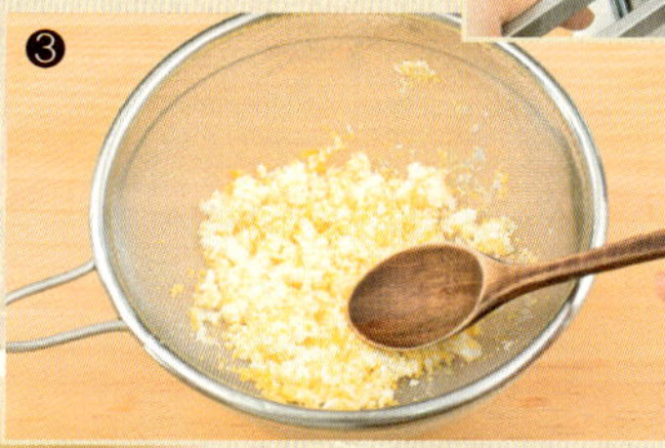

2. 냄비에 녹두를 넣고 물을 부어 센불에 올려 끓으면 중불로 낮추어 40분 정도 푹 삶아 체에 내린다.

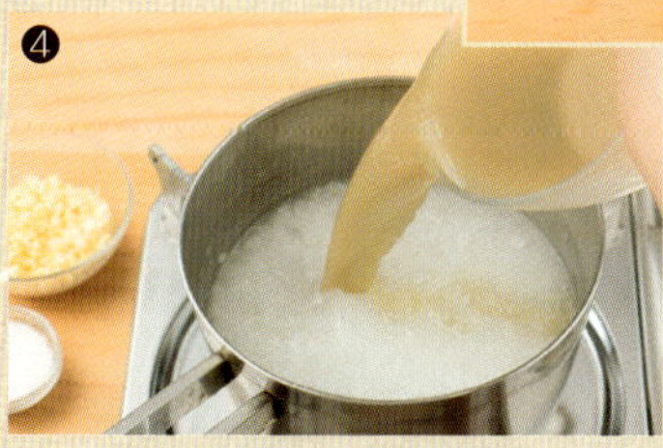

3. 냄비에 달걀을 넣고 삶아 찬물에 헹군 후 껍질을 벗겨 체에 내린다.

4. 냄비에 멥쌀과 물 4컵을 붓고 센 불에 올려 끓으면 중불로 낮추어 30분 정도 더 끓여 쌀알이 투명해지면 체에 내린 녹두와 달걀을 넣고 10분 정도 더 끓인다. 소금으로 간을 맞추고 2분 정도 더 끓인다.

Check Point

- 녹두를 껍질째 사용하고 물에 불려 조리하면 조리시간이 단축된다.
- 달걀은 물에 달걀이 잠길 정도로 부어 센 불에 올려 끓기 시작하면 12분 정도 삶아 찬 물에 담그면 좋다.
- 원문에는 녹두와 계란을 함께 삶아 녹두죽을 끓인 후 녹두죽을 먹은 다음 삶은 계란을 따로 먹는 것으로 되어 있으나 아이들이 먹기 좋게 삶은 계란을 으깨어 함께 죽으로 끓인다.

07 율무죽(薏苡仁粥)

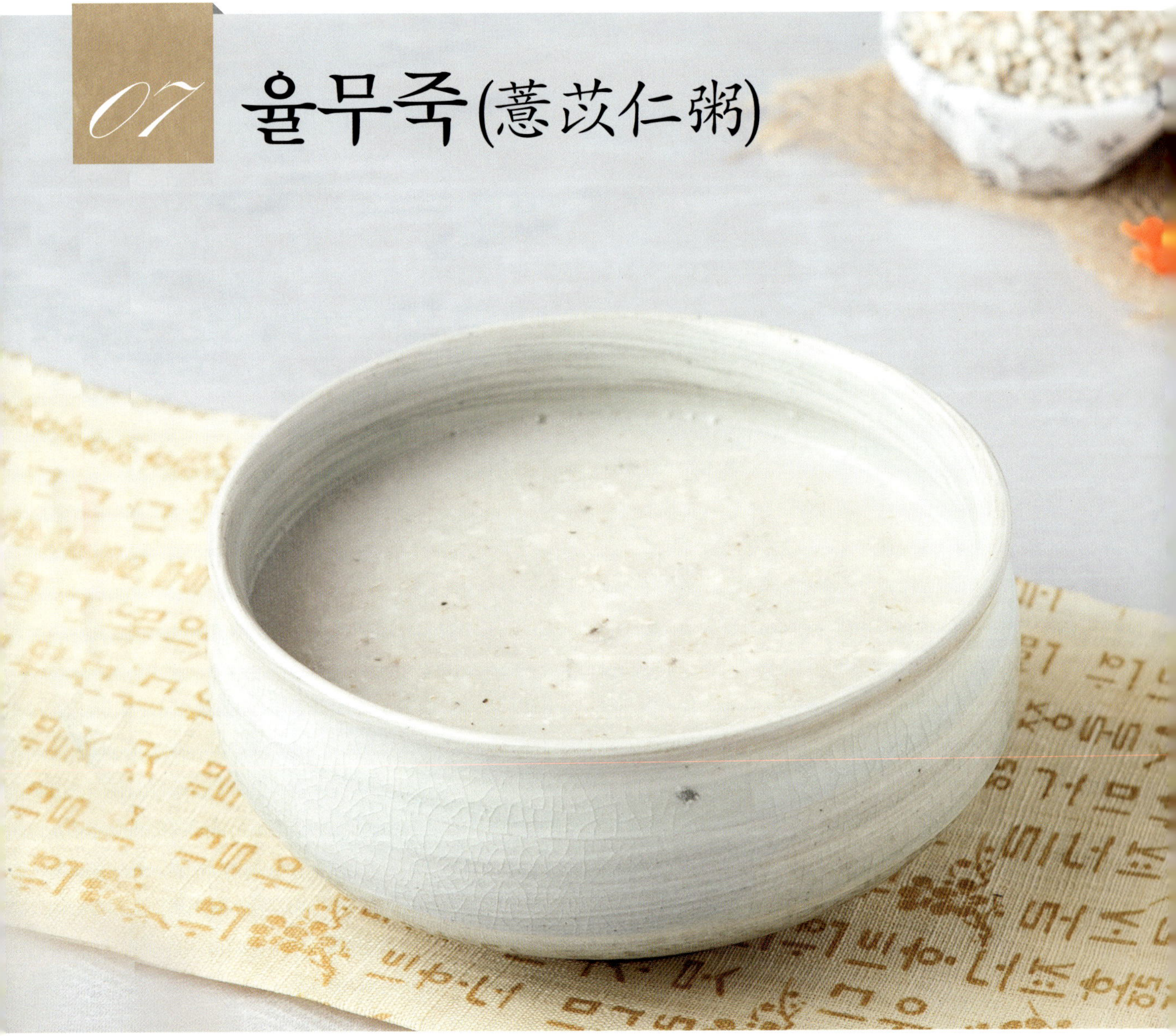

主消水腫 主利腸胃. 薏苡仁一升爲末 水二升
煮兩匙末作粥 空腹服之.

위장(胃腸)를 부드럽게 하고 수종(水腫, 부종을 의미한다)를 없애려면 율무[薏苡仁] 1되를 분말로 만든 다음 물 2되에 율무분말 2숟가락씩 넣고 삶아 죽을 만들어 공복에 먹는다.

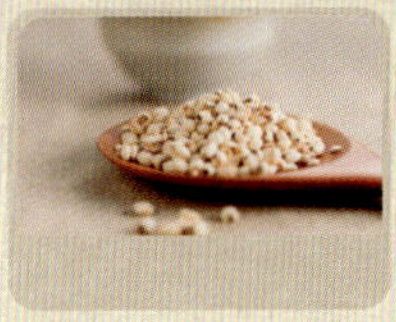

율무

율무는 다른 곡류에 비해 단백질과 지질이 풍부하여 오래 먹으면 몸을 강하게 만들고 병에 대한 저항력이 길러진다. 뚱뚱한 사람이 먹으면 효과적이다.

재료 및 분량

율무 1컵(165g)
율무 가는 물 1컵(200g)
죽 끓이는 물 5컵(1kg)
소금 ½작은술

만드는 방법

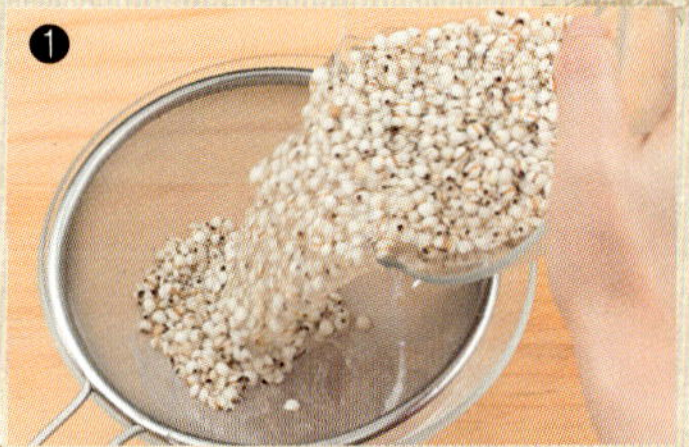

1. 율무는 깨끗이 씻어 8시간 정도 불린다.

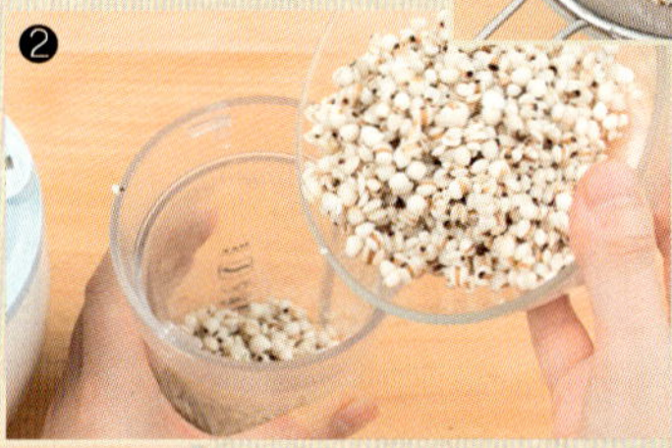

2. 믹서기에 율무와 물을 넣고 곱게 간다.

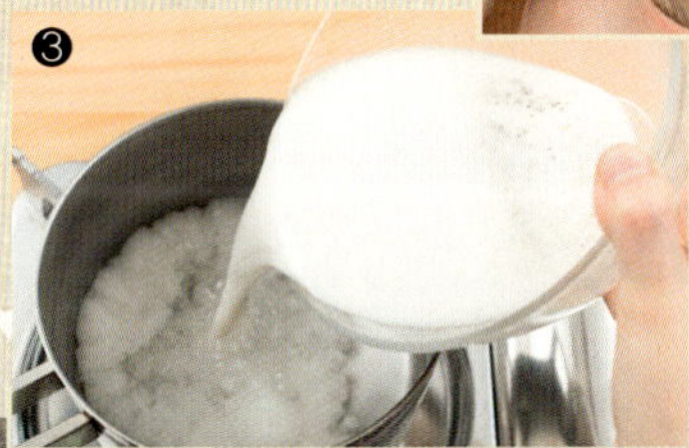

3. 냄비에 물과 율무 간 것을 넣고 센 불에 올려 끓으면 중불로 낮추어 30분 정도 잘 저어가며 죽을 끓인다.

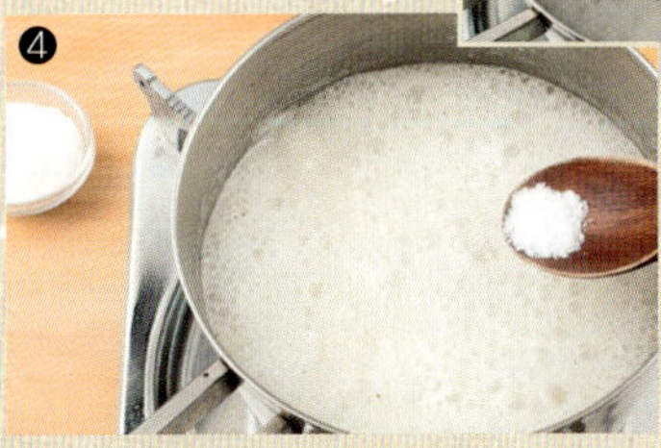

4. 소금을 넣고 2분 정도 더 끓인다.

Check Point

- 율무는 쓴맛이 있어 기호에 따라 꿀을 넣어 먹기도 한다.
- 율무는 갈색이 날 정도로 볶아 끓여 차로 마셔도 좋다.
- 원문에서는 율무를 분말을 만들어 물에 풀어 죽을 끓였으나 좀 더 부드럽게 율무를 갈아 죽을 끓인다.

08 율무탕 (薏苡仁湯)

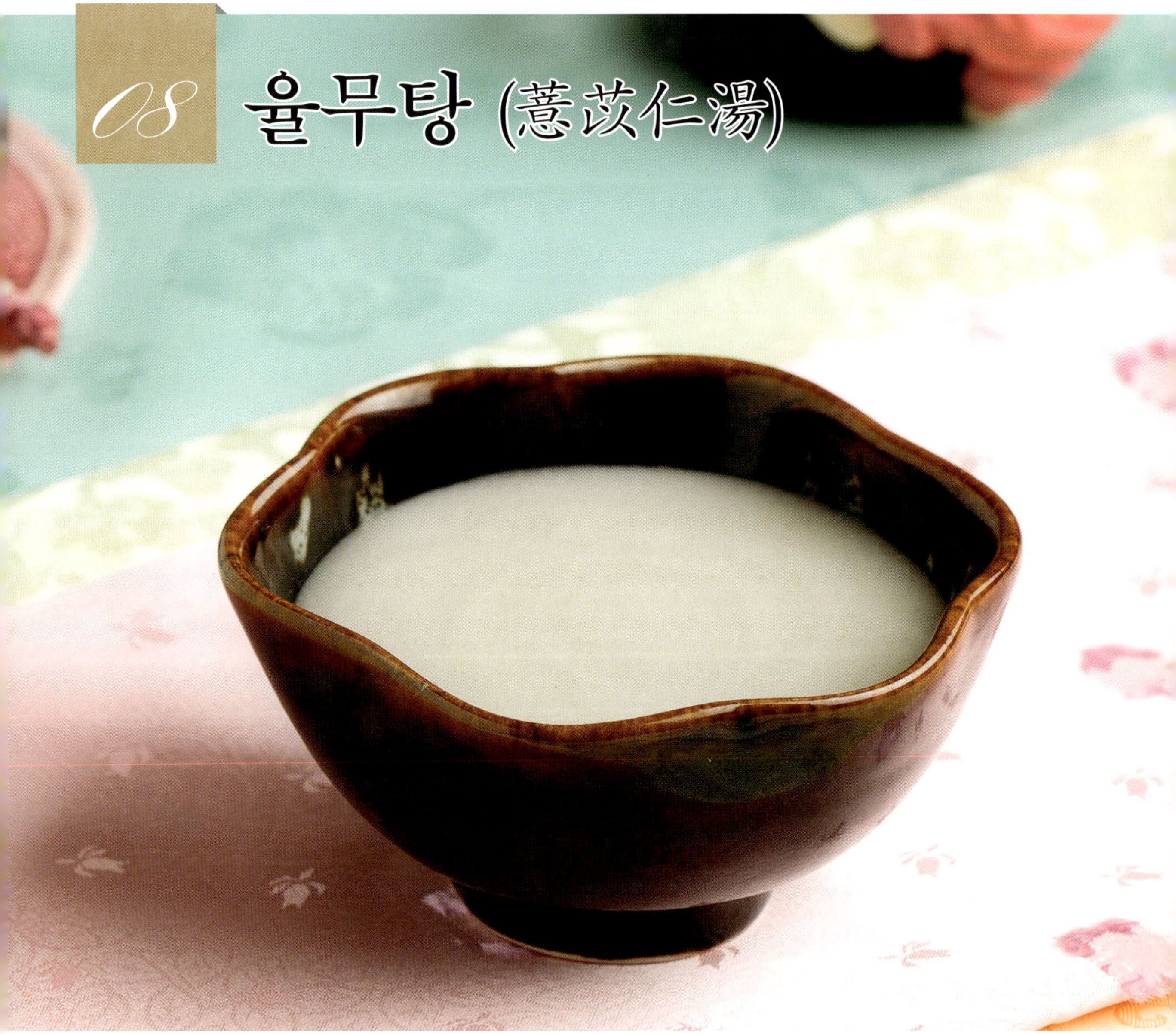

治肺疾唾膿血. 薏苡仁十兩 杵碎 以水三升
煎取一升 入酒少許 服之.

폐병으로 피고름을 뱉는 것을 치료하려면 율무[薏苡仁] 10량을 절구로 잘게 부순 다음 물 3되를 넣고 달인다. 1되를 취하여 술을 약간 넣고 복용한다.

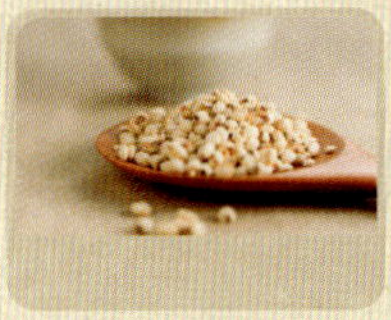

율무

율무는 다른 곡류에 비해 단백질과 지질이 풍부하여 오래 먹으면 몸을 강하게 만들고 병에 대한 저항력이 길러진다. 뚱뚱한 사람이 먹으면 효과적이다.

재료 및 분량

율무 100g
물 10컵(2kg)
맑은 술 2큰술

만드는 방법

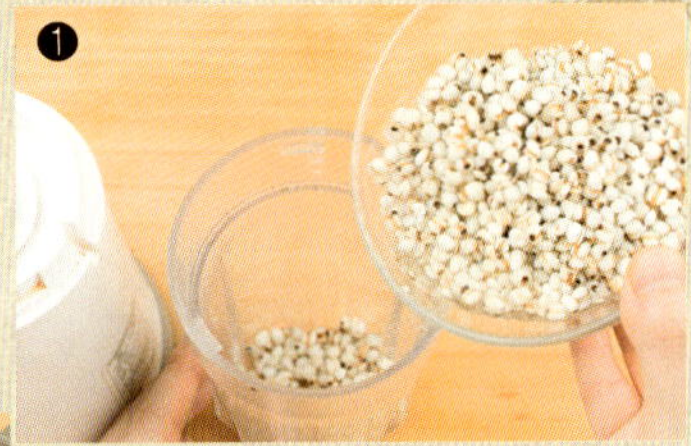

1. 율무는 깨끗이 씻어 일어 믹서에 물 2컵을 넣고 곱게 간다.

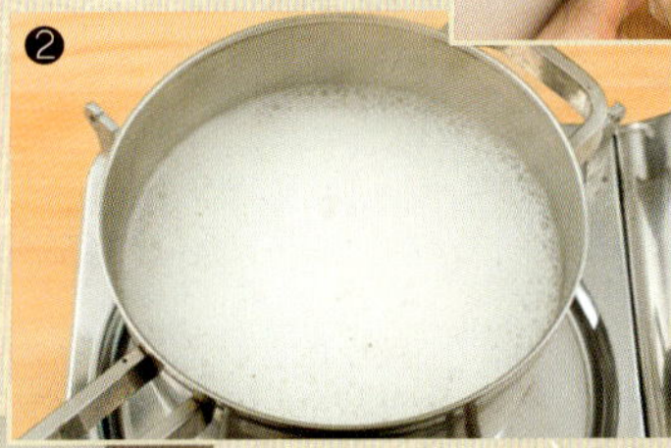

2. 냄비에 갈아놓은 율무와 물 8컵을 넣고 센 불에 올려 끓으면 약 불로 낮추어 30분 정도 달인다.

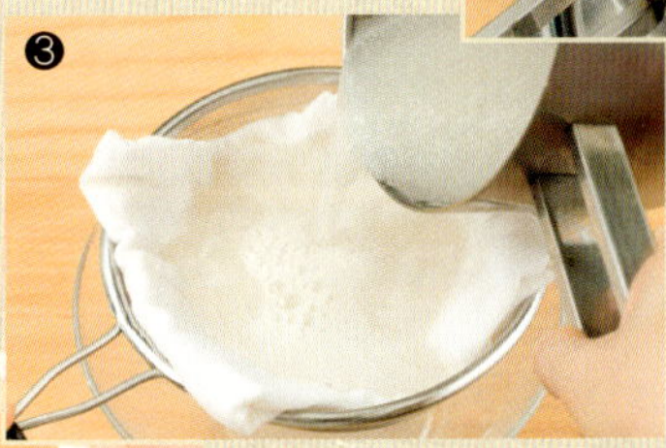

3. 율무 달인 물은 면보에 즙만 거른다.

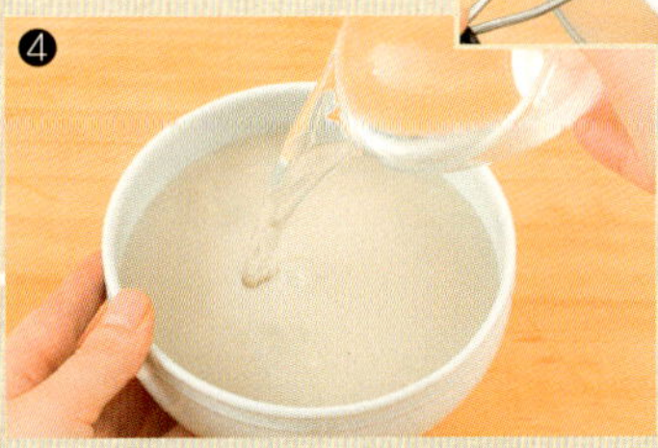

4. 율무 달인 물 3컵에 맑은 술을 타서 마신다.

Check Point

- 술은 약간만 넣어 마신다.
- 율무를 갈색이 나도록 볶아 끓여 차로 마셔도 좋다.
- 임산부의 경우 율무의 복용을 함부로 하지 않아야 한다.

율무

1. 율무의 특징

무사마귀[疣目, 살가죽에 밥알만 하게 돋은 군살]의 특효약으로 알려진 율무는 피부를 곱게 하는 미용작용이 있으며 식용으로 죽 · 떡 · 엿 · 과자 등의 원료로도 사용된다. 뿐만 아니라 공업용 원료로 전분과 단백질을 추출해 사용하고 있으며 줄기와 잎을 사료로도 쓸 수 있어 매우 유용한 식물이다.

율무에는 단백질이 16% 정도 함유되어 있어 건강식품으로 손색이 없는 훌륭한 곡류이며 폐결핵 환자의 예방 및 치료 효과와 율무쌀에 0.25% 정도 함유된 Coixenolide 성분이 항종양효과가 있는 것으로 밝혀져 더욱 주목을 받고 있다. 율무는 광합성 효율이 높은 C_4식물로서 물질생산능력이 크고 흡비력이 강하여 생육이 왕성하며 가뭄 및 습해(濕害) 적응성도 크다. 우리나라에서는 따뜻한 남부지역에서 율무가 재배되어 왔다.

2. 율무에 대한 용어정리

현존하는 문헌 중 약재의 이두문자 보고라 할 수 있는『鄕藥救急方』(1236)에 '율무[薏苡]뿌리를 〈豆訟〉또는 〈伊乙每〉라 한다. 심복통에 진하게 달여 마시면 효과가 있는데 적당량[多少] 임의대로 마신다.'고 나오고, '율무쌀[薏苡人, 人은 仁으로 보아야 하는데 원문대로 표기함]은 세속에서 〈伊乙梅〉라 하는데, 달고 약간 차가우며 무독하다. 음력 8~10월에 열매를 채취하는데 뿌리를 채취하는 것은 무시(無時, 일정한 때가 없이)로 한다.'라고 나온다. 여기에 율무(薏苡)를 '豆訟' 또는 '伊乙每 = 伊乙梅'로 표기하였다. 조선시대에는 율무쌀로 만든 죽이 매우 일반화되어 죽의 대명사로 인식되기도 하였다.

3. 율무의 일반적 효능

율무는 감미(甘味)가 있으면서 미한(微汗, 조금 나는 땀)하고 무독하다. 하지만 기운이 차갑지 않고 평(平)하다는 주장도 있어왔다. 이시진은 율무의 효능에 대하여 '건비(建碑, 허약한 비장을 보하여 튼튼하게 함)하고 익위(益胃, 허한 위를 강화함)한다. 폐장을 보하고[補肺] 열을 내리며[淸熱], 풍(風)을 제거하고 습사를 물리친다. 밥을 지어먹으면 냉기를 치료한다. 달여서 마시면 소변을 잘 나가게 하여 열림(熱淋, 습열이 하초에 몰려 생긴 임증)을 치료한다.'라고 하여 율무는 뭉친 것을 풀어주는 효능이 있다고 보았다.

『東醫寶鑑』(1613)에서도 율무가 오랜 풍습(風濕, 습한 곳에서 사는 까닭으로 습기를 받아서 뼈마디가 저리고 아픈 병)으로 인한 근육통 관절통 부종 등에 효과가 있음을 밝히고 있으며, '오래도록 율무를 복용하면 성질이 완화되고 질투하지 않아 비로소 다른 약을 믿고 먹을 수 있다. 율무를 씹어서 치아에 끈적거리는 것이 진짜 좋은 것이다.'라고 하였다. 이는 율무가 속을 편안하게 해주기 때문에 마음이 편해지는 것으로 이해된다.

흔히 물살이 쪘다고 하는 사람들은 대부분 습(濕)에 의한 경우가 많은데, 현재 비만치료제로 율무가 많이 사용되고 있다. 특히 율무는 밥맛을 떨어뜨려 식욕을 억제하는 효과가 있어 비만을 치료하는 식이요법으로 많이 사용된다. 또한 사마귀나 종기에 율무를 사용하기도 하였는데, 사마귀는 비정상적인 조직의 과다생성으로 생긴 것으로 신체 내에서 비정상적인 조직이 생겨났을 때 이를 없애는 자체방어기전을 활성화하는 효과가 율무에 있는 것으로 알려져 있다.

薏苡仁

생리불순에 율무를 사용하기도 하였다. 『本草綱目』(1596)에 '생리가 나오지 않을 때 율무뿌리 1량을 물에 끓여 먹으면 몇 번 먹지 않아 효험을 본다.'라고 하였다. 한편 진장기(陳臟器)는 율무뿌리를 삶아 먹으면 낙태한다고 주장하였는데, 이는 습을 제거하는 율무뿌리의 효능 때문에 태음인이 아닌 다른 체질의 사람이 율무뿌리를 복용한 경우로 보인다.

율무의 잎을 사용하기도 하였는데, 소송(蘇頌)은 '율무의 잎으로 차를 만들면 기운이 향기로워 중초를 보익하고[益中], 횡격막을 비운다[空膈].'라고 하였다. 율무의 잎을 차로 마시기도 하였지만 목욕물로 이용하기도 하였다. 이시진은 '여름에 율무잎을 끓여 마시면 위를 따뜻이 하고 기혈(氣血)을 북돋워 주며, 아이가 갓 태어났을 때 율무잎을 달인 물에 목욕시키면 병이 없게 된다.'하고 하였다.

4. 율무에 대한 사상의학적 고찰

율무는 뭉친 기운을 풀어주고 속에 뭉쳐진 습기를 흩어주는 효능이 있기 때문에 이제마(李濟馬, 1837~1900)는 '율무쌀[薏苡仁]은 태음인의 막힌 위기(胃氣, 위의 기운)를 열어 소식(消食, 음식을 소화시킴)하고 진식(進食, 입맛이 좋아져 음식을 더 먹음)한다.'라고 하여 율무쌀의 효능이 뭉친 기운을 풀어 소화를 도와준다고 하였다.

어떠한 관점으로 율무가 태음인의 소화에 도움을 준다고 보았을까? 체내에 습기가 안개처럼 정체되어 있으면 배가 더부룩하여 소화가 되지 않는다. 이는 수증기가 빠지지 않는 솥에서 밥이 잘 되지 않는 것과 비슷한데, 이때 수증기를 빼서 습기를 흩어주는 역할과 같이 율무가 습기를 다스린다고 보았기에 태음인의 소화불량에 사용한 것으로 보인다.

체내의 습기를 다스리는 율무는 태음인의 위를 열어주는 작용을 도와준다. 율무를 빻아 가루로 내지 않고 알곡 상태로 끓이면 죽을 쑤기 어렵기 때문에 죽을 끓일 때에는 반드시 빻아서 쑤어야 한다. 율무의 겉은 딱딱하지만 한번 깨뜨려지면 잘 퍼지고 물을 빨아들여 끈끈해지는 특성에서 율무가 습기를 잘 흡수한다고 볼 수 있다.

습을 다스리는 율무는 소변을 시원하게 나가게 한다. [本草綱目]에 의하면 '사석림(沙石淋, 음경속이 아프면서 소변에 모래나 잔돌 같은 것이 섞여 나오는 임증)이나 열림(熱淋, 습열이 하초에 몰려 생긴 임증)으로 소변을 보는데 통증을 참기 어려울 때 율무쌀을 사용한다.

율무의 씨와 잎 그리고 뿌리를 모두 사용할 수 있으며, 물에 끓여 뜨겁게 먹는데 여름에는 차갑게 먹어도 된다. 막힌 것이 뚫릴 때까지 복용한다.'라고 하였다. 한편 율무에 대한 금기사항으로 "비장이 허하고 습(濕)이 없는 사람은 율무를 사용하지 말아야 한다. 또한 임신한 사람도 복용할 수 없다."라고 [本草綱目]에서 정리하고 있는데, 이는 태음인이 아닌 다른 체질의 임상사례로 보인다.

09 팥죽(赤小豆粥)

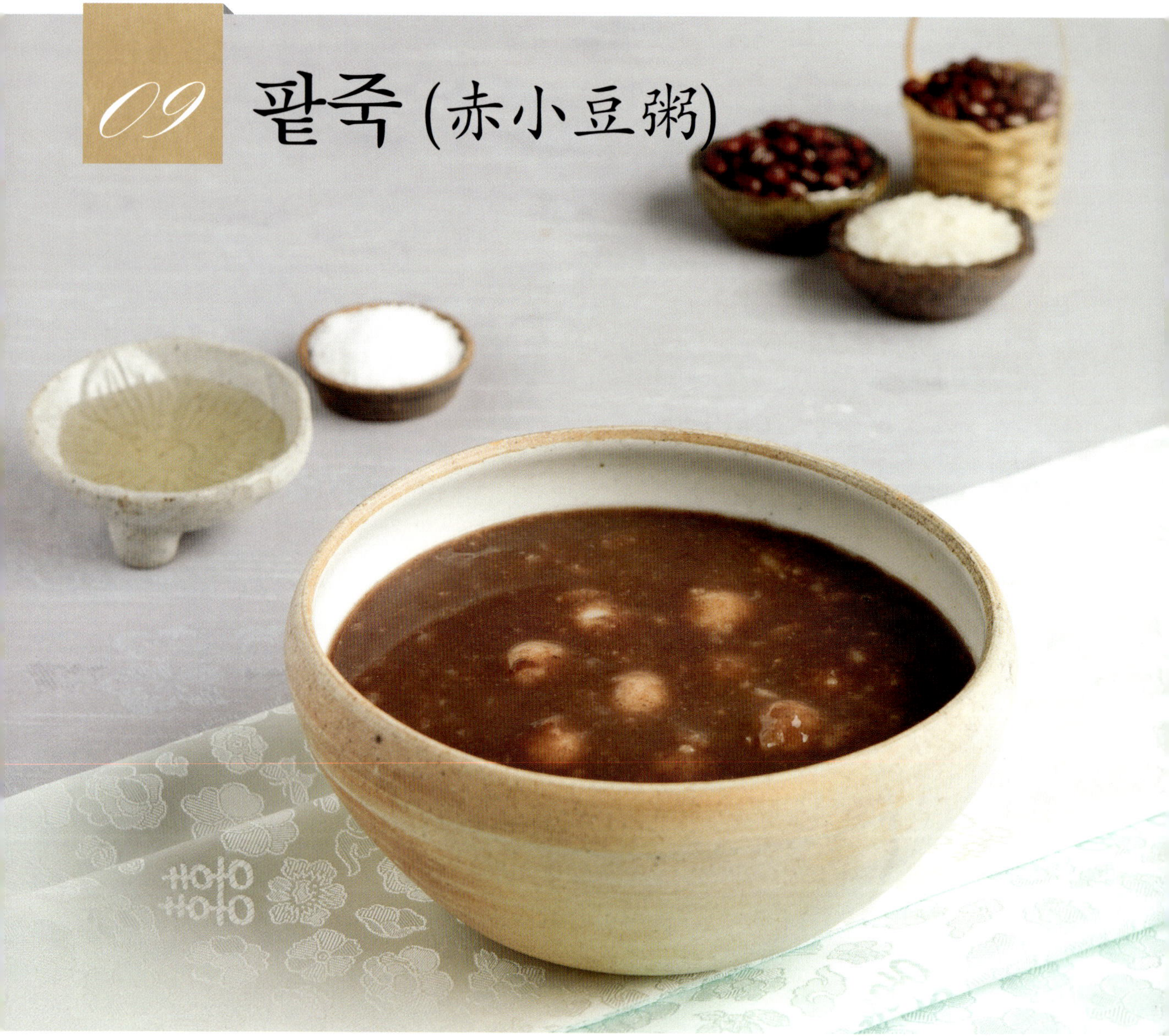

排癰腫膿血. 赤小豆作粥 如常法 投蜜食之.
主熱中消渴. 赤小豆 作粥食 冷煖任意.

뾰루지와 피고름을 없애려면 팥죽을 보통 요리하는 방법과 같이 쑤어 꿀을 넣어 먹는다. 열이 있는 가운데 소갈(消渴)이 있는 것을 다스리려면 붉은 팥[赤小豆] 으로 죽을 만들어 먹는데 차갑게나 따뜻하게 먹는 것은 임의대로 한다.

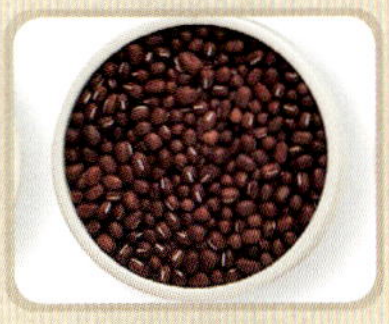

팥

팥의 비타민 B1이 풍부하여 각기병에 효과적이며 소화불량과 식욕부진에도 좋다. 소변을 잘 나가게 하여 부기를 빼고 황달이나 종기에도 사용한다.

재료 및 분량

멥쌀 ¼컵(45g)
팥 1⅓컵(220g)
삶는 물 9컵
찹쌀가루 1컵(100g)
소금 1작은술
꿀 2큰술

만드는 방법

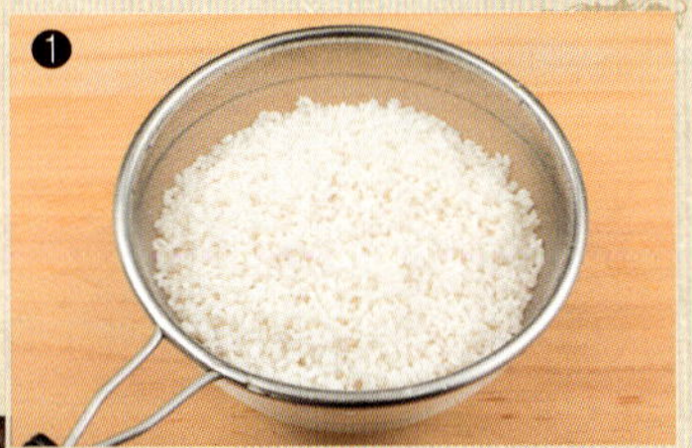

1. 멥쌀은 깨끗이 씻어 2시간 정도 불린 후 체에 밭쳐 물기를 뺀다.

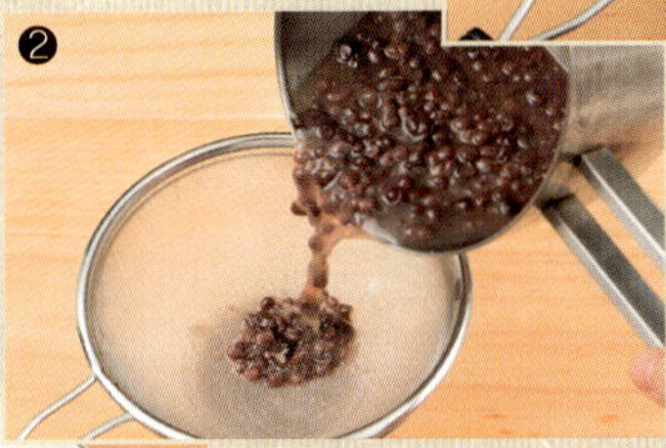

2. 팥은 깨끗이 씻어 물과 함께 붓고 센 불에 올려 끓으면 중불로 낮추어 1시간 20분 정도 푹 삶아서 체에 내려 앙금을 가라앉힌다.

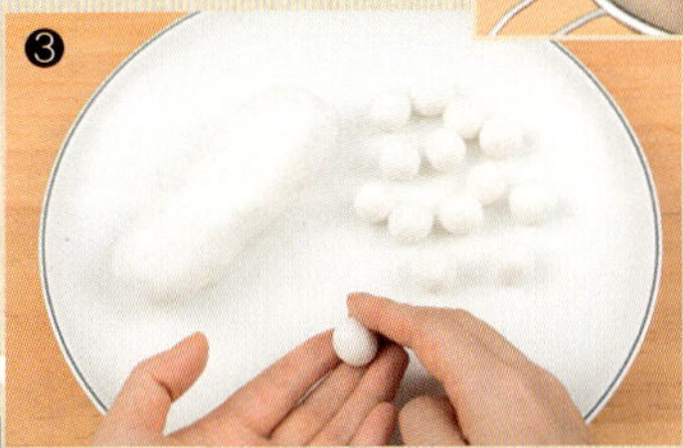

3. 찹쌀가루에 소금을 넣고 끓는 물로 익반죽하여 새알심을 만든다.

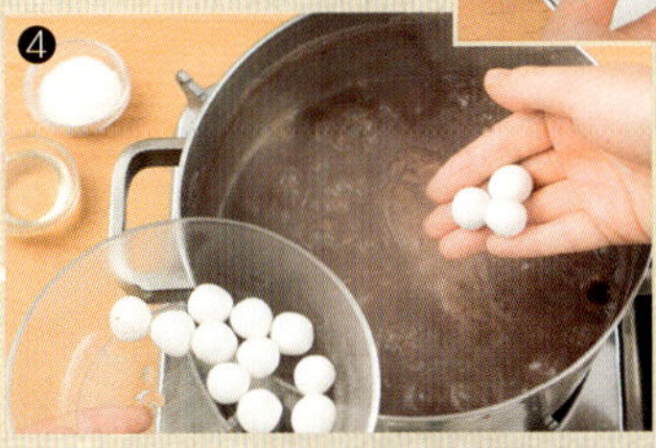

4. 냄비에 불린 멥쌀을 넣고 팥앙금 윗물을 붓고 끓여 쌀알이 퍼지면 가라앉힌 팥앙금을 넣고 저으면서 10분 정도 더 끓인다. 새알심을 넣고 떠오르면 소금과 꿀을 넣어 간을 맞추고 2분정도 더 끓인다.

Check Point

- 팥은 껍질이 터지도록 푹 삶는다.
- 쌀죽을 먼저 끓이다가 팥앙금을 넣어야 눌지 않는다.
- 팥을 한방에서는 배변촉진 · 숙취해소 · 해독 · 이뇨 등에 이용한다.

10 적소두밀랍죽(赤小豆蠟粥)

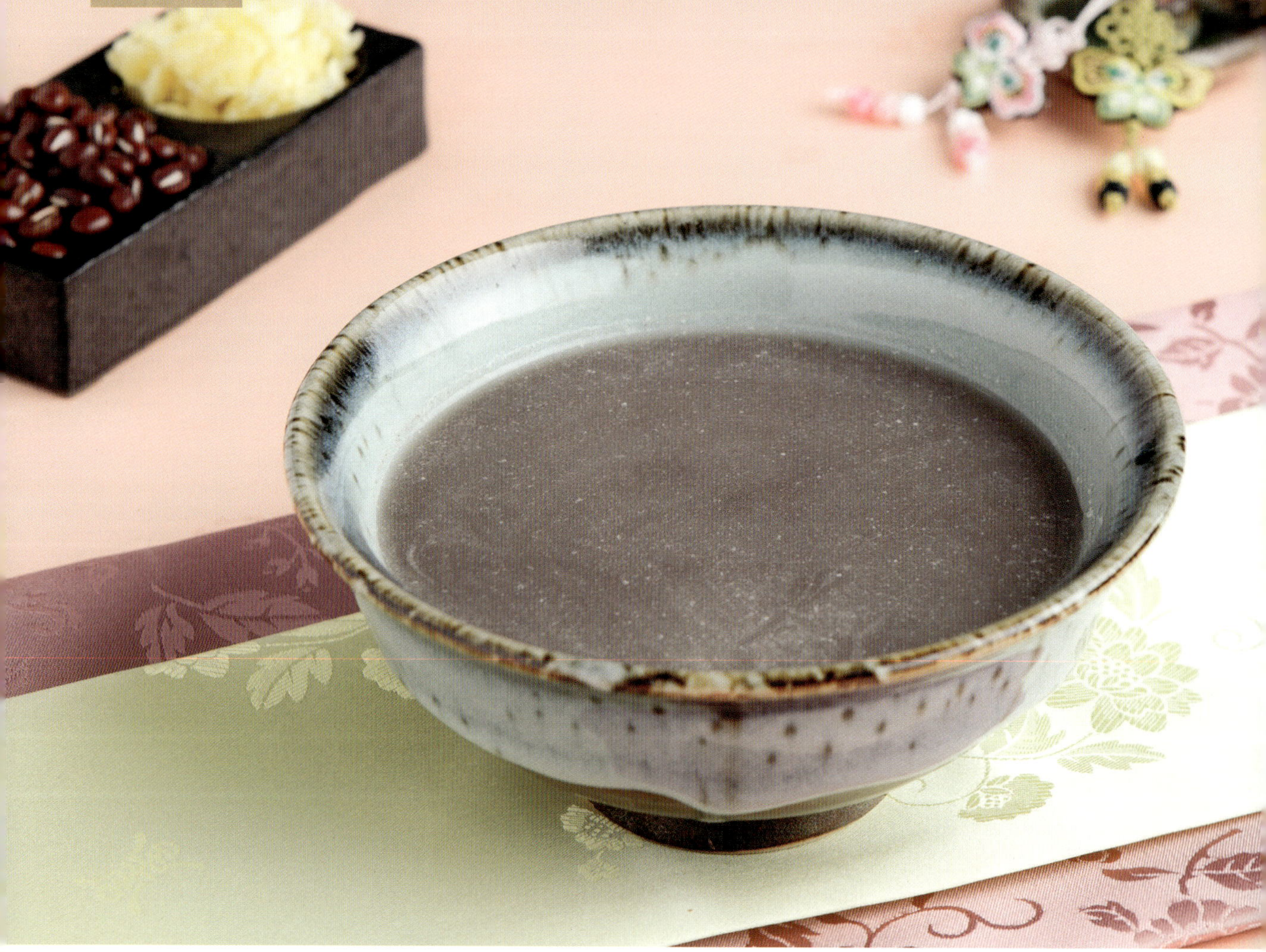

治水穀痢. 赤小豆一合 和蠟二兩 頓服.

수곡리(水穀痢, 소화되지 않은 음식물 찌꺼기가 나오는 이질)을 치료하려면 붉은 팥[赤小豆] 1되에 밀랍[蠟] 2량을 넣고 섞어 한 번에 먹는다.

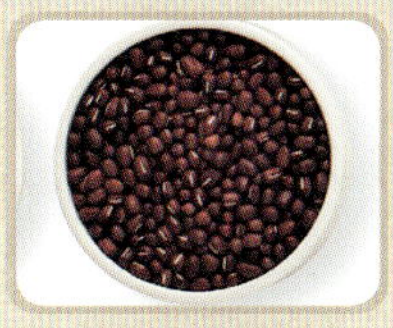

팥

팥의 비타민 B1이 풍부하여 각기병에 효과적이며 소화불량과 식욕부진에도 좋다. 소변을 잘 나가게 하여 부기를 빼고 황달이나 종기에도 사용한다.

재료 및 분량

붉은팥 1컵(165g)
삶는 물 8컵(1.6kg)
밀랍 8g
죽 끓이는 물 2컵(400g)

만드는 방법

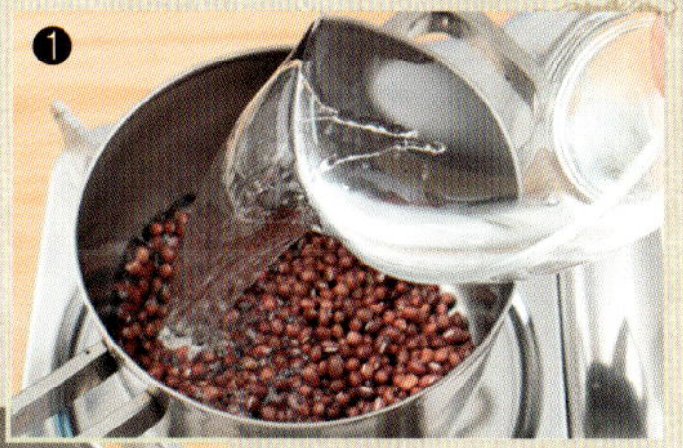

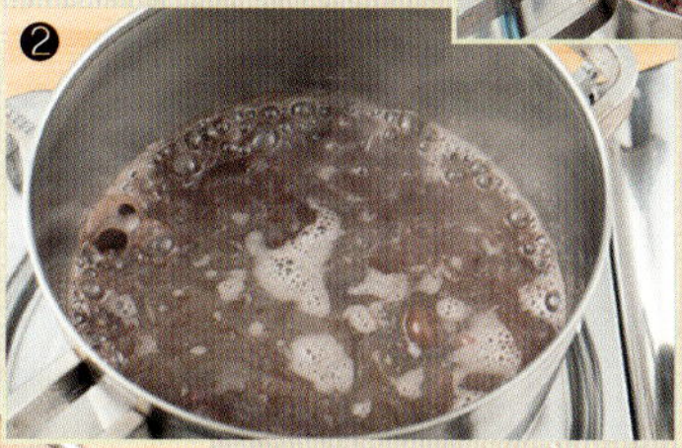

1 붉은 팥은 씻어 일어서 물기를 빼고 냄비에 팥을 넣고 물을 부어 센 불에 올려 끓인다.

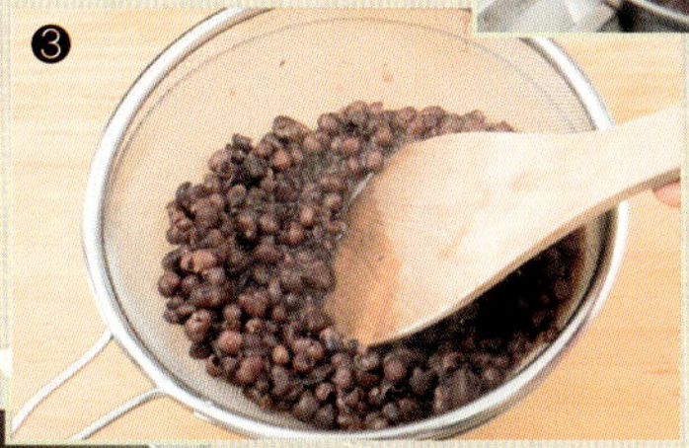

2. 팥이 끓으면 중불로 낮추어 팥알이 터지도록 푹 삶는다.

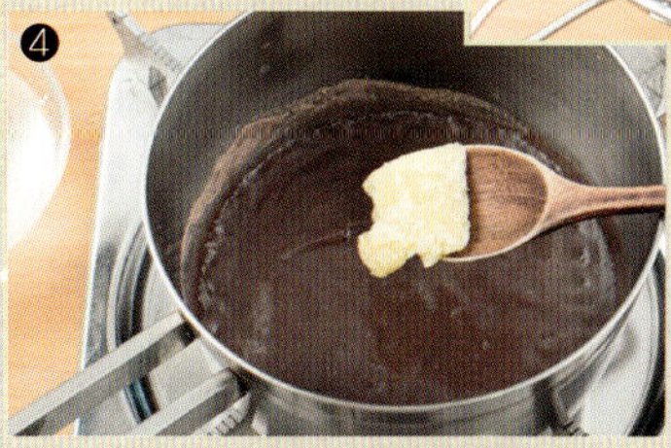

3. 푹 익은 팥을 주걱으로 으깨어 체에 내린다.

4. 냄비에, 체에 내린 팥과 밀납을 넣고 물을 부어 센 불에 올려 끓으면 약불에서 가끔 저으면서 10분 정도 더 끓인다.

Check Point

- 붉은팥에는 사포닌이 함유되어 있어 떫은 맛이 있으므로 한번 데친 후 사용하면 맛이 좋다.
- 팥의 껍질은 두껍기 때문에 삶은 뒤 체에 내리는 것이 식감이 좋다.
- 팥죽을 끓일 때 가끔 저어주면서 끓여야 눌지 않는다.

11 보리국수(大麥麵)

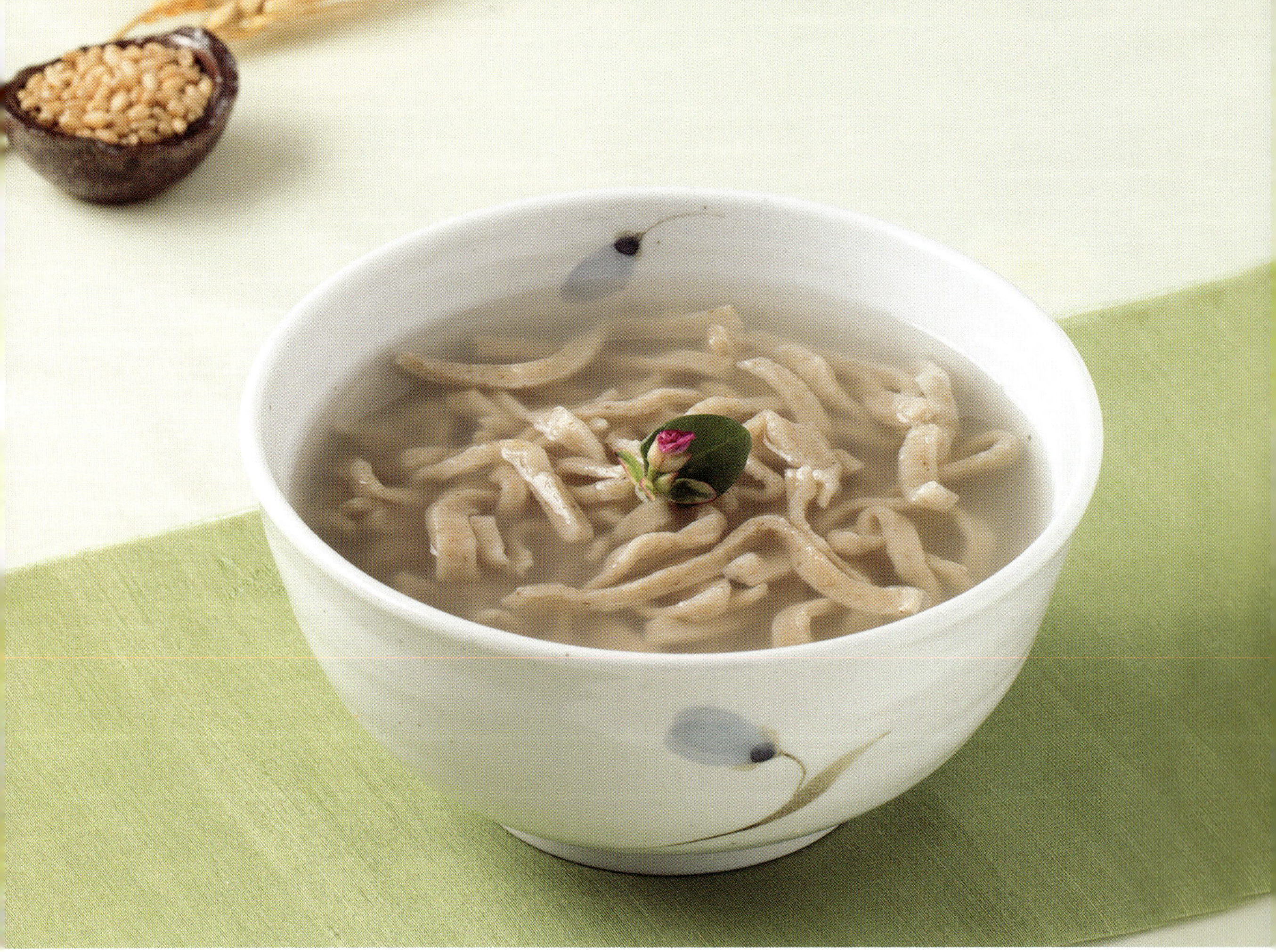

主痟渴除熱. 大麥作麵 止痟渴.

소갈(消渴)을 다스리고 열을 제거하려면 보리[大麥]로 국수를 만들어 먹는다. 소갈을 그치게 한다.

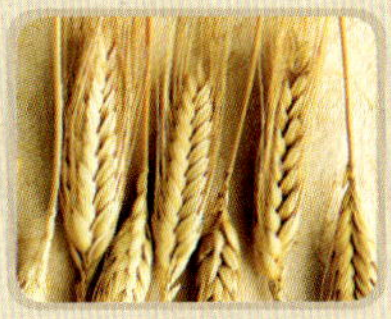

보리

위를 편안하게 하고 갈증을 멎게하며 음식을 소화시킨다. 뱃속에 물이 고여 배가 팽창되는 증세인 창만증을 치료한다.

재료 및 분량

보릿가루 ¾컵(80g)
밀가루 1컵(95g)
물 ½컵(100g)
국수국물 6컵(1.2kg)
다진 마늘 1작은술

국수국물

멸치 50g / 무 100g
마늘 4쪽 / 파 1대
양파 ½개 / 물 9컵(1.8kg)
다시마 10g / 청장 ½큰술
소금 ½작은술

만드는 방법

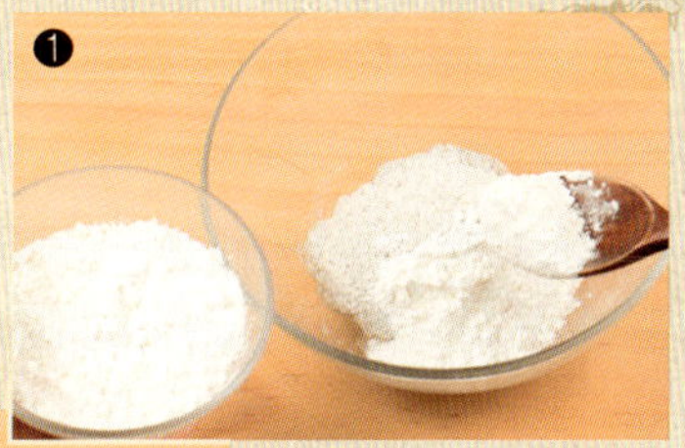

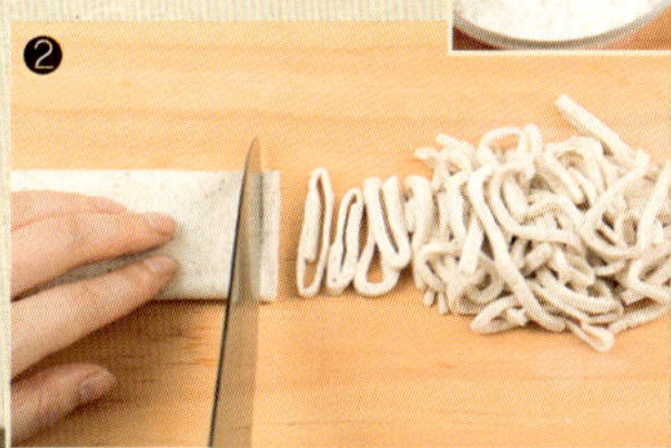

1. 보릿가루에 물을 넣고 30분 정도 불린 후 밀가루를 넣고 반죽하여 젖은 면포를 덮어 30분 숙성시킨다.

2. 숙성된 반죽은 밀대로 두께 0.2cm로 밀어 밀가루를 고루 뿌린 다음 접어서 폭 0.5cm 정도로 썰어 칼국수를 만든다.

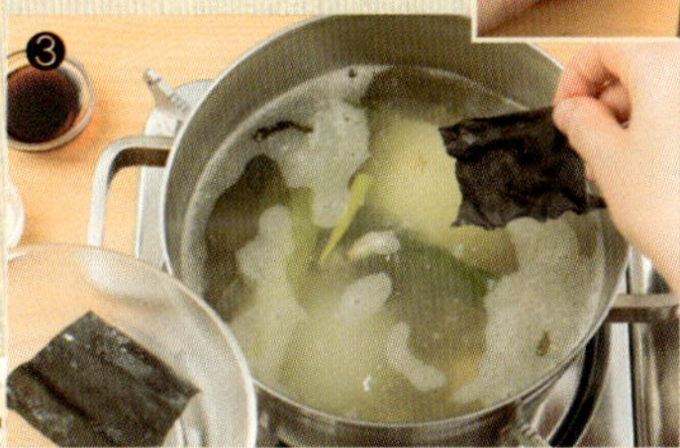

3. 냄비에 국수국물 재료와 물을 붓고 센 불에 올려 끓으면, 중불로 낮추어 20분 정도 끓이다가 다시마를 넣고 불을 끈 다음, 5분 정도 두었다가 체에 밭쳐 청장과 소금으로 간을 맞추어 국수국물을 만든다.

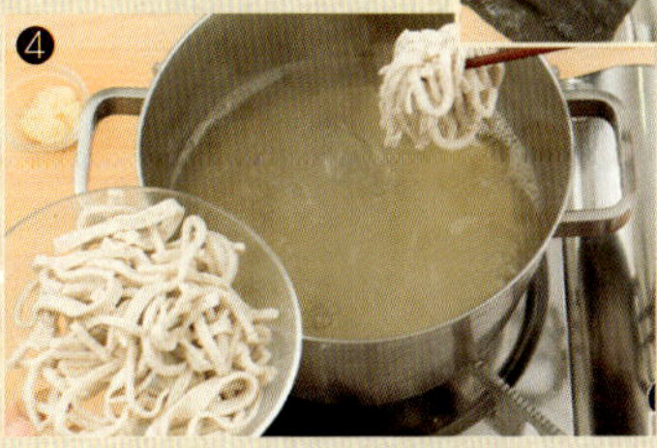

4. 냄비에 국수국물을 붓고 센 불에 올려 끓으면 보리국수를 넣고 5분 정도 끓인 다음 다진 마늘을 넣고 2분 정도 더 끓인다.

Check Point

- 보릿가루는 아주 곱게 갈아야 국수가 거칠지 않고 부드럽다.
- 보릿가루에 먼저 물을 부어 잘 섞은 다음 밀가루를 넣고 반죽해야 반죽이 잘 된다.
- 국수국물 재료는 기호에 따라 달리 할 수 있다.

12 진부맥탕(陳浮麥湯)

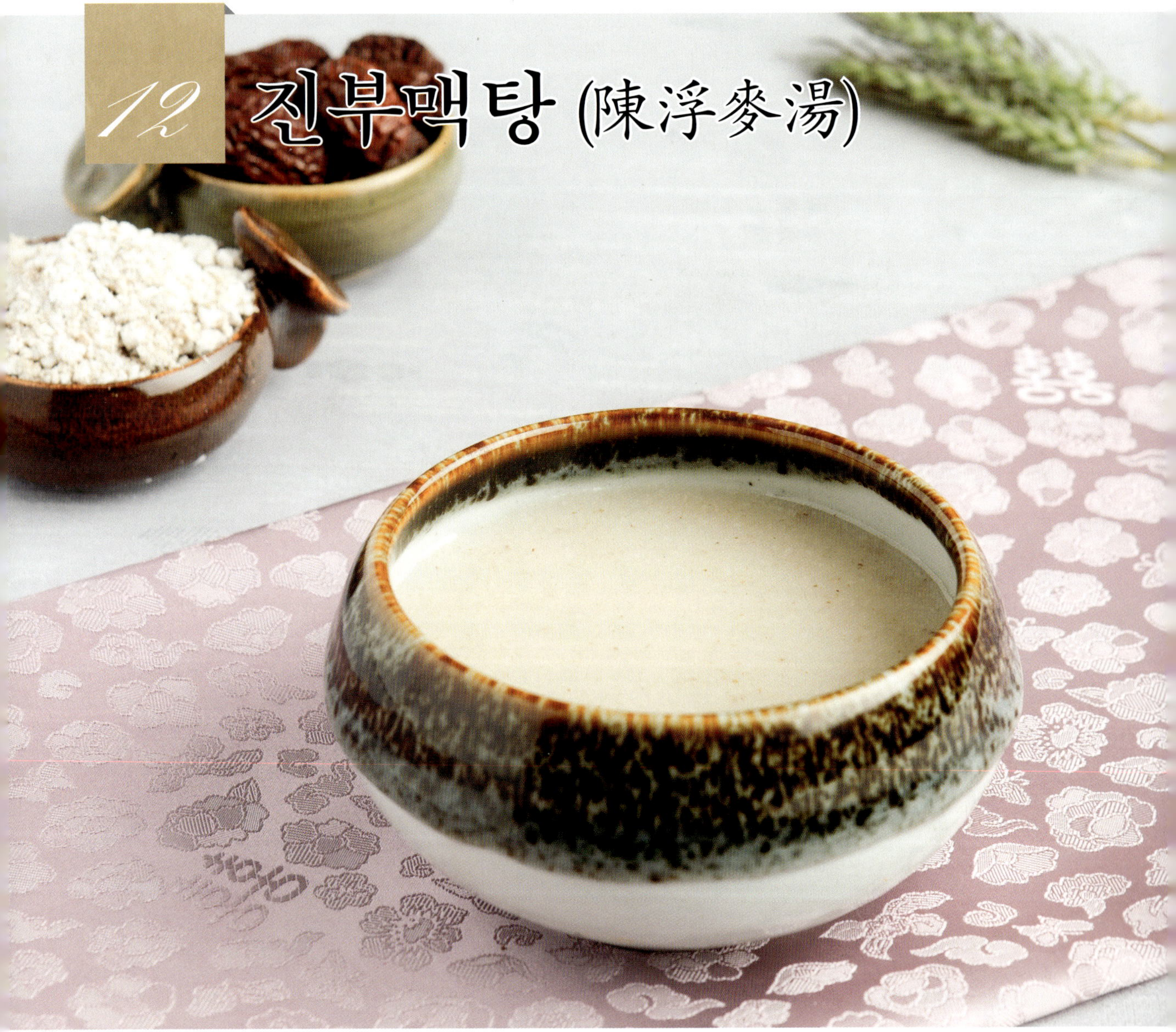

治盜汗有效. 陳浮麥 不拘多少爲末 每服二錢
米飮調服 又取小麥同棗煎服 亦可.

도한(盜汗, 밤에 나는 식은땀)을 효과적으로 치료하려면 오래된 밀의 쭉정이[陳浮麥]를 분량에 상관없이 적당량 분말로 만들어 2돈씩 미음에 먹는다. 또한 밀을 대추와 같이 달여 복용하여도 역시 좋다.

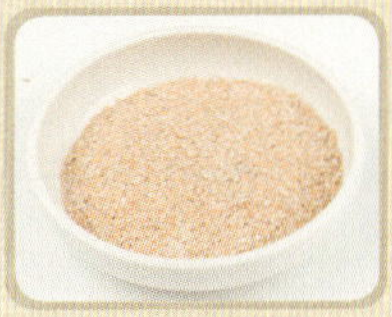

밀기울

밀기울은 성질이 차고 맛이 달며 독이 없다. 중초를 조화시키고 열을 없앤다. 열창과 데인상처가 짓무른 것, 어혈을 치료한다.

재료 및 분량

밀기울 200g
대추 5개(20g)
물 4컵(800g)

만드는 방법

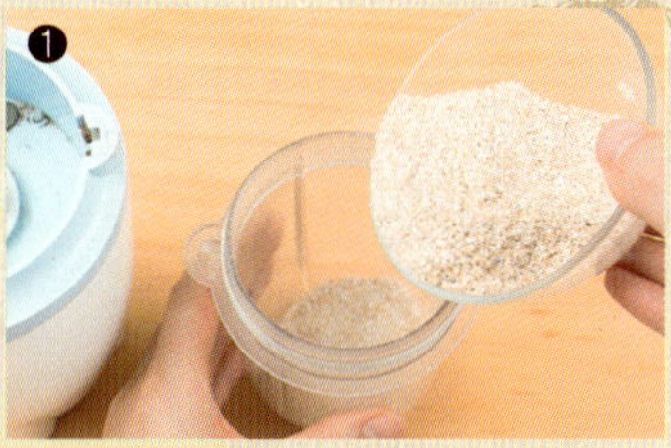

1. 밀기울은 분쇄기에 갈아 고운체에 내린다.

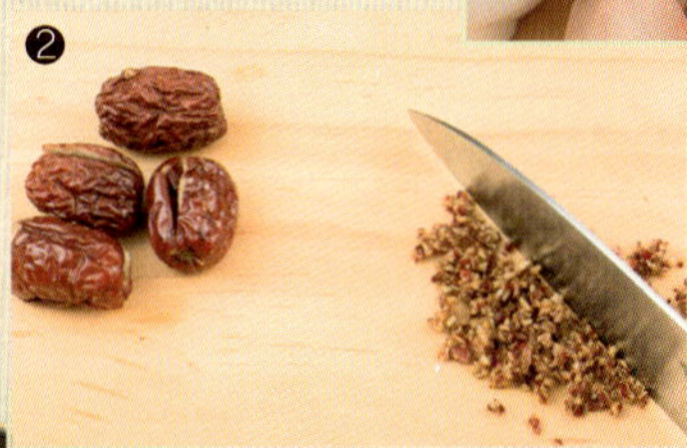

2. 대추는 젖은 면보로 닦고 돌려 깍아 과육만 곱게 다진다.

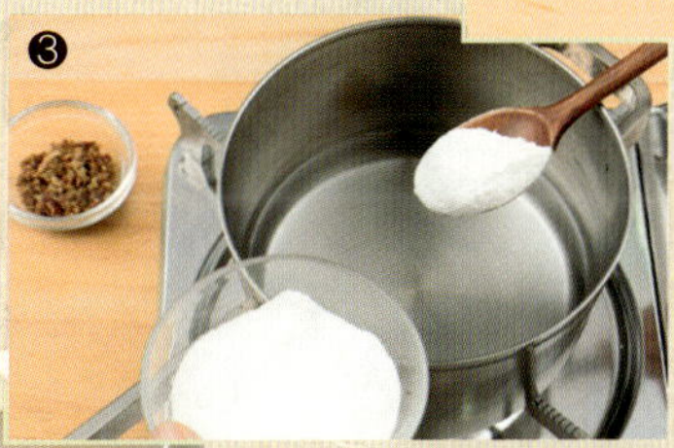

3. 냄비에 분량의 물을 붓고 체에 내린 밀기울과 대추를 넣어 센불에서 끓으면 약불로 낮추어 30분 정도 끓인다.

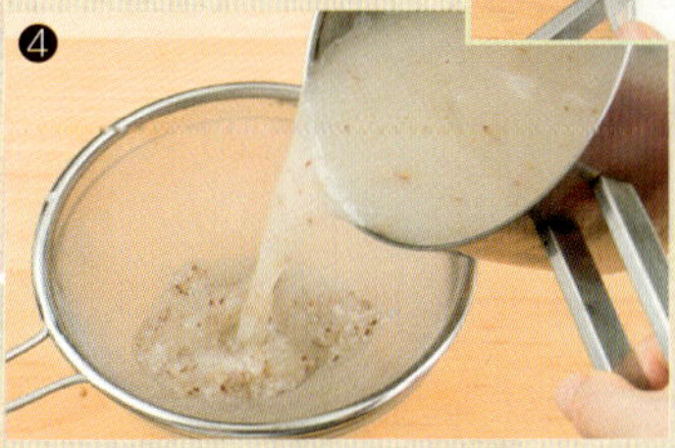

4. 고운체에 내린다.

Check Point

- 원문에는 밀의 쭉정이[浮麥]로 되어 있으나 여기에서는 밀기울을 사용하였다.
- 더운 여름철엔 쉽게 상할 수 있으므로 2~3회 먹을 분량씩만 만들어 냉장 보관하여 먹는다.
- 진부맥당밀(陳浮麥湯)은 여성의 갱년기증상으로 땀이 나는 경우에 가정에서 할 수 있는 방법으로도 좋다.

13 곡순주탕(麴醇酒湯)

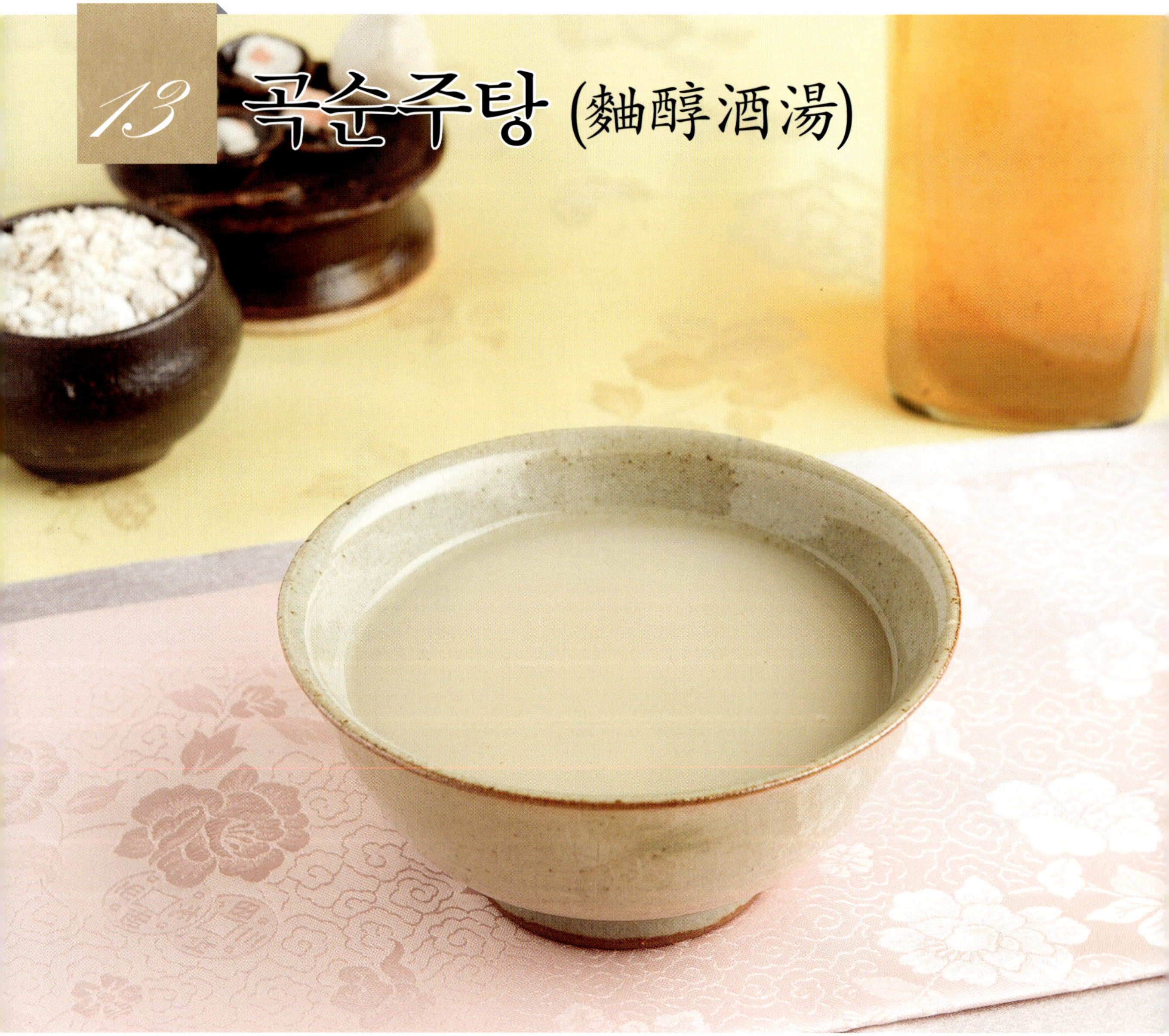

治冷痢腹痛. 麴末半兩炒 醇酒一椀 同煎兩三沸 溫服.

냉이질[冷痢]로 인한 복통을 치료하려면 누룩[麴]분말 반량을 볶고 진국술[醇酒] 1그릇을 넣고 같이 달여 2~3번 끓으면 따뜻하게 복용한다.

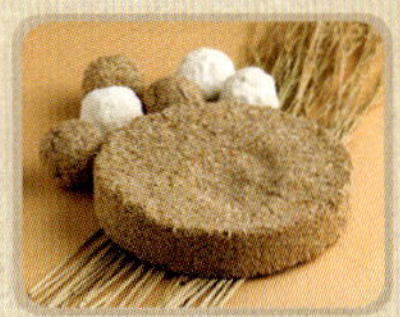

누룩

성질이 몹시 따뜻하거나 덥고 맛이 달다. 위를 조화시키고 음식이 소화되게 하며, 이질을 멎게한다.

재료 및 분량

누룩 분말 20g
순주(醇酒) 2컵

만드는 방법

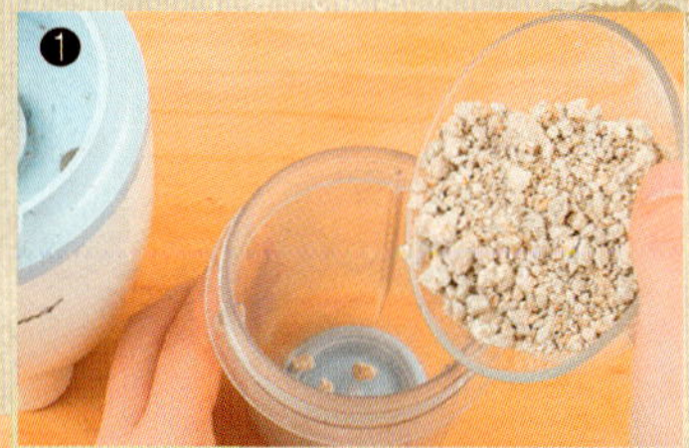

1. 누룩을 분쇄기에 곱게 빻는다.

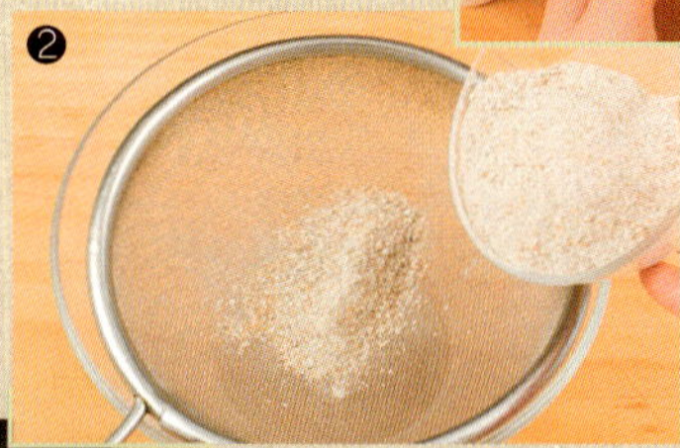

2. 빻은 누룩을 고운체에 내린다.

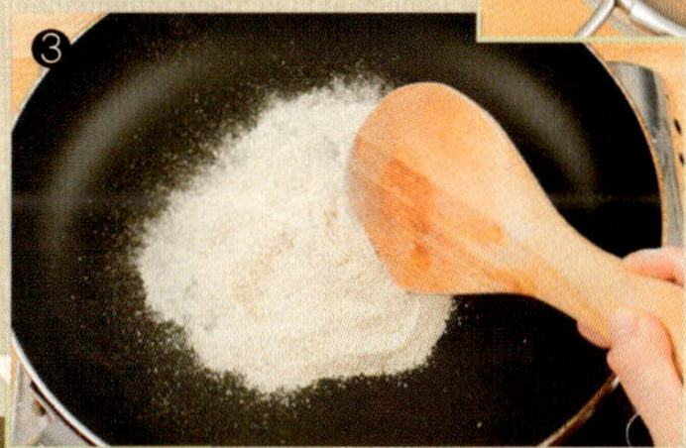

3. 마른 팬에 누룩가루를 살짝 볶는다.

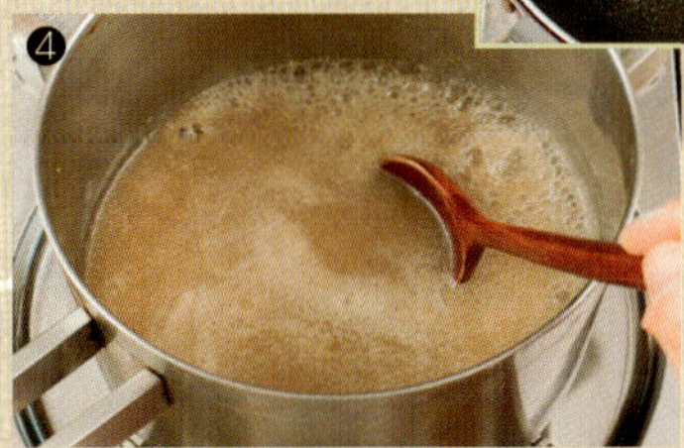

4. 냄비에 술과 누룩가루를 넣고 약 불에 올려 10분 정도 잘 저어가며 끓인다.

Check Point

- 누룩은 밀이나 보리, 옥수수, 쌀, 콩, 팥, 귀리, 호밀 등을 원료로 하여 누룩곰팡이를 번식시켜 술이나 간장, 된장 등을 만드는데 이용된다.
- 누룩은 햇빛에 말려 사용하면 좋다.
- 순주는 쌀과 누룩으로 빚은 술을 말한다.

14 진나맥부분(陳糯麥麩粉)

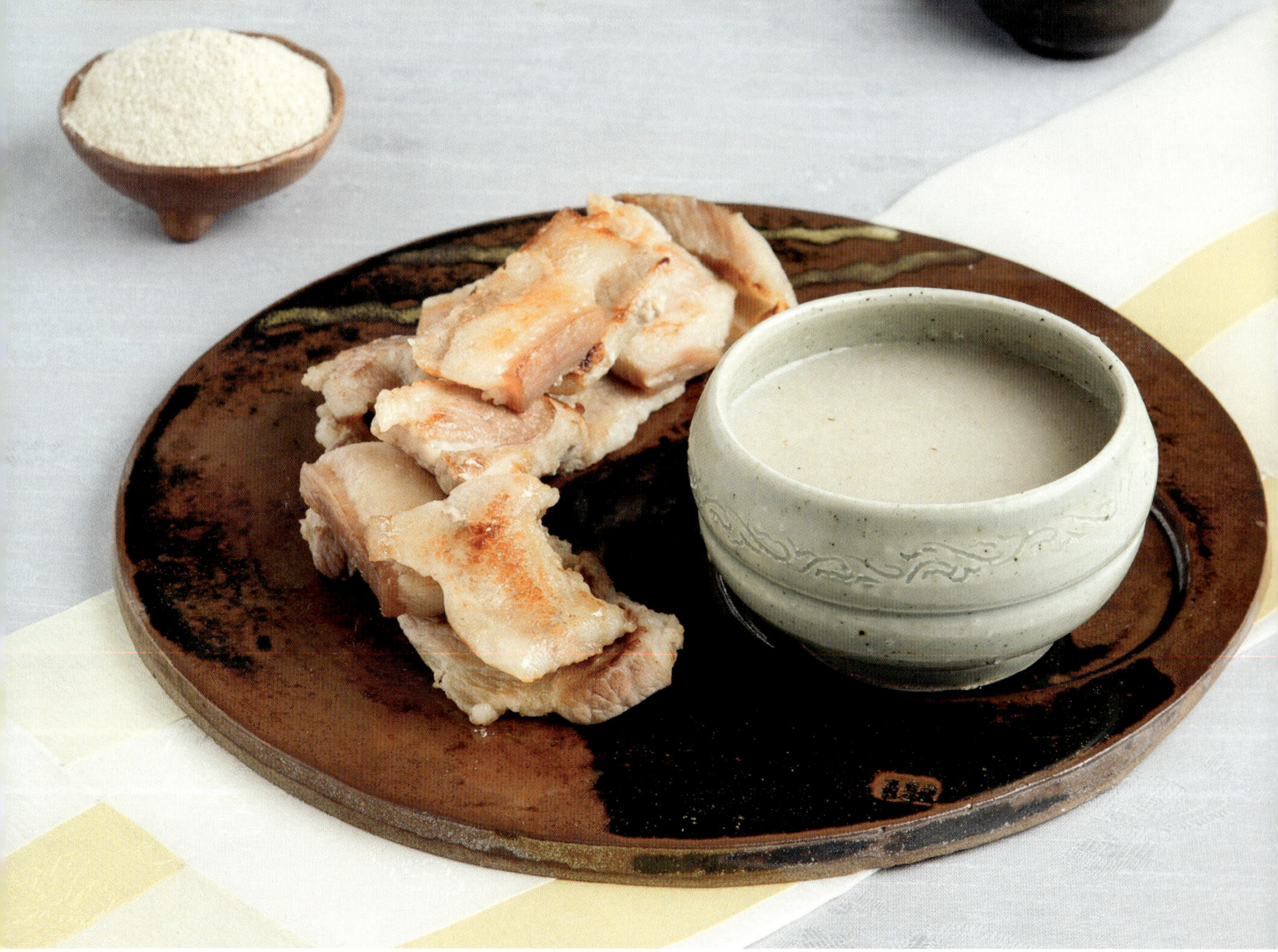

止汗方. 陳糯米不以多少 麥麩炒黃色 爲末 米飮調下 不拘時 一服有效 或白炙豬肉 點食之.

식은땀을 그치게 하는 처방으로는 오래된 찹쌀 적당량을 밀기울과 함께 황색이 되도록 볶은 다음 분말로 만들어 미음에 타서 아무 때나 먹는다. 한 번 복용하면 효험이 있다. 또는 돼지고기 흰 살을 구운 것[白炙豬肉]을 찍어 먹어도 좋다.

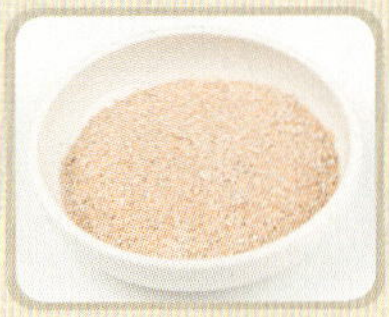

밀기울

밀기울은 성질이 차고 맛이 달며 독이 없다. 중초를 조화시키고 열을 없앤다. 열창과 데인상처가 짓무른 것, 어혈을 치료한다.

재료 및 분량

찹쌀 1컵(180g)
밀기울 100g
물 5컵(1kg)
돼지고기(항정살) 300g
소금 1작은술

만드는 방법

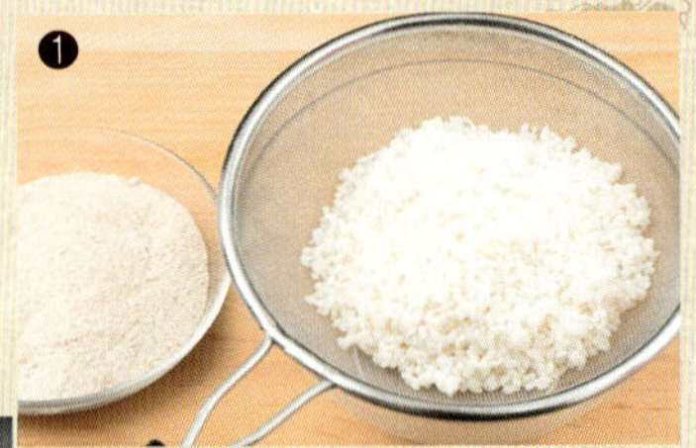

1. 찹쌀은 깨끗이 씻어 체에 밭쳐 물기를 빼고 밀기울은 체에 내린다.

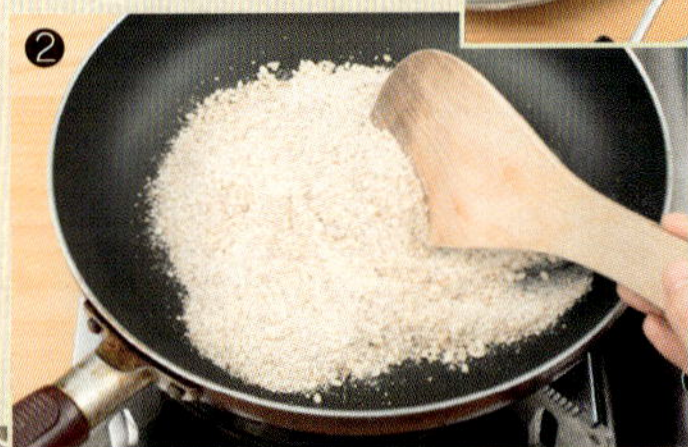

2. 팬을 달구어 찹쌀과 밀기울을 황색이 되도록 볶아 분쇄기에 곱게 갈아 분말로 만든다.

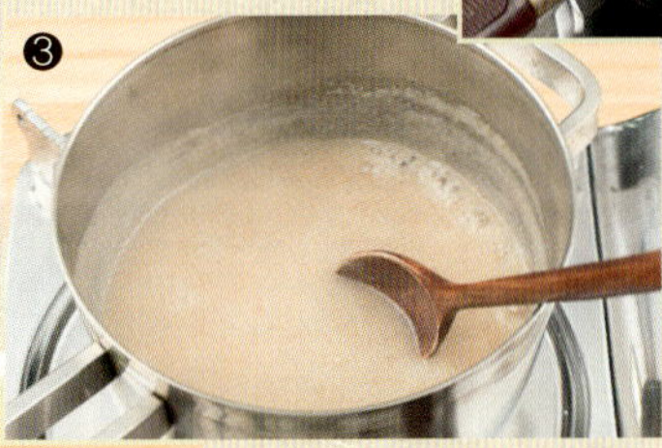

3. 냄비에 물을 붓고 볶은 가루를 넣어 미음을 끓인다.

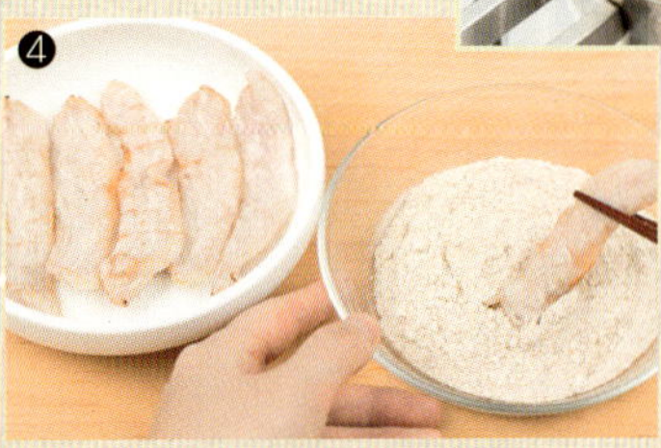

4. 돼지고기를 구워 볶은 가루에 소금을 넣어 찍어 먹어도 좋다.

Check Point

- 찹쌀은 물에 불리지 않고 잠깐 씻은 후 물기를 빼고 볶는다.
- 찹쌀과 밀기울을 볶을 때 센 불에서 볶다가 물기가 어느 정도 없어지면 약 불로 낮추어 볶는다.
- 원문에는 오래된 찹쌀[陳糯米]을 사용하였다.

밀

1. 밀의 특징

밀은 습기를 매우 싫어한다. 이시진(李時珍, 1518~1593)은 『本草綱目』(1596)에서 "북쪽사람들은 밀을 흩어서 심고 남쪽 사람들은 밀을 모아서 심는다. 북쪽 밀은 껍질이 얇고 밀가루가 많으며, 남쪽 밀은 그 반대이다. 수확한 밀에 누에똥을 같이 섞으면 좀이 생기지 않고 입추(立秋)이전에 창이자(蒼耳子, 도꼬마리 열매)를 빻아 같이 햇빛에 말리면 또한 좀이 생기지 않는다. 하지만 입추 이후에는 벌레가 이미 생겨 어쩔 수가 없다. 밀은 습한 것을 싫어하기 때문에 비가 많이 오거나 홍수가 나면 밀이 익지 않아 쭉정이가 많아지게 된다." 고 하여 남북의 차이와 밀이 습기를 싫어함을 설명하고 있다.

2. 밀의 성질

이시진은 또 "북쪽의 밀가루는 따뜻한 기운이 있기 때문에 먹어도 갈증이 나지 않으나, 남쪽의 밀가루는 뜨거운 성질이 있기 때문에 먹으면 번갈증이 나고, 서쪽의 밀가루는 서늘한 성질이 있으니 이는 지기(地氣, 땅의 기운)의 차이다. 한초(漢椒, 산초)를 삼키거나 무를 먹으면 밀가루의 독성을 해독할 수 있다.

북쪽은 서리가 많기 때문에 밀가루에 독이 없고 남쪽은 눈이 적기 때문에 밀가루에 독이 있다고 보았으며, 강남에서는 밀 꽃이 밤에 피기 때문에 병에 걸리고 강북에서는 밀 꽃이 낮에 피기 때문에 사람에게 좋다. 따라서 물고기와 쌀은 남쪽지역에 마땅하고 양과 밀가루는 북쪽지역에 마땅하니 지역에 따라 마땅하고 마땅하지 않은 것이 있다. 밀가루는 비록 뜨거운 성질이 있으나 한식날에 종이자루에 넣어 바람이 부는 쪽에 걸어두면 수십 년이 지나도 상하지 않는 것을 보면 뜨거운 성질이 없어져 무독한 것이니 약에 쓰면 좋다."라고 하여 지역에 따라 밀가루의 성질이 다르다고 보았다. 하지만 이는 지역에 따라 사람의 건강상태가 다르다는 것을 이해해야 한다.

3. 밀의 효능

밀에 대한 일반적인 효능을 다음과 같이 정리하고 있다. 『本草綱目』, 『本草精華』 등에 의하면 '밀은 객열(客熱, 몸에 열이 나는 증세)을 없애고 번갈(煩渴, 가슴속이 답답하고 목이 마른 증세)과 인후부가 마르는 것을 그치게 하며 소변을 잘 나가게 하고, 간기(肝氣, 간의 기능)를 기르고, 누혈(漏血, 피가 나오지 않는 치질)과 타혈(唾血, 침에 피가 섞여 나오는 병)을 그치게 하고 임신을 쉽게 한다.'라고 정리하고 있다. 또한 심기(心氣)를 기르기 때문에 심병(心病)에 밀을 먹는다.

밀을 분말로 만든 것이 밀가루이다. 밀가루는 따뜻하지만 약간의 독(毒)이 있다고 보아 열을 없애거나 번갈을 그치게 하지 못한다고 보았다. 또한 밀가루는 열을 올리기 때문에 풍기(風氣)를 약간 움직이게 하고 단석(丹石)의 독이 나타난다고 보았다. 밀가루의 효능에 대해 허(虛)한 것을 보충하며, 오래 먹으면 사람의 피부가 실해지고 위장이 든든해지며 기력이 강해진다고 했다. 또한 기(氣)를 기르며 부족한 것을 보충하며 오장(五臟)을 도와준다고도 했다. 물과 같이 먹으면 더위 먹은 사람과 마병폐열(馬病肺熱, 폐에 열이 나는 증세)을 치료한다. 종기나 부스럼의 상처에 붙이면 어혈을 풀어 주며 통증을 그치게 하며, 날로 먹으면 대장이 부드러워지고 물에 먹으면 코피와 토혈을 그치게 한다.

小麥

4. 밀기울의 효능

밀기울은 시질열창(時疾熱瘡, 유행성 부스럼) · 탕화창란(湯火瘡爛, 뜨거운 물에 데어 살이 문드러지는 것) · 타박으로 인한 어혈 등에 식초에 볶아 붙여서 치료한다고 했다. 밀가루에 섞어 떡을 만들어 복용하면 설사를 그치게 하고 속을 다스리며 열을 없애고 사람을 튼튼하게 한다. 식초에 뜨겁게 쪄서 자루에 넣은 다음 인마(人馬)의 허리와 다리의 골절에 붙이면 통증을 그치게 하고 어혈을 풀어줄 수 있다. 식초에 쪄서 손발의 풍습비통(風濕痺痛, 습기로 인하여 저리고 아픈 증상)과 한습(寒濕, 습기로 인하여 허리 아래가 차지는 증상)으로 인한 각기에 붙이면 땀이 나면서 좋아지게 된다. 분말로 먹으면 허한(虛汗, 몸이 허하여 나는 땀)을 그치게 한다. 뭉친 어혈을 푸는 것이나 풍습비통 등을 풀어주는 것은 밀기울의 풀어주는 기운이 작용하기 때문으로 생각한다.

5. 밀에 대한 사상의학적 고찰

동무(東武) 이제마(李濟馬, 1837~1900)의 유작인 『東武遺稿』에서 맥(麥)이 소양인 식품이라 밝히고 있지만, 이는 보리[大麥]와 밀[小麥]의 구분이 없기 때문에 오해의 소지가 있다. 그리고 『東醫四象新編』(1928)에서는 보리[大麥]는 소양인 식품, 밀[小麥]은 태음인 식품으로 분류하고 있다. 그러나 『東武遺稿』에서는 보리의 효능에 대해 '보리는 맛이 짜고 따뜻하여 기운을 북돋워 주고 속을 조화시키며 설사를 그치게 하고 허한 것을 보한다. 오래 먹으면 기육(肌肉)을 튼튼하게 한다." 고 했고, 맥아의 효능에 대해 "맥아는 달고 따뜻하며 숙식(宿食, 음식을 먹은 뒤 오래 되어도 소화가 되지 않는 증상)을 제거한다. 가슴과 배가 팽창한 것을 다스리며 혈을 돌게 하고 울체된 것을 풀어 준다. 맥아는 소양인의 위기(胃氣, 위의 기운)를 열어 주며 음식을 소화시키고 아래로 내려 보낸다." 고 했다.

밀의 효능에 대해서 『濟衆新編』(1799)의 내용을 빌리면 "밀은 약간 차니 번열(煩熱, 가슴이 답답하고 괴로우면서 나는 신열)을 제거하고 갈증을 그치게 하며 소변이 잘 나가게 하고 간기(肝氣)를 자양하게 한다." 고 했는데, 보리와 밀을 모두 소양인의 약인 신약(腎藥, 콩팥에 이로운 약)으로 분류하고 있어 논란의 소지가 있다. 보리와 밀이 생태학적으로 거의 비슷한 성질을 지니지만 글루텐이 있는 밀은 부풀며 퍼져 나가는 특징이 있어 태음인의 호산지기(呼散之氣, 뭉친 것을 풀어주는 기운)를 도와준다고 사상의학에서는 보고 있다. 또한 밀의 수확시기는 보리에 비해 약 1주일 정도 늦어지기 때문에 밀은 보리보다 상대적으로 여름기운을 더 많이 가지고 있다. 따라서 밀은 태음인의 뭉친 것을 풀어주는 데 도움이 된다.

사상의학에서는 일반적으로 몸이 찌뿌듯해지기 쉬운 태음인이 밀을 복용하면 더 좋은 효과를 내는 것으로 이해하고 있다. 그러므로 겨울 기운을 받은 보리[大麥]는 열을 내리기 때문에 소양인에게 도움이 되고, 밀[小麥]은 겨울기운도 있지만 여름기운을 더 많이 지니고 있으며 부풀어 퍼져 나가는 성질이 있기 때문에 태음인의 호산지기(呼散之氣)를 도와준다고 볼 수 있다.

15 찹쌀떡 (糯米餠)

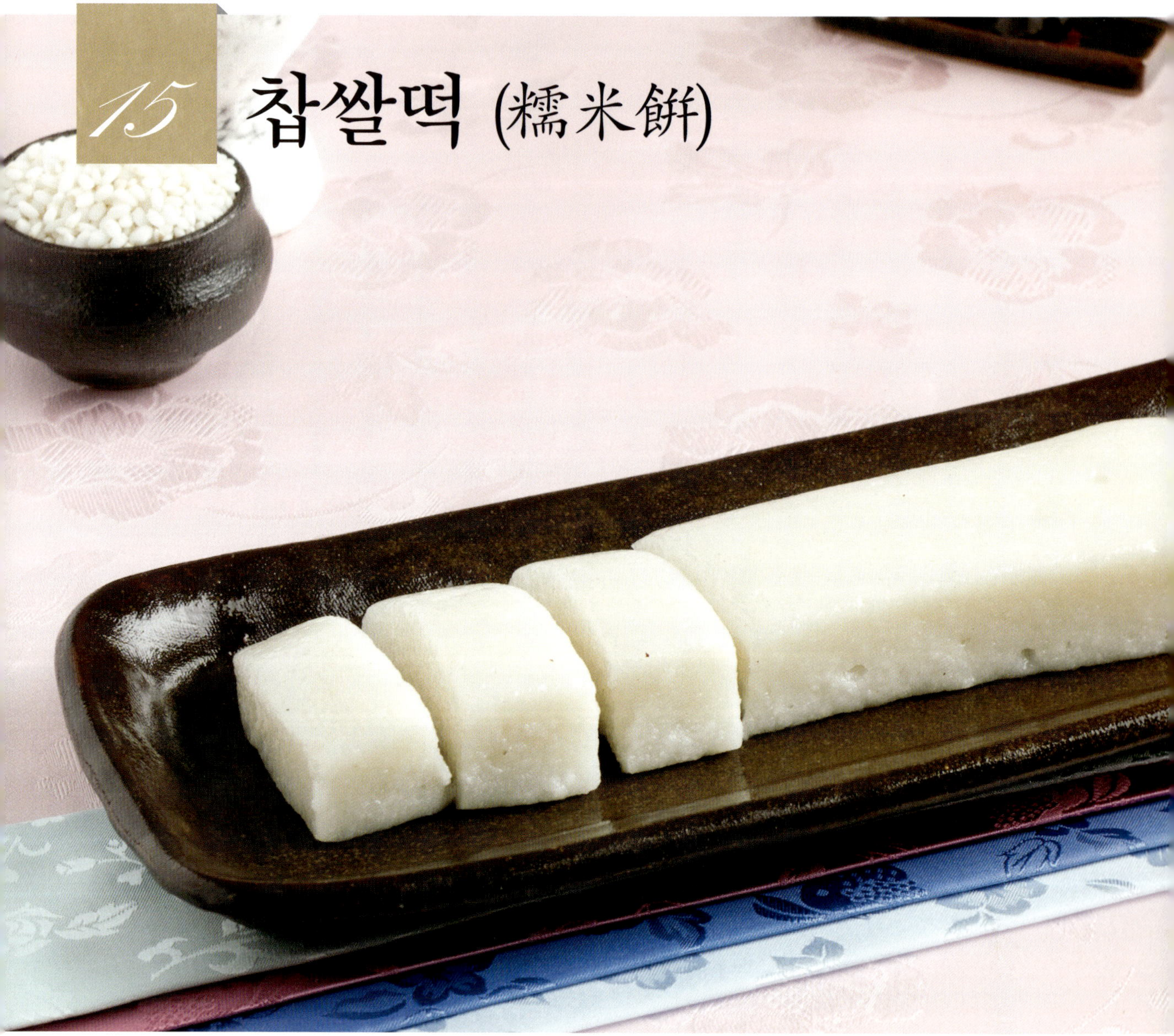

治諸淋 小便常不利 陰中痛. 糯米作餠食之.

제림(諸淋, 소변을 자주 보려하나 잘 나오지 않고 방울방울 떨어지며 요도와 하복부가 아픈 증상을 주증으로 하는 림증)과 소변이 평소 잘 나오지 않고 음경이 아픈 것을 치료하려면 찹쌀[糯米]로 떡을 만들어 먹는다.

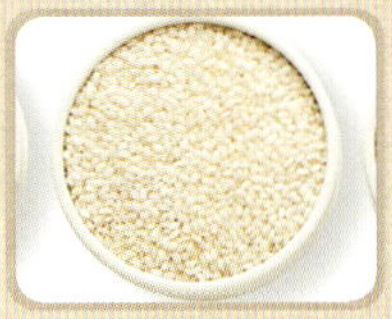

찹쌀

찹쌀은 소화기가 약하고 몸이 찬 사람에게 좋으며, 기운이 약한 사람의 기운을 보강한다. 찹쌀을 볶아 먹으면 설사를 그치게 한다.

재료 및 분량

찹쌀가루 10컵(1kg)
소금 1큰술
물 ½컵~¾컵
설탕 1큰술

만드는 방법

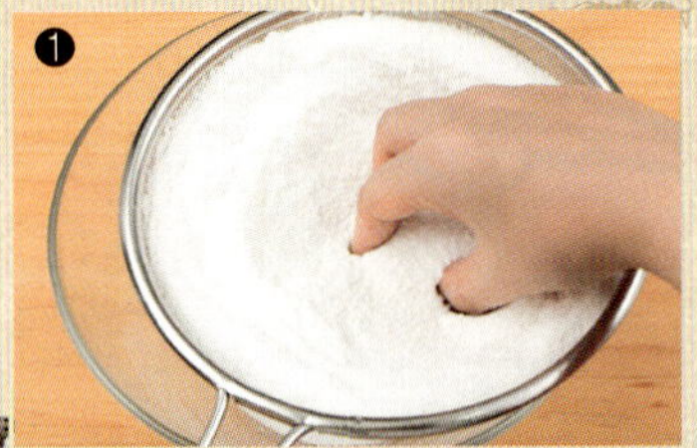

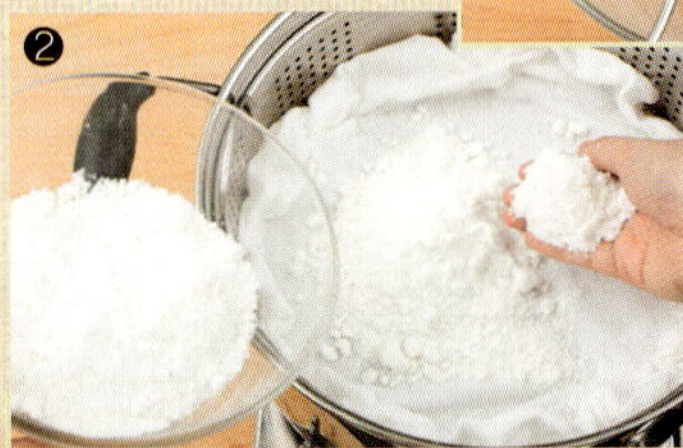

1. 찹쌀가루에 소금을 넣고 체에 내린 다음 물을 넣고 고루 섞는다.

2. 찜기에 물을 붓고 센 불에 올려 끓으면 젖은 면보를 깔고 설탕을 뿌린 후 찹쌀가루를 넣고 김이 오르면 20분 정도 찐다.

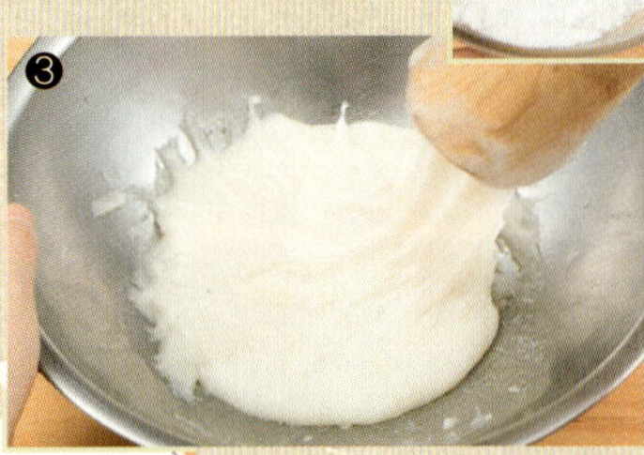

3. 찐 찰떡은 스텐레스 볼에 담아 방망이로 꽈리가 나도록 친다.

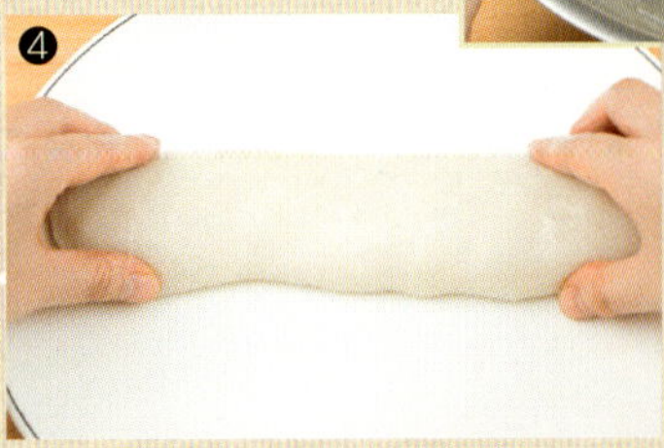

4. 찰떡은 2cm 정도 두께로 길게 반대기를 만들어 가로 3cm, 세로 4cm 정도 크기로 자른다.

Check Point

- 찹쌀가루는 찹쌀을 6시간 이상 물에 불려 체에 밭쳐 물기를 뺀 후 분쇄기에 갈아 만든다.
- 찹쌀가루는 너무 곱지 않게 하고, 사용하고 남은 찹쌀가루는 냉동하여 사용한다.
- 고물로 볶은 콩가루, 깻가루, 거피팥가루, 볶은 팥가루 등을 사용 할 수 있다.

16 흑두차(黑豆茶)

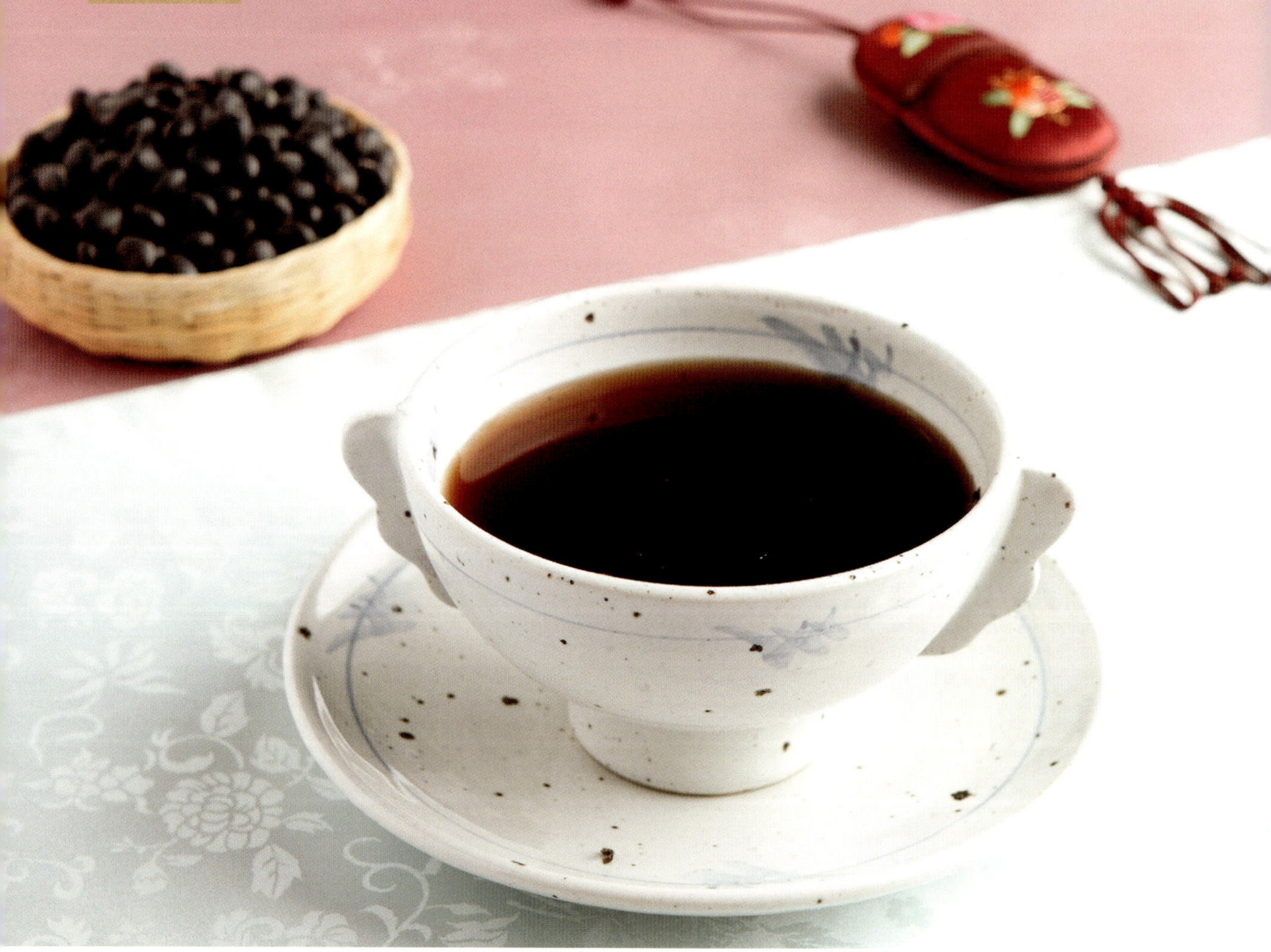

治馬墜崩血 腹滿短氣. 黑豆二合炒熟搗碎
以水一大盞 煎取五分 去滓 不拘時溫服.

말에서 떨어져 붕혈(崩血, 비정상적인 자궁출혈로 보통 혈붕〈血崩〉이라고 한다)이 있으며 복만(腹滿, 배가 창만하고 그득한 증상), 단기(短氣, 숨이 가쁘면서 이어지지 못하고 숨찬 증상)가 있는 것을 치료하려면 검은콩[黑豆] 2홉을 볶아 익힌 다음 찧어 분쇄하고 물 1대접을 넣고 달여 5푼을 취하고 찌꺼기를 제거하여 아무 때나 따뜻하게 복용한다.

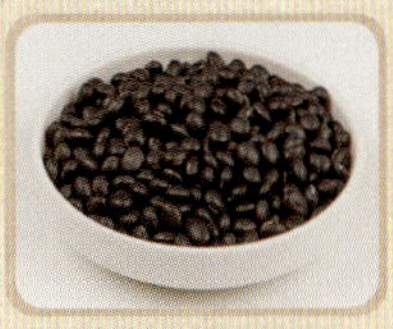

검은콩

콩은 성질이 서늘하여 해열제로 사용하는데 약으로서는 검은콩을 사용한다. 검은콩은 뭉치는 것을 풀어주며 해열 해독의 효능이 있다.

재료 및 분량

검은콩 1컵(160g)
물 5컵(1kg)

만드는 방법

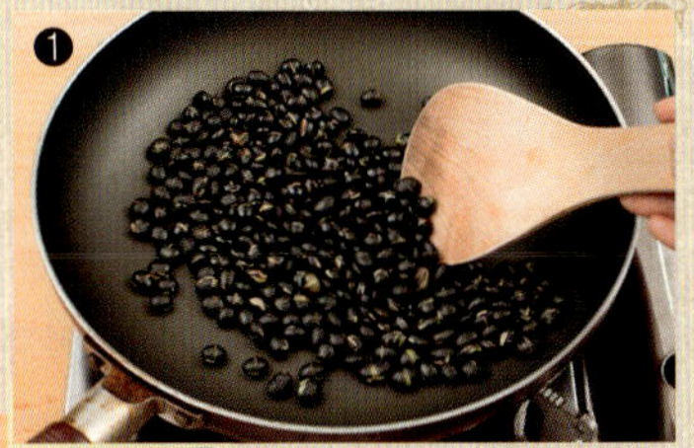

1. 검은콩을 씻어 물기를 뺀 다음 팬에 검은 콩을 넣고 센 불에 볶는다.

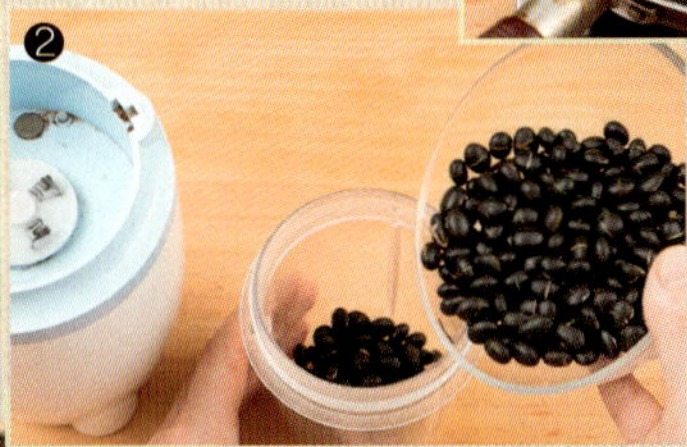

2. 콩 튀는 소리가 나면 중불로 낮추어 볶아 한 김 식은 후 분쇄기에 넣고 빻는다.

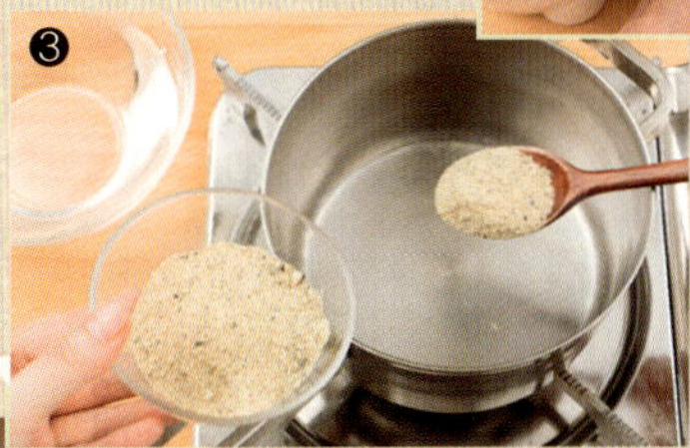

3. 냄비에 볶은 콩가루와 물을 넣고 중불에서 30분 정도 달인다.

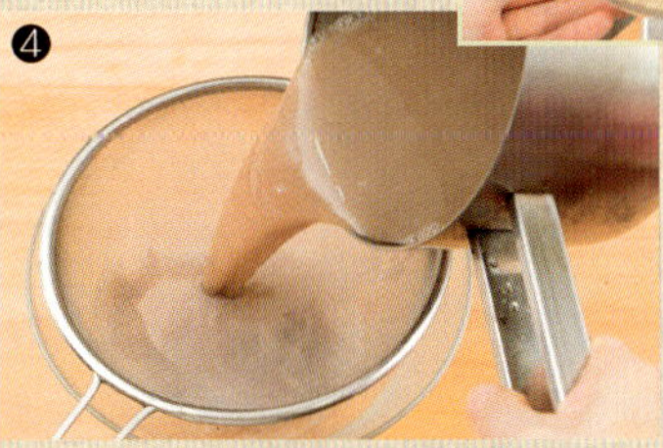

4. 고운체에 걸러 따뜻하게 차로 마신다.

Check Point

- 검정콩을 타지 않게 잘 볶아야 맛이 좋으므로 흰콩을 한 두개 함께 넣어 볶으면 볶은 정도를 알 수 있다.
- 콩과 물의 양은 증세에 따라 가감한다.

17 흑두주(黑豆酒)

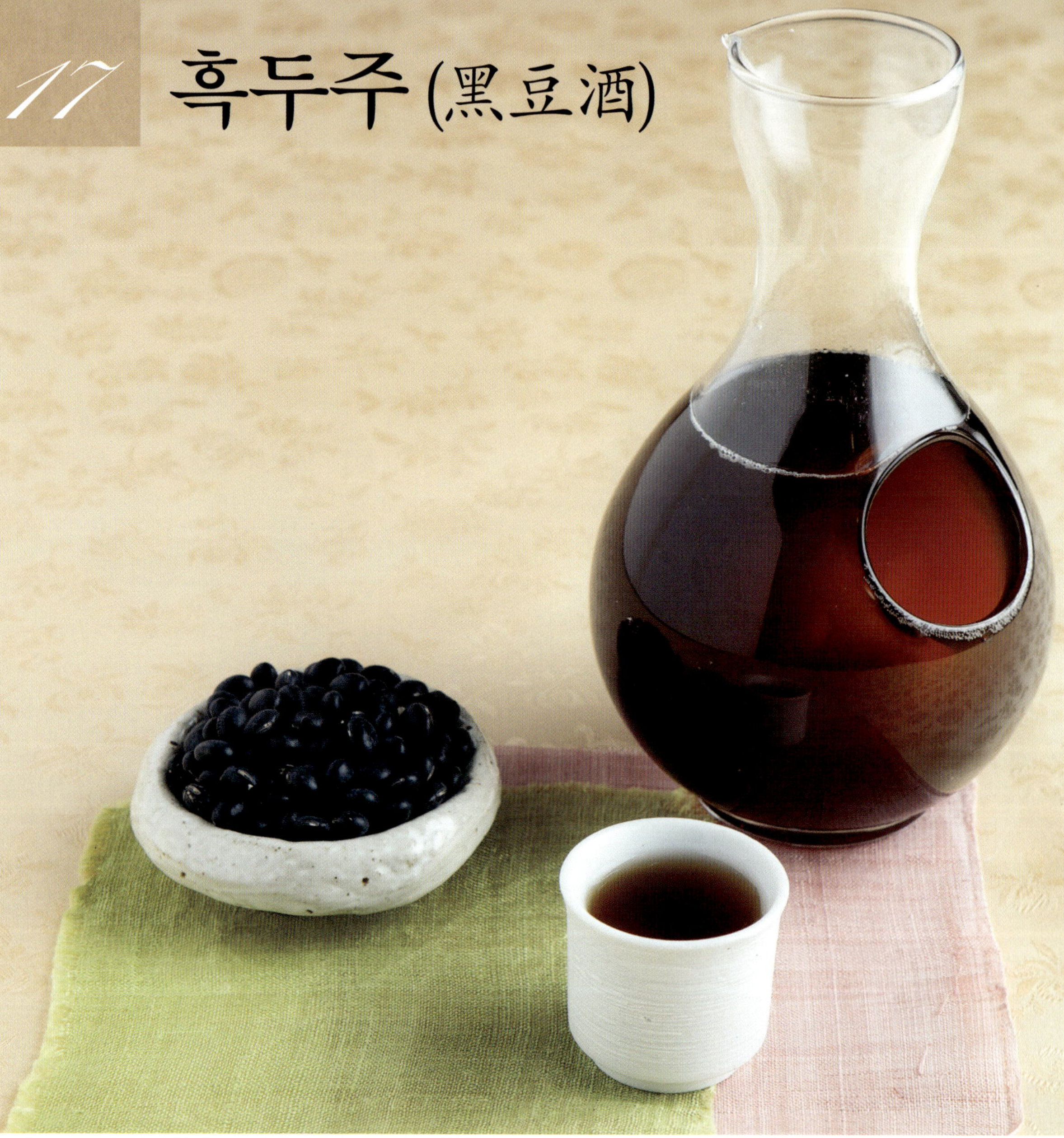

治脚氣 心煩 脚弱 頭目眩冒 痺濕筋急. 黑豆二升 炒熟 投酒一斗中密覆 經宿飮之.

각기(脚氣)가 있으면서 심번(心煩, 가슴이 답답한 증상)증상이 있고 다리가 약하고 머리가 어지럽고 현기증이 나며 저리고 근육이 수축되어 잘 펴지지 않는 증상을 치료하려면 검은콩 2되를 볶아 익힌 것을 술 1말에 넣어 밀봉하고 하룻밤 지나면 마신다.

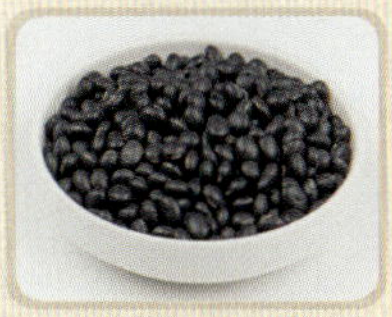

검은콩

콩은 성질이 서늘하여 해열제로 사용하는데 약으로서는 검은콩을 사용한다. 검은콩은 뭉치는 것을 풀어주며 해열 해독의 효능이 있다.

재료 및 분량

검은콩 200g
맑은 술 5컵(1kg)

만드는 방법

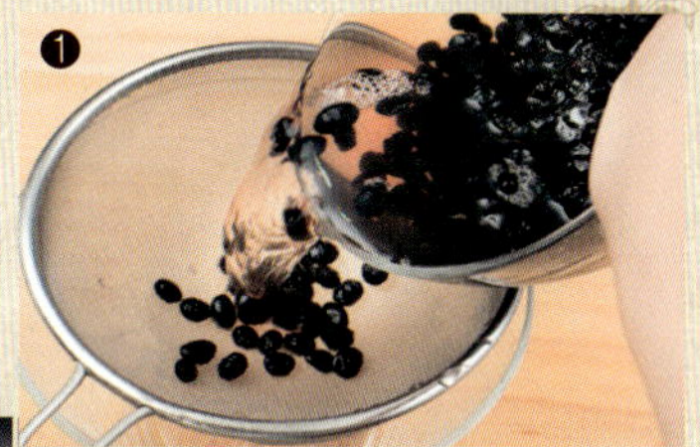

1. 콩을 깨끗이 씻어 일어 물기를 뺀다.

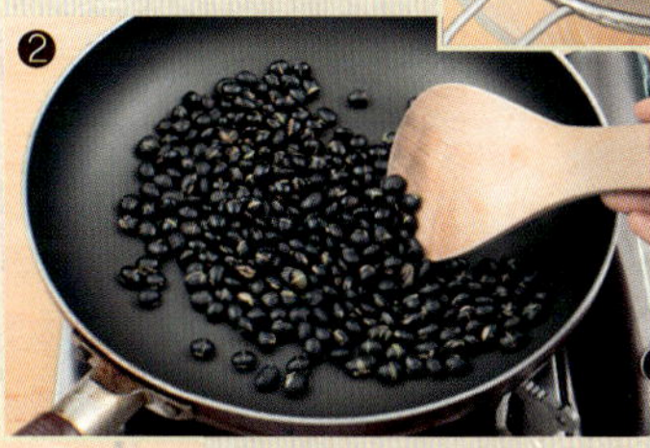

2. 마른 팬에 콩을 넣고 껍질이 갈라지고 노릇노릇할 때까지 볶는다.

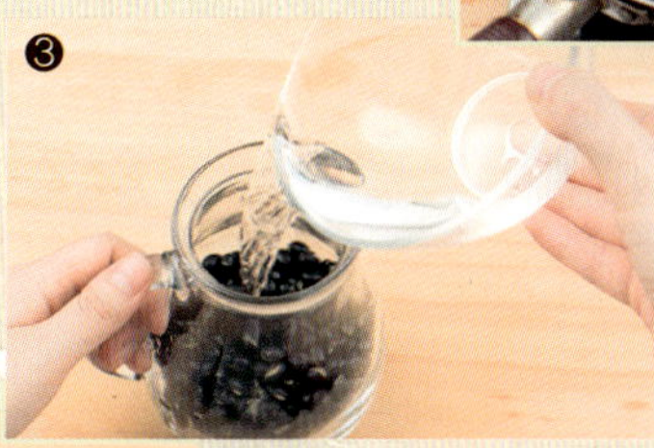

3. 볶아 익힌 콩에 맑은 술을 붓고 뚜껑을 덮어 서늘한 곳에 둔다.

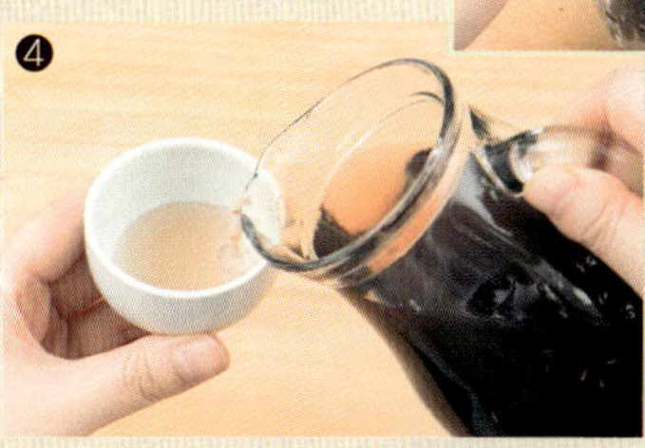

4. 하룻밤 지나 청주에 콩물이 들면 마신다.

Check Point

- 볶은 콩을 먹기 위해 볶을 때는 30분 정도 불려서 볶으면 덜 딱딱하다.
- 검은콩을 볶을 때 센 불에서 볶다가 물기가 어느 정도 마르면 중불에서 저어가며 볶다가 탁탁 튀는 소리가 나면 약 불로 낮추어 속살이 갈색이 날 때까지 볶는다.
- 콩 볶을 때는 밑이 두껍고 깊은 팬이 좋다.

18 흑두주탕(黑豆酒湯)

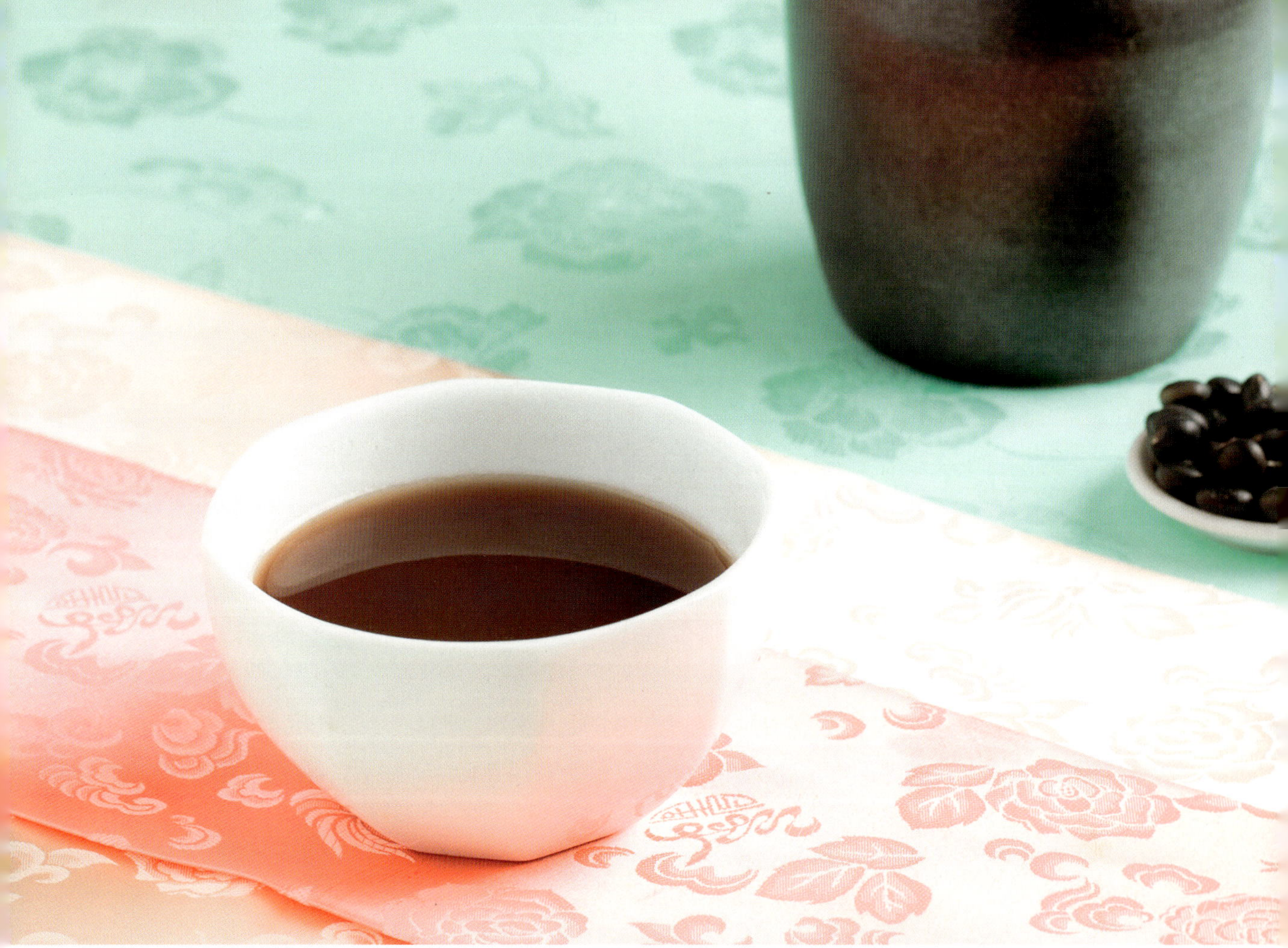

治身體浮腫. 大豆一升 水五升 煮取汁三升 去滓
納酒五升 更煮取三升 分三溫服 不差更合服.

신체의 부종(浮腫)을 치료하려면 대두(大豆, 대두는 흰 콩을 의미하나 동의보감과 의방유취의 같은 내용에 따라 검은콩〈黑豆〉으로 번역하였다) 1되와 물 5되를 넣고 삶아 즙 3되를 취한다. 찌꺼기를 제거하고 술 5되를 넣고 다시 삶아 3되를 취하여 3번 나누어 따뜻하게 먹는다. 차도가 없으면 나누지 말고 한 번에 복용한다.

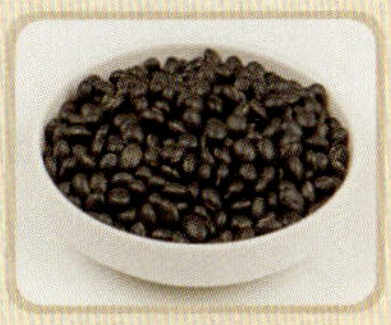

검은콩

콩은 성질이 서늘하여 해열제로 사용하는데 약으로서는 검은콩을 사용한다. 검은콩은 뭉치는 것을 풀어주며 해열 해독의 효능이 있다.

재료 및 분량

검은콩 1컵(160g)
물 5컵(1kg)
술 5컵(1kg)

만드는 방법

❶
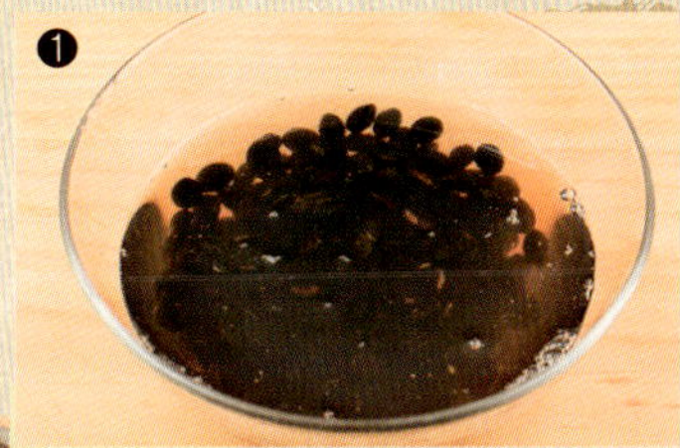

1. 검은콩은 깨끗이 씻어 일어 체에 밭쳐 물기를 뺀다.

❷
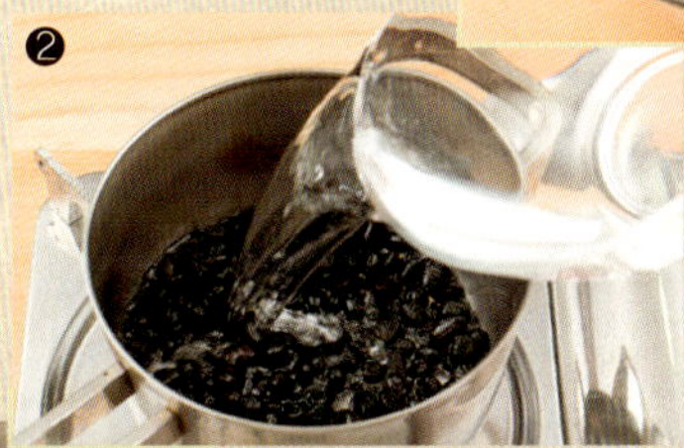

2. 냄비에 콩과 물을 넣고 센 불에 올려 끓으면 중불로 낮추어 30분 정도 더 삶는다.

❸
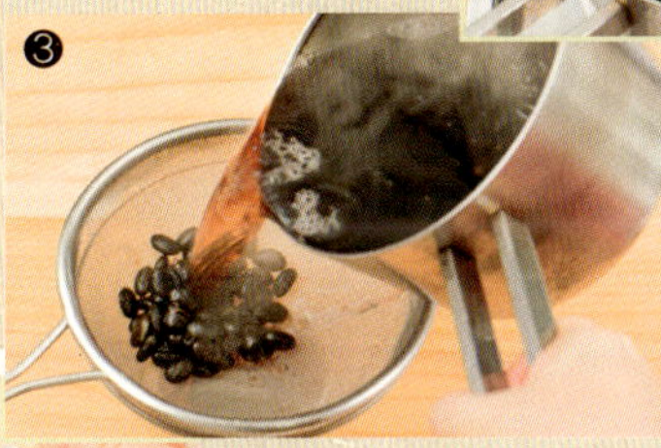

3. 삶은 콩은 체에 밭쳐 국물만 취하고 찌꺼기를 거른다.

❹
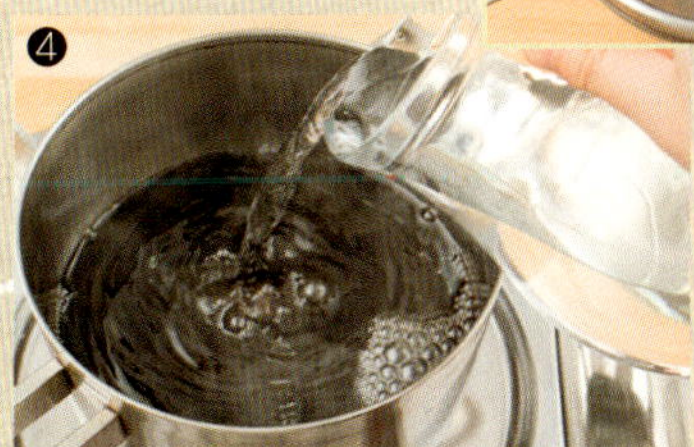

4. 냄비에 거른 콩국물과 술을 붓고 약불에 올려 3컵 정도가 되도록 끓인다.

Check Point

- 콩을 삶을 때 끓기 전에 뚜껑을 열면 콩 비린내가 나므로 콩이 끓은 후 뚜껑을 연다.
- 콩을 덜 삶으면 콩 비린내가 나서 좋지 않다.
- 콩 국물과 술을 끓일 때 약 불에서 은근히 끓인다.

콩

1. 우리나라가 원산지인 콩

예로부터 우리 생활에 빼놓을 수 없었던 것 중의 하나가 콩이다. 만주를 포함한 우리나라가 콩의 원산지이므로 산골에 가면 지금도 많은 야생 콩을 발견할 수 있다. 현재 대부분 수입에 의존하고 있지만 70여 년 전만해도 우리나라와 만주에서 전 세계 콩 소비량의 대부분을 생산하였다. 콩은 여러 가지로 이용되고 있는데, 된장, 간장, 두부, 콩기름, 청국장, 콩국, 콩나물, 콩떡, 콩밥 등 다양하게 우리식생활에 활용되고 있다.

콩은 형태와 색으로 강낭콩[菜豆, 雲豆], 녹두[安豆, 吉豆], 팥[小豆, 赤小豆], 동부, 검은콩, 서리태(검은콩의 일종) 완두(豌豆), 백태 등 여러 가지로 분류되고 있다. 예전의 기록을 보면 콩은 곳곳에 있는데 크게 검은색과 흰색이 있다. 약으로 사용하는 것은 검은 콩이며 굽고 작은 것이 숫콩으로 사용하기에 더욱 좋다고 하였다. 또한 콩에는 녹색, 갈색, 흑색의 3종류가 있으며 대소(大小)의 구분이 있는데 작은 것이 약으로 사용하기에는 더욱 좋으며 맷돌에 갈아 무르게 먹을 수도 있다고 하여 예전부터 여러 가지 콩의 품종이 있었음을 짐작하게 한다.

2. 시원한 느낌의 콩

일반적으로 곡물을 가득 채운 자루에 손을 넣어보면 따뜻한 느낌이 들지만, 콩 자루에 손을 넣어보면 오히려 시원한 느낌을 받는다. 이와같이 콩은 시원한 성질이 있음을 알 수 있다. 콩은 왕성한 생명력이 있어 물을 많이 필요로 하며 흡비력이 좋아 인산칼륨, 석회 등의 비료를 많이 필요로 한다.

콩은 일반적인 방법으로 질소를 공급받는 것에 만족하지 않고, 공중에 있는 질소를 고정하는 뿌리혹박테리아의 도움을 받아 질소비료를 스스로 만들어 흡수하는 적극적인 식물이기도 하다. 따라서 단백질과 지방이 풍부한 콩은 '밭에서 나는 고기'라 할 수 있으며, 일부러 질소비료를 줄 필요가 없다.

사상의학에서는 많이 먹고 많이 발산하는 특징을 호산지기 또는 발산지기가 강한 것으로 인식하고 있지만, 기존의 한의학에서는 사기오미(四氣五味)로 접근하였기 때문에 콩의 성질을 다음과 같이 인식하였다. 『本草綱目』에 의하면 "검은콩은 기미(氣味)가 달고 평하다. 오래 복용하면 사람이 무겁게 된다."고 하면서도 "기백(岐伯)이 말하기를 날것은 따뜻하고 익힌 것은 차갑다."고 하였고, 장기(藏器)는 말하기를 "날콩은 평(平)하고 볶아먹으면 극히 뜨거우며[極熱] 삶아 먹으면 심히 차가우며[甚寒] 메주를 만들면 극히 서늘하고[極冷] 된장을 만들거나 날 콩나물은 평(平)하다. 소가 먹으면 따뜻하고 말이 먹으면 냉하니 콩을 사용하기에 따라서 여러 가지 성질로 변한다."고 콩의 성질을 설명하고 있다. 이는 콩이 발산한다는 측면으로 접근하지 않고 단지 한열의 개념으로만 접근하였기에 나타나는 현상으로 보인다.

3. 콩의 효능

* 수험생에게 좋은 콩

수험생에게 콩과 관련된 음식을 해 주면 머리가 맑아진다고 한다. 그 이유는 콩은 중화(中和)작용이 강하기 때문이다. 요즘 아이들은 과자나 인스턴트식품을 많이 먹는 경향이 있는데, 이러한 식품에 들어가는 인공첨가물로 인하여 피가 탁하기 쉽다. 이 때 콩은 중화작용이 있어 피를 맑게 해 주는 작용을 한다. 그리고 콩은 해독작용이 있어서 치우친 식단으로 인한 피해를 줄일 수 있다.

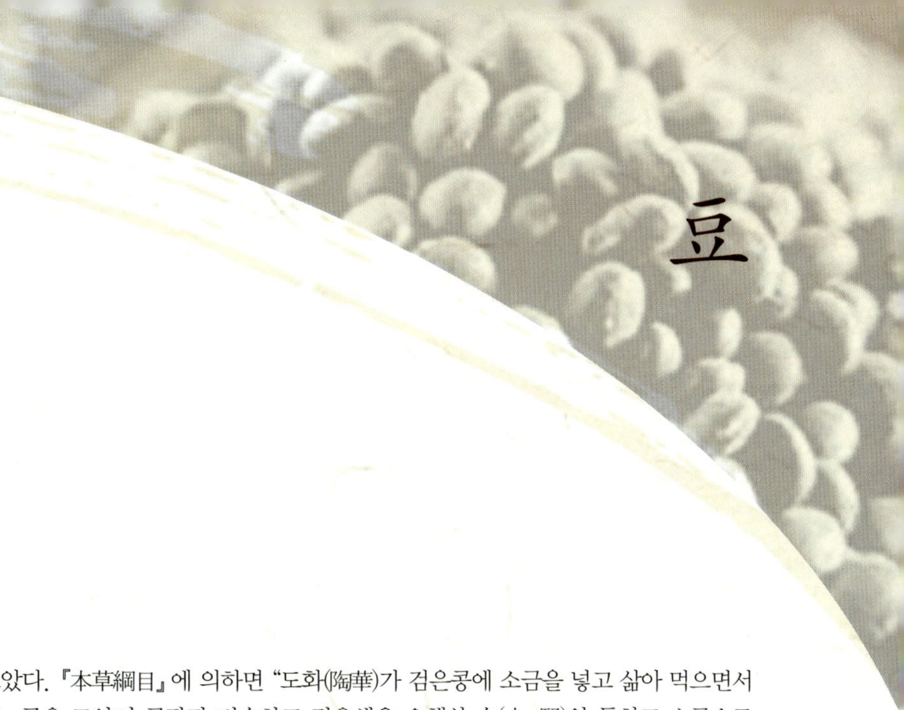

* 보신(補腎)하는 콩

콩은 신장으로 기운이 들어간다고 보았다. 『本草綱目』에 의하면 "도화(陶華)가 검은콩에 소금을 넣고 삶아 먹으면서 말하기를 콩은 신장을 보한다고 하였다. 콩은 모양이 콩팥과 비슷하고 검은색은 오행상 수(水=腎)와 통하고 소금으로 이를 더욱 도와주니 효능이 매우 묘하다."고 하였다. 예전에는 소금의 짠맛도 수(水=腎)에 속한다고 보았기에 통의 보신(補腎)작용이 더 강해진다고 보았다.

* 산후에 어혈을 풀어주는 콩

콩을 물이나 술에 담그면 자줏빛색이 우러나게 된다. 이것을 초두자탕(炒豆紫湯)이라고 하는데 『本草綱目』에 의하면 '예전부터 자탕(紫湯)이 있는데 파혈(破血, 몸 안에 뭉친 나쁜 피를 약(藥)으로 없어지게 함), 거풍(去風), 제기(除氣), 방열(防熱)작용이 있어 출산 후 2일간 마땅히 먹어야 한다. 검은콩 5되, 청주(淸酒) 1말을 준비한 다음 검은콩을 연기가 나지 않도록 볶아 술에 넣는다. 술이 자적색(紫赤色)이 되도록 기다린 다음 콩을 제거하고 주량에 맞추어 술을 복용하는데 하룻밤에 3잔을 마시면 신험(神驗)하다. 중풍(中風)으로 말을 하지 못하는 경우에는 계시백(鷄屎白, 닭똥 말린 것) 2되를 더 넣고 볶아 술에 넣으면 된다.'고 하였다. 이와 같이 콩이 물이나 술에 넣으면 저절로 우러나는 것을 보고 사상의학에서는 발산지기가 있다고 보고 있다.

* 열을 풀어준다

시원한 기운의 콩은 열독을 풀어주는데 응용하기도 하였다. 열독(熱毒)이 눈으로 나타나 붉고 통증이 있으며 얼굴이 부었을 때 검은콩 1되를 10개의 자루에 담아 끓는 물에 담가 건져내어 찜질을 하되 3번 반복하면 치유된다고 하였다.

『本草綱目』에 의하면 "편작삼두음(扁鵲三豆飮)은 두창(豆瘡, 천연두)을 다스린다. 이것을 미리 복용하면 열독(熱毒)을 풀어내어 두창이 나오는 것을 풀어준다. 녹두(綠豆), 팥[赤小豆], 검은콩[黑大豆] 각 1되, 감초절(甘草節) 2량을 물 8되에 푹 익힌 다음 임의로 그 물을 먹으면 7일이 지나 두창이 그치게 된다. 또 다른 처방으로 누런콩[黃大豆], 흰콩[白大豆]을 더 넣으면 오두음(五豆飮)이라고 한다."라고 하였다. 두창의 열독을 녹두의 시원한 기운으로 치료한 것이다.

『東醫寶鑑』에 '부자(附子)에 중독되면 심번(心煩, 가슴이 답답한 증상)하고 심하면 머리가 터져나가는 듯하고 반신이 검어지면 반드시 죽게 된다. 녹두와 흑두를 삶은 즙을 차갑게 복용한다.'라고 하여 부자독을 중화시키는데 검은콩과 녹두를 이용하였다. [山林經濟]에서도 같은 내용을 인용하고 있다.

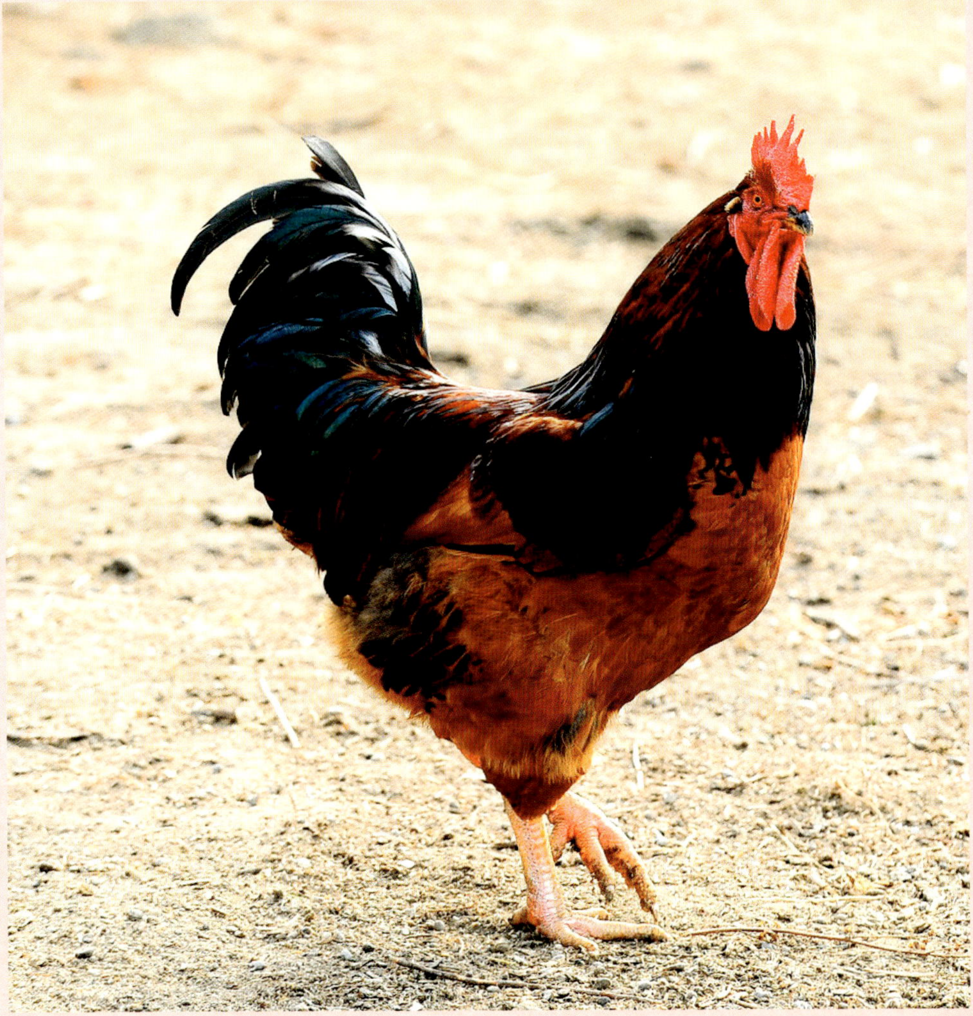

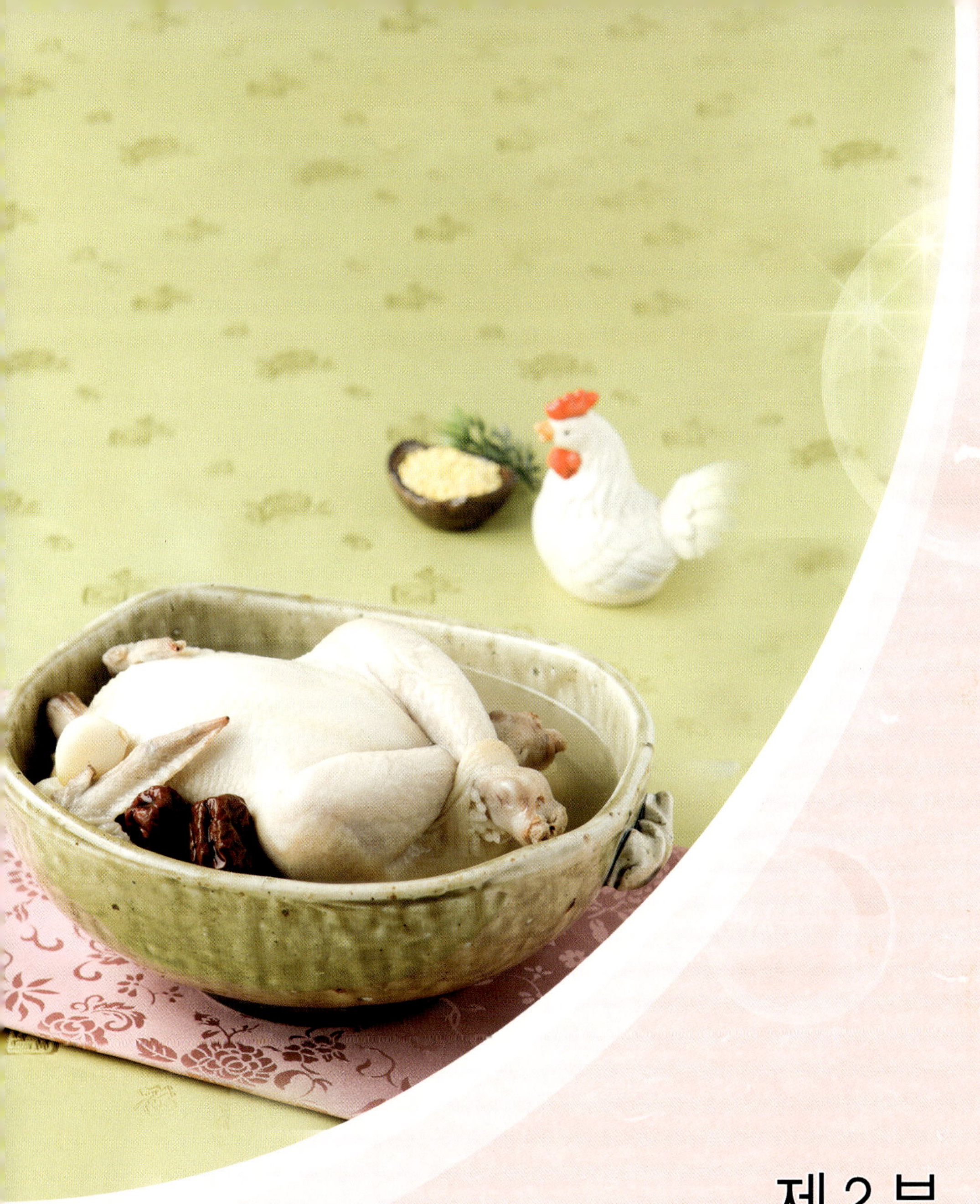

제 2 부

육류 요리

01 황자계즙(黃雌雞汁)

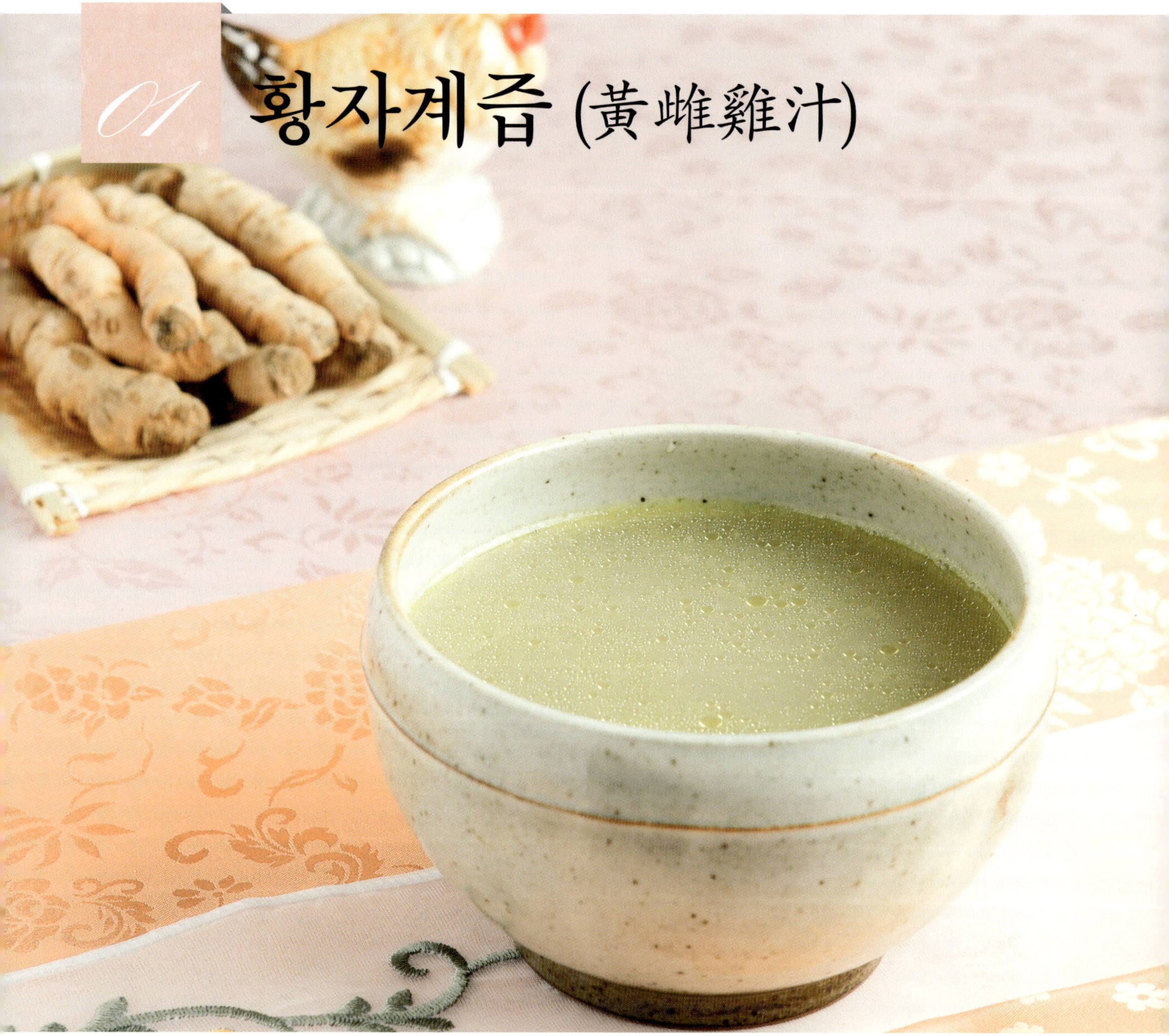

治脾藏瘀熱不散 心神煩亂 小便赤澁 或汗出如蘗汁. 黃雌雞一隻 去毛爪 開肚淨洗 生地黃一斤洗切 以地黃內雞腹中 繫定置於銅器中 蒸令極熟 絞取汁 分五服 不計時 溫服.

비장(脾臟)에 뭉친 열이 풀어지지 않아 마음이 심란하고 소변이 붉고 잘 나가지 않거나 혹 땀이 황벽나무즙같이 노란색으로 나오는 것을 치료하려면 누런 암탉[黃雌鷄] 털과 발톱을 제거하고 배를 갈라 깨끗하게 씻은 다음에 절단한 생지황(生地黃) 1근을 준비한다. 닭 속에 생지황을 넣고 묶은 다음 구리 그릇에 넣고 쪄서 푹 익힌다. 꼭 짜서 즙을 낸 다음 5번 나누어 먹는데 때를 계산하지 말고 따뜻하게 먹는다.

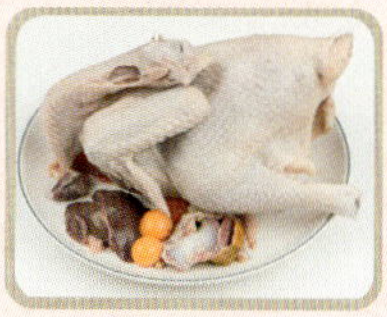

누런 암탉

성질이 평하고 따뜻하기도 하다. 맛이 달며 독이 없다. 소갈, 소변이 잦은 것, 설사, 이질을 치료하고 양기를 돕고 소장을 덥힌다.

재료 및 분량

누런 암탉 1마리(1.2kg)
생지황 100g
물 30컵(6kg)

만드는 방법

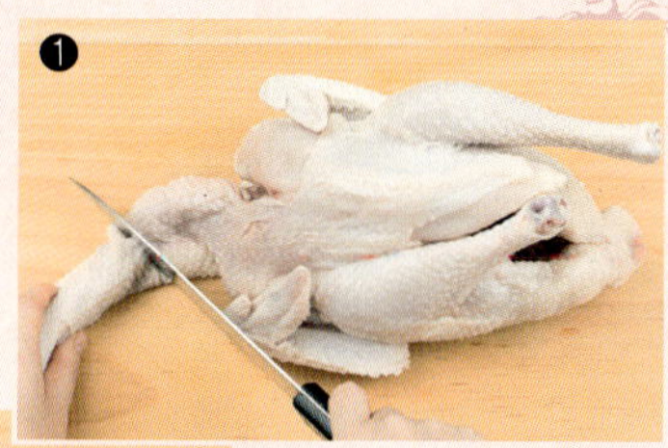

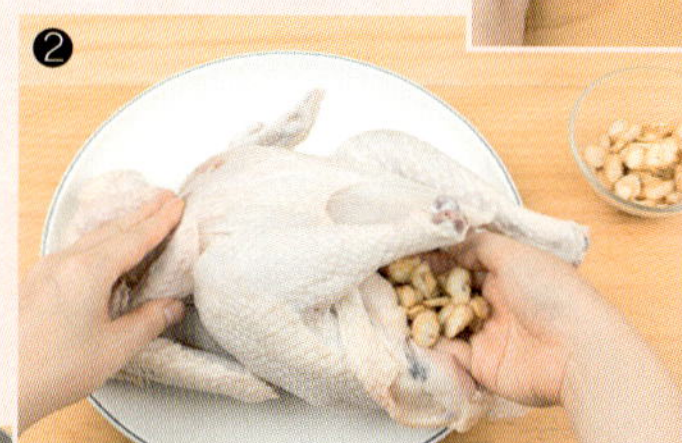

1. 누런 암탉은 내장을 떼어내고 머리를 잘라 깨끗이 씻는다.

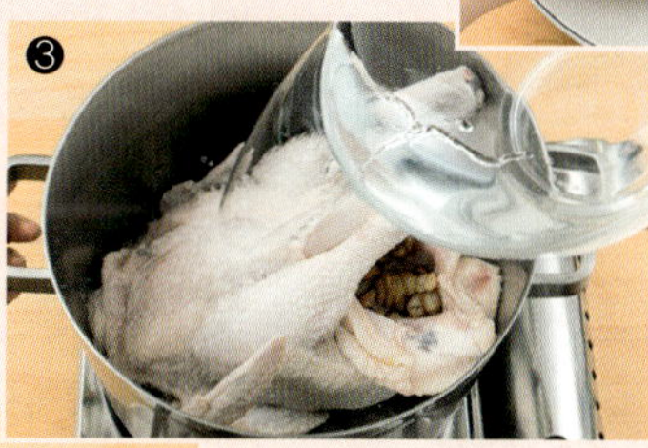

2. 생지황은 깨끗이 씻어 물기를 빼고 잘게 썰어 닭 뱃속에 넣는다.

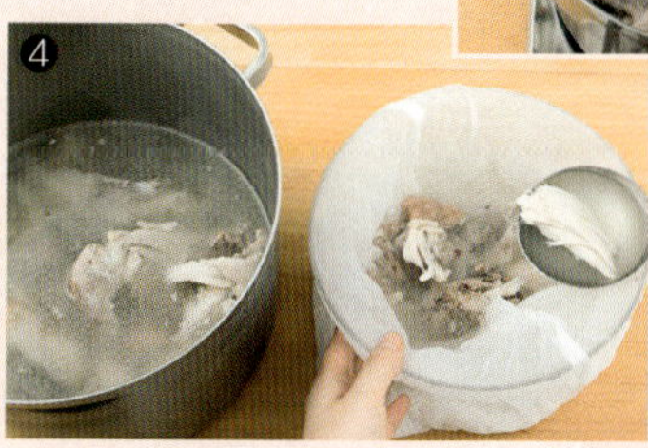

3. 냄비에 닭을 넣고 물을 부어 센 불에 올려 20분 정도 끓인 후 약 불로 낮추이 1시간 정도 디 끓인다.

4. 푹 익힌 닭을 베보자기에 짜서 즙을 만든다.

Check Point

- 원문에는 구리그릇에 쪄서 익혔으나 조리가 어려우므로 삶아서 만들었다.
- 닭을 삶을 때 기름기를 잘 걷어낸다.
- 즙을 마실 때에는 따뜻하게 데워서 먹는다.

02 황자계적소두즙 (黃雌雞赤小豆汁)

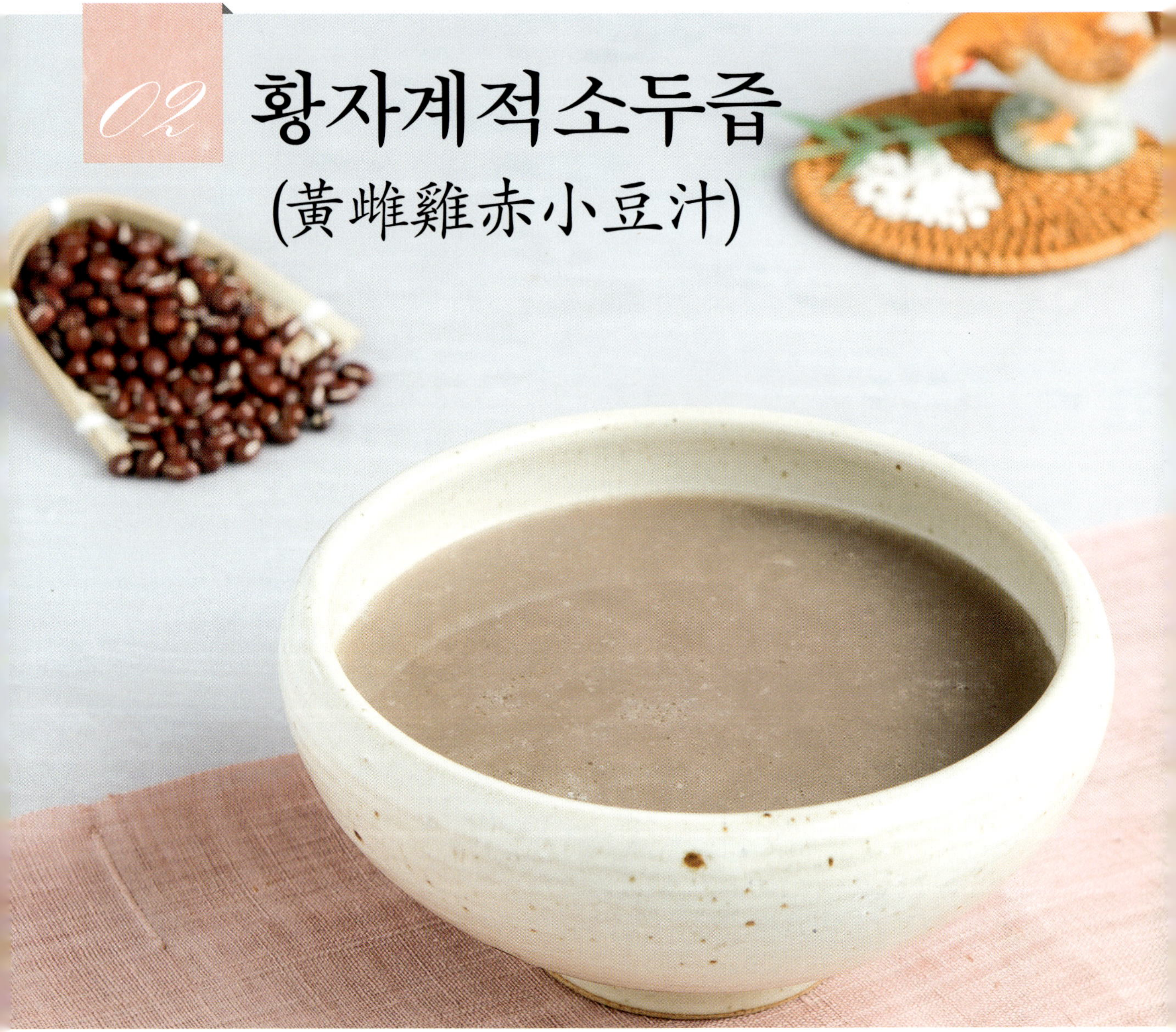

主腹中水癖水腫. 黃雌雞一隻 理如食法 和赤小豆一升 同煮 候豆爛卽出 食之其汁 日二夜一 每服四合 補丈夫陽氣 治冷氣 瘦着床者 漸漸食之良.

배에 수벽(水癖, 물을 많이 마신 것이 원인이 되어 생긴 적병의 한가지로 주로 옆구리 밑에 생긴다)이나 수종(水腫)을 다스리려면 누런 암탉 1마리를 요리하는 방법과 같이 준비하고 팥[赤小豆] 1되를 같이 끓인다. 팥이 문드러질 정도가 되면 꺼내어 그 즙을 낮에 2번 밤에 1번 4홉씩 먹는다. 남자의 양기(陽氣)를 보충해 주며 냉기(冷氣)를 치료한다. 몸이 수척하여 항상 누워있는 사람이 조금씩 먹으면 좋다.

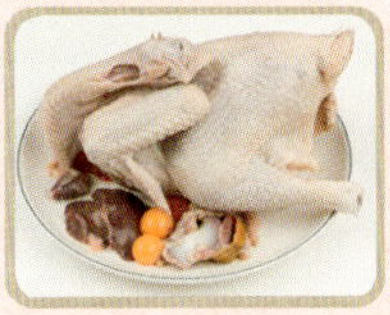

누런 암탉

성질이 평하고 따뜻하기도 하다. 맛이 달며 독이 없다. 소갈, 소변이 잦은 것, 설사, 이질을 치료하고 양기를 돕고 소장을 덥힌다.

재료 및 분량

누런 암탉 1마리(1.2kg)
팥 2컵(330g)
물 30컵(6kg)

만드는 방법

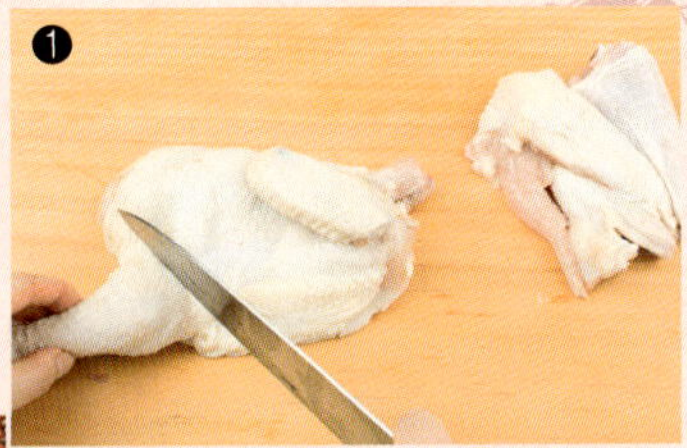

1. 닭은 내장과 기름기를 떼어내고 손질하여 깨끗이 씻고 5~6토막 정도로 자른다.

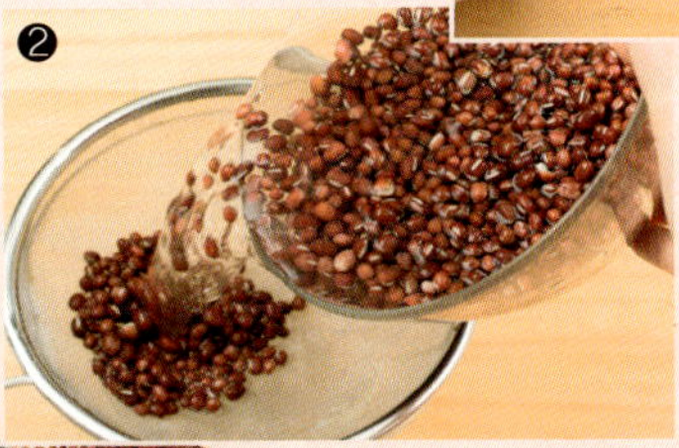

2. 팥은 깨끗이 씻어 일어 물기를 뺀다.

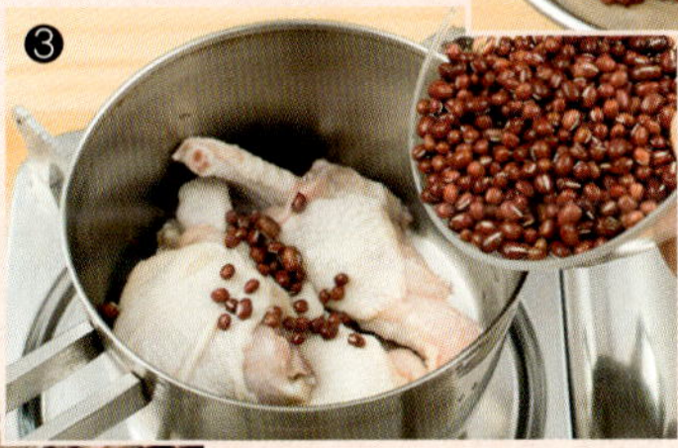

3. 냄비에 닭과 팥을 넣고 물을 부어 센 불에 올려 20분 정도 끓이다가 중불로 낮추어 1시간 정도 닭의 뼈와 살이 분리되고 팥이 푹 무르도록 삶는다.

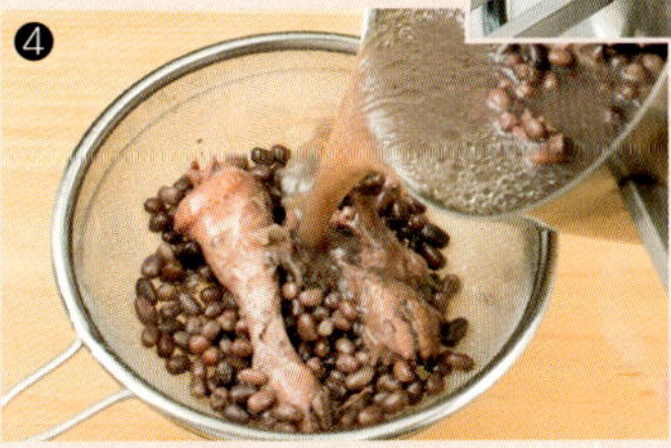

4. 체에 밭쳐 육수만 걸러 먹는다.

Check Point

- 팥의 건조정도에 따라 푹 무르는 시간이 다를 수 있다.
- 팥의 떫은맛을 없애려면 팥을 깨끗이 씻어 냄비에 넣고 물을 부어 끓으면 물은 따라 버리고 닭과 함께 다시 물을 붓고 끓인다.

03 황자계구이(黃雌雞炙)

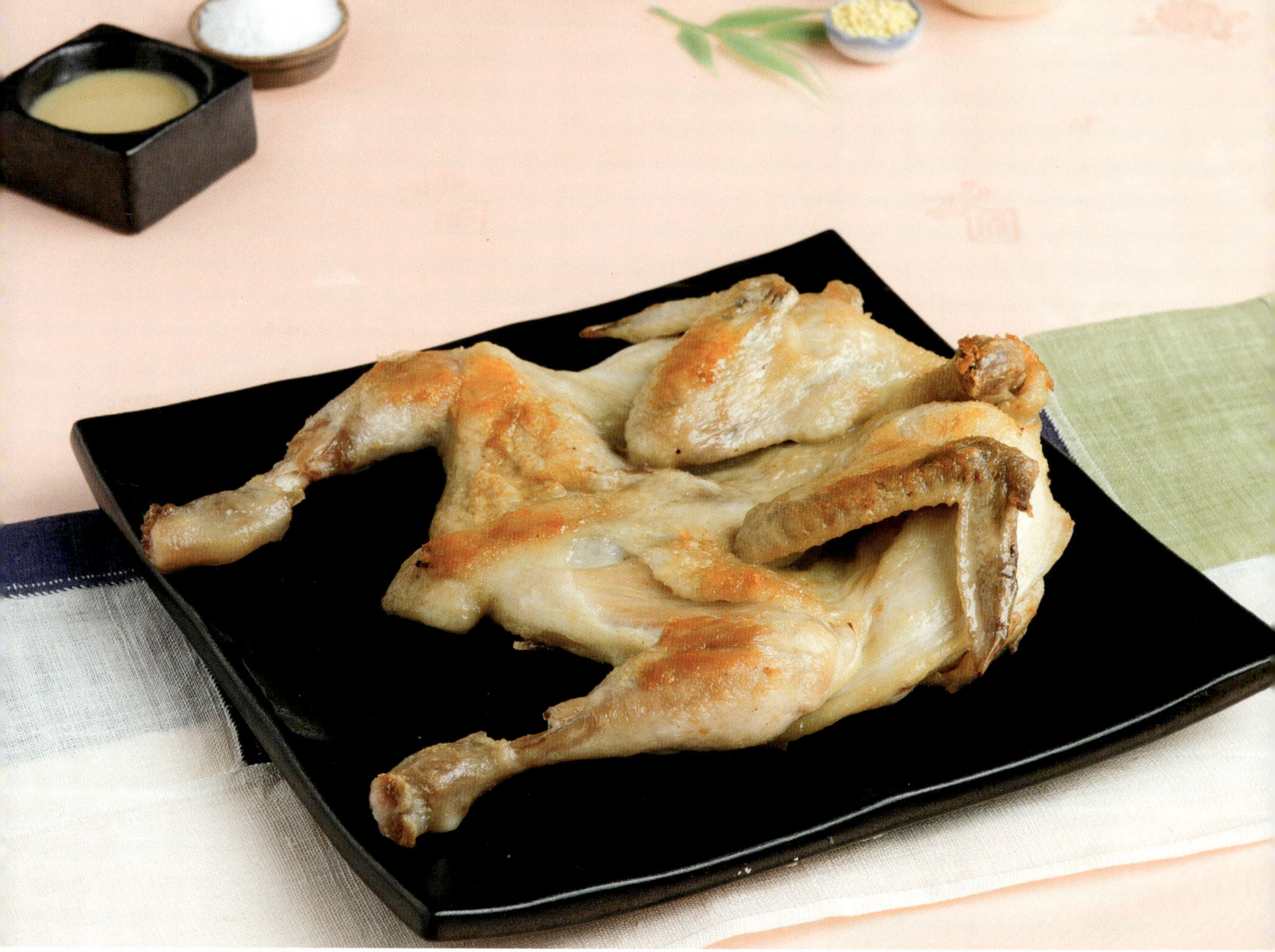

治脾胃氣弱. 黃雌雞一隻 治如常法 炙搥 更以鹽醋刷炙 令透熟 空心食之.

비위(脾胃)의 기(氣)가 허약한 증상을 치료하려면 누런 암탉[黃雌鷄] 1마리를 보통 요리하는 방법과 같이 구운 다음 두드린다. 소금과 식초를 바르고 다시 구워서 속까지 푹 익히고 공복에 먹는다.

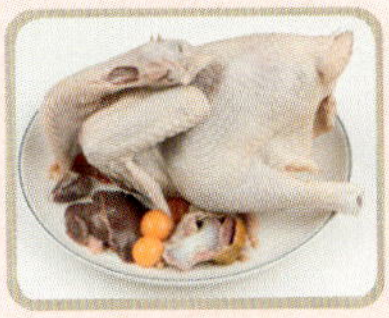

누런 암탉

성질이 평하고 따뜻하기도 하다. 맛이 달며 독이 없다. 소갈, 소변이 잦은 것, 설사, 이질을 치료하고 양기를 돕고 소장을 덥힌다.

재료 및 분량

누런 암탉 1마리(2kg)
소금 1큰술
식초 2큰술

[겨자장]
발효겨자 1큰술
설탕 2½큰술
꿀 1큰술
식초 2큰술
소금 ¼작은술

만드는 방법

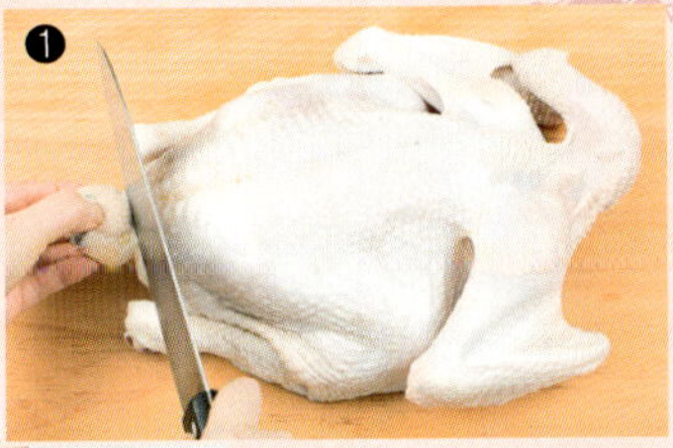

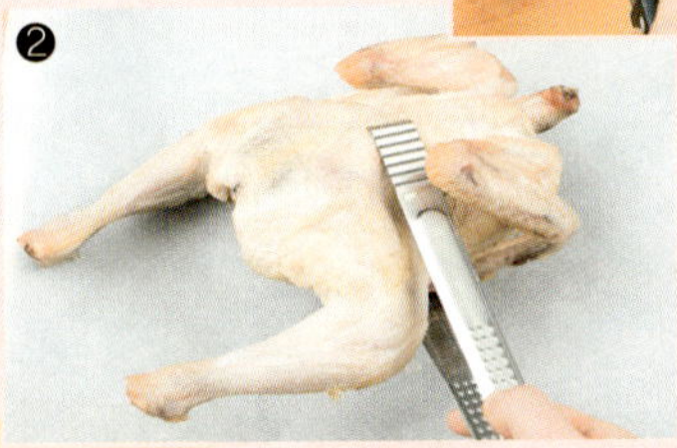

1. 닭은 내장과 기름을 떼어내고 깨끗이 씻는다.

2. 200℃에 예열된 오븐에 넣어 30분 정도 굽는다.

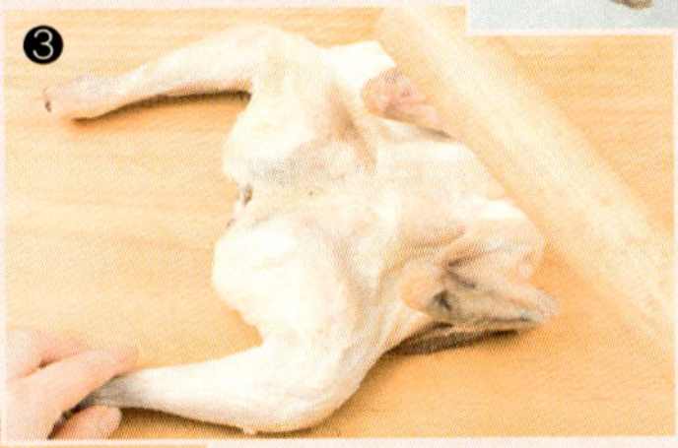

3. 구운 닭을 방망이로 골고루 두드린다.

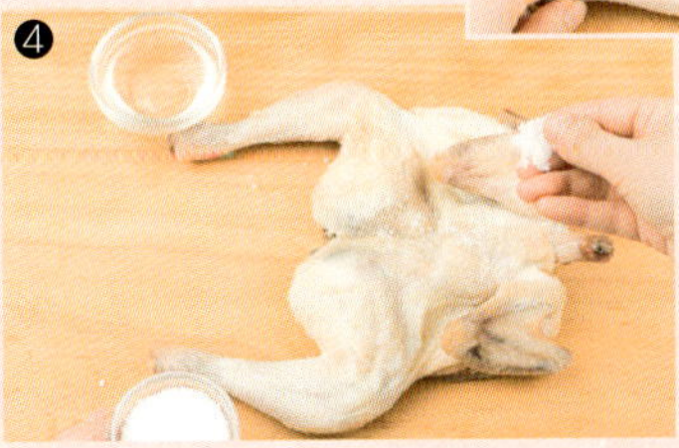

4. 닭의 표면에 소금과 식초를 고루 바르고 200℃의 오븐에서 40분 정도 더 굽다 겨자장과 함께 낸다.

Check Point

- 오븐에 구울 때는 꼭 예열을 한 후 구워야 닭이 골고루 잘 구워진다.
- 닭의 크기가 작을 경우 빨리 익게 되므로 타지 않도록 굽는 시간을 잘 조절한다.
- 오늘날에는 닭을 구울 때 통마늘이나 양파를 넣고 함께 굽기도 한다.

04 오계간죽(烏雞肝粥)

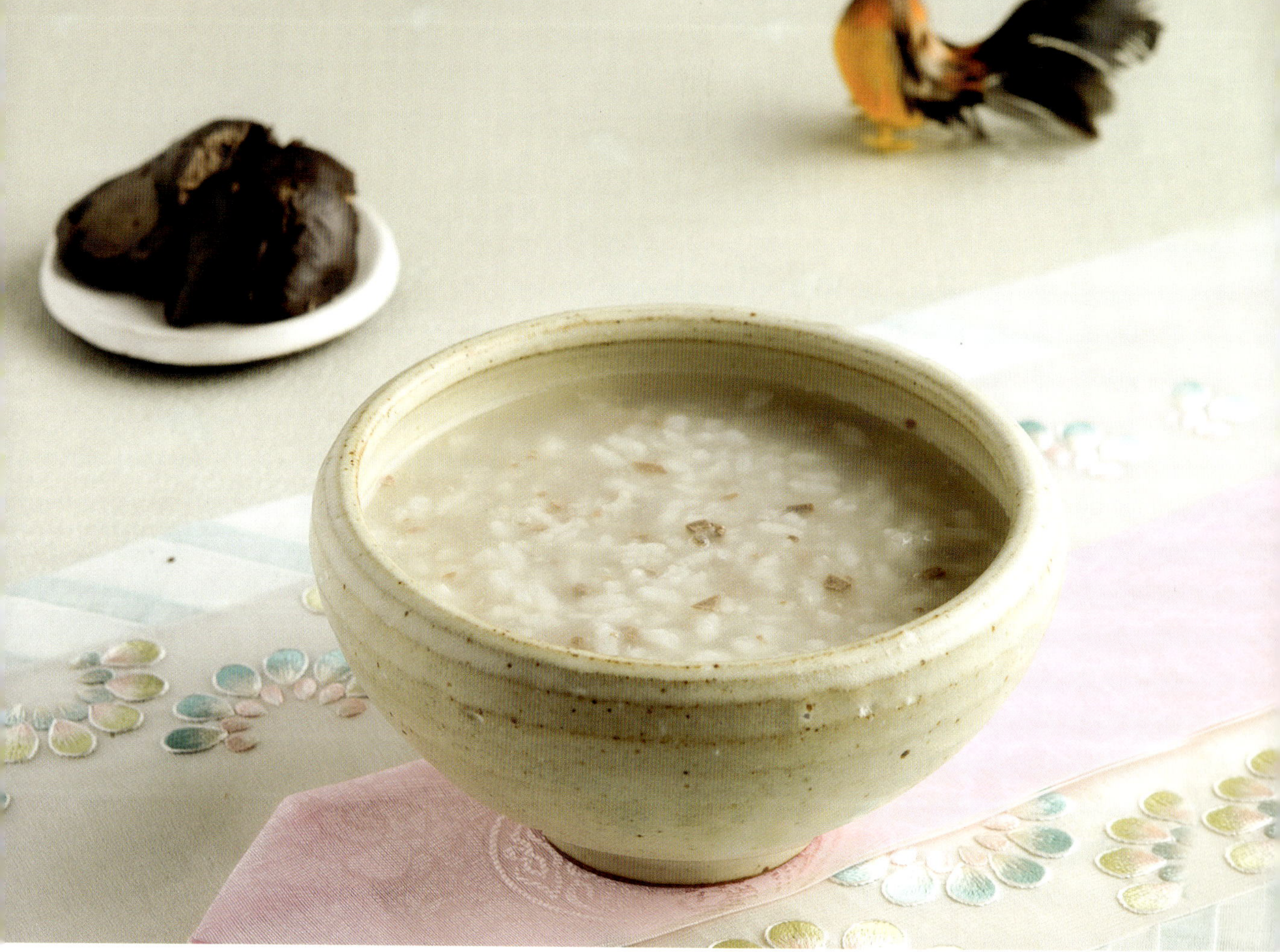

治肝臟風虛 眼暗. 烏雞肝一具細切
以豉汁中和米 作羹粥食之.

간장풍허(肝臟風虛)로 인하여 눈이 침침한 증상을 치료하려면 오골계의 간 1개를 잘게 절단하고 된장 국물에 쌀과 같이 넣고 국이나 죽으로 만들어 먹는다.

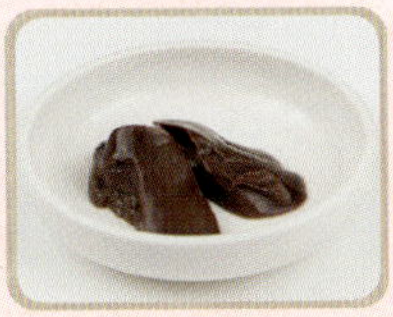

오골계 간
성질이 약간 차다. 주로 눈이 밝지 못한 것과 살갗이 헐어서 상한자리를 낫게 한다.

재료 및 분량

멥쌀 1컵(180g)
오골계 간 1개(40g)
간 삶는 물 200g
소금 1g
죽 끓이는 물 7컵(1.4kg)
된장 2큰술

만드는 방법

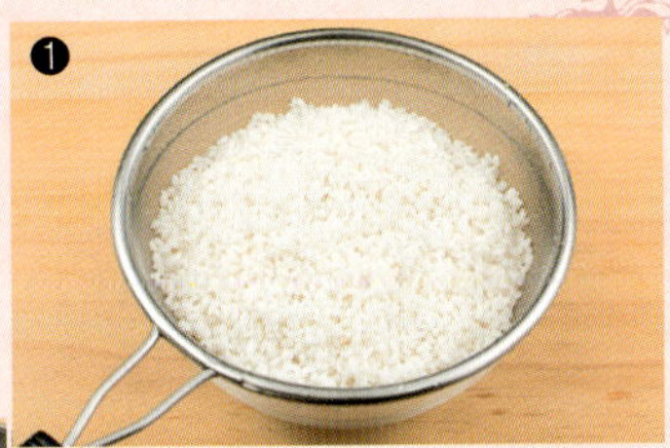

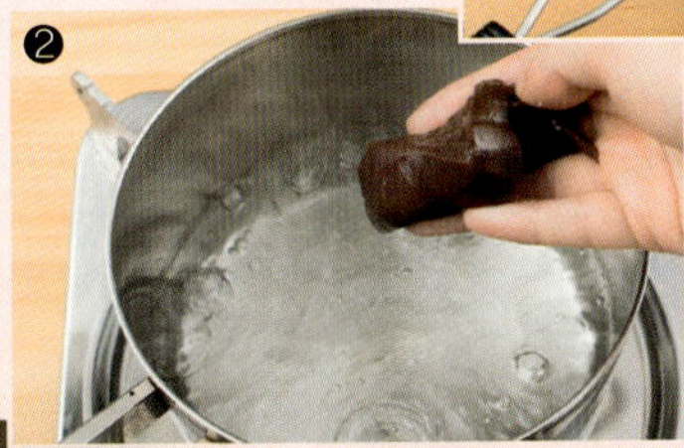

1. 멥쌀은 깨끗이 씻어 2시간 정도 불린 다음 물기를 뺀다.

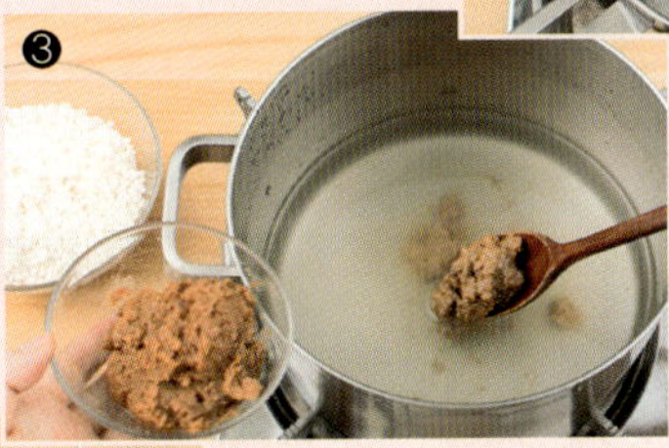

2. 냄비에 물을 붓고 소금을 넣어 센불에 올려 끓으면 오골계 간을 넣고 30초 정도 데친 후 곱게 다진다.

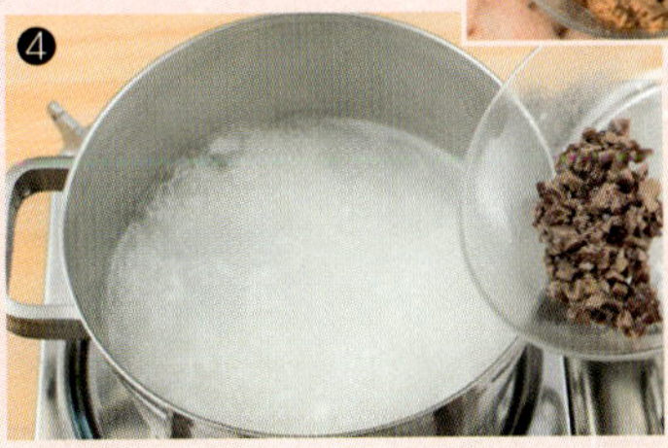

3. 냄비에 물과 된장을 풀고 멥쌀을 넣어 센불에 올려 끓으면 약불로 낮추어 30분 정도 잘 저어가며 죽을 끓인다.

4. 쌀알이 투명해지고 퍼지면 다져놓은 오골계 간을 넣고 5분 정도 더 끓인다.

Check Point

- 오골계 간은 재래시장에서 구입할 수 있다.
- 오골계는 뼈와 살이 모두 검다.
- 간을 데칠 때 너무 오래 데치지 않도록 한다.

05 오골계탕(烏鷄湯)

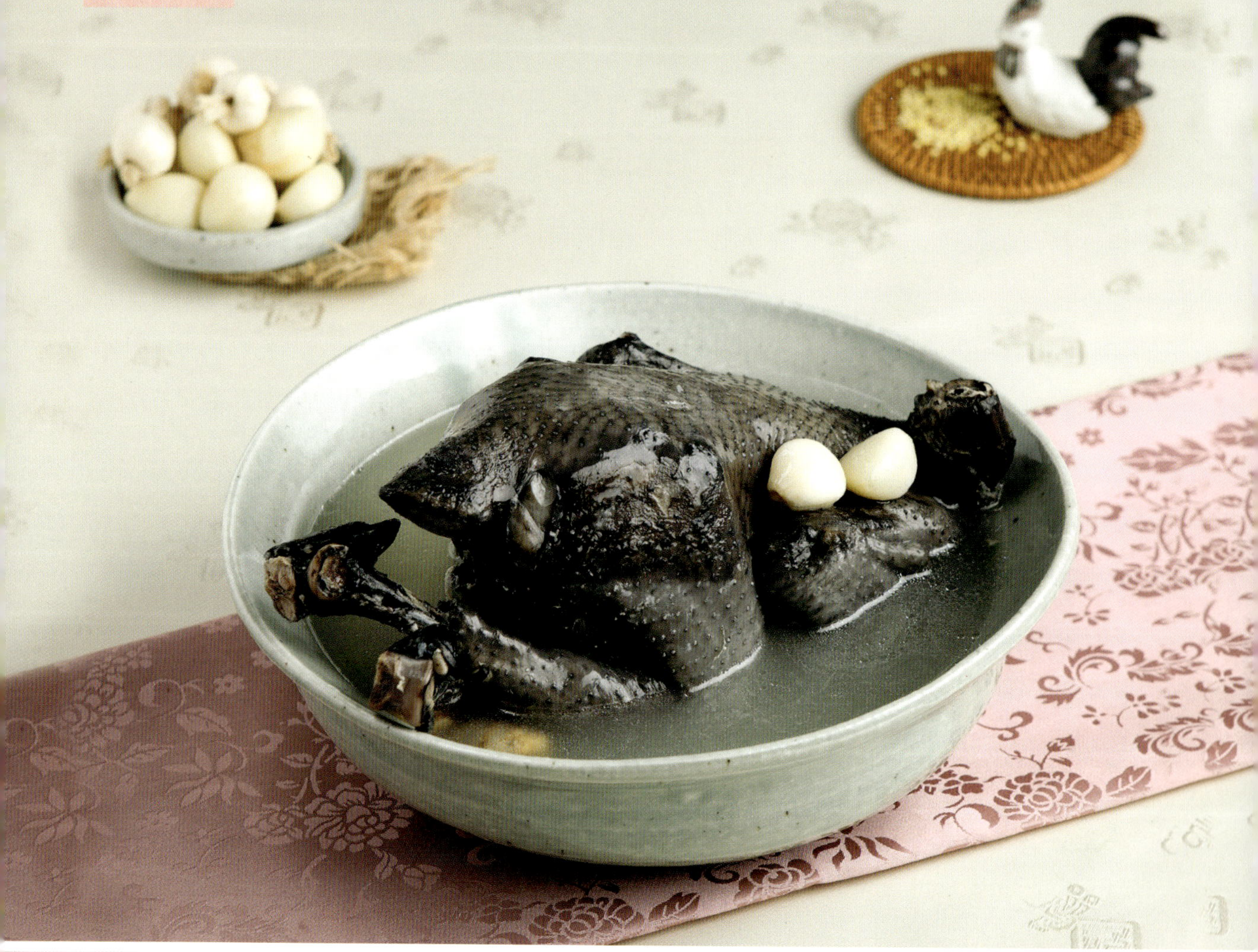

治風寒濕痺 五緩六急. 烏鷄一集 治如食法
令極熟 作羹食之.

풍한습으로 인한 저린 증상과 오완육급을 치료하려면 오골계(烏鷄) 1마리를 보통 요리하는 방법과 같이 준비하고 푹 익힌 다음 국으로 만들어 먹는다.

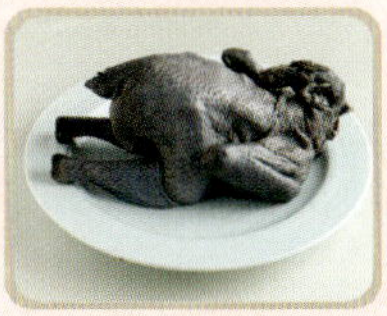

오골계

오골계는 뼈와 살이 모두 검은 닭으로 풍한습으로 인한 저린 증상이나 간이 상하여 눈이 침침한 것을 치료하는데 좋다.

재료 및 분량

오골계 1마리(800g)
오골계 끓이는 물 15컵(3kg)
마늘 6개(30g)
소금 ½큰술
파 30g

만드는 방법

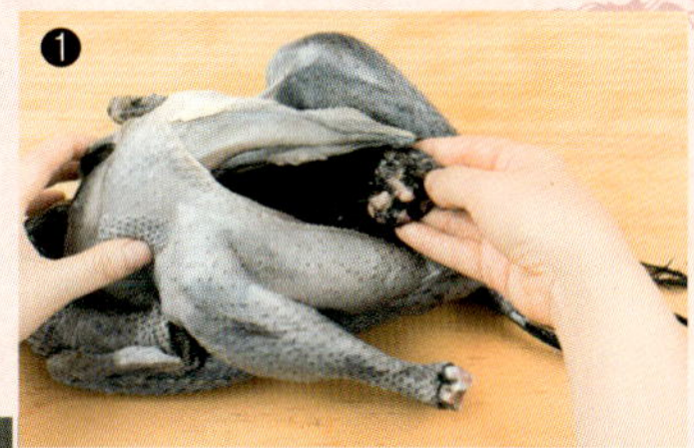

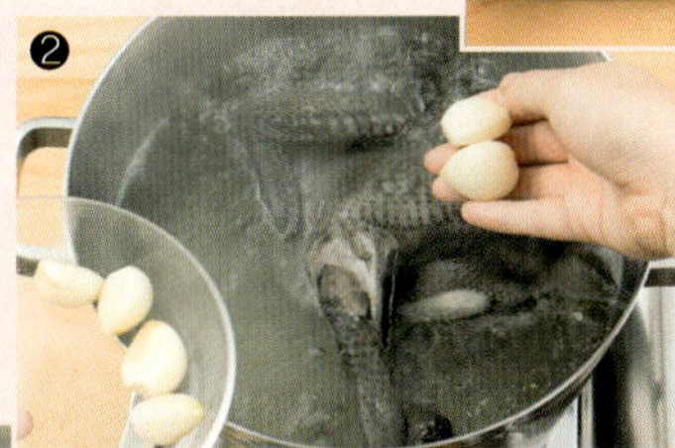

1. 오골계는 내장과 기름을 떼어내고 깨끗이 씻는다.

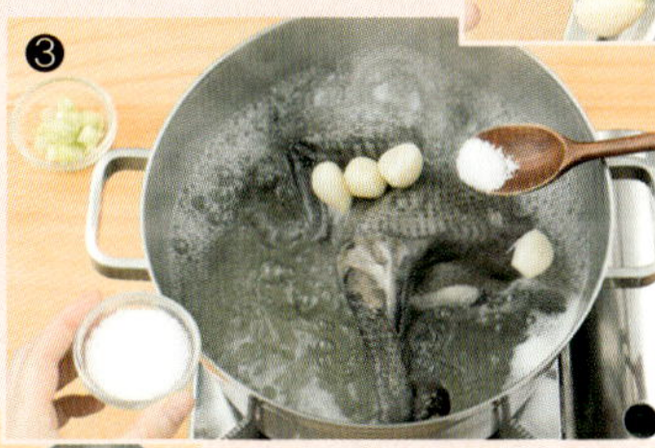

2. 냄비에 오골계와 물을 붓고 센불에 올려 끓으면 마늘을 넣고 중불로 낮추어 40분 정도 더 끓인다.

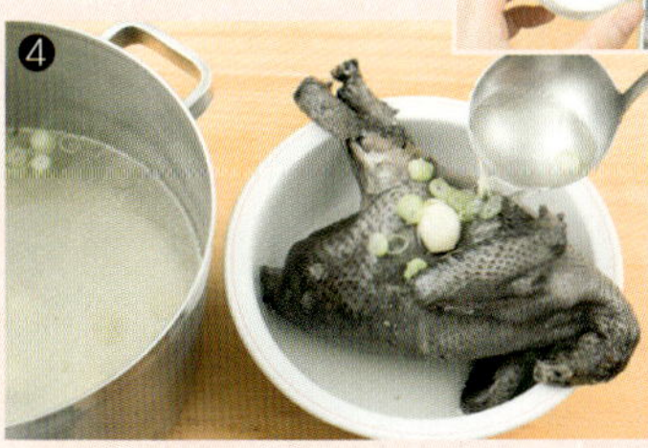

3. 소금으로 간을 맞추고 송송 썬 파를 넣어 2분 정도 더 끓인다.

4. 그릇에 담고 국물을 넉넉히 부어 낸다.

Check Point

- 오골계는 뼈와 살이 다 검은 것이 좋다.
- 오늘날에는 오골계를 끓일 때 향채로 양파와 마늘을 함께 넣기도 한다.
- 뼈가 저린 증상에도 오골계와 된장국물에 대파, 생강, 산초, 간장을 넣어 국으로 먹어도 좋다.

06 황자계떡국(黃雌雞索餠湯)

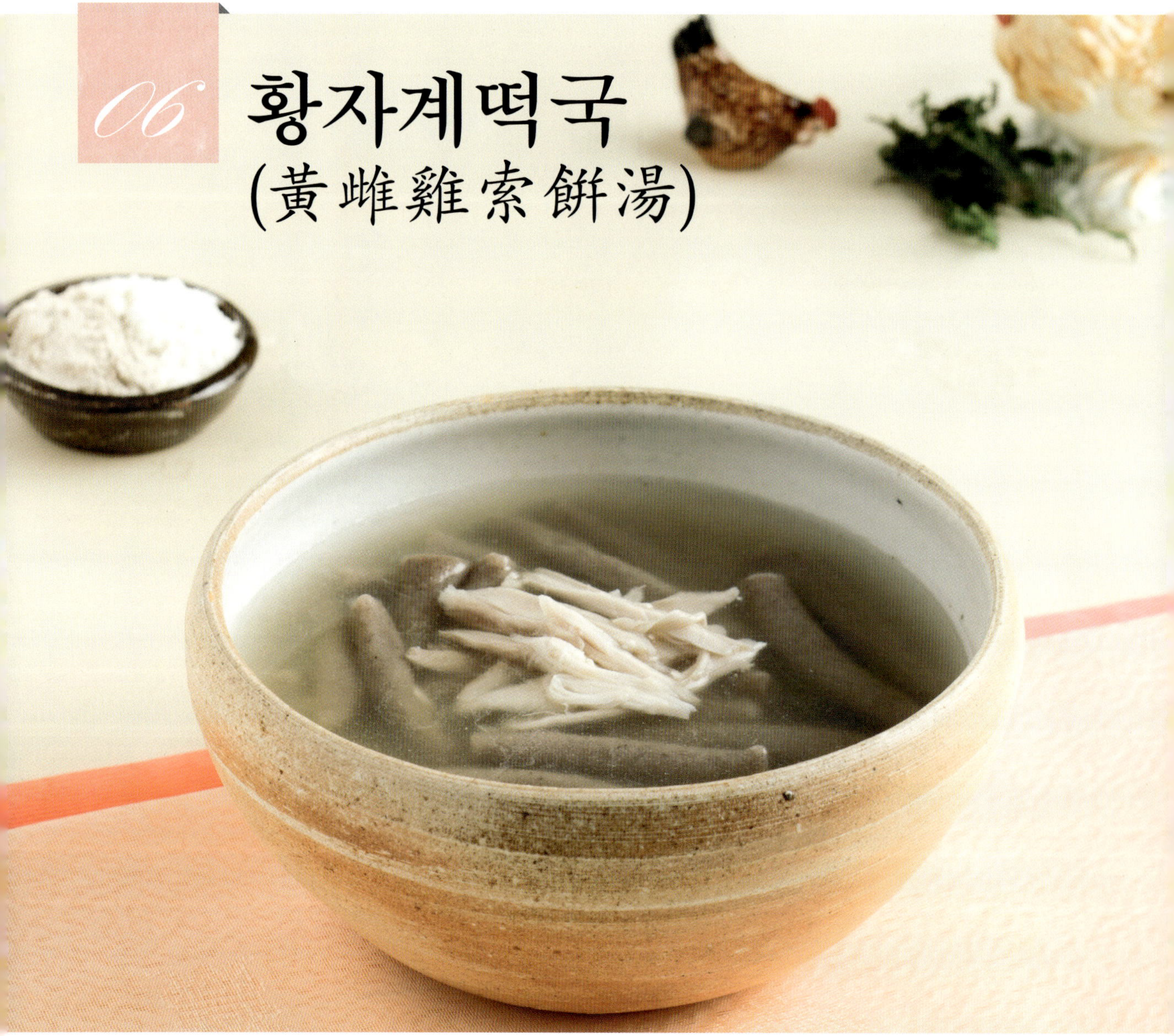

治五噎 飮食不下 喉中妨塞 瘦弱無力. 黃雌雞 隨多少 炒作臛 麪半斤 桂一分 茯苓一兩末 二藥如麪作索餠 熟煮 兼臛食之.

오열(五噎, 목구멍이 갑자기 막혀서 음식이 아래로 내려가지 못하는 것)로 인하여 소화력이 약하거나 목에서 막히며 수척해지면서 무력한 증상을 치료하려면 누런 암탉(黃雌雞) 적당량을 볶아 고깃국을 만들고 밀가루 반근에 계심가루 1푼, 복령가루 1냥을 준비한다. 밀가루에 계심, 복령가루를 섞어 국수와 같이 가래떡(索餠)을 만들어 푹 삶은 다음 고깃국과 함께 먹는다.

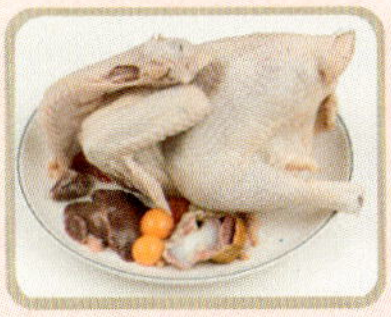

누런 암탉

성질이 평하고 따뜻하기도 하다. 맛이 달며 독이 없다. 소갈, 소변이 잦은 것, 설사, 이질을 치료하고 양기를 돕고 소장을 덥힌다.

재료 및 분량

누런 암탉 ½마리 (740g)
밀가루 2컵(270g)
계심가루 10g
복령가루 60g
소금 1작은술
물 ½컵
닭 육수 8컵(1.6kg)
청장 2큰술
소금 ½작은술

[향채]

파 50g
마늘 30g
닭 삶는 물 15컵(3kg)

만드는 방법

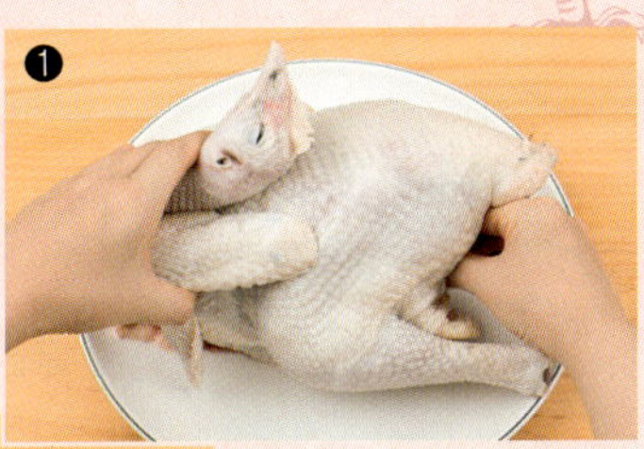

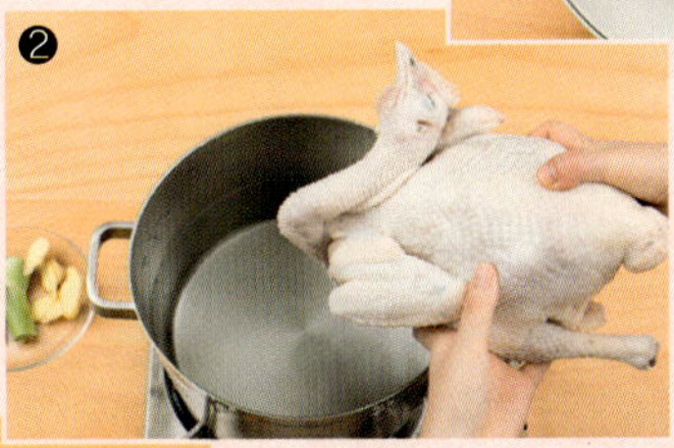

1. 누런 암탉과 향채는 손질하여 깨끗이 씻는다.

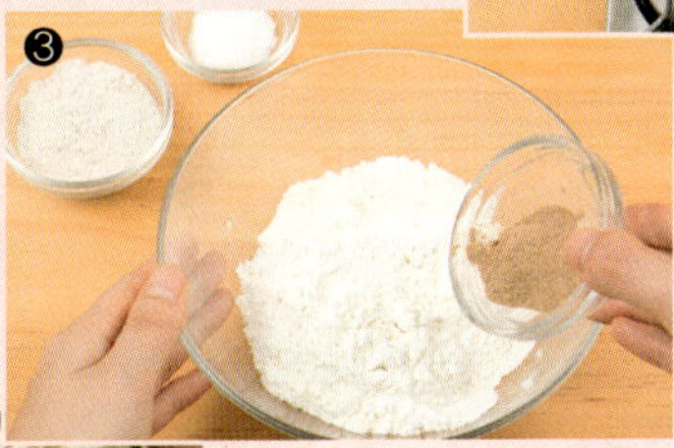

2. 냄비에 물을 붓고 누런 암탉을 넣어 센 불에 올려 20분 정도 끓인 후 향채를 넣고 20분 정도 더 끓인 다음 닭고기는 건져 살만 찢고 국물은 체에 거른다.

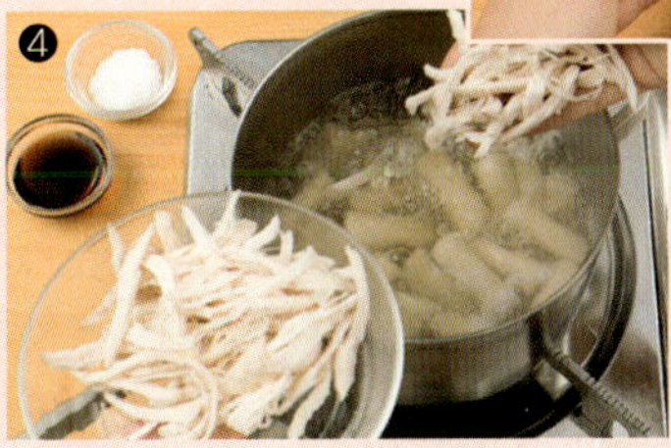

3. 밀가루에 계심가루와 복령가루, 소금을 넣고 반죽하여 손바닥으로 굴려가며 지름 1cm 길이 4cm 정도로 가래떡을 만든다.

4. 냄비에 닭 육수를 넣고 센 불에 올려 끓으면 가래떡을 넣고 끓여 익어서 떠오르면 발라놓은 닭고기를 넣고 청장과 소금으로 간을 맞춘다.

Check Point

- 닭고기의 기름은 떼어내고 손질한다.
- 떡 반죽을 할 때 물을 조금씩 넣어가며 반죽을 오래 치대야 쫄깃하다.
- 떡을 넣고 오래 끓이면 떡이 풀어지므로 시간에 유의한다.

07 황자계만둣국(黃雌雞肉餛飩湯)

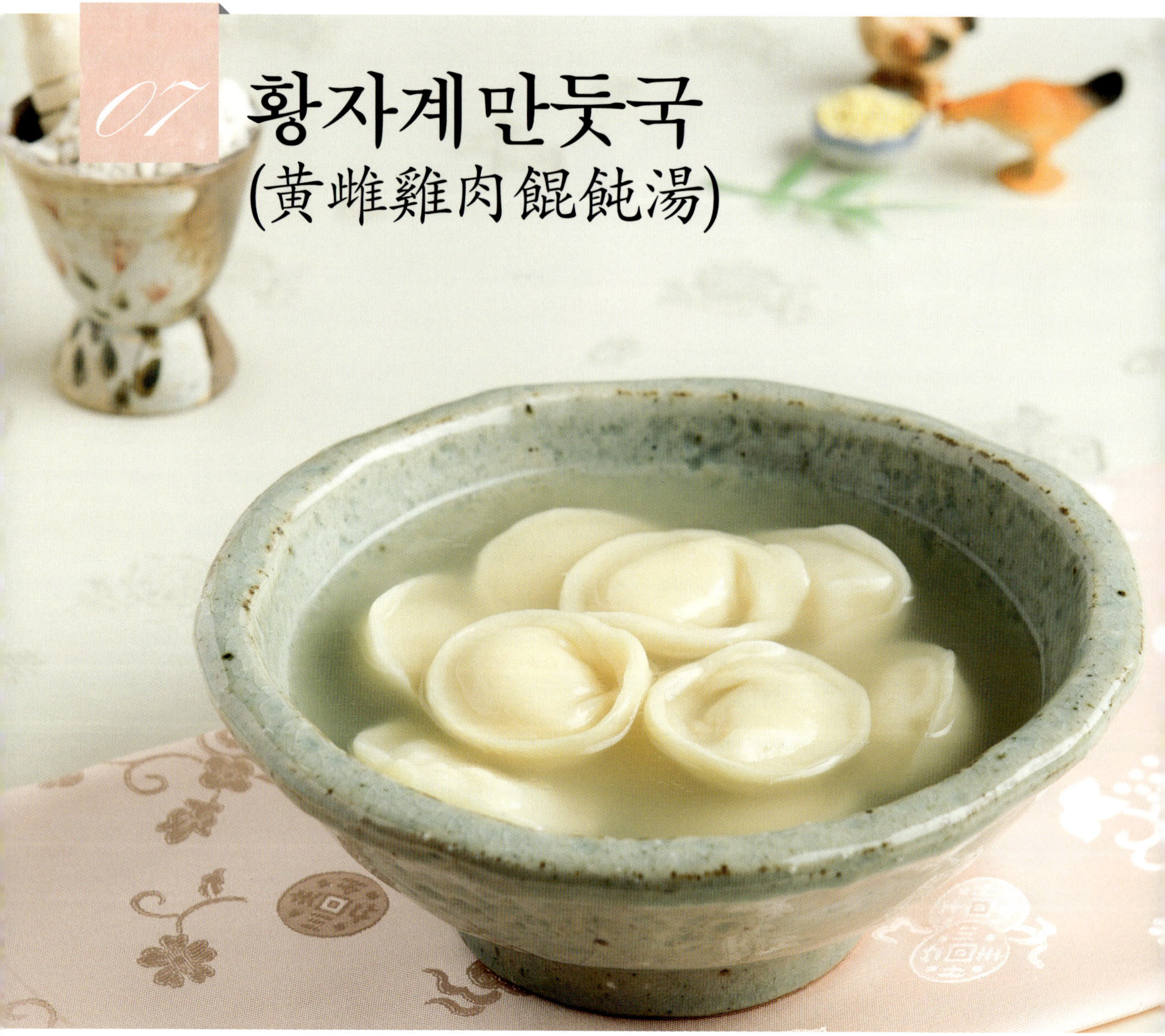

治脾胃氣弱 不多食 痿瘦. 黃雌雞肉 五兩 白麵 七兩 葱白細切二合 以切肉作餛飩 下椒醬五味調和 煮熟 空心食之 日一服 益藏府 悅顔色.

비위(脾胃)의 기가 약하여 음식을 많이 먹지 못하고 몸이 저리고 마르는 증상을 치료하려면 누런 암탉(黃雌雞) 살코기 5냥, 흰 밀가루 7냥 잘게 자른 총백(葱白, 파의 밑동)2홉을 준비하고 고기를 잘게 썰어 만두를 만든 다음 산초, 간장, 양념[五味]를 발라 삶아 익혀 공복에 먹는다. 하루에 1번씩 먹으면 장부(臟腑, 오장육부)에 도움이 되고 얼굴빛에 윤택이 난다.

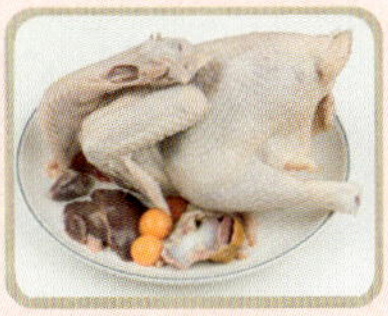

누런 암탉

성질이 평하고 따뜻하기도 하다. 맛이 달며 독이 없다. 소갈, 소변이 잦은 것, 설사, 이질을 치료하고 양기를 돕고 소장을 덥힌다.

재료 및 분량

누런 암탉 안심살 300g
총백 100g

만두소 양념 : 소금 1작은술, 다진 마늘 1큰술, 깨소금 1큰술, 후춧가루 ⅛작은술, 참기름 1큰술

만두피 반죽 : 밀가루 1½컵(135g), 소금 ⅓작은술, 물 6큰술

산초물 : 물 6컵(1.2kg), 산초 7g

만둣국 : 산초물 5컵(1kg), 다진 파 2큰술, 다진 마늘 1큰술, 청장 2큰술

만드는 방법

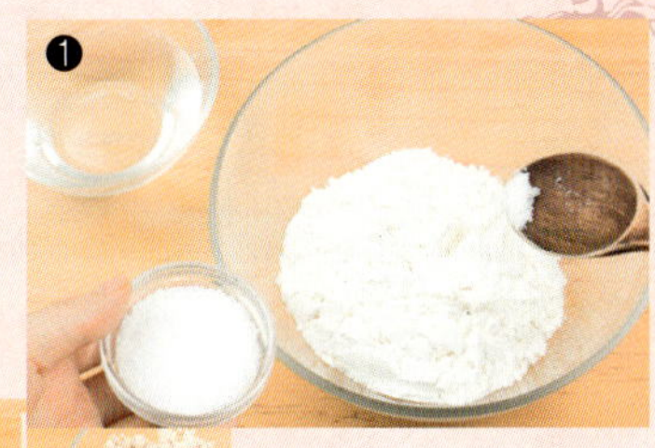

1. 밀가루에 소금과 물을 넣고 반죽하여, 젖은 면포에 싸서 30분 정도 둔다.

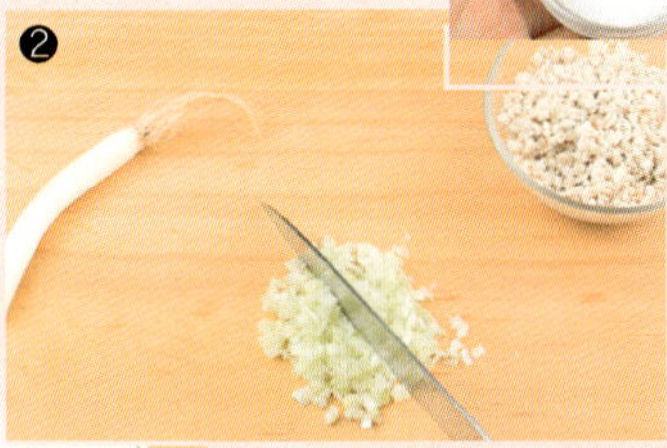

2. 닭 살은 곱게 다지고 총백은 물에 10분 정도 담가 깨끗이 씻어 곱게 다져 만두소양념을 넣고버무려 만두소를 만든다.

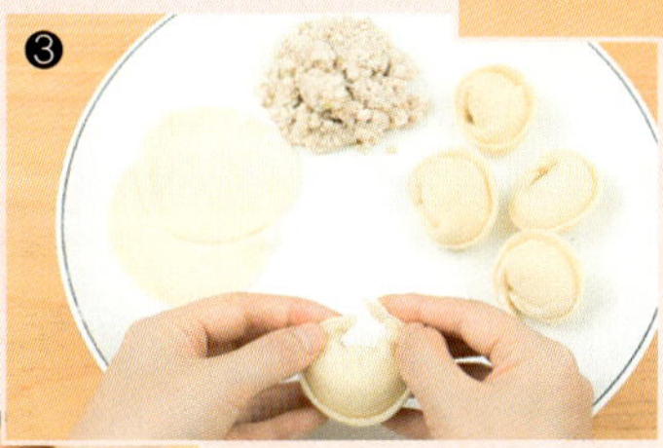

3. 만두피 반죽은 밀대로 두께 0.2㎝ 정도로 밀어 직경 7~8㎝로 둥글게 만들어 만두소를 넣은 다음 반으로 접어 붙이고, 양쪽 끝은 서로 맞붙여 둥글게 빚는다.

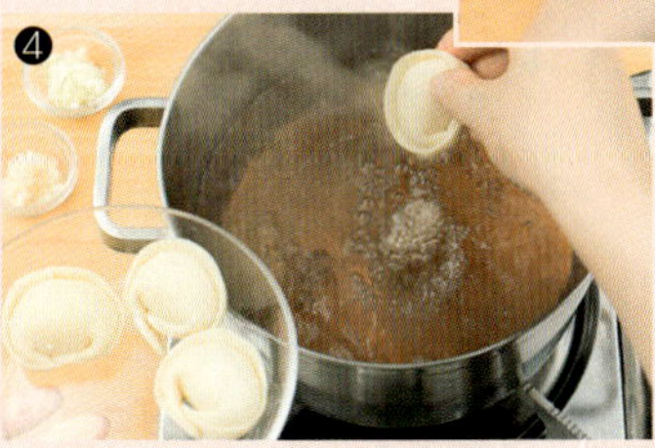

4. 냄비에 물을 붓고 산초를 넣어 센 불에 올려 끓으면 20분 정도 다시 끓여 체에 밭쳐 산초 물을 만든 후 센 불에 올려 끓기 시작하면 중불로 낮추어 만두를 넣고 10분 정도 끓여 만두가 익어 떠오르면 다진 파와 마늘을 넣고 2분 정도 더 끓여 청장으로 간을 한다.

Check Point

- 만두피를 만들 때 밀가루와 물의 비율은 4:1정도가 적당하다.
- 만두는 센 불에서 끓이면 속이 터지거나 국물이 탁해지므로 중불에서 끓인다.
- 만두피의 양끝을 꼭 붙여야 속이 터지지 않는다.

08 오자계수제비 (烏雌雞餺飥)

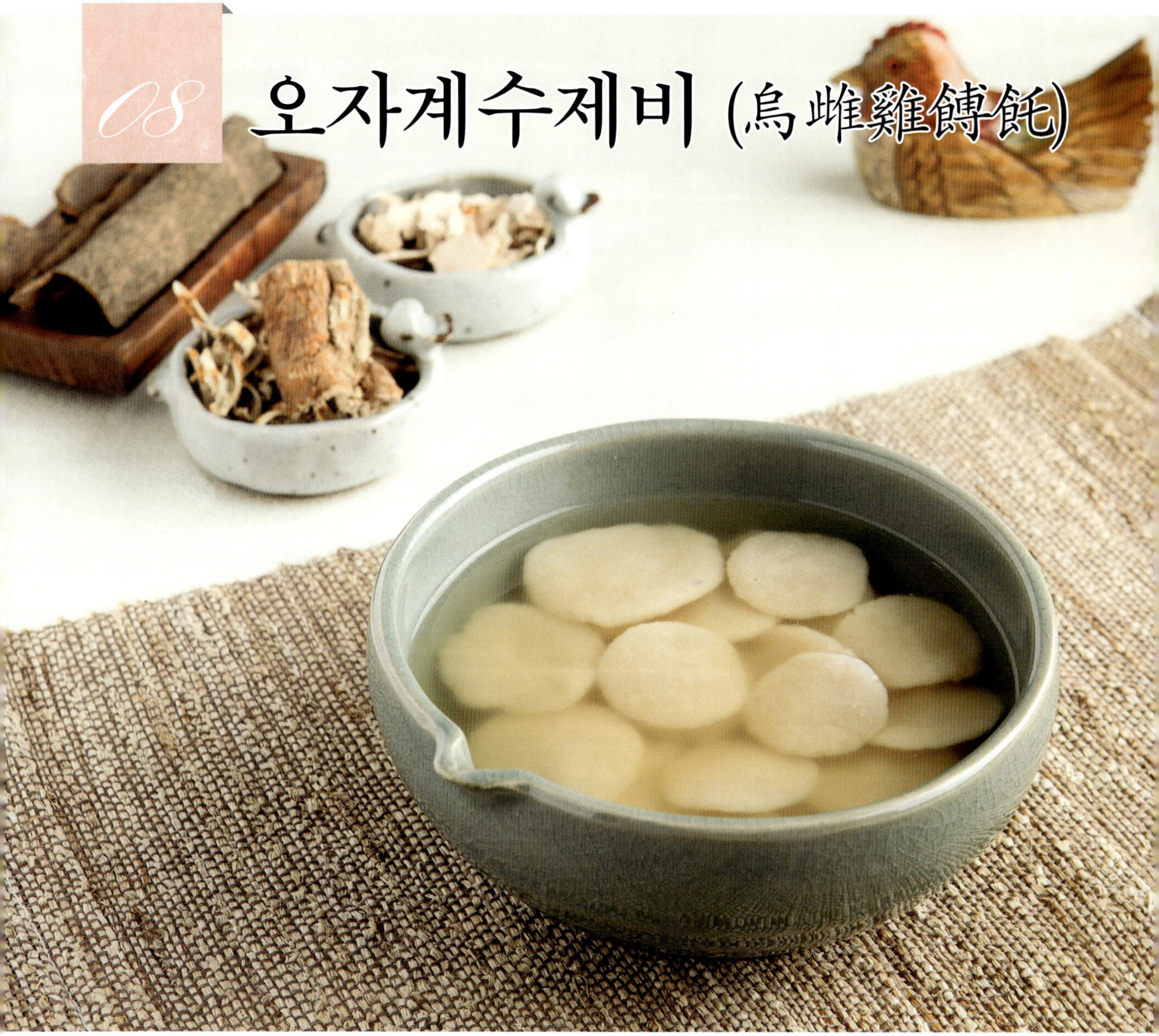

治五噎 飮食不下 胸中結塞 瘦弱無力. 烏雌雞半隻
治如食法, 麪四兩 桑白皮 茯苓 各一分 桂心四分 並剉 水一升
桑白皮等三味 汁三合 溲麪和肉 煮熟食之.

오열(五噎)로 인하여 소화가 잘 안되며 가슴이 답답하고 몸이 마르며 무력한증상을 치료하려면 검은 암탉[烏雌雞] 반 마리를 보통 요리하는 방법과 같이 준비하고 밀가루 4량과 상백피, 복령 각 1푼, 계피속[桂心] 4푼을 같이 자른다. 물 1되에 상백피, 복령과 계피속 3가지를 넣고 달여 국물 3홉을 취하고 밀가루와 고기를 넣고 반죽한 다음 삶아 익혀서 먹는다.

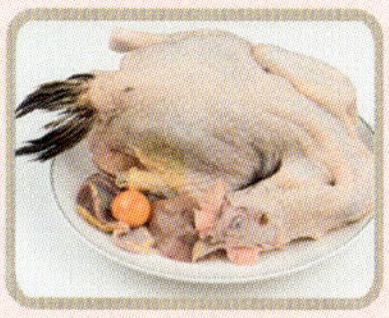

검은 암탉

성질이 따뜻하며 맛이 달며 독이없다. 풍(風)·한(寒)·습(濕)으로 비증이 생긴 증상과 음식이 들어가면 토하는 병증을 치료한다. 태아를 편안히 하고, 산후에 허약해진 것을 보한다.

재료 및 분량

검은 암탉 ½마리(400g)
닭 삶는 물 15컵(3kg)
상백피 3g
복령 3g
계피속(계심) 12g
대파 1뿌리
삶은 닭고기 살 100g
밀가루 1½컵
소금 ½작은술
물 4~5큰술,
닭 육수 8컵(1.6kg)
청장 2큰술
소금 ½작은술

만드는 방법

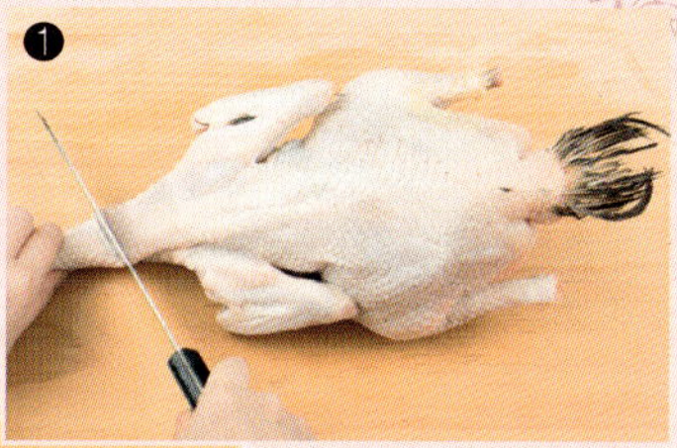

1. 검은 암탉은 손질하여 깨끗이 씻는다.

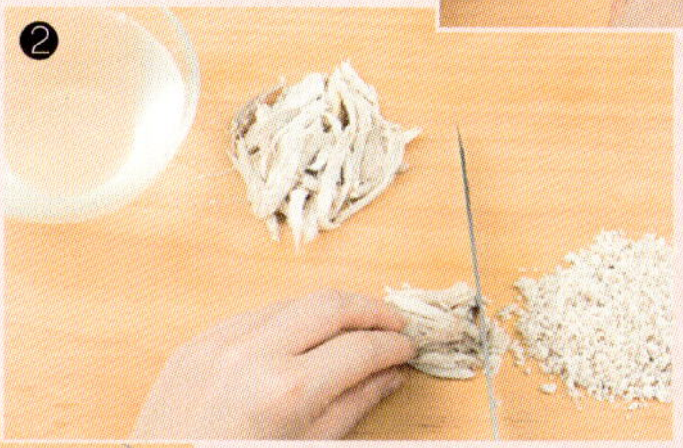

2. 냄비에 물을 붓고 상백피와 복령, 계심을 넣어 센 불에 올려 20분 정도 끓이다가 닭과 대파를 넣고 40분 정도 더 끓인 다음 닭고기는 건져 살만 발라 곱게 다지고 국물은 체에 거른다.

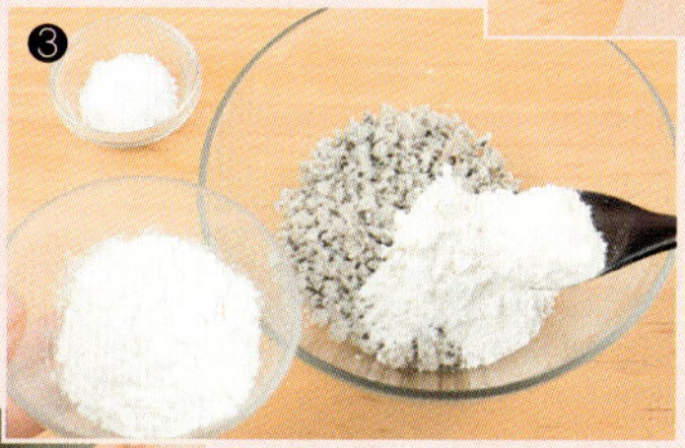

3. 다진 닭고기에 밀가루와 소금을 넣고 수제비 반죽을 한다.

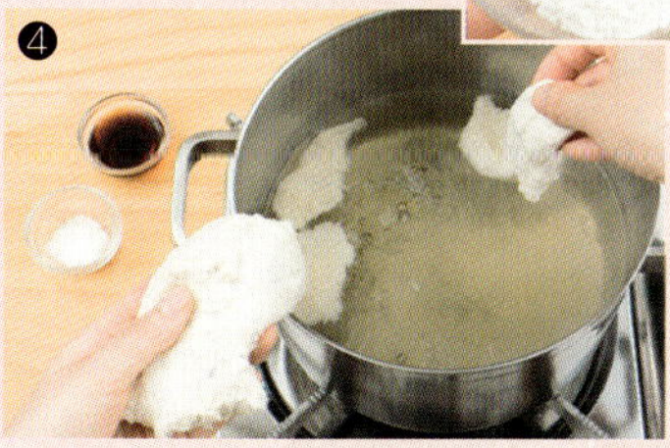

4. 냄비에 닭 육수를 넣고 센 불에 올려 끓으면 수제비반죽을 얇게 펴서 넣고 끓어 떠오르면 청장과 소금으로 간을 맞추고 2분 정도 더 끓인다.

Check Point

- 상백피, 복령, 계심은 미리 끓여도 좋다.
- 수제비 반죽에 곱게 다진 닭고기가 들어가므로 물을 조금씩 넣어가며 반죽을 한다.
- 수제비 반죽은 오래 치대어 30분 정도 숙성시키면 더 부드럽고 쫄깃하다.

09 오웅계탕(烏雄雞湯)

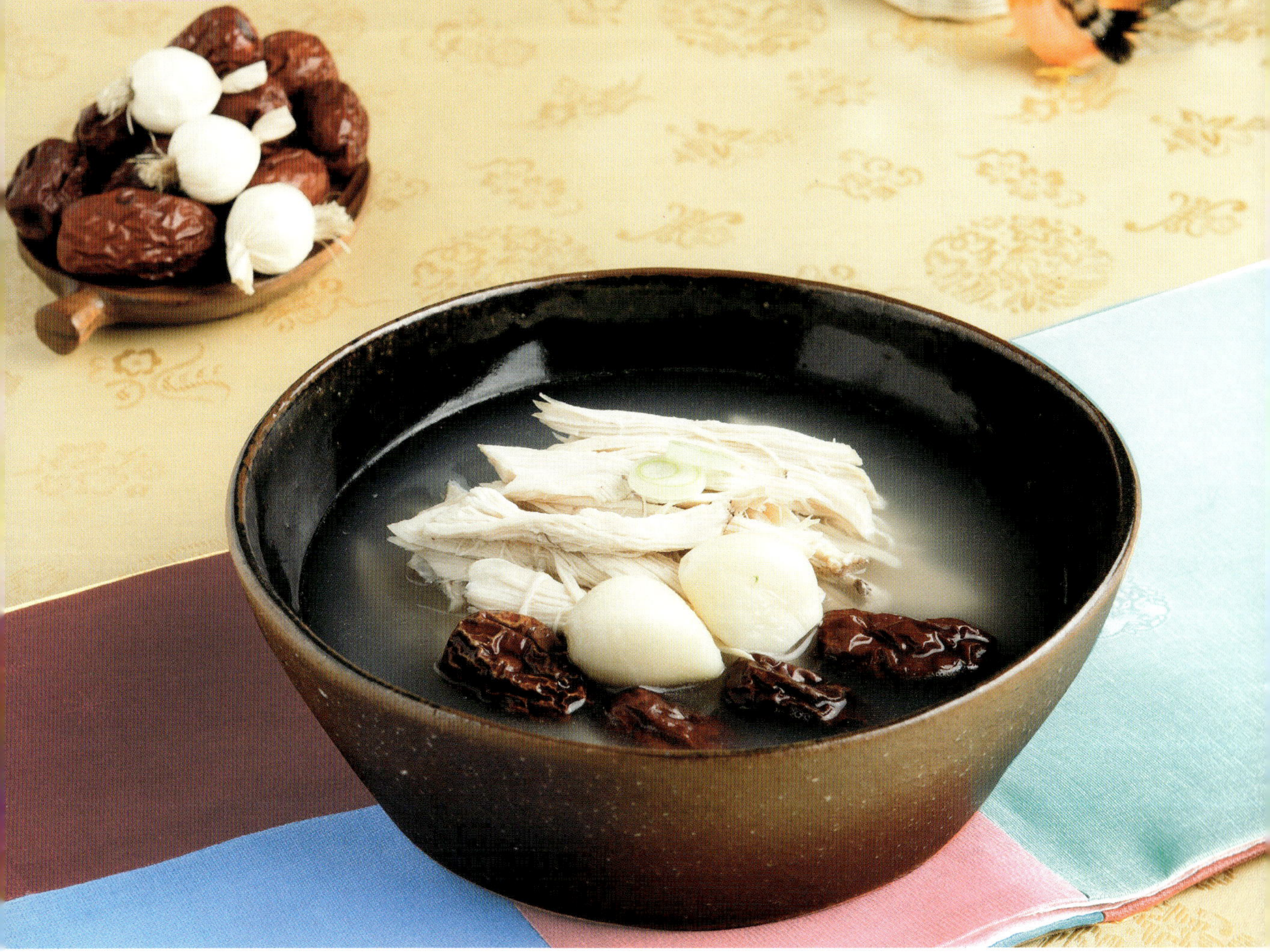

治心腹惡氣. 烏雄鷄肉 治如食法 任意食之.

가슴과 배에 나쁜 기운을 치료하려면 검은 수탉고기를 보통 요리하는 방법과 같이 하여 임의대로 먹는다.

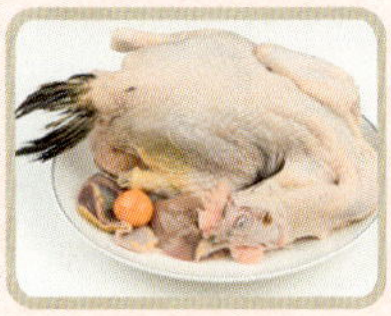

검은 암탉

성질이 따뜻하며 맛이 달며 독이없다. 풍(風)·한(寒)·습(濕)으로 비증이 생긴것과 음식이 들어가면 토하는 병증을 치료한다. 태아를 편안히 하고, 산후에 허약해진 것을 보한다.

재료 및 분량

검은 수탉 1마리(4kg)
물 35컵(7kg)
마늘 60g
대추 20g
파 60g
소금 2큰술

만드는 방법

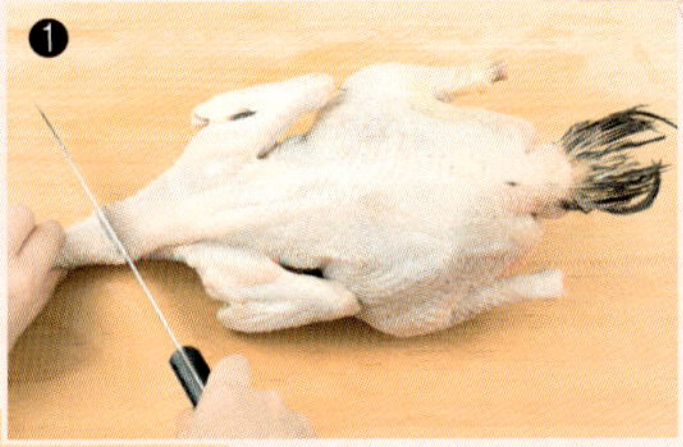

1. 닭은 내장과 기름, 꼬리, 머리등을 잘라내고 깨끗이 손질하여 씻는다.

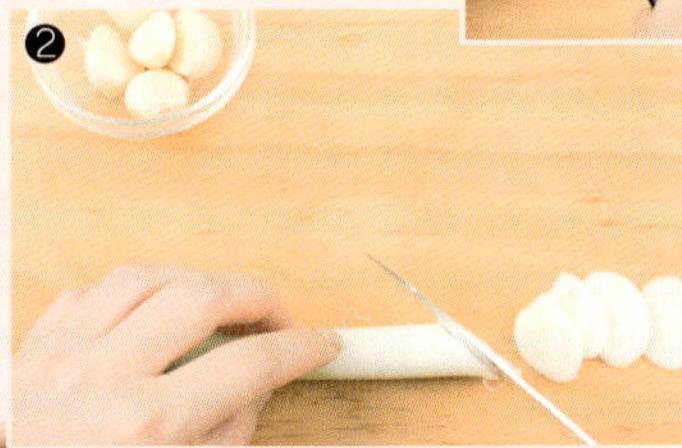

2. 파와 마늘은 깨끗이 씻고 파는 길이 1.5cm 폭 0.2cm로 어슷 썬다.

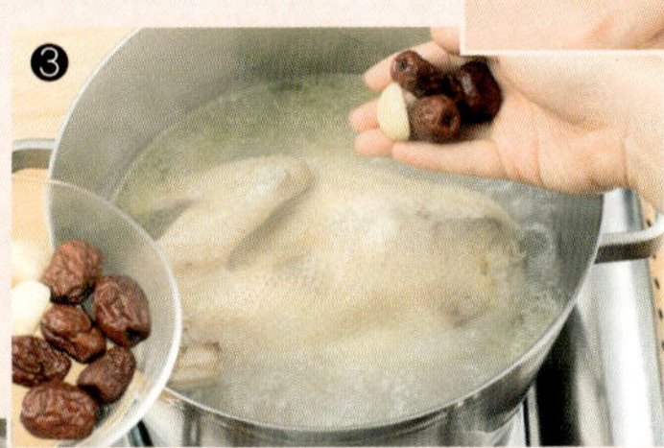

3. 냄비에 닭과 물을 붓고 센 불에 올려 끓으면 중불로 낮추어 마늘과 대추를 넣고 2시간 정도 더 끓인다.

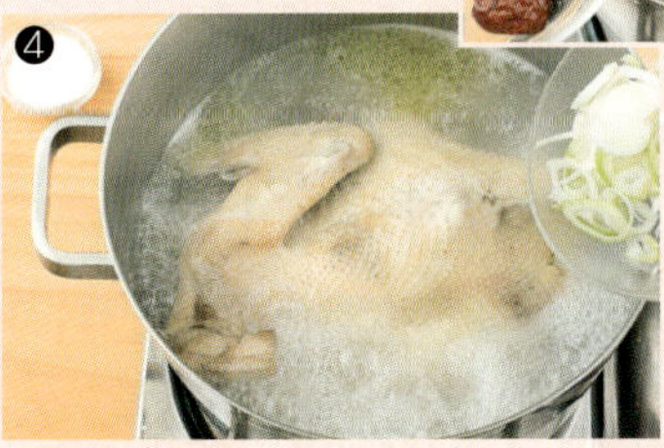

4. 뼈와 살이 분리되면 어슷 썬 파를 넣어 2분 정도 더 끓인 후 소금으로 간을 맞춘 다음 살을 발라 그릇에 담는다.

Check Point

- 검은 수탉은 토종닭의 한 종류로 크기가 크고 털은 검으나 살은 흰색이다.
- 대장 노릇을 한 닭일수록 움직임이 적어 몸에 기름기가 많다.
- 잔털이 많이 남아 있는 경우 뜨거운 물에 한 번 튀겨낸 후 손질하면 된다.

10 백웅계탕(白雄雞湯)

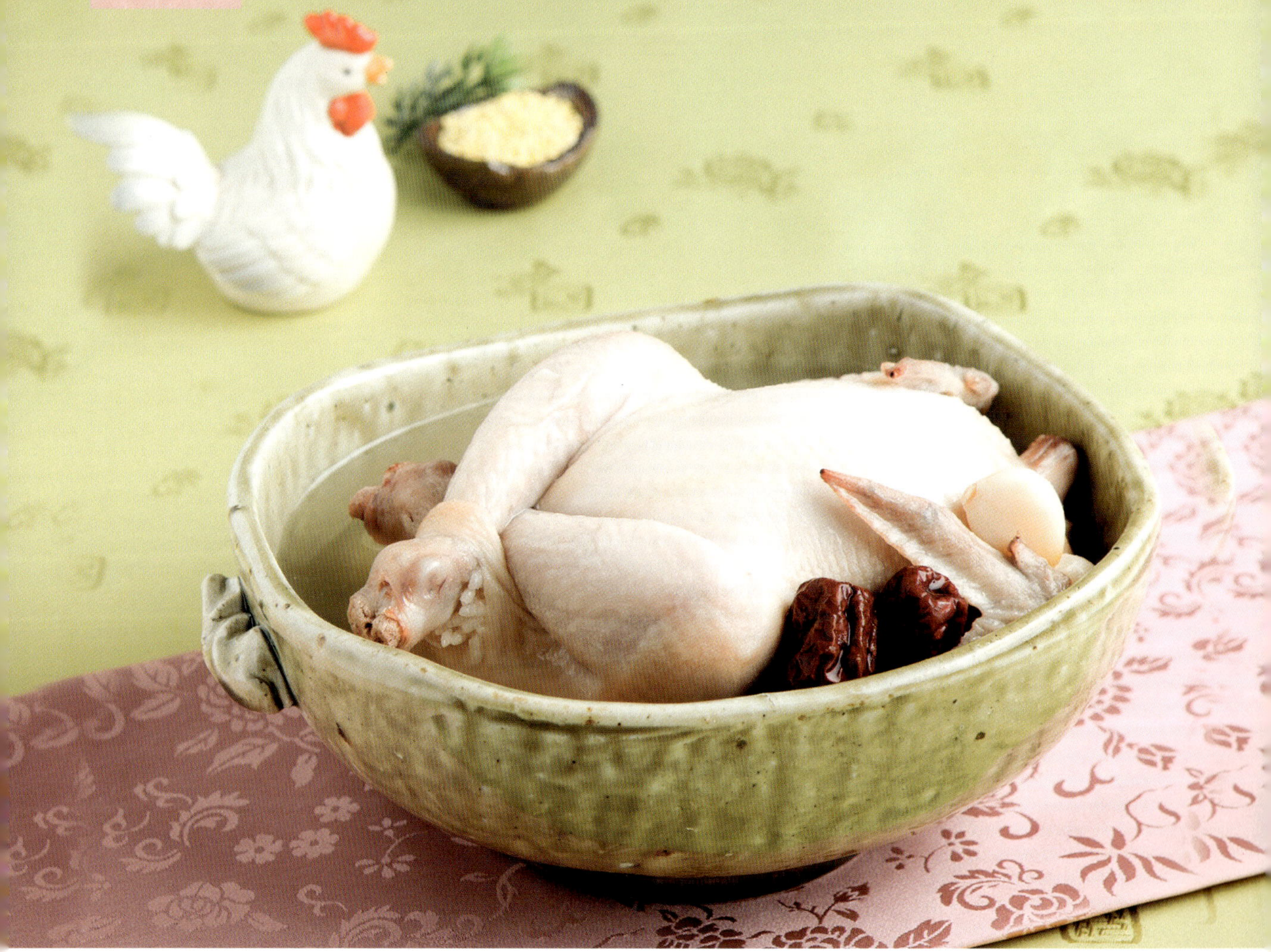

去丹毒. 白雄雞肉 治如食法 食之.
療痟渴 利小便. 白雄雞一隻 煮令熟 和五味 作羹粥食之.

단독을 제거하려면 흰 수탉고기를 보통 요리하는 방법과 같이 하여 먹는다.
소갈(痟渴)을 치료하고 소변을 잘 나가게 하려면 흰 수탉[白雄鷄] 1마리를 잘 익도록 삶아 양념[五味]을 넣고 국이나 죽으로 만들어 먹는다.

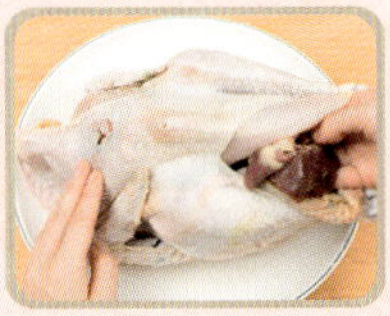

흰 수탉

따듯한 성질을 가지고 있어 몸이 차가운 사람의 비장과 위장을 튼튼하게 한다. 또한 소화력과 골수를 강하게 하여 어린아이의 성장과 임산부의 산후 기력회복에도 좋다.

재료 및 분량

흰 수탉 1마리(4.2kg)
물 40컵(8kg)
대추 30g
통마늘 50g
파 50g
소금 1큰술

만드는 방법

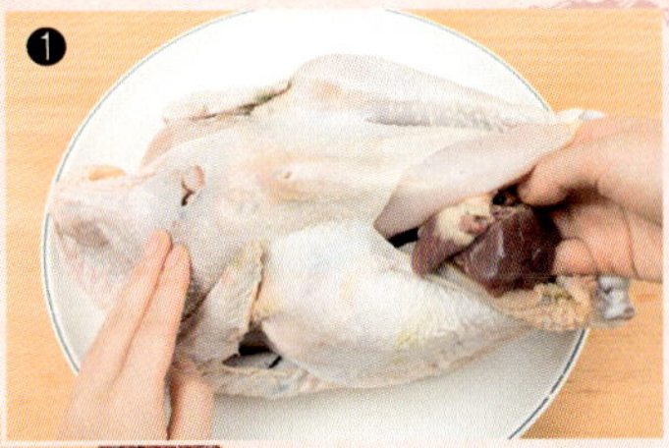

1. 닭은 내장과 기름기를 떼어내고 깨끗이 씻는다.

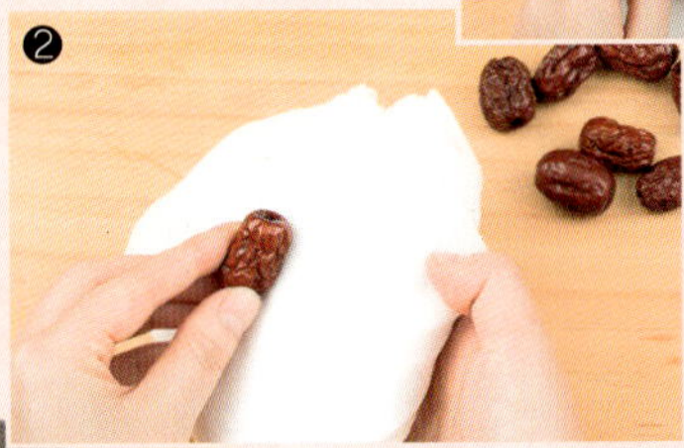

2. 대추는 젖은 면보로 닦는다.

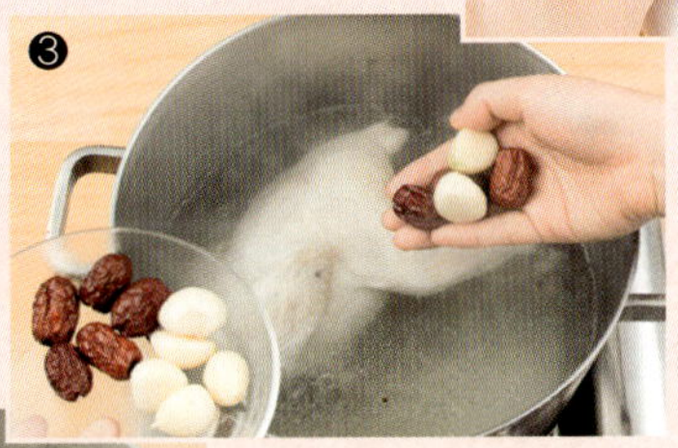

3. 냄비에 닭과 물을 붓고 센 불에 올려 30분 정도 끓인 후 중불로 낮추어 마늘과 대추를 넣고 1시간 30분 정도 끓이고 약불로 줄여 30분 정도 더 끓인다.

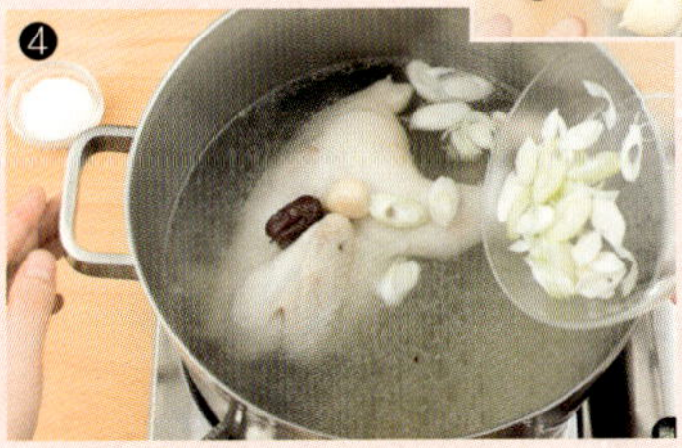

4. 어슷 썬 파를 넣고 소금으로 간을 맞추고 2분 정도 더 끓인다.

Check Point

- 흰 수닭은 잔털이 많으므로 잘 뽑고 손질한다.
- 닭의 크기에 따라 조리시간이 다르다.
- 늙은 닭일수록 기름이 많고 질기다.

11 단웅계탕(丹雄雞湯)

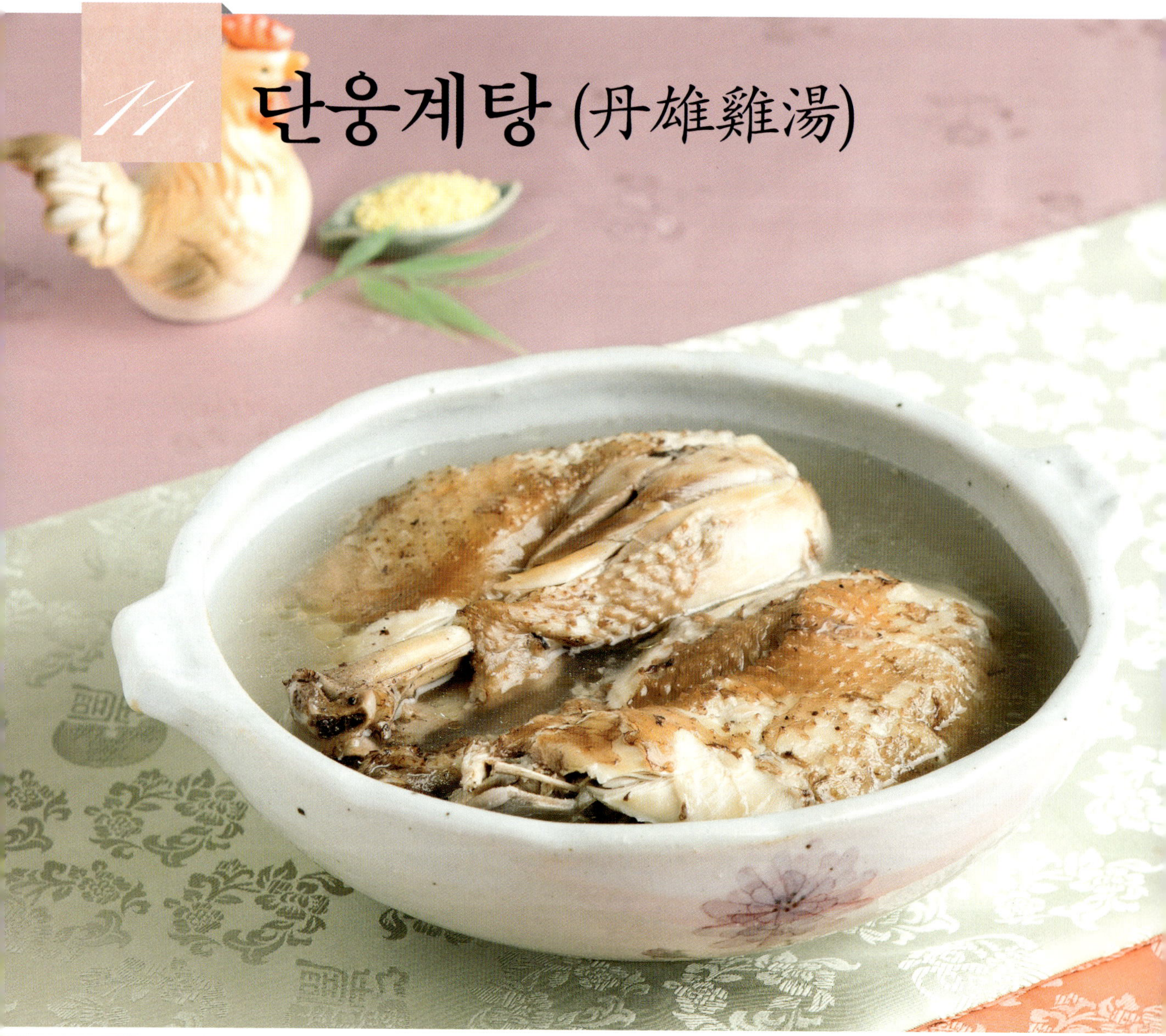

主婦人崩中漏下赤白沃. 丹雄雞肉 任食之.

부인(婦人)의 붕중누하(崩中漏下, 비정상적인 자궁출혈로 붕루〈崩漏〉라고도 한다)로 인하여 적백대하가 흐를 때 붉은 수탉[丹雄鷄] 고기를 임의대로 먹는다.

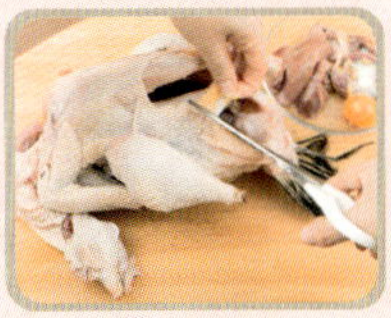

붉은 수탉

성질이 약간 따뜻하고 맛이 달며 독이 없다.
성질이 약간 따뜻하고 맛이 달며 독이없다.
허한 것을 보하고 속을 따뜻하게 하며, 정신을 좋아지게 한다.

재료 및 분량

붉은 수탉 1마리(1.6kg)
닭 삶는 물 20컵(4kg)
연자 50g
마늘 6쪽
소금 ½큰술

만드는 방법

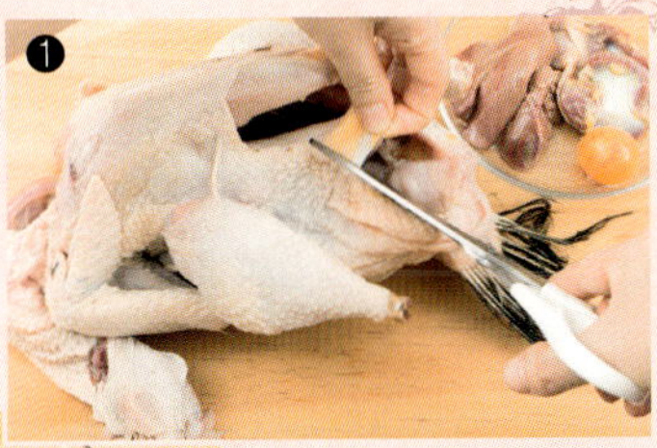

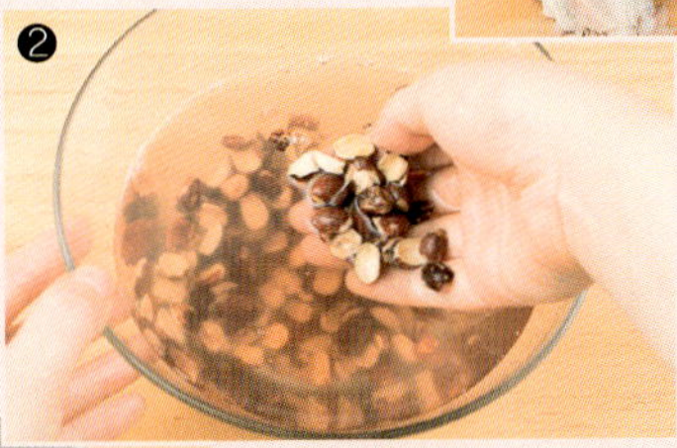

1. 닭은 내장과 기름기를 떼어내고 깨끗이 손질하여 씻는다.

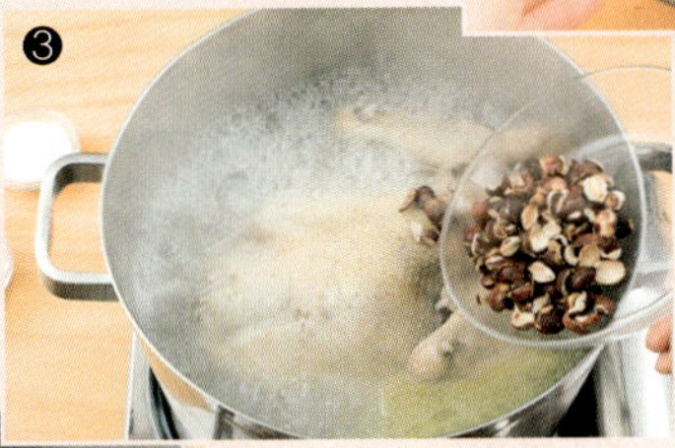

2. 연자는 깨끗이 씻어 체에 밭쳐 물기를 뺀다.

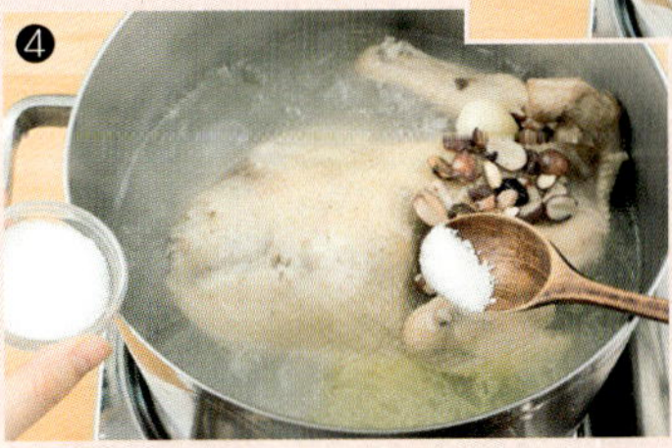

3. 냄비에 닭과 물을 붓고 센 불에 올려 끓으면 중불로 낮추어 연자와 마늘을 넣고 1시간 정도 더 끓인다.

4. 소금으로 간을 맞추고 2분 정도 더 끓인다.

Check Point

- 닭 삶는 시간은 닭의 크기에 따라 다르다.
- 원문에는 연자가 들어가지 않으나 지혈작용과 노화방지 효과가 있어 첨가하였다.

닭

1. 닭의 특징과 성질

닭의 체온은 높고, 양의 성질을 띤다. 닭은 체온이 인간의 체온보다 높기 때문에 인간이 계란을 품어도 부화가 되지 않는다. 한여름의 무더위가 지속되면 집단 사육되는 닭이 더위를 참지 못하고 죽는 경우가 많은데, 이는 열이 많은 닭이 열 받쳐서 죽은 것으로 사료된다.

닭고기는 따뜻할 때 먹어야 맛이 있다. 닭고기는 열이 많은 음식으로 먹으면 열이 난다. 닭튀김, 닭도리탕, 삼계탕, 닭찜 등 닭고기 요리를 먹고 난 다음 몸이 더워져 땀이 나는 경우가 많다. 식은듯한 닭볶음을 먹다가 입을 데는 경우가 많은데, 이는 닭고기 자체가 열을 많이 함유하고 있기 때문이라 사료된다.

양성인 닭의 모래주머니는 몸이 냉하여 소화력이 떨어진 소음인에게 좋다. 일반적으로 치아가 약한 동물은 위가 강한데 닭도 역시 '모래주머니' 라는 독특한 소화구조를 가지고 있다. 단단한 모래와 곡물을 소화시키는 닭의 모래주머니는 매우 강한 양기가 응집되어 있다.

2. 닭의 색에 따른 분류

이시진(李時珍, 1518 ~ 1593)은 "닭이 목(木)에 배속되지만 더 세분화하여 배속할 수 있다. 단웅계(丹雄鷄, 붉은수탉)은 이화양명(离火陽明)의 상(象)을 얻었고, 백웅계(白雄鷄, 흰 수탉)는 경금태백(庚金太白)의 상(象)을 얻었기 때문에 사악한 기운을 물리치는데 사용한다. 오웅계(烏雄鷄, 검은수탉)는 목(木)에 속하고, 오자계(烏雌鷄, 검은 암탉)는 수(水)에 속하므로 임산부에 사용한다. 황자계(黃雌鷄, 누런 암탉)는 토(土)에 속하므로 비위(脾胃)를 다스리는데 사용한다.

뼈가 검은 오골계(烏骨鷄)는 수(水)와 목(木)의 정기를 얻었기 때문에 허열(虛熱)이 있는 경우에 사용한다. 각각 자신이 속한 그 부류를 따르는 것이다." 라고 하였다. 닭이 비록 목(木)에 배속되지만 그 색에 따라 오행에 각각 배속시키고 그에 따른 쓰임이 서로 다르다고 한 것이다.

3. 품종에 따른 닭의 효능

(1) 단웅계육(丹雄鷄肉, 붉은수탉)의 효능

단웅계육(丹雄鷄肉)의 기미는 달고 미온(微溫)하며 무독하다고 보았으나 매운 맛으로 보기도 하였다. 그 효능은 '여자의 붕루(鵬漏, 비정상적 자궁출혈)와 적백대하를 치료한다. 정신을 좋아지게 하고 악독(惡毒)을 없애며 상서롭지 못한 기운을 물리친다. 허한 것을 보하고 속을 따뜻하게 하며 지혈작용이 있다.' 라고 하였다. 또한 '오래된 상처와 차도가 없는 종기를 치유할 수 있다. 폐(肺)를 보한다.' 라고 하였다.

(2) 백웅계육(白雄鷄肉)의 효능

흰 수탉고기의 기미는 산미(酸味)가 있으며 미온(微溫)하고 무독하다고 보았으나 감미(甘味)와 차가운 기운이 있다고도 보았다. 그 효능으로 "하기(下氣)하여 광사(狂死, 미친병)를 치료한다. 오장(五臟)을 편히 하고 중초가 상한 것과 소갈을 치료한다." 라고 하였다.

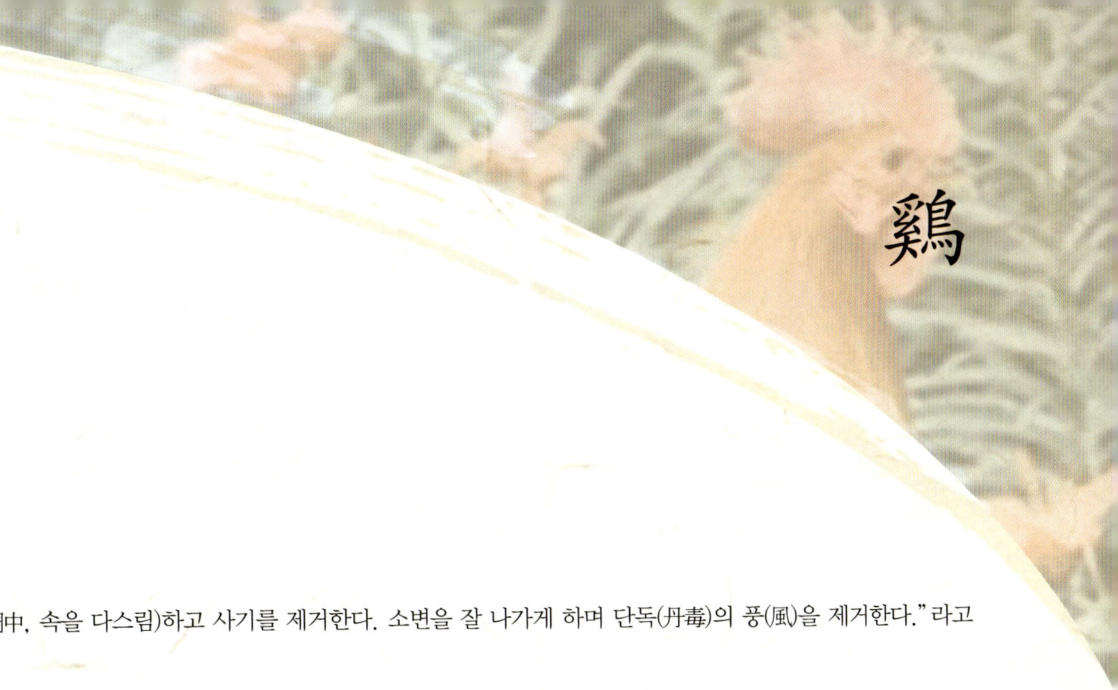

또한 "조중(調中, 속을 다스림)하고 사기를 제거한다. 소변을 잘 나가게 하며 단독(丹毒)의 풍(風)을 제거한다." 라고도 하였다.

(3) 오웅계육(烏雄鷄肉)의 효능

검은 수탉고기의 기미는 단맛이 있으며 미온(微溫)하고 무독하다. 그 효능으로는 "속을 보하고 통증을 그치게 한다. 두통(肚痛, 복통)을 그치게 하고 가슴과 배의 나쁜 기운을 제거한다. 풍습(風濕)으로 인한 마비를 제거하고 허약한 체질을 보강하고 안태(安胎, 유산기미를 진정시키고 태아를 편안하게 해 주는 것)한다. 골절상과 옹저(癰疽)를 치료한다. 날로 찧어 죽목(竹木, 대나무와 나무)가시가 살에 박힌 곳에 바른다." 라고 하였다.

(4) 황자계육(黃雌鷄肉)의 효능

누런 암탉고기의 기미는 단맛, 신맛, 짠맛이 있으며 기운을 평하고 무독하다고 보았다. 하지만 온성(溫性)이 강해 뼈가 뜨거워질 수 있으므로 열이 있는 사람은 먹지 말라는 주장도 있었다. 그 효능으로 "중초손상으로 인한 소갈(消渴)과 소변이 잦으며 참을 수 없는 것과 설사와 이질을 치료한다. 오장을 보익(補益)하고, 절상(絕傷, 뼈가 부러지고 다침)을 이어주며 오로(五勞, 오장이 허약해져서 생긴 허로로 5가지로 구분된다.)를 치료하고 기력을 북돋아준다." 라고 하였다.

누런 암탉의 단맛은 비장(脾臟)으로 귀속되고 따뜻한 기운은 위(胃)를 돕는다. 또한 출산 후에 몸이 허하고 야위었을 때 치료하는 방법으로 누런 수탉을 쓴다.

(5) 오골계(烏骨鷄)의 효능

오골계의 기미는 감평(甘平)하며 무독하다. 이시진(李時珍, 1518 ~ 1593)은 오골계에 대하여 "허로로 인한 신체허약을 보한다. 소갈과 중악(中惡)이나 귀격(鬼擊)으로 인한 심복통(心腹痛)을 치료하는데 심장부위에 바르면 바로 낫는다. 산부(產婦)를 돕는다. 여자의 붕루와 대하(帶下), 일체의 허손병, 어른과 아이의 설사병을 치료한다. 푹 삶아 국물을 먹는다." 라고 하였다.

12 흰오리찜(白鴨蒸)

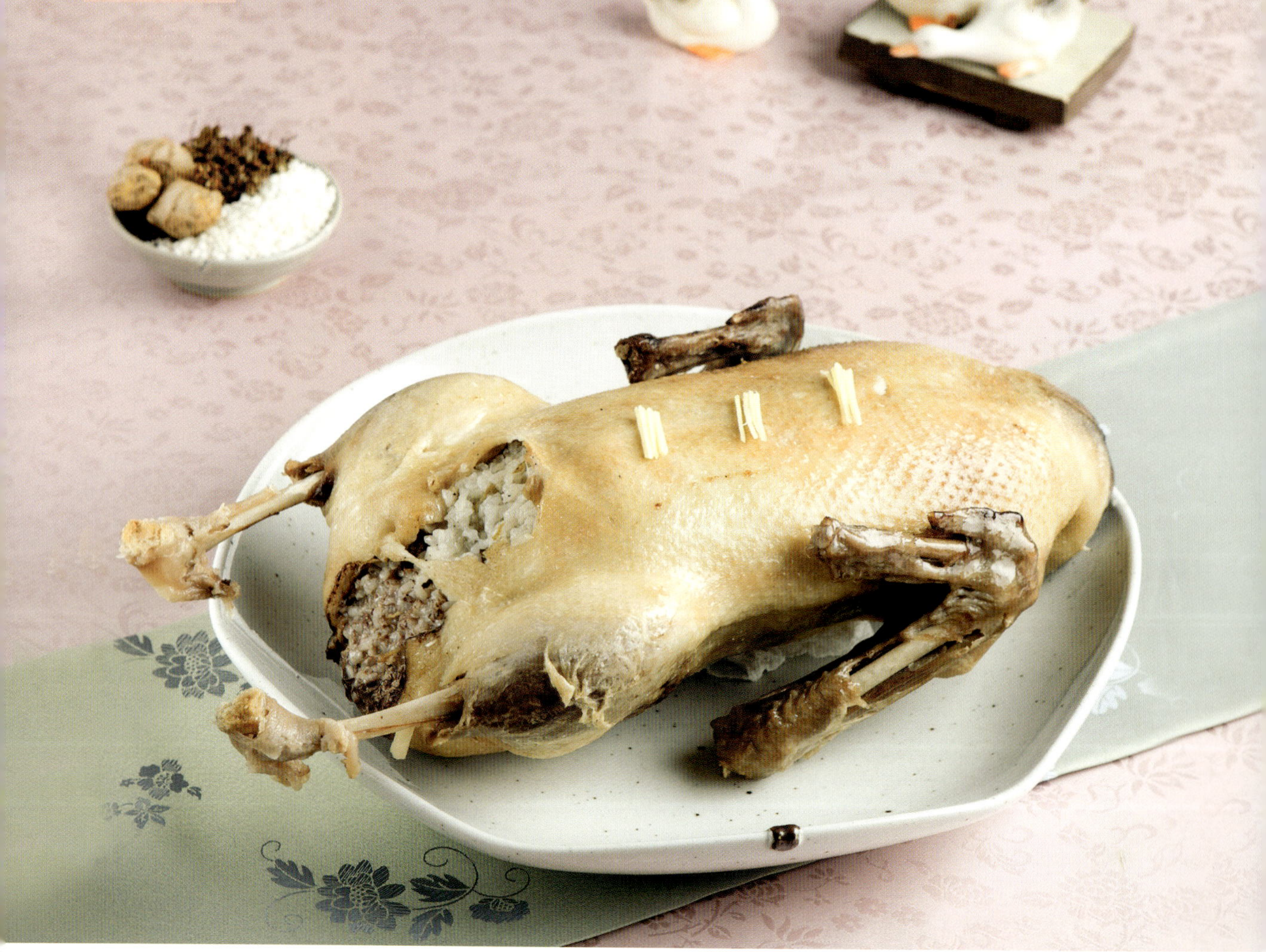

治水氣脹滿浮腫. 又白鴨一隻 去毛腸湯洗 饋飯半斤
以生薑椒釀鴨腹中 縫定如法 蒸候熟食之.

수기(水氣) 창만(脹滿) 부종이 있는 증상을 치료하려면 흰오리[白鴨] 1마리를 털과 내장을 제거하여 씻고 고두밥[饋飯] 반 근을 준비하여 생강과 산초를 오리 뱃속에 버무려 넣고 보통 요리하는 방법과 같이 꿰맨 다음 쪄서 익기를 기다려 먹는다.

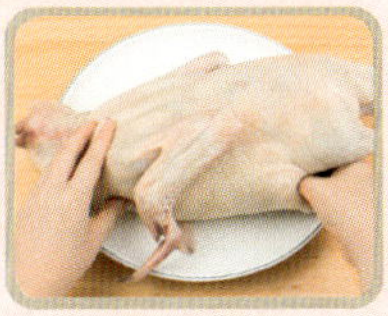

흰오리

성질이 냉하고 맛이 달며 독이 약간있거나 없기도 하다. 허한 것을 보하고 열을 없앤다. 소변을 잘 나오게 한다.

재료 및 분량

찹쌀 1컵(180g)
흰오리 1마리(2.3kg)
생강 10g
산초가루 0.5g
소금 ½작은술

만드는 방법

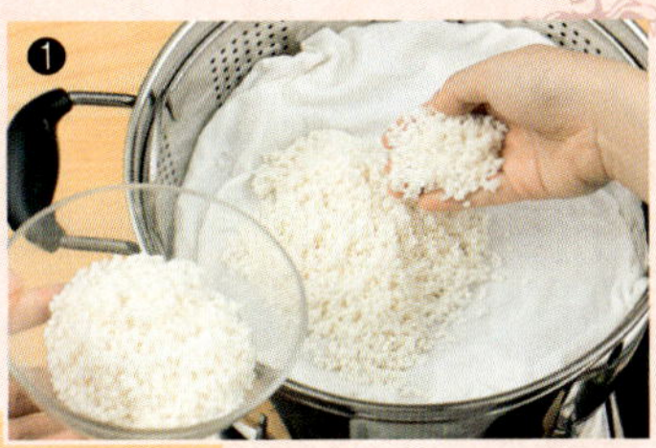

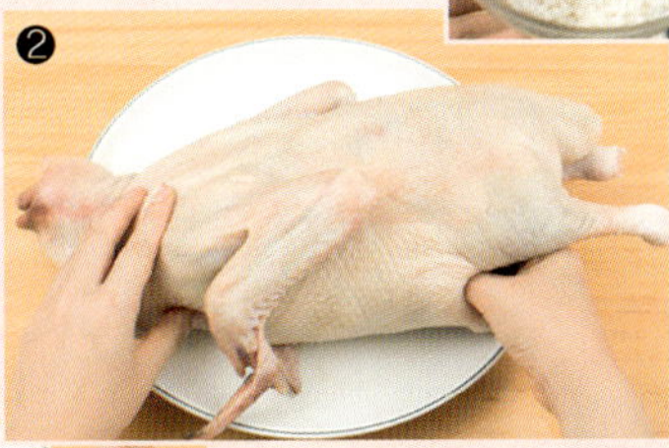

1. 찹쌀은 깨끗이 씻어 1시간 정도 불린 후 체에 밭쳐 물기를 빼고 김 오른 찜통에 올려 40분 정도 고두밥을 찐다.

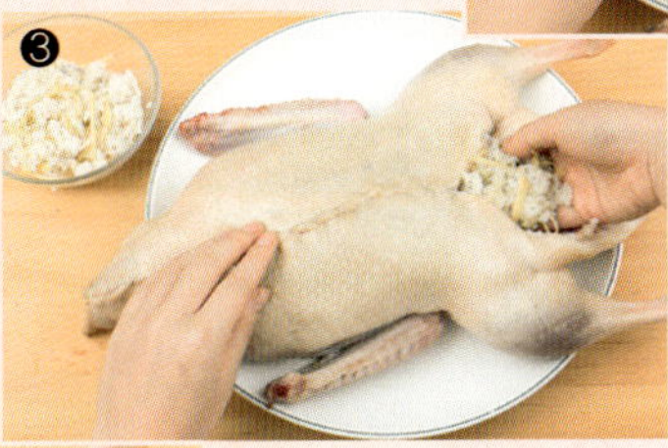

2. 오리는 내장과 기름을 떼어내고 깨끗이 손질하여 씻는다. 생강은 껍질을 벗기고 곱게 채 썬다.

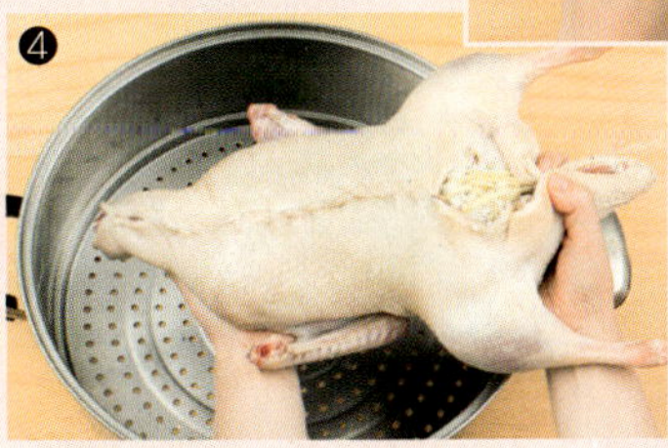

3. 고두밥에 생강, 산초가루, 소금을 넣고 고루 섞어서 오리 뱃속에 넣고 밥알이 새지 않도록 꿰맨다.

4. 김 오른 찜통에 넣고 센 불에 올려 끓기 시작하면 중불로 낮추어 2시간 정도 찐다.

Check Point

- 생강 씹히는 맛이 강할 경우 편으로 썰어 넣어 골라낼 수 있게 넣는다.
- 산초는 최대한 곱게 갈고 기호에 따라 가감한다.
- 찌는 시간은 오리크기에 따라 다를 수 있다.

13 꿩만두 (雉餛飩)

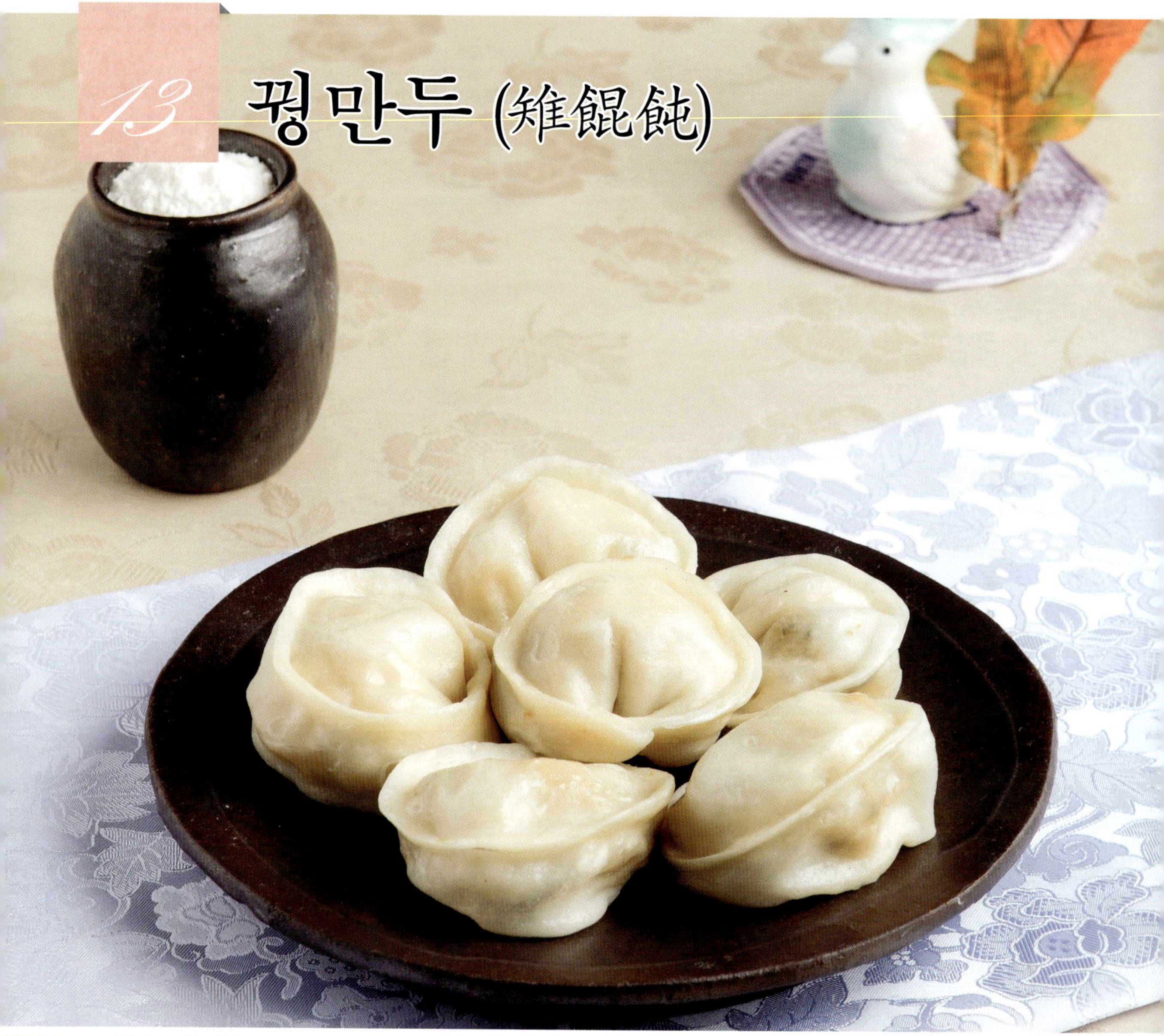

治産後下痢 腰腹痛. 雉一隻 作餛飩食之.

출산 후 설사와 이질, 요통과 복통에 꿩 1마리를 만두로 만들어 먹는다.

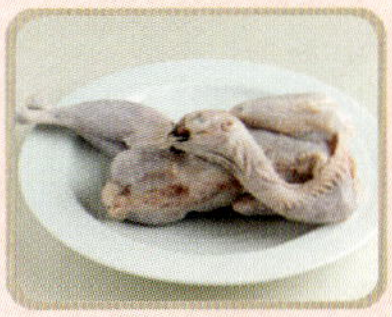

꿩

비위의 기가 허약하여 대변을 참지 못하고 자주 보며 음식을 내려 보내지 못하는 것을 치료한다. 또한 갈증이 심해 물을 자주 마시고 소변이 많으며 목이 마르는 증상을 치료한다.

재료 및 분량

꿩 1마리(900g)
소금 ⅛작은술

만두피 반죽 : 밀가루 1½컵, 소금 ½작은술, 물 4~5큰술
호박고지 50g

호박고지 양념 : 소금 1작은술, 다진 파 2작은술, 다진 마늘 2작은술, 깨소금 1큰술, 후춧가루 ⅛작은술, 참기름 1큰술

초간장 : 간장 1큰술 식초 1큰술, 물 1큰술

만드는 방법

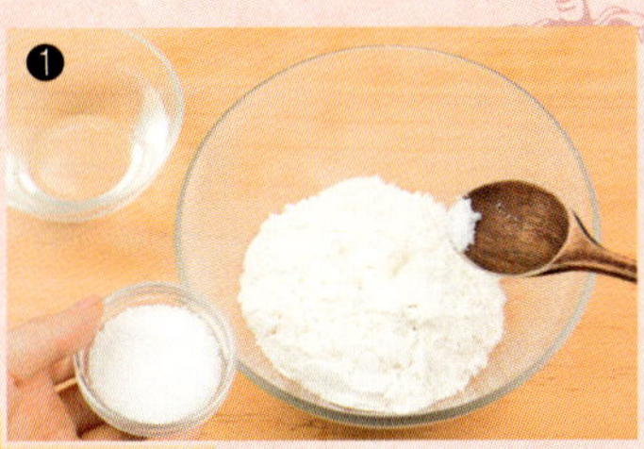

1. 밀가루에 소금과 물을 넣고 반죽하여, 젖은 면포에 싸서 30분 정도 둔다.

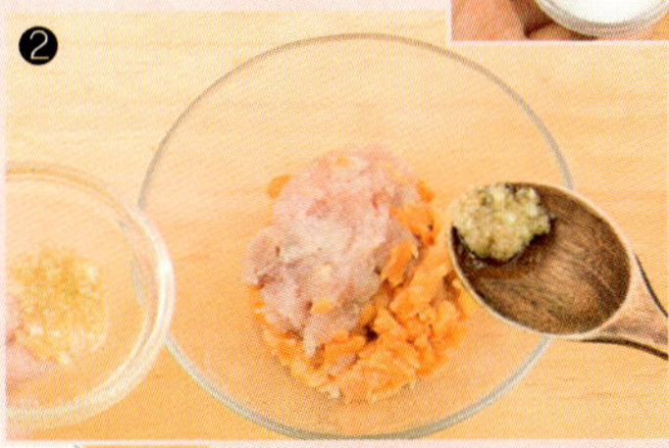

2. 꿩은 살만 발라내어 곱게 다지고 늙은 호박고지는 물에 씻은 후 10분 정도 불린 후 물기를 짠 다음, 곱게 다져 양념하여 다진 꿩고기와 함께 넣어 만두소를 만든다.

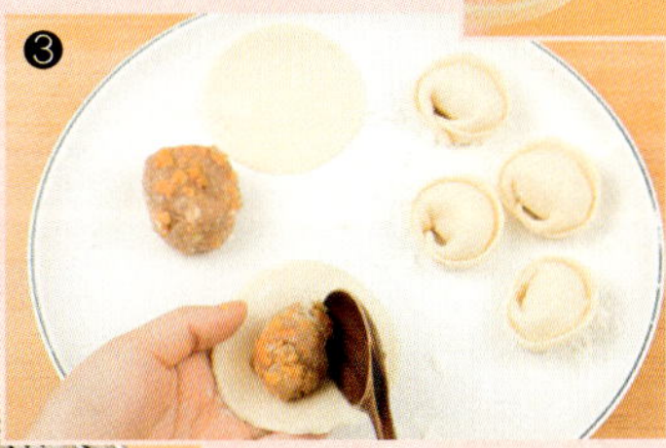

3. 만두피 반죽은 밀대로 두께 0.2cm 정도로 밀어 직경 7~8cm 모양틀로 찍어 만두를 빚는다.

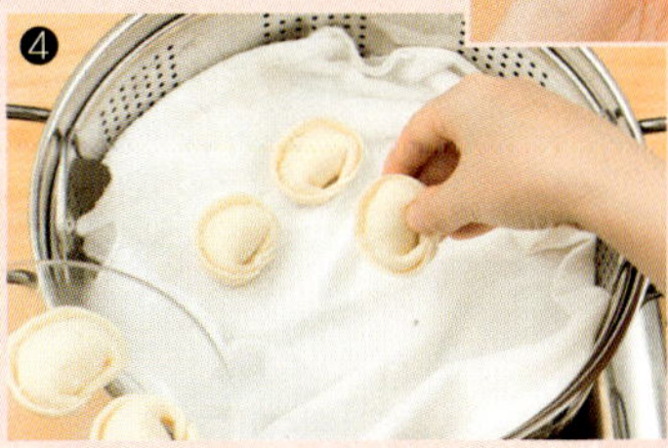

4. 찜통에 물을 붓고, 센 불에 올려 끓으면 만두를 넣고 20분 정도 찐 후 그릇에 담고 초간장과 함께 낸다.

Check Point

- 만두소에 호박고지 대신 다른 채소를 넣을 수도 있다.
- 만두피 반죽은 30분 정도 숙성시켜 만들면 더 쫄깃하다.
- 꿩은 닭과 같은 족속이라서 야계(野鷄) 또는 산계(山鷄)라고도 한다.

14 꿩수제비 (雉餺飥)

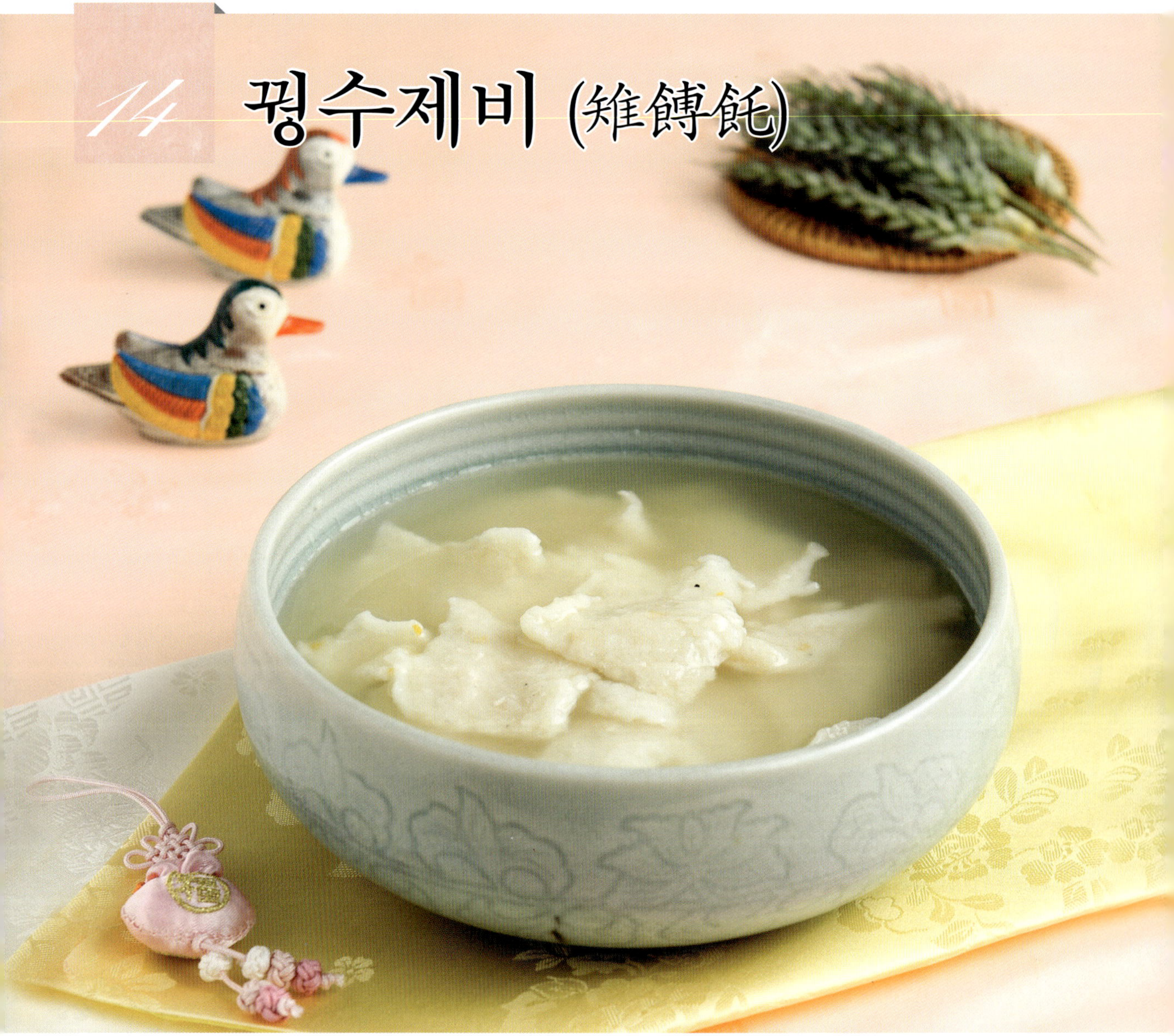

治脾胃氣虛 下痢 日夜不止 腸滑 不下食. 雉一隻 治如食法 著橘皮末葱椒鹽醬調和 作餺飥 熟煮 空心食之.

비위(脾胃)의 기가 허약하여 설사이질증[下痢]이 밤낮으로 그치지 않고 장활(腸滑, 대변을 참을 수 없이 자주 보는 것)이 있고 음식을 내려 보내지 못하는 것을 치료하려면 꿩[雉] 1마리를 보통 요리하는 방법과 같이 준비하고 귤피(橘皮, 귤껍질)가루, 파, 산초, 소금, 간장[醬]을 넣어 수제비[餺飥]를 만들어 푹 삶아 공복에 먹는다.

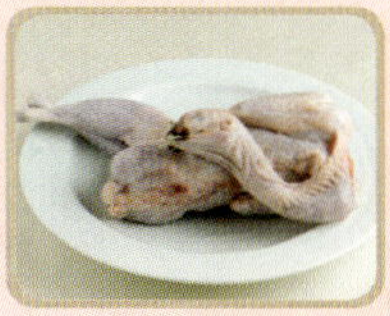

꿩

비위의 기가 허약하여 대변을 참지 못하고 자주 보며 음식을 내려 보내지 못하는 것을 치료한다. 또한 갈증이 심해 물을 자주 마시고 소변이 많으며 목이 마르는 증상을 치료한다.

재료 및 분량

꿩 1마리(600g)
물 15컵(3kg)

향채 : 파 50g, 통마늘 5개
진피 5g, 산초가루 3g

밀가루 1컵, 소금 1작은술
반죽 물 4큰술
다진 마늘 1작은술
청장 2큰술, 소금 1작은술

만드는 방법

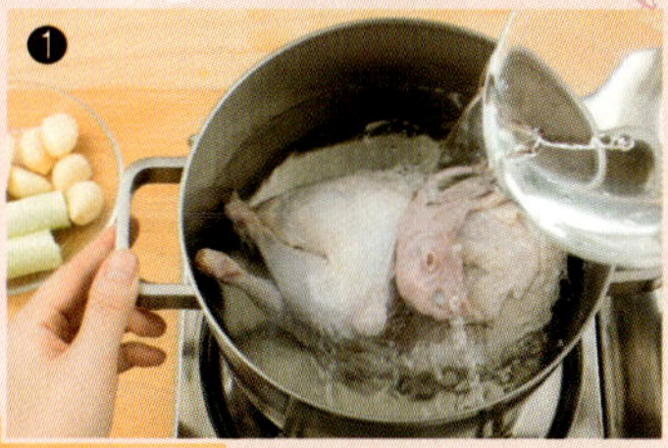

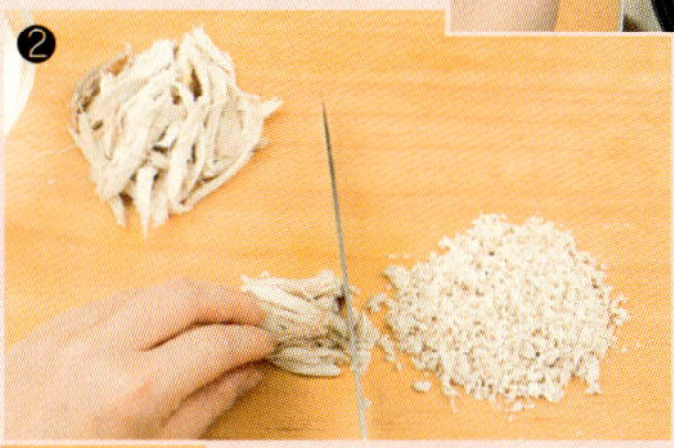

1. 꿩은 손질하여 깨끗이 씻어 냄비에 넣고 물을 부어 센 불에 올려 끓으면 파와 통마늘을 넣고 중불로 낮추어 육수 양이 6컵이 될 때까지 1시간 20분 정도 삶는다.

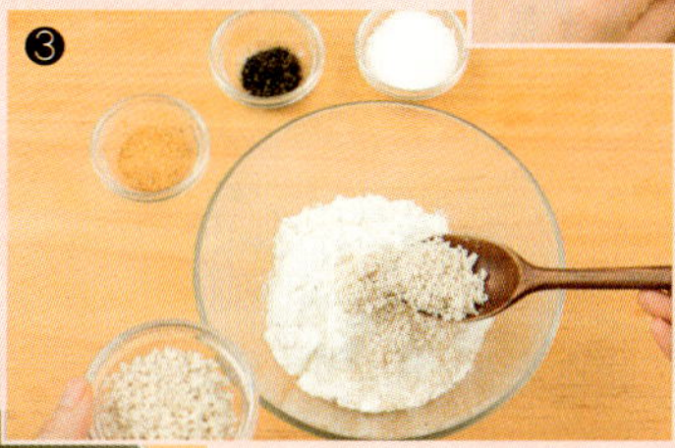

2. 꿩은 건져서 살만 발라내어 곱게 다지고,육수는 면보에 거른다.

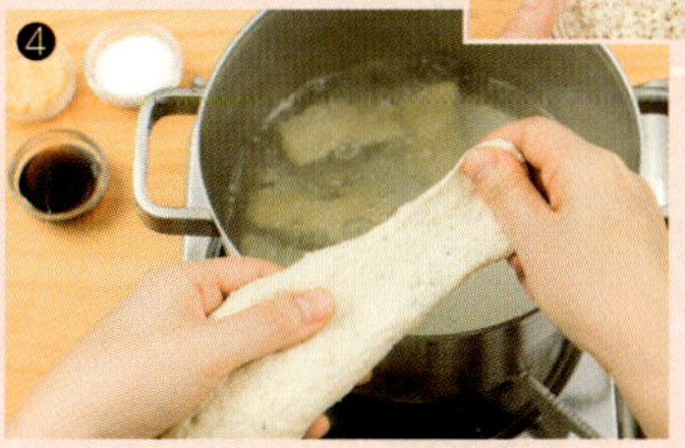

3. 진피와 산초는 곱게 갈아 밀가루에 소금과 함께 넣고 고루 섞은 후 다진 꿩고기를 넣고 물을 넣어 수제비 반죽을 한다.

4. 냄비에 육수를 붓고 센 불에 올려 끓으면 수제비반죽을 한입크기로 납작하게 떼어 넣고 10분 정도 끓이다가 수제비가 익어 떠오르면 다진 마늘과 청장, 소금을 넣고 간을 맞추고 2분 정도 더 끓인다.

Check Point

- 꿩을 삶는 시간은 크기에 따라 다를 수 있다.
- 꿩고기를 곱게 다져야 수제비 반죽이 잘 된다.
- 꿩고기는 선홍색이 나며 기름기가 적은 것이 좋다.

15 메추라기구이 (鶉炙)

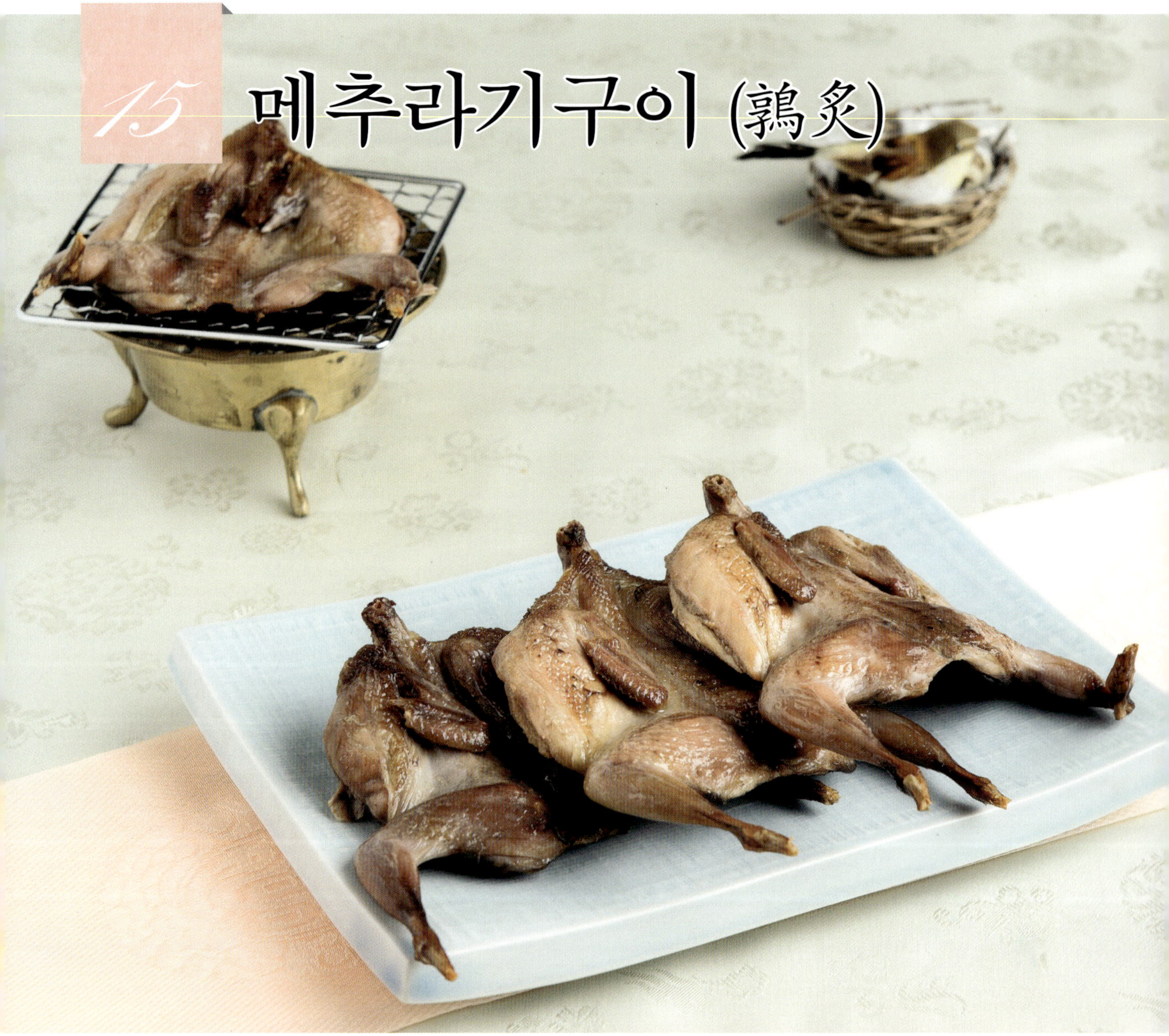

主補五藏益中. 鶉 任意食之.

오장(五臟)을 보하고 속을 북돋아 주려면 메추라기[鶉]를 임의대로 먹는다.

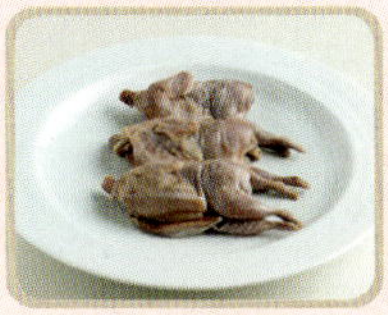

메추라기
오장을 보하고 속을 북돋아준다. 기를 이어주며 근골을 실하게 하고 한기와 온기를 견디게 하며 열이 뭉쳐진 것을 풀어주는 효능이 있다.

재료 및 분량

메추라기 5마리(430g)
식초 ¼컵
청주 ½컵
생강즙 3큰술
소금 1작은술

만드는 방법

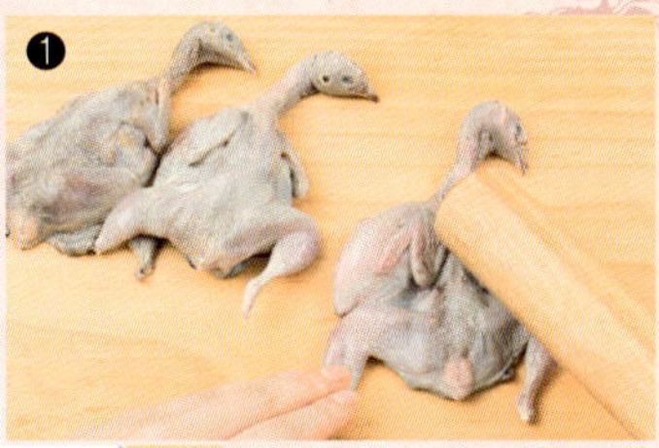

1. 메추라기는 깨끗이 씻고 방망이로 두들겨 평평하게 편다.

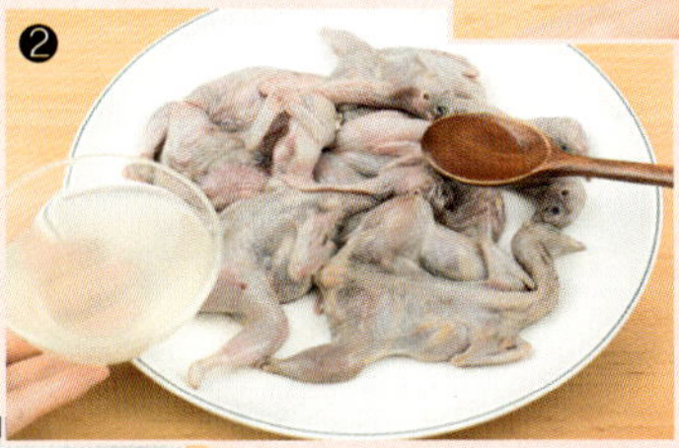

2. 손질한 메추라기에 식초와 청주, 생강즙을 넣고 30분 정도 재운다.

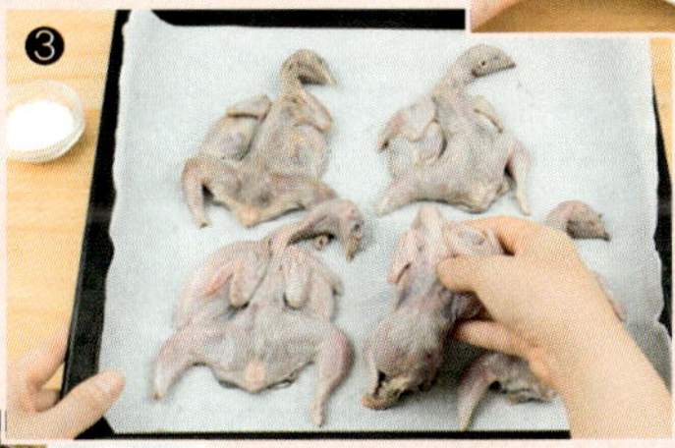

3. 재운 메추라기의 몸통에 물기를 닦고 소금을 고루 바른 후 200℃에 예열된 오븐에서 20분 정도 굽는다.

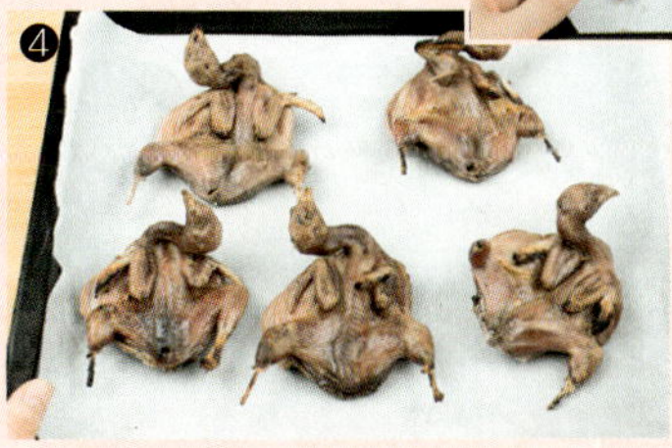

4. 색이 노릇하게 익으면 꺼낸다.

Check Point

- 메추라기의 뼈는 연하므로 등쪽에 칼집을 넣어 손질할 수도 있다.
- 후라이팬에 살짝 구워 색을 낸 뒤 오븐에 구워도 좋다.
- 석쇠에 올려 구울 때는 방망이로 두들겨 편편하게 한 후 2~3회 정도 구워 타지 않게 잘 익도록 한다.

16 저신국(猪腎臛)

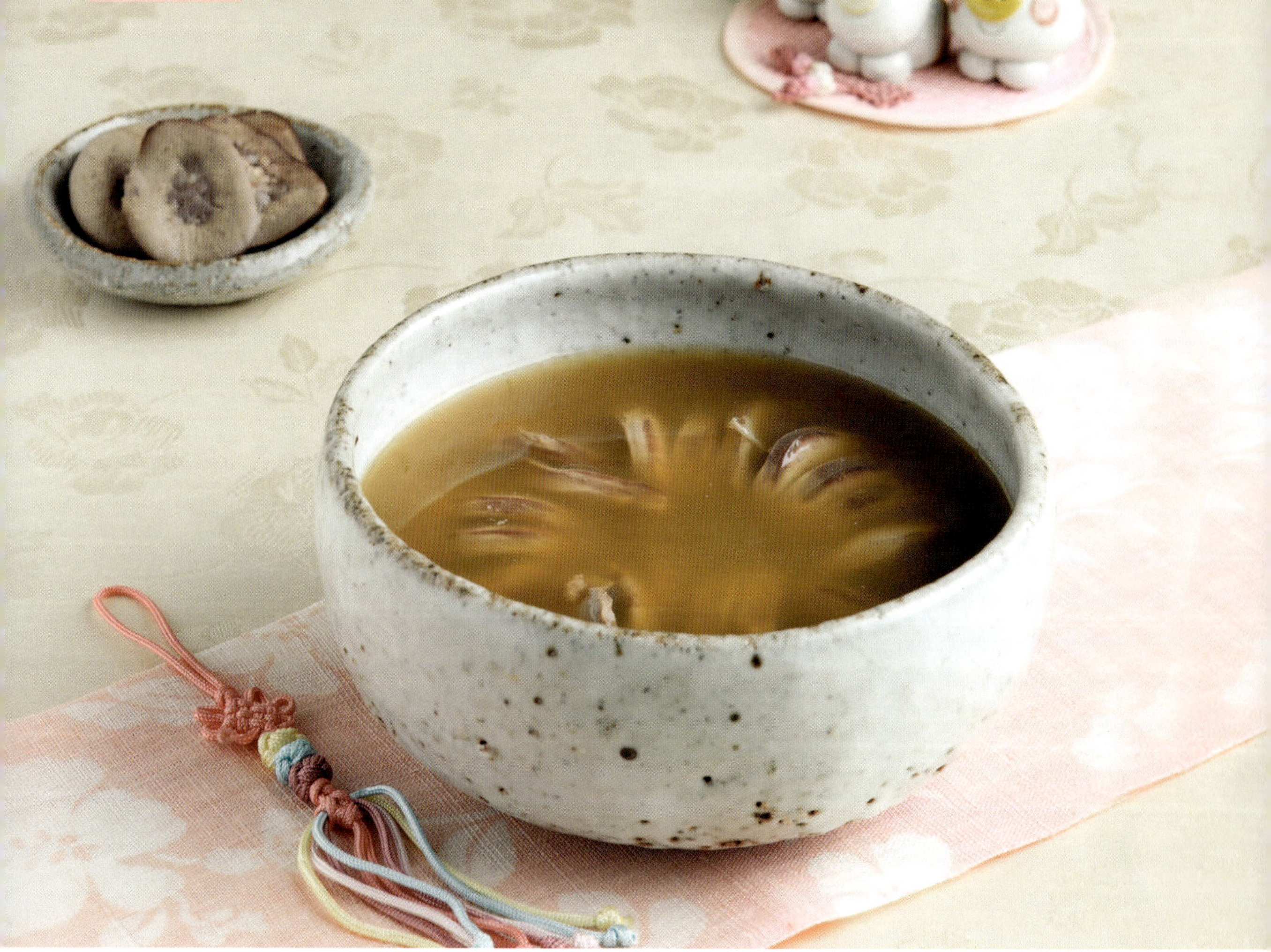

療産後虛勞 骨節疼痛 頭痛 汗不出. 猪腎一隻煮入葱豉作臛 如常食之.

출산 후의 허로와 골절동통(骨節疼痛, 뼈마디가 아픈 것으로 삭신이 쑤시는 증상), 두통이 있으면서 땀이 나지 않는 증상을 치료하려면 돼지콩팥 1개를 삶은 다음 파, 된장을 넣고 고깃국을 만들어 평상시같이 먹는다.

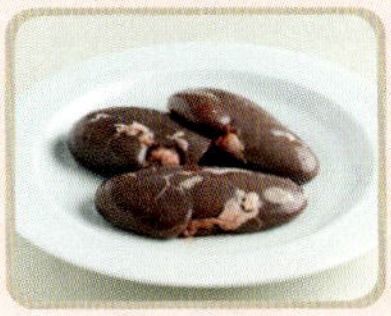

돼지콩팥

각기와 신허로 인해 허리와 다리가 힘이 없을 때 효과적이다. 또한 몸의 정기와 기혈이 약해 뼛속에 후끈 달아오르고 잠깐씩 추웠다 더웠다 하며 등과 팔이 아플 때 효과적이다.

재료 및 분량

돼지콩팥 1개(180g)
파 50g
다진 마늘 1큰술
된장 1½큰술
국 끓일 물 3컵(600g)

만드는 방법

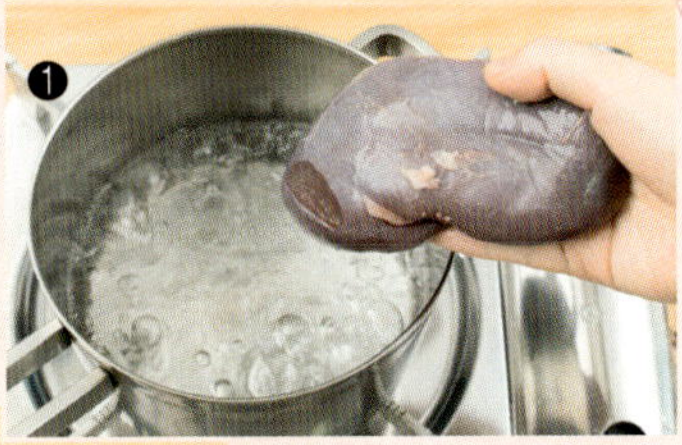

1. 돼지 콩팥은 깨끗이 손질하여 끓는 물에 10분 정도 삶는다.

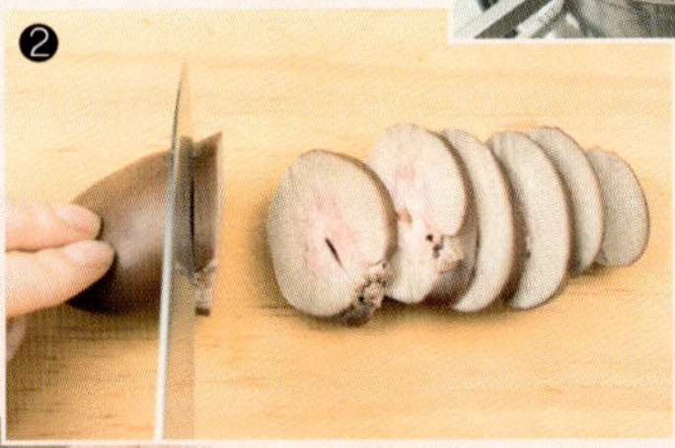

2. 삶은 돼지콩팥은 얇은막을 벗겨내고 두께 0.5cm 정도로 썬다.

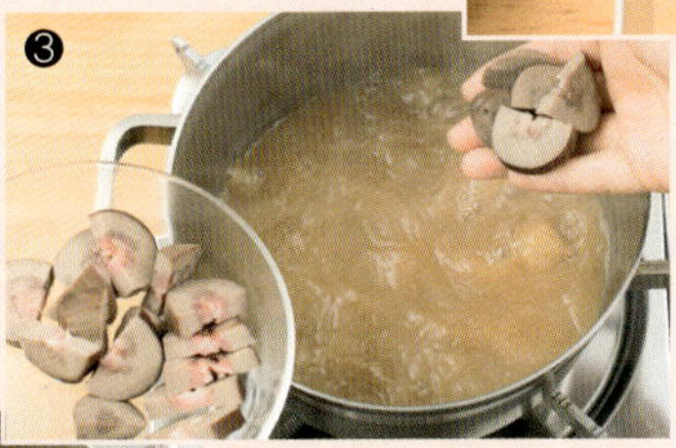

3. 냄비에 물을 붓고 된장을 풀어 넣고 센 불에 올려 끓으면 콩팥을 넣고 중불로 낮추어 20분 정도 끓인다.

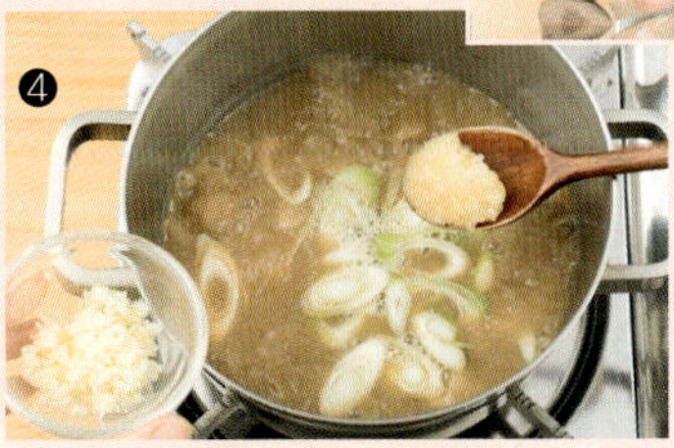

4. 어슷 썬 파와 마늘을 넣고 2분 정도 더 끓인다.

Check Point

- 돼지콩팥을 삶을 때 파, 마늘 등의 향채를 넣어도 좋다.
- 돼지콩팥을 너무 오래 삶으면 국물 맛이 없다.
- 돼지콩팥은 노인의 귀가 잘 들리지 않을 때 멥쌀과 함께 흰죽을 쑤어 먹으면 좋다.

17 저두편육(猪頭片肉)

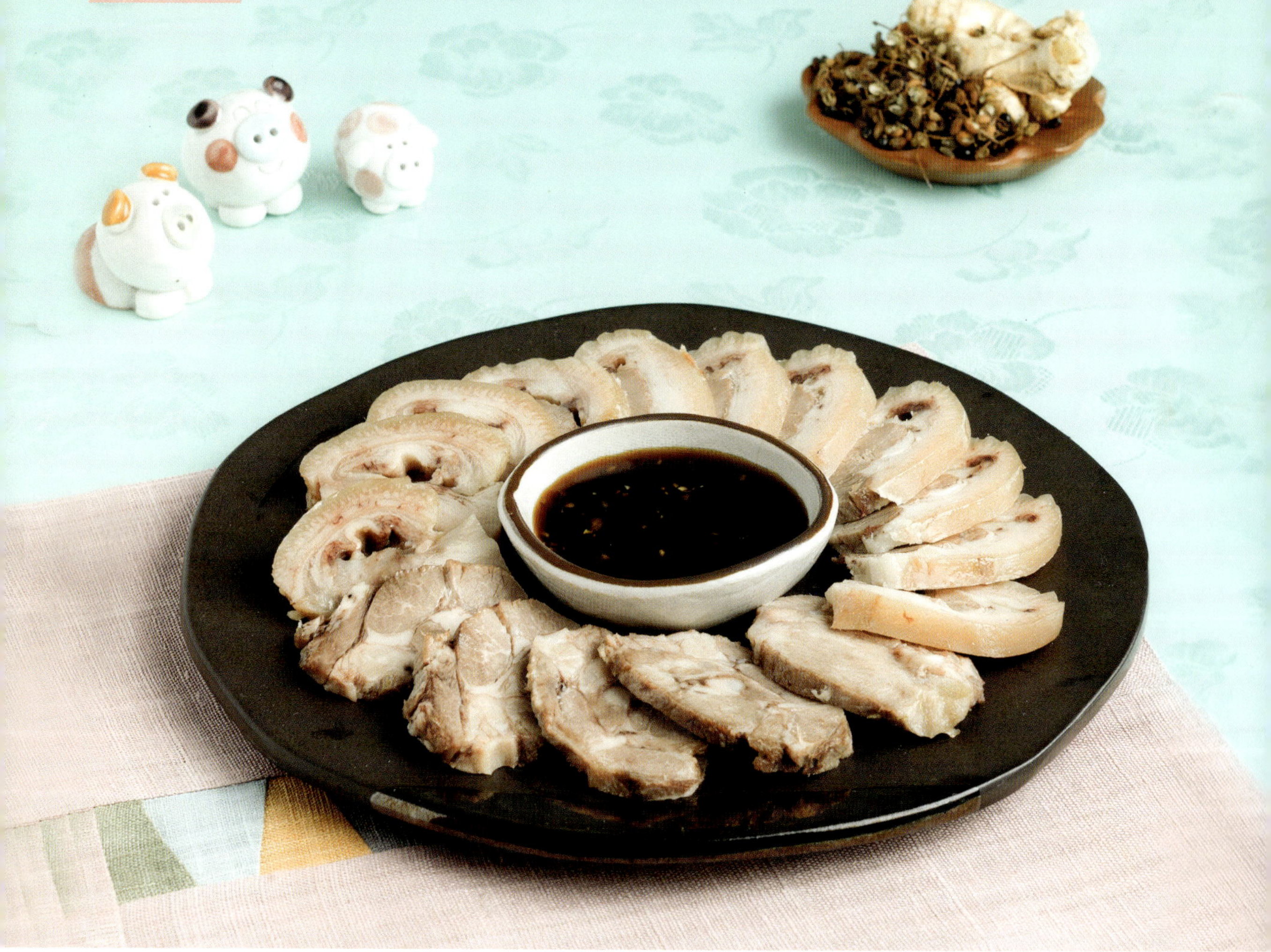

治五痔. 猪頭一枚 如食法 煮令極熟 停冷作膾
以五辣醋食之 觜不宜食.

오치(五痔, 모치〈牡痔〉, 빈치〈牝痔〉, 맥치〈脈痔〉, 장치〈腸痔〉, 기치〈氣痔〉 등 5가지 치질)를 치료하려면 돼지머리 1개를 보통 먹는 방법과 같이 푹 삶아 익힌다음 식기를 기다려 회를 만들고 오랄초를 넣어 먹는다. 돼지주둥이는 먹지 말아야 한다.

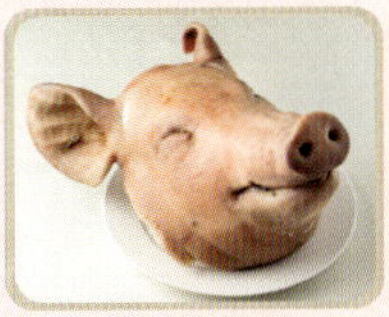

돼지머리

돼지머리는 굶어서 배가 매우 고파 무기력 할 때 기운을 북돋으며, 놀라서 생긴 발작과 5가지 치질을 치료하고, 광물질에 의한 독성을 제거한다.

재료 및 분량

돼지머리
물 30컵(6kg)

향채 : 마늘 50g, 생강 30g
파 2뿌리

오랄초(양념장): 간장 3큰술,
다진 파 1큰술,
다진 마늘 1큰술,
생강즙 1큰술, 겨자 1작은술,
깨소금 1큰술,
식초 1큰술

만드는 방법

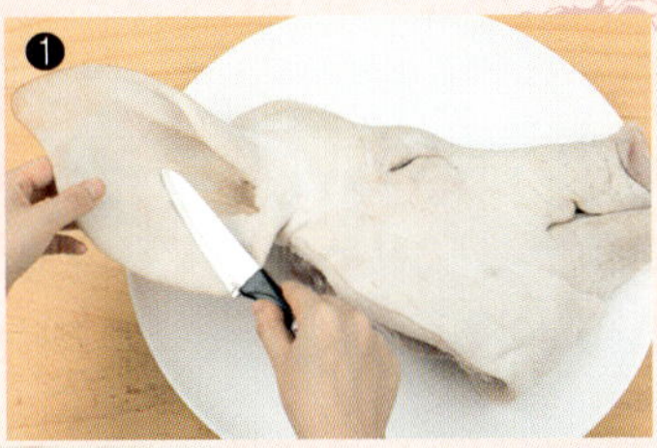

1. 돼지머리는 남아 있는 잔털을 제거하고 흐르는 찬물에 4~5시간 정도 담가 핏물을 뺀다.

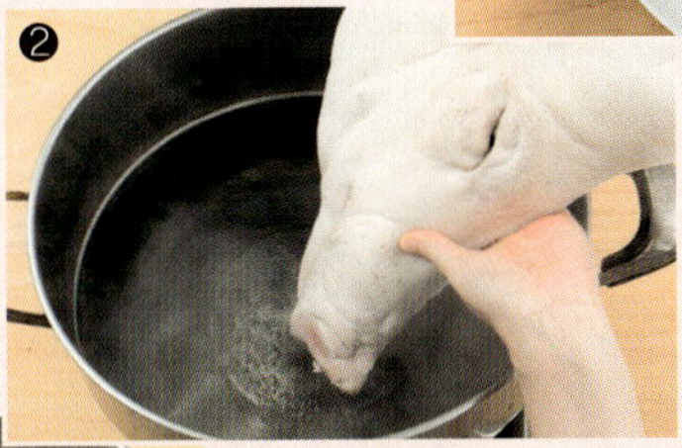

2. 큰 냄비에 물을 붓고 끓으면 돼지머리를 넣고 10분 정도 데친다.

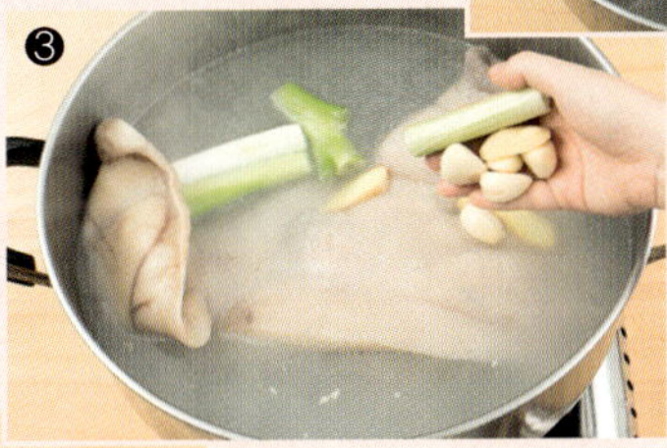

3. 큰 냄비에 돼지머리를 넣고 물을 부어 센 불에 올려 끓으면 향채를 넣고 2시긴 정도 푹 삶는다.

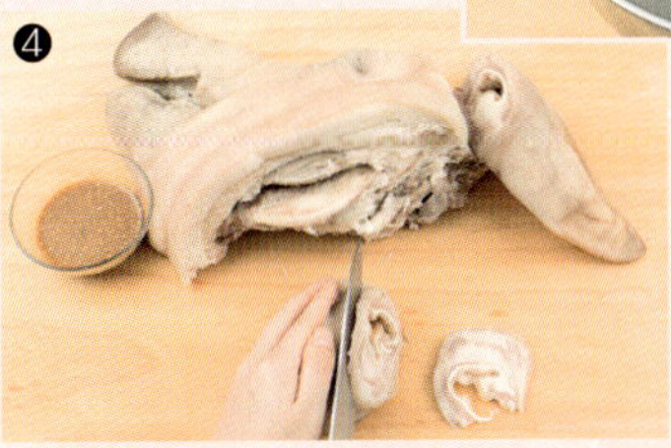

4. 식은 후 먹기 좋게 썰어 양념장과 곁들여 낸다.

Check Point

- 돼지머리 고기의 익은 정도는 젓가락으로 찔러보아 부드럽게 들어가면 된다.
- 한 김 식은 후 뼈를 발라내고 고기를 베보자기에 싸서 눌러 편육을 만들어도 좋다.
- 오랄장초(五辣醬醋)고서에 따라 만드는 방법이 다르다. 『동의보감』에서는 마늘 생강 파 겨자 여뀌 등 5가지 양념에 식초와 장을 넣어 만들었다.

돼지고기

1. 황사가 날리면 돼지고기를 찾는다.

황사가 많이 날리는 날에는 돼지고기를 찾게 된다. 또한 분필가루가 날리는 교실에서 말을 많이 하는 교사, 석탄가루를 많이 먹는 탄광노동자, 자동차 매연에 시달리는 운전기사, 톱밥가루나 먼지가 많은 곳에서 일하는 사람들이 돼지고기를 즐겨 찾는 것이 우리나라 풍속이다. 통계학적으로도 돼지고기를 즐겨 먹는 사람이 진폐증에 덜 걸린다고 하니 돼지고기가 체내에 들어온 분진을 일정 부분 상쇄시켜 주는 것으로 보인다.

한의학에서는 돼지를 음(陰)의 기운이 있는 것으로 보아 수렴시키고 빨아들이는 역할을 한다고 보았다. 비산하는 먼지, 분필가루, 석탄가루, 매연 등을 양(陽)의 기운으로 보아 수렴하는 기운인 돼지고기를 먹음으로서 중화된다고 본 것이다.

2. 돼지의 유래

돼지를 언제 어느 곳에서 처음으로 길렀는지는 논란의 소지가 있으나, 역사가 기록되기 이전부터 여러 곳에서 사육되었을 것으로 추정하고 있다. 야생하던 멧돼지를 가축화한 돼지는 성질이 유순하고 무엇이던지 잘 먹는다. 예전부터 있어왔던 재래종 돼지는 풍토병에 대한 저항력이 강하지만 살이 잘 찌지 않는 반면, 서양에서 수입되어 개량된 돼지는 살이 잘 쪄서 250kg이상 되는 경우도 있다. 최근 우리나라에서는 멧돼지와 집돼지의 교잡종이 맛이 좋아 많이 사육되는 추세이다.

동양최고의 한문사전이라 할 수 있는 『說文解字』에 의하면 돼지를 의미하는 시(豕)는 머리와 네 개의 다리와 등에 달린 꼬리를 형상화한 한문이라고 하였다. 그리고 『本草綱目』(1596)에 돼지가 불결한 것을 먹기 때문에 시(豕)라 하였다고 했으며, 팔괘중의 하나인 감(坎)괘에 돼지를 배속시켰는데, 이는 돼지를 수기(水氣)가 많은 동물로 보아 아래로 기운을 내리는 성질이 있다고 보았기 때문이다.

인간이 사는 집을 가(家)라 하는데, 예전에는 신을 모시는 곳이라는 의미였다. 즉 가(家)는 신에게 돼지[豕]를 제물로 바치는 집[宀]이라는 뜻으로 볼 수 있다. 따라서 돼지를 희생물로 사용하였음을 짐작하게 한다. 새끼돼지를 돈(豚)이라 하는데, 토실토실하게 살찐 새끼돼지를 통째로 신에게 희생물로 바친다는 의미로 月(肉)과 시(豕)가 합성된 글자이다. 『三國志』에 의하면 제주도의 옛 지명인 주호(州胡)에 사는 사람들은 소와 돼지를 잘 사육하였다는 기록이 있는 것으로 보아 우리나라에서는 광범위하게 돼지를 길렀음을 알 수 있다.

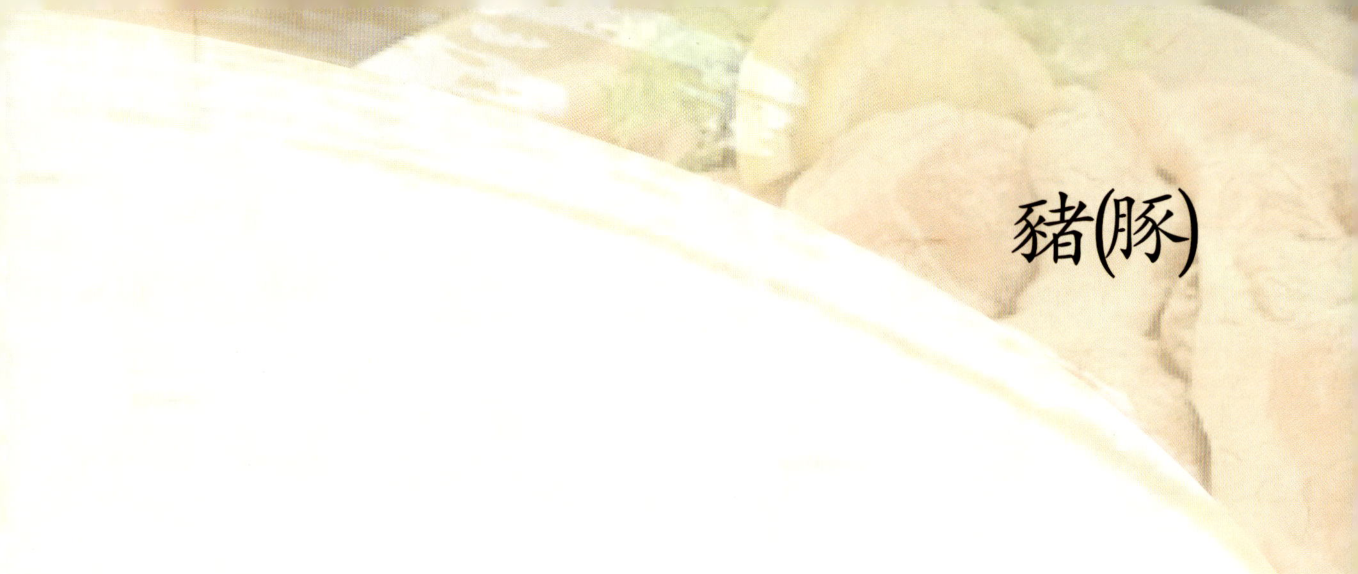

豬(豚)

3. 돼지의 성질

사상의학에서는 열이 많은 소양인에게는 닭고기를, 몸이 냉한 소음인에게는 돼지고기를 삼가라고 하고 있다. 즉 돼지고기를 열을 내리는 陰으로, 닭고기는 열을 올리는 陽으로 이해하고 있기 때문이다. 돼지를 陰의 성질로 보는 이유에 대한 설명으로 자신에게 위급한 상황이 닥쳤을 때 전진을 하지 않고 오히려 후퇴를 주로 하는 돼지의 품성을 보아 한의학에서는 음성으로 이해하고 있다. 돼지는 하늘이 아닌 땅[地 = 陰]을 보고 '꿀꿀' [우 = 陰의 소리]거리며 땅을 파헤치는 동작을 잘 취하며 무엇이던지 먹어 치우는 왕성한 식욕이 있기 때문에 돼지는 음의 성품임을 알 수 있다.

돼지는 예부터 단칼에 경동맥을 잘라 잡는 것이 우리의 전통이다. 이는 스트레스를 주지 않고 잡으려는 시도로 돼지가 음의 기운이기 때문으로 본다. 만약 돼지를 잘못 찔러 요동을 친다든지 묶인 끈이 풀어져 온 동네를 꿱꿱거리며 돌아다닌다면 돼지에서 노린내가 나 맛이 매우 떨어지기 때문이다.

4. 『本草綱目』에서 본 돼지의 효능

『本草綱目』에서 돼지는 다른 동물에 비하여 사육하기가 쉽다고 보았다. "돼지는 뼈가 가늘고 근육이 적으며 비계가 많다. 큰 것은 무게가 백 근이 넘고 먹는 것이 오히려 적기 때문에 사람들이 돼지를 기르기가 숨을 쉬는 것과 같이 매우 쉽다. 라고 하였다.

돼지고기를 너무 오랫동안 먹는 것은 삼가야 한다고 보았는데 "가저육(豭豬肉, 수퇘지고기)은 열기가 치솟아 생긴 미친 증상[狂病]을 치료할 수 있다. 라고 하여 수렴하는 기운의 돼지고기로 미친 증상을 치료하려고 하였다. 또한 돼지고기는 상기(上氣)로 인한 기침과 속이 답답한 기천(氣喘)에 사용하기도 하였으며, "부종창만(浮腫脹滿, 배 안에 액체가 괴어 배가 잔뜩 나오는 증상)과 음식을 먹지 않아도 가슴이 답답한 증상에 돼지 등뼈 고기를 자른 다음 마늘 염교를 넣어 먹는다. 고 하였다. 즉 돼지 등뼈를 이용하여 속이 더부룩한 것을 치료한 것이다.

돼지고기로 육포를 만들어 먹기도 하였는데 "이질이 심하여 아무것도 먹지 못할 때 겨울에 만든 육포를 재에 묻어 구워먹으면 효험이 있다. 고 소개하고 있는데, 돼지고기 육포의 맛을 이용하여 식욕을 되찾게 하려는 시도로 보인다.

열을 내려주는 효능이 있는 돼지고기는 소아의 화단(火丹, 피부의 헌데나 다친 곳으로 세균이 들어가서 열이 높아지고 얼굴이 붉어지며 붓게 되어 부기〈浮氣〉, 동통을 일으키는 전염병)에 돼지고기를 잘라 붙인다고 하였는데, 이는 화기(火氣)를 내리려는 의도에서이며, 소아의 감병(疳病, 어린이의 영양장애, 만성 소화불량 등의 병, 현대의 펠라그라 병과 유사함)은 화열(火熱)로 인한 것으로 보았는데 여기에 돼지고기를 사용하였다. 그 밖에도 황달에 돼지기름을 사용하였으며 돼지기름의 매끄러운 기운을 통하여 대소변불통에 사용하였고 "피부를 좋게 하며 고(膏)를 만들어 손에 바르면 손이 트지 않는다. 라는 기록도 있다.

18 멧돼지구이 (野猪肉炙)

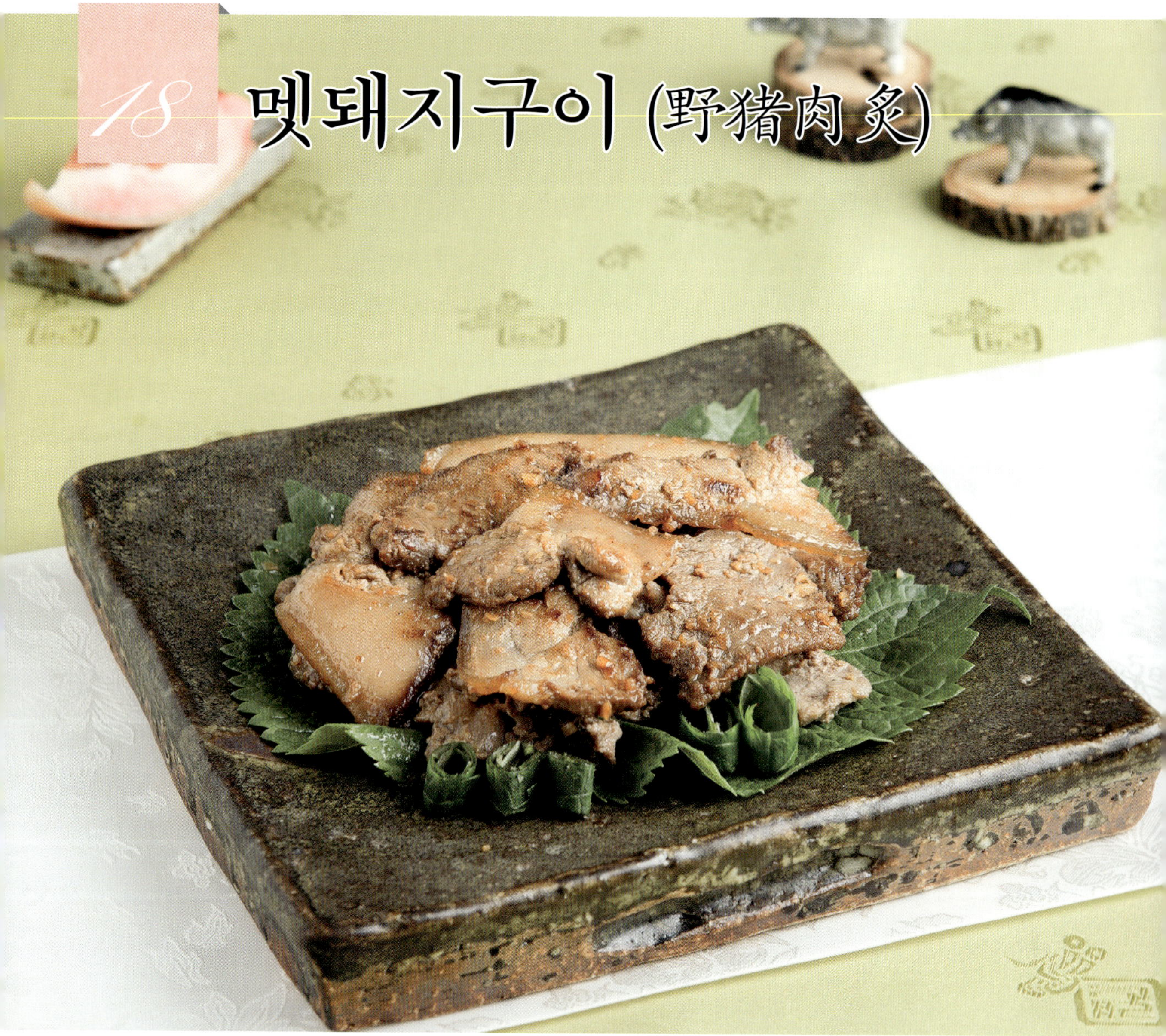

治久痔 下血不止 肛邊痛 兼腸風瀉血. 野猪肉二斤細切
着五味炙空心食之 作羹亦得 不過十頓差 靑蹄不可食.

오래된 치질과 하혈이 그치지 않고 항문 주변이 아픈 증상과 치질로 인하여 붉은 피가 나오는 것을 치료하려면 멧돼지고기 2근을 잘게 썰고 양념을 묻힌 다음 구워서 공복에 먹는다. 국을 만들어 먹어도 역시 좋은데 10번을 넘기지 않아 차도가 있다. 푸른빛의 발굽은 먹지 말아야 한다.

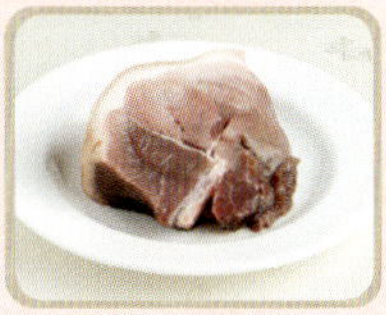

멧돼지고기

일반 돼지고기보다 지방이 적고 육질이 쫄깃하다. 오랜 치질과 하혈이 그치지 않고 항문 주변이 아픈 것과 치질로 인해 피가 나오는 것을 치료한다.

재료 및 분량

멧돼지고기 1근(600g)
청주 2큰술

양념장 : 청장 2큰술
다진 파 1큰술
다진 마늘 1큰술
생강즙 ½큰술
후춧가루 ⅛작은술
참기름 1큰술

만드는 방법

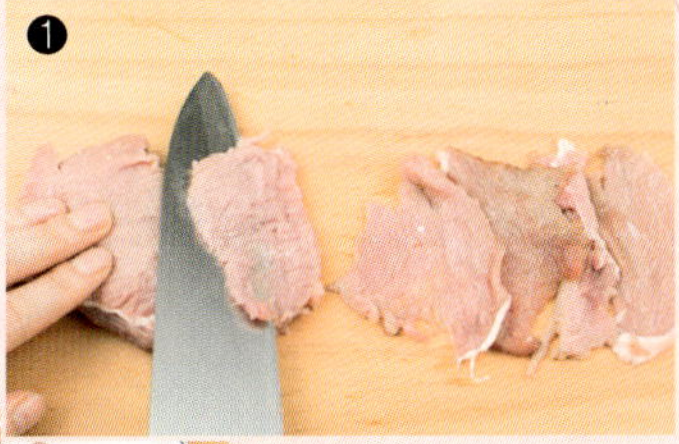

1. 멧돼지고기는 핏물을 닦고 얇게 저며 썬다.

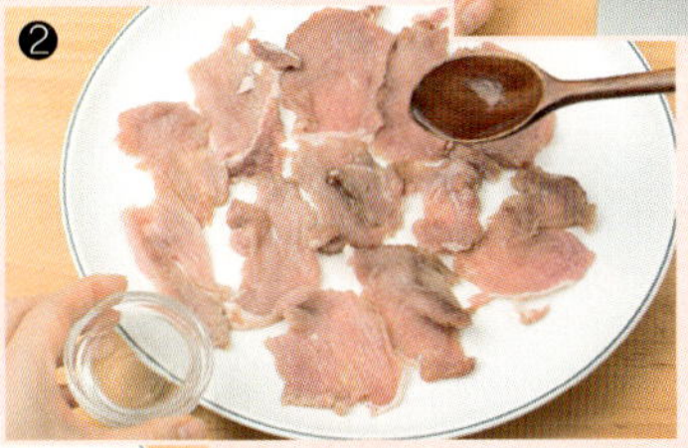

2. 멧돼지 고기에 청주를 넣어 20분 정도 재운다.

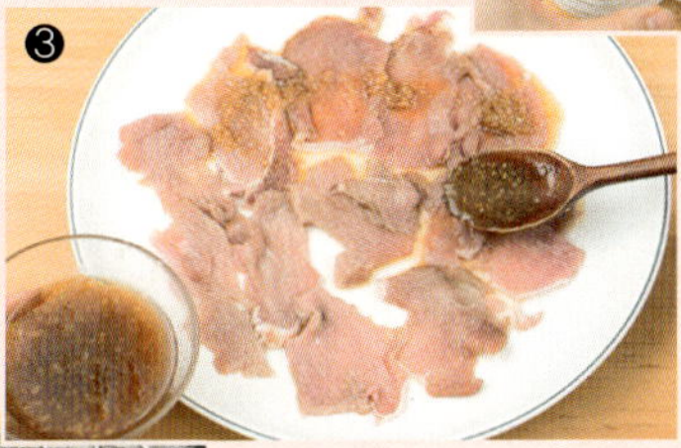

3. 양념장을 만들어 멧돼지고기에 양념하여 30분 정도 재운다.

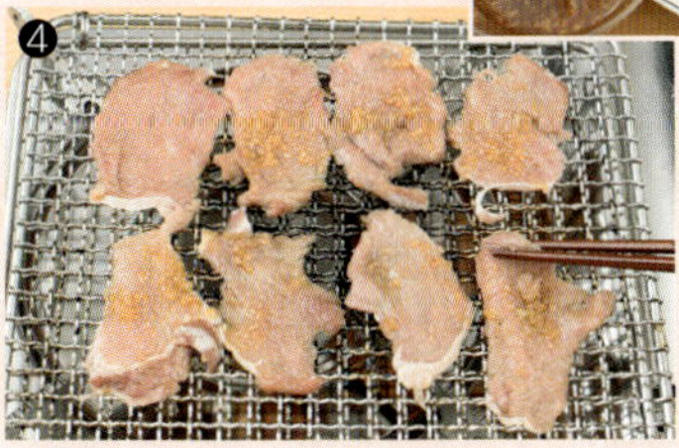

4. 석쇠를 달구어 양념한 멧돼지고기를 올려 굽는다.

Check Point

- 멧돼지 고기는 일반돼지고기보다 질기므로 얇게 썬다.
- 구울 때 센불에서 15cm 정도 높이로 올려 서서히 굽는다.
- 멧돼지 고기는 일반 돼지고기보다 더 선홍색이며 지방질이 적어 쫄깃하고 담백한 맛이다.

19 쇠고기찜(牛肉蒸)

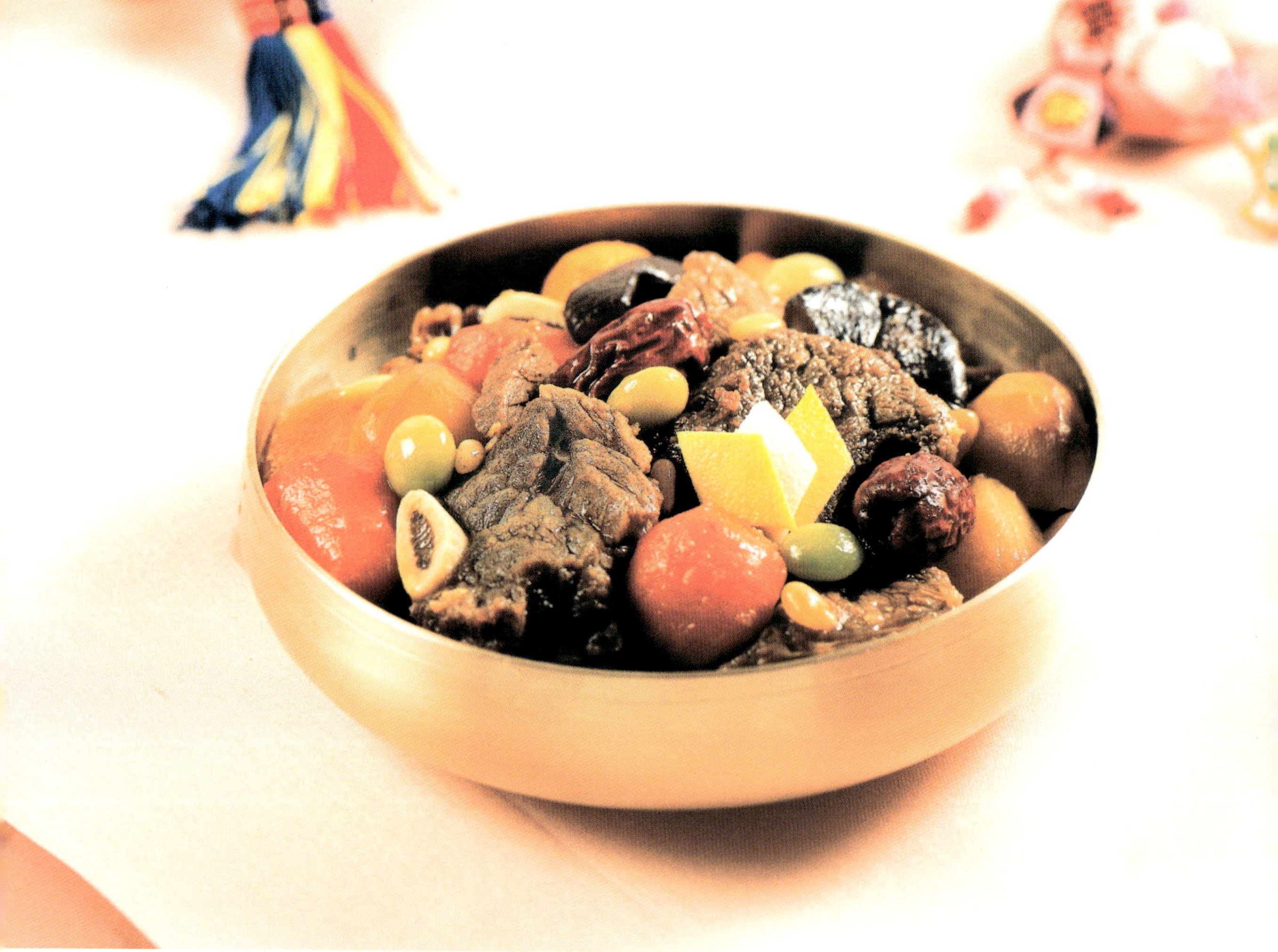

溫中益氣 養脾胃 塡骨髓. 牛肉 如法食之.

속을 따뜻이 하며 기운을 북돋아 주고 비위를 기르며 골수를 채우려면 소고기를 보통 방법과 같이 요리하여 먹는다.

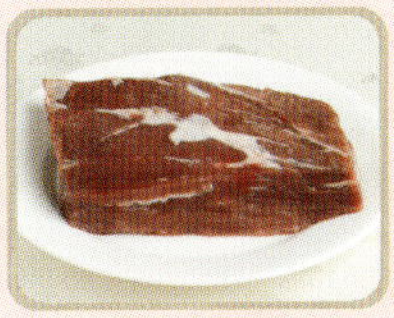

쇠고기

속을 따듯이하며 기운을 북돋아 주고 비위를 기르며 골수를 채운다. 수기와 부종을 치료하고 소변이 시원하게 나오지 않는 것을 치료한다.

재료 및 분량

쇠갈비 600g
튀하는 물 4컵(800g)
물 3컵(600g)

양념장: 간장 3큰술, 설탕 2큰술, 청주 2작은술, 다진파 2큰술, 다진마늘 1큰술, 참기름 1큰술, 깨소금 1작은술, 후춧가루 1/8작은술

표고버섯 2장, 밤 4개, 대추 4개, 무 100g, 당근 70g, 은행 6개, 잣 1작은술, 달걀 1개, 식용유 1작은술

만드는 방법

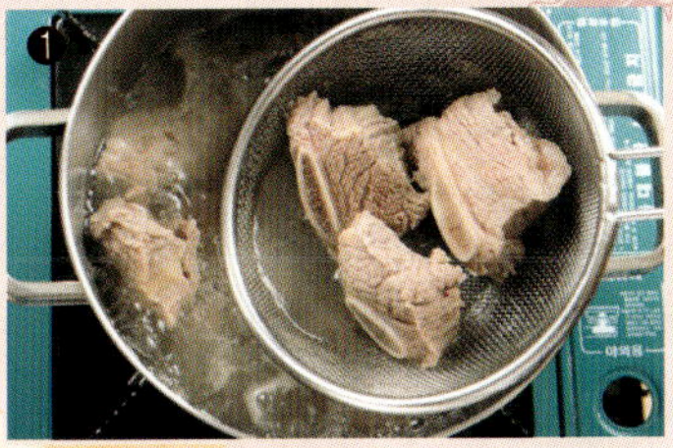

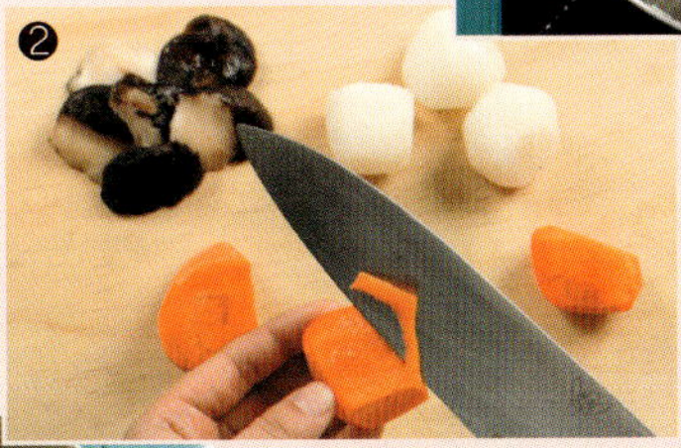

1. 쇠갈비는 기름기를 떼어내고 찬물에 담가 핏물을 뺀 다음 칼집을 넣고 끓는 물에 5분 정도튀한다.

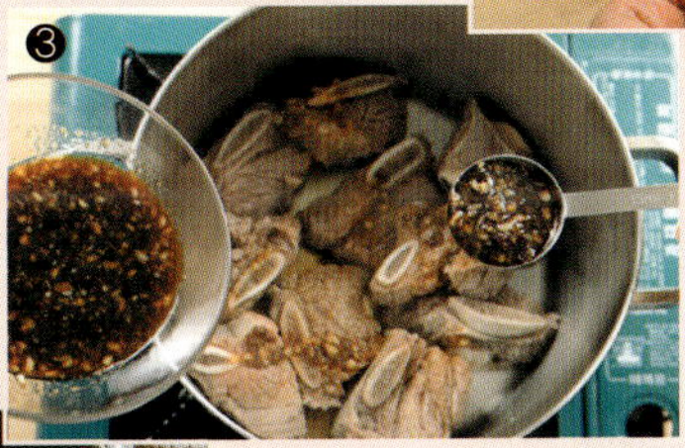

2. 표고버섯은 불려 기둥을 떼고 밤은 껍질을 벗기고, 대추는 젖은 면보로 닦고, 은행은 팬에 볶아 껍질을 벗기고, 잣은 고깔을 떼고 면보로 닦는다. 무와 당근은 밤과 같은 크기로 썰어 모서리를 다듬는다.

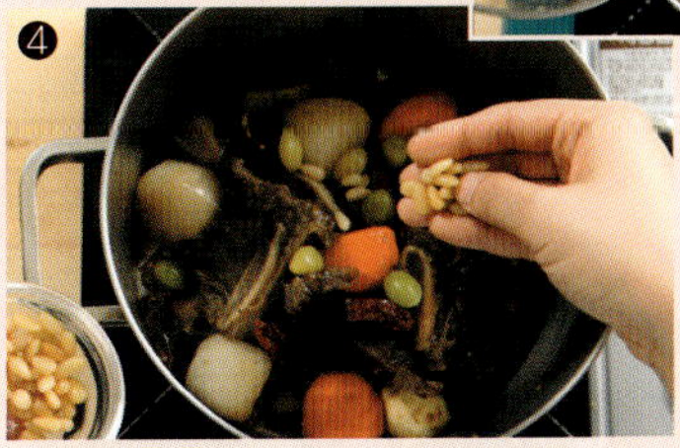

3. 냄비에 쇠갈비와 양념장 1/2량을 넣고 물을 붓고 센 불에 올려 끓으면 중불로 낮추어 30분 정도 끓이다가 나머지 양념장과 표고버섯과 밤, 무, 당근을 넣고 10분 정도 더 끓인다.

4. 대추, 은행, 잣을 넣고 국물을 끼얹으며 10분 정도 더 졸인다.

Check Point

- 갈비 끓이는 시간은 갈비의 크기에 따라 다를 수 있다.
- 갈비찜을 할 때는 중불에서 서서히 익혀야 맛이 잘 우러나고 부드럽다.
- 갈비찜을 윤기나게 하려면 고기가 익은 후 뚜껑을 열고 양념장을 끼얹으며 끓인다.

20 사슴고기국(鹿肉湯)

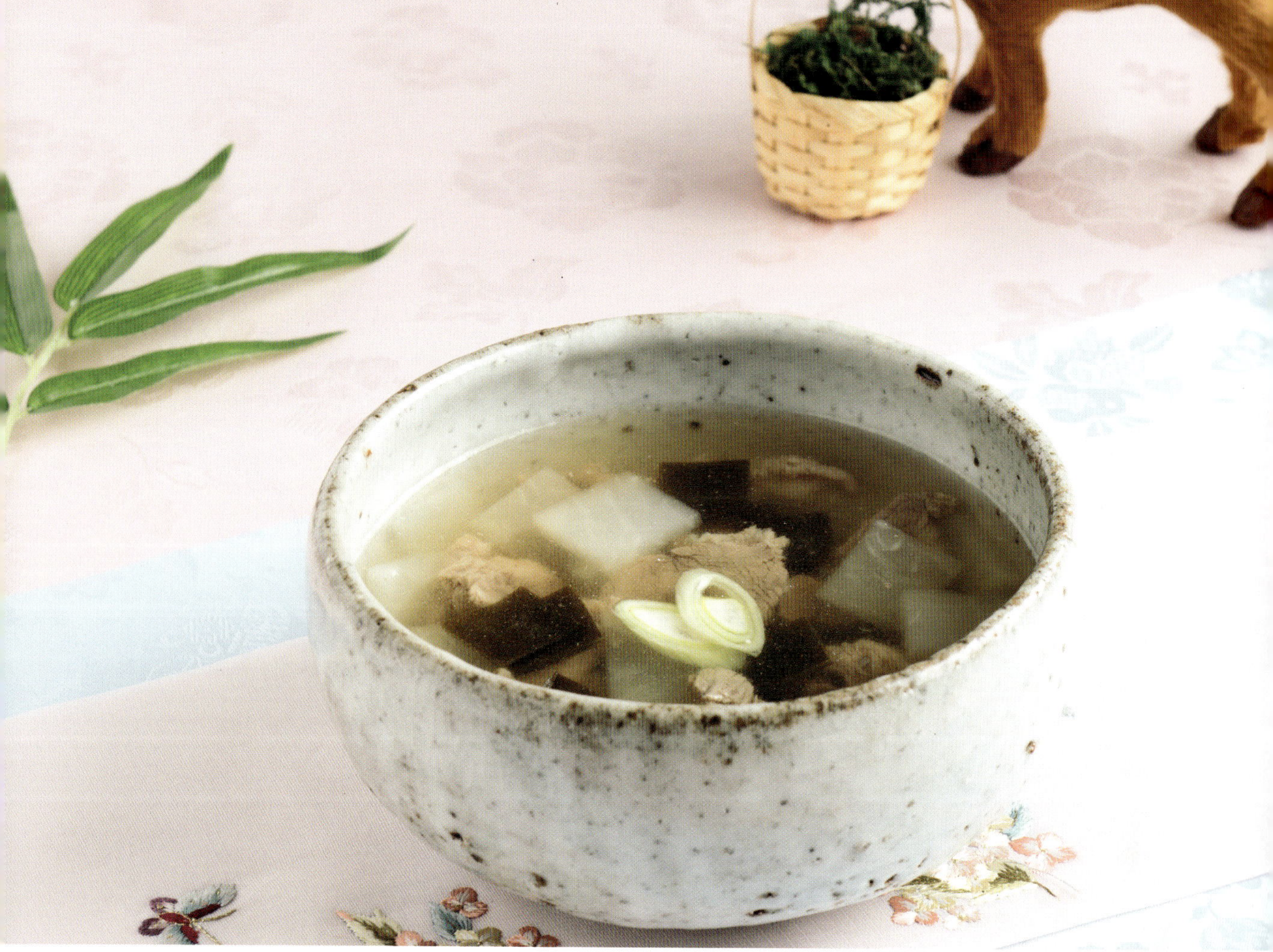

主溫補 益氣力. 鹿肉 任意熟食之.

몸을 따뜻하게 하고 기력(氣力)을 북돋아 주려면 사슴고기[鹿肉]를 임의대로 익혀서 먹는다.

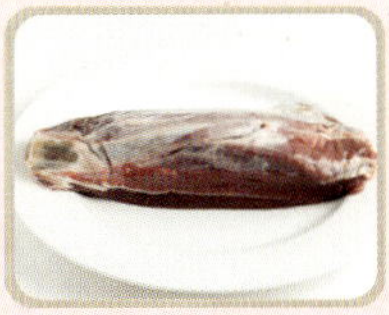

사슴고기

육질이 연하고 담백하며 따뜻한 성질을 가지고 있어 몸을 따뜻하게 보하고 기력을 북돋아주어 강장의 효과가 있다.

재료 및 분량

사슴고기 300g

향채 : 파 20g, 마늘 10g

물 10컵(2kg), 무 ⅓개,
다시마 5g, 청장 ½작은술,
다진 파 ½작은술,
다진 마늘 ½작은술,
후춧가루 ⅛작은술,
사슴고기 육수 6컵(1.2kg),
대파 20g, 청장 1큰술,
소금 ½작은술

만드는 방법

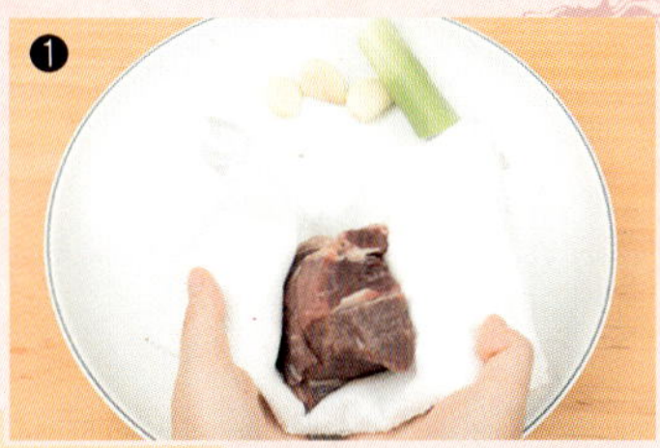

1. 사슴고기는 면보로 핏물을 닦고 향채는 손질하여 깨끗이 씻는다.

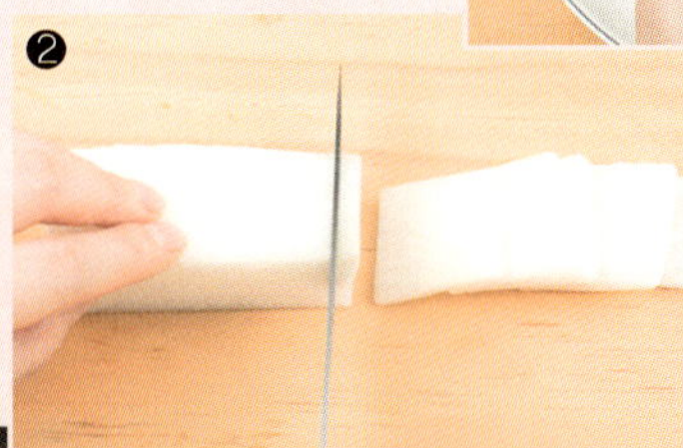

2. 무는 손질하여 깨끗이 씻은 후 가로·세로 2.5cm 두께 0.5cm 정도로 썬다.

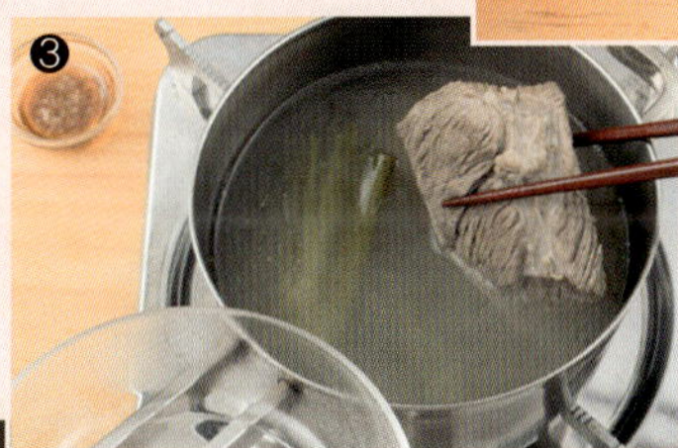

3. 냄비에 사슴고기와 물을 붓고 센 불에 올려 끓으면 중불로 낮추어 30분 정도 끓이고 향채를 넣어 30분 정도 더 끓인 다음 사슴고기는 건져서 가로·세로 2.5cm 정도로 썰어 사슴고기 양념장으로 양념하고, 국물은 식힌 후 면포에 걸러 육수를 만든다.

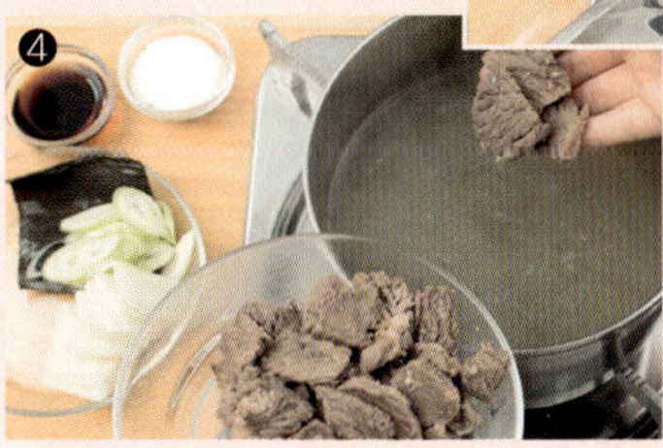

4. 냄비에 육수를 붓고 썰어놓은 사슴고기와 무·다시마를 넣고 센 불에 올려 끓으면 어슷 썬 파를 넣고 청장과 소금으로 간을 한 다음 2분 정도 더 끓인다.

Check Point

- 무는 가을무가 달고 맛있으며 여름무는 한 번 데쳐내고 사용하면 좋다.
- 사슴고기는 썰어서 양념하여 볶다가 물을 붓고 끓여서 장국을 만들어 사용하기도 한다.
- 사슴고기는 기름기가 적고 대부분이 붉은 살코기로 맛이 담백하다.

21 양고기구이 (羊肉炙)

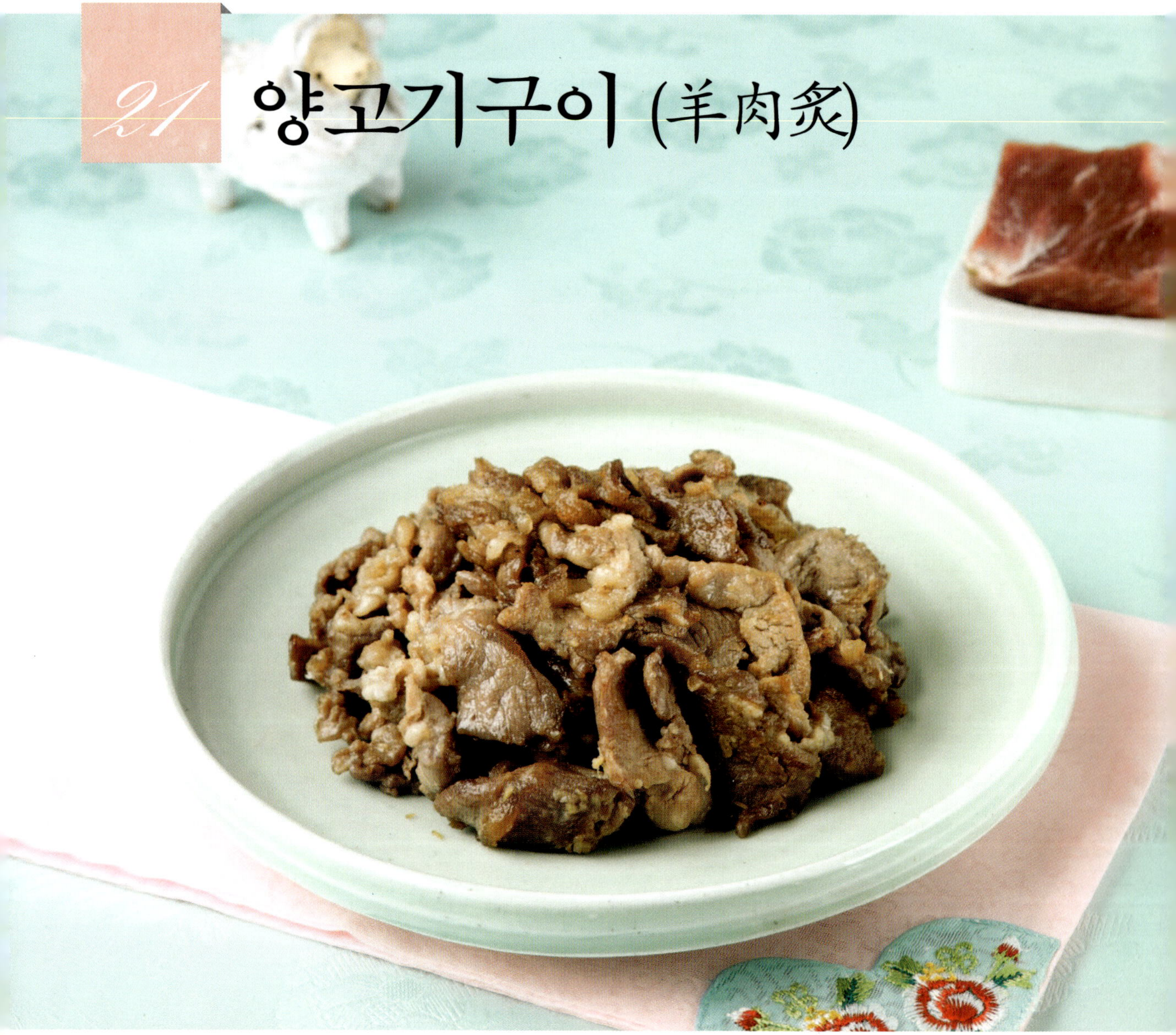

主補中益氣. 羊肉 右皆任意熟食之.

속을 보하고 기력을 북돋아 주려면 양고기[羊肉]를 임의대로 익혀서 먹는다.

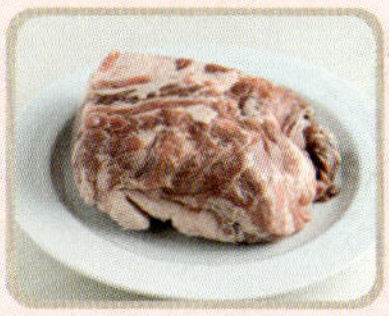

양고기

허로와 한냉을 다스리고 속을 보하며 기운을 북돋는다. 또한 비위의 기가 냉하여 음식을 먹으면 토하는 것을 치료한다.

재료 및 분량

양고기 300g,
꿀 1큰술
청주 ½큰술
생강즙 1큰술

양념장 : 간장 1큰술, 꿀 ½큰술
다진 파 1큰술, 다진 마늘 ½큰술
후춧가루 ⅛작은술, 참기름 1큰술

만드는 방법

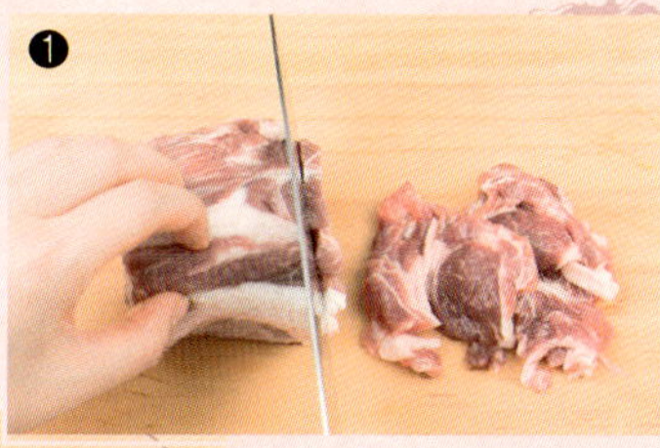

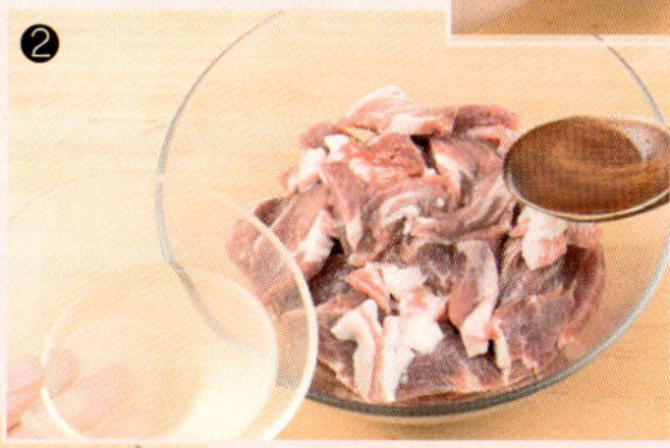

1. 양고기는 기름기를 떼어내고 결 반대방향으로 가로,세로 3cm, 두께 0.3cm 정도로 썬다.

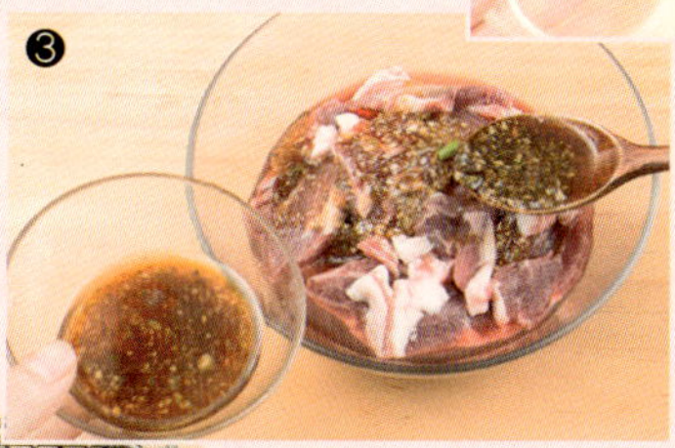

2. 양고기에 꿀과 청주, 생강즙을 넣고 주물러 10분 정도 재워 놓는다.

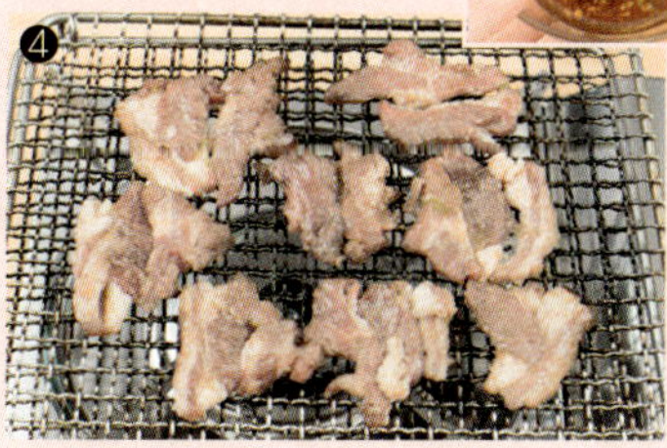

3. 양념장을 만들어 재워놓은 양고기에 넣고 간이 배이도록 주물러 30분 정도 더 재워 놓는다.

4. 석쇠를 달구어 양고기를 놓고 센 불에서 3분 정도 굽다가 뒤집어 중불로 낮추고 5분 정도 더 굽는다.

Check Point

- 양고기는 돼지고기보다는 붉은색이 나고 지방이 희다.
- 양고기 특유의 냄새를 없애기 위해서는 청주와 생강즙에 잘 재워야 한다.
- 양고기는 따뜻하게 먹는 것이 좋다.

22 토끼탕(兎汁)

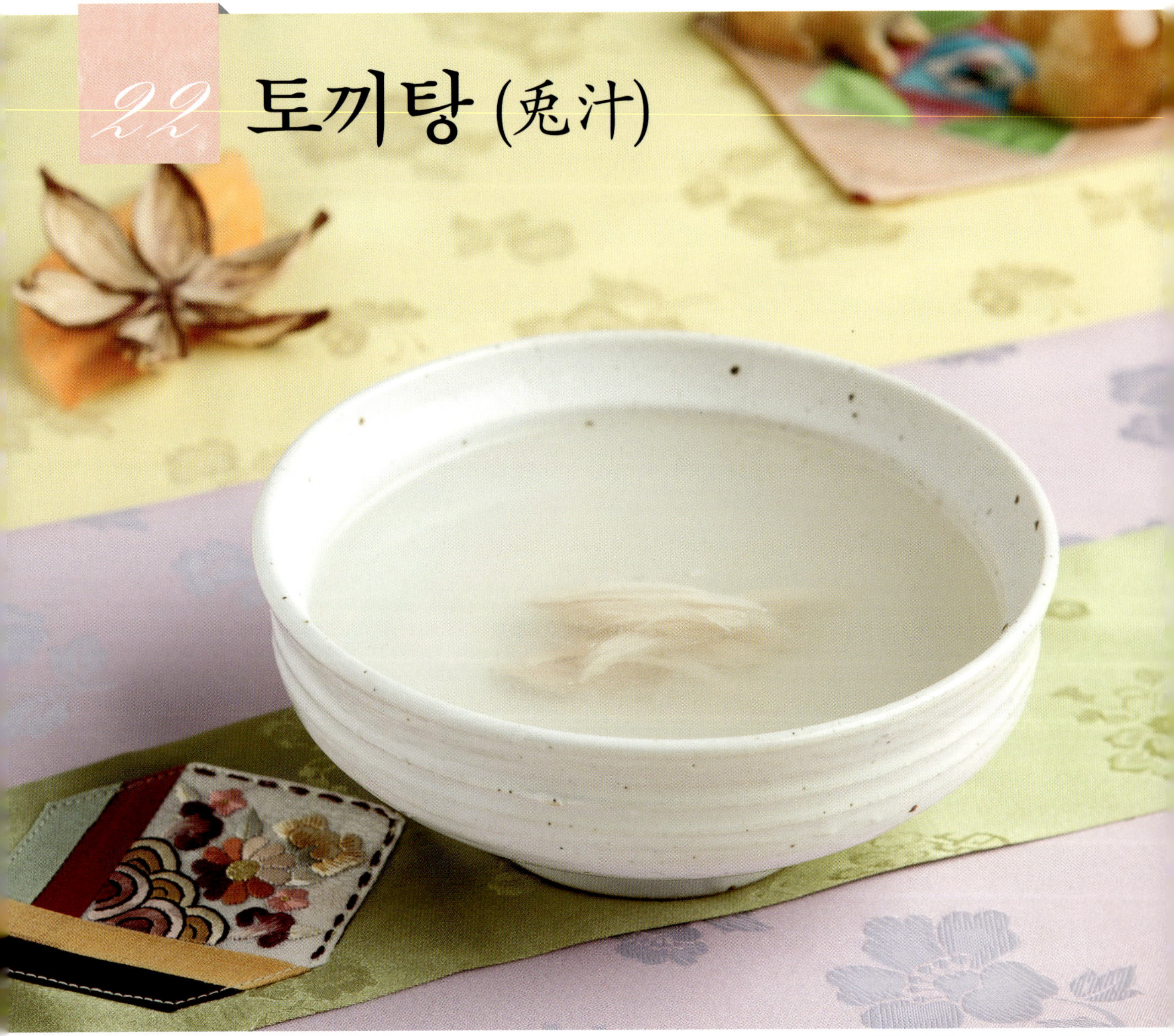

治小便不禁. 兎一隻 剝去皮爪五藏等 以水一斗半 煎使爛 骨肉相離 漉出骨肉 斟酌五升汁 便澄濾令冷 渴則服之 極重者 不過三.

소변불금(小便不禁, 소변을 참지 못하고 저절로 나오는 증상)을 치료하려면 토끼[兎] 1마리를 가죽, 발톱, 오장(五藏) 등을 제거하여 물 1말 반을 넣고 뼈와 살이 분리되도록 푹 삶는다. 즙을 5되 정도 걸러 식힌 다음 갈증이 날 때 마신다. 아무리 심한 사람이라 해도 3마리를 넘지 않아 낫는다.

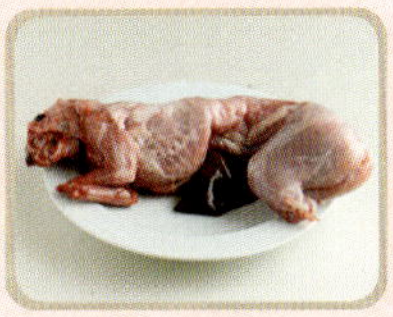

토끼

소갈로 몸이 여위는 것과 소변을 참지 못하고 저절로 나오는 증상을 치료한다.

재료 및 분량

토끼 1마리(가죽 벗긴 것, 2kg)
삶는 물 25컵(5kg)
토끼육즙 10컵(2kg)
소금 2큰술

향채

생강 20g
파 100g
마늘 20g

만드는 방법

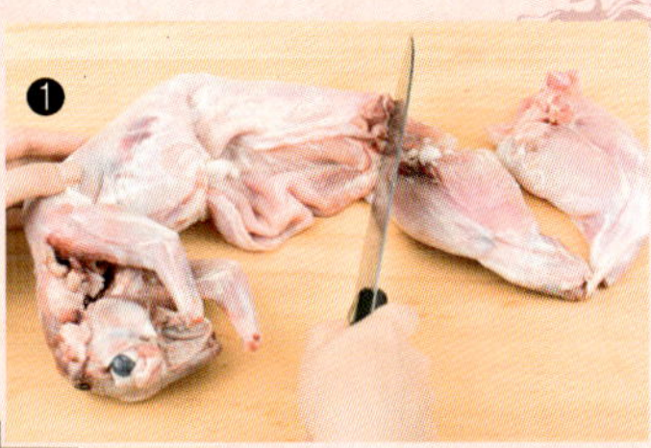

1. 토끼는 깨끗이 손질하여 물기를 뺀 다음 4등분 한다.

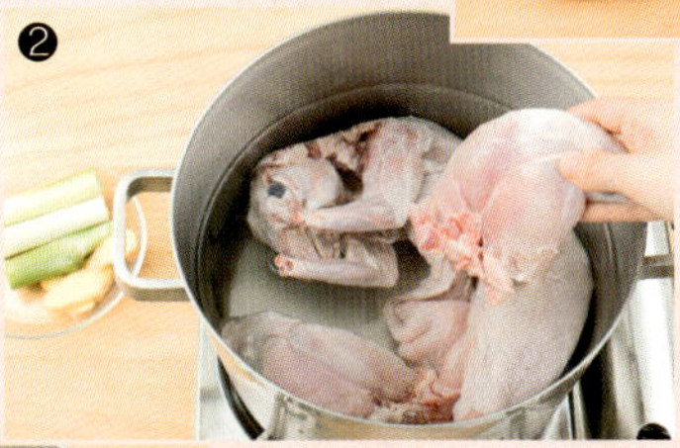

2. 큰 솥에 물과 토끼를 넣고 센 불에 올려 끓으면 중불로 낮추어 향채를 넣고 삶는다.

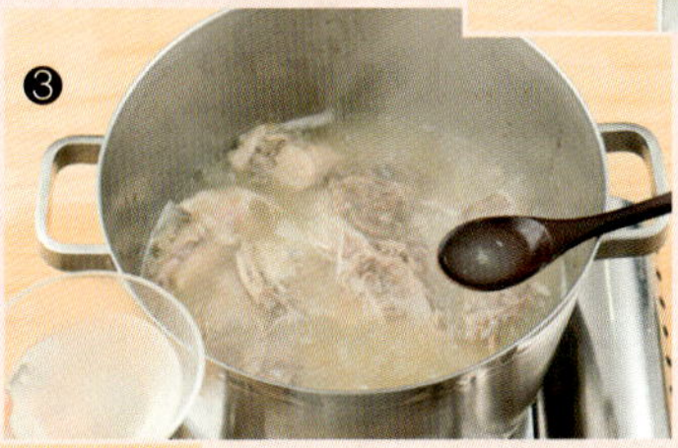

3. 살과 뼈가 분리되도록 4시간 정도 푹 삶으면서 거품을 걷는다.

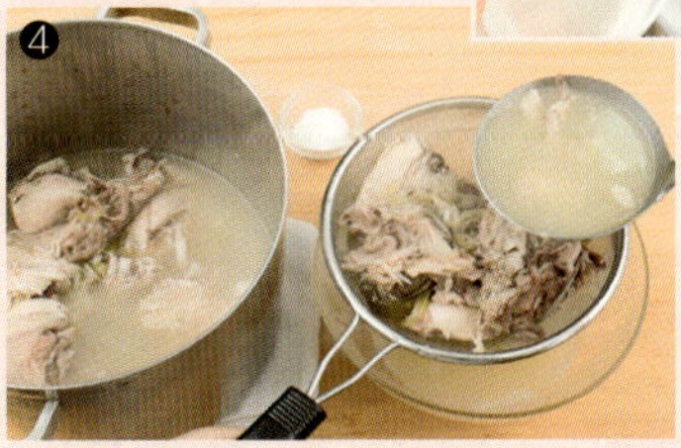

4. 삶은 토끼는 고운체에 걸러 토끼즙을 만들고 소금으로 간을 한다.

Check Point

- 토끼고기는 도축한 뒤 2~3일 정도 숙성된 것이 육질이 연하고 맛있다.
- 토끼고기는 저지방, 고단백 식품으로 노약자의 건강식으로도 좋다.
- 토끼의 간은 눈을 밝게 하는 효능이 있다.

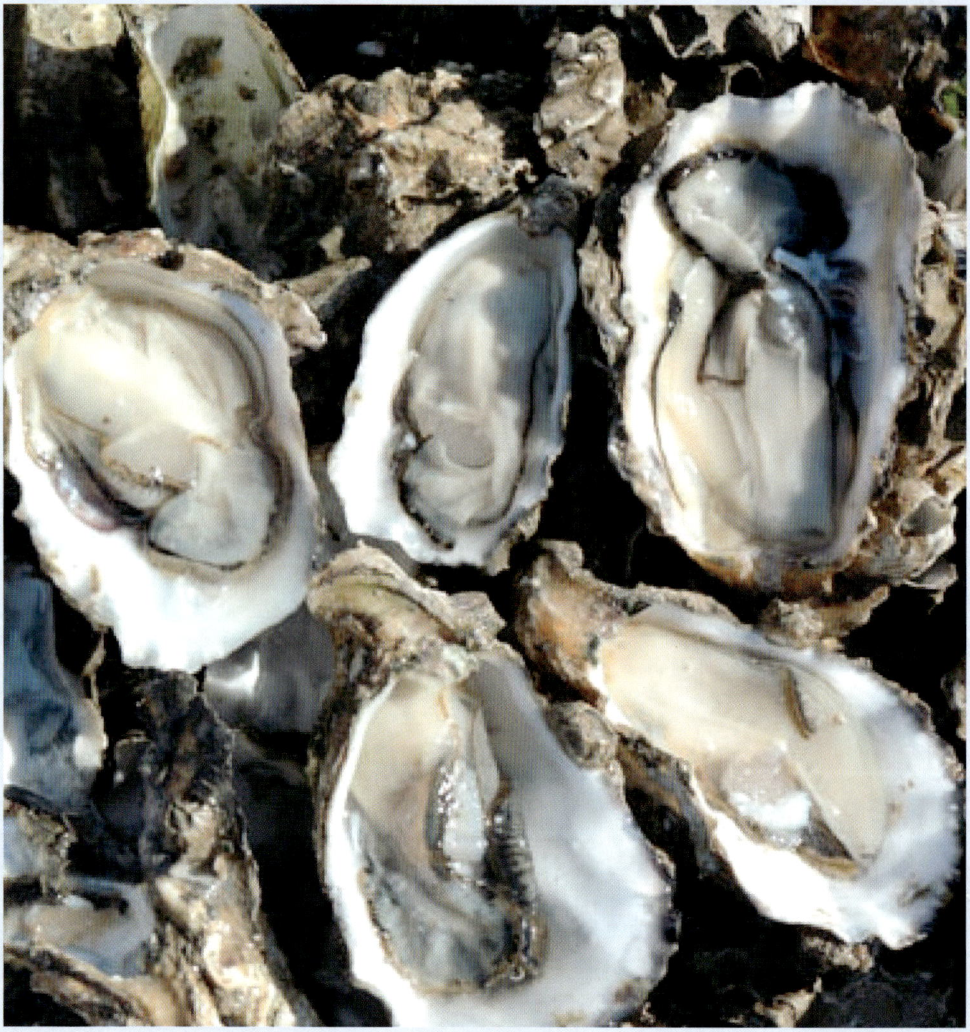

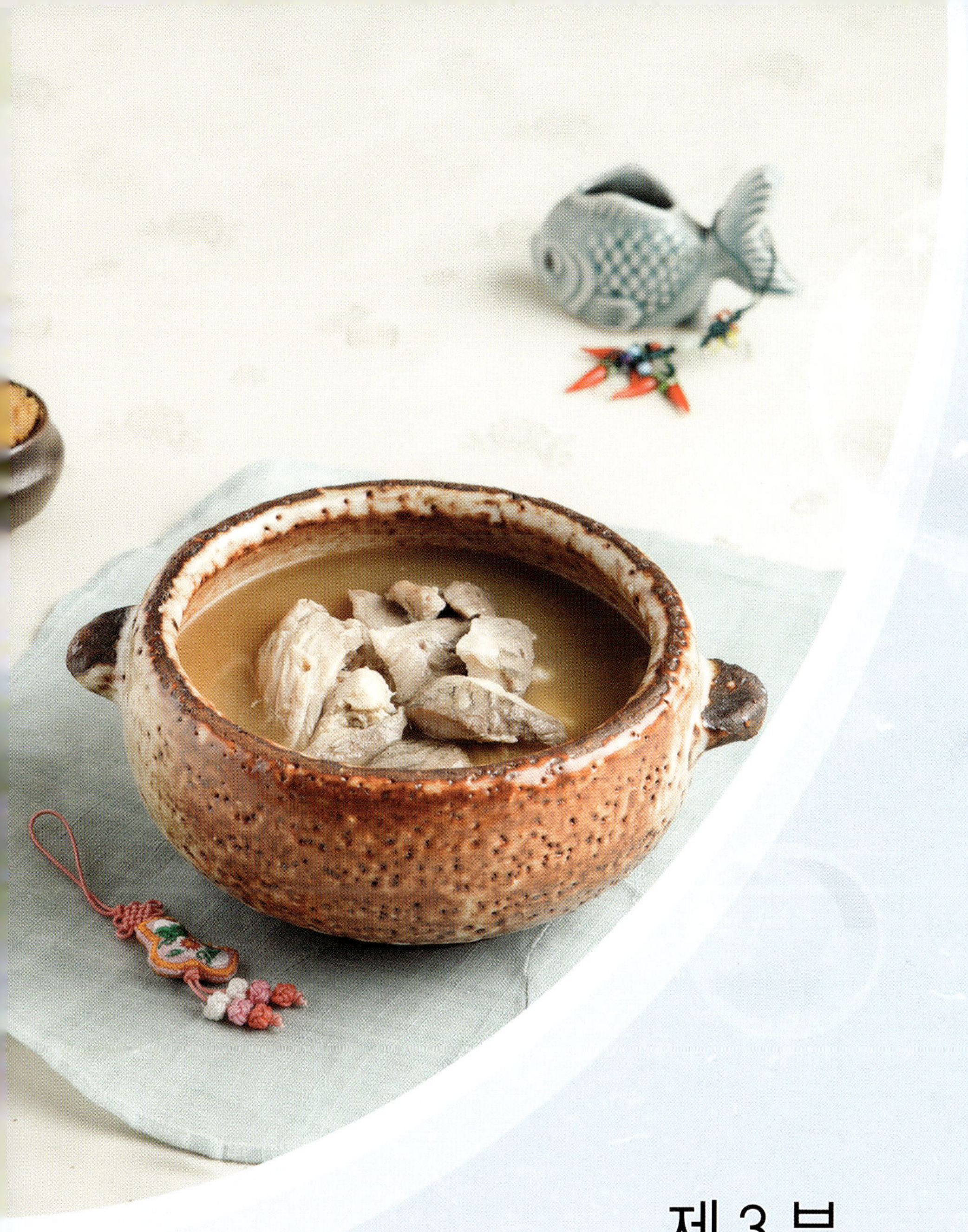

제 3 부

수산물 요리

01 장어죽(鰻鯉魚粥)

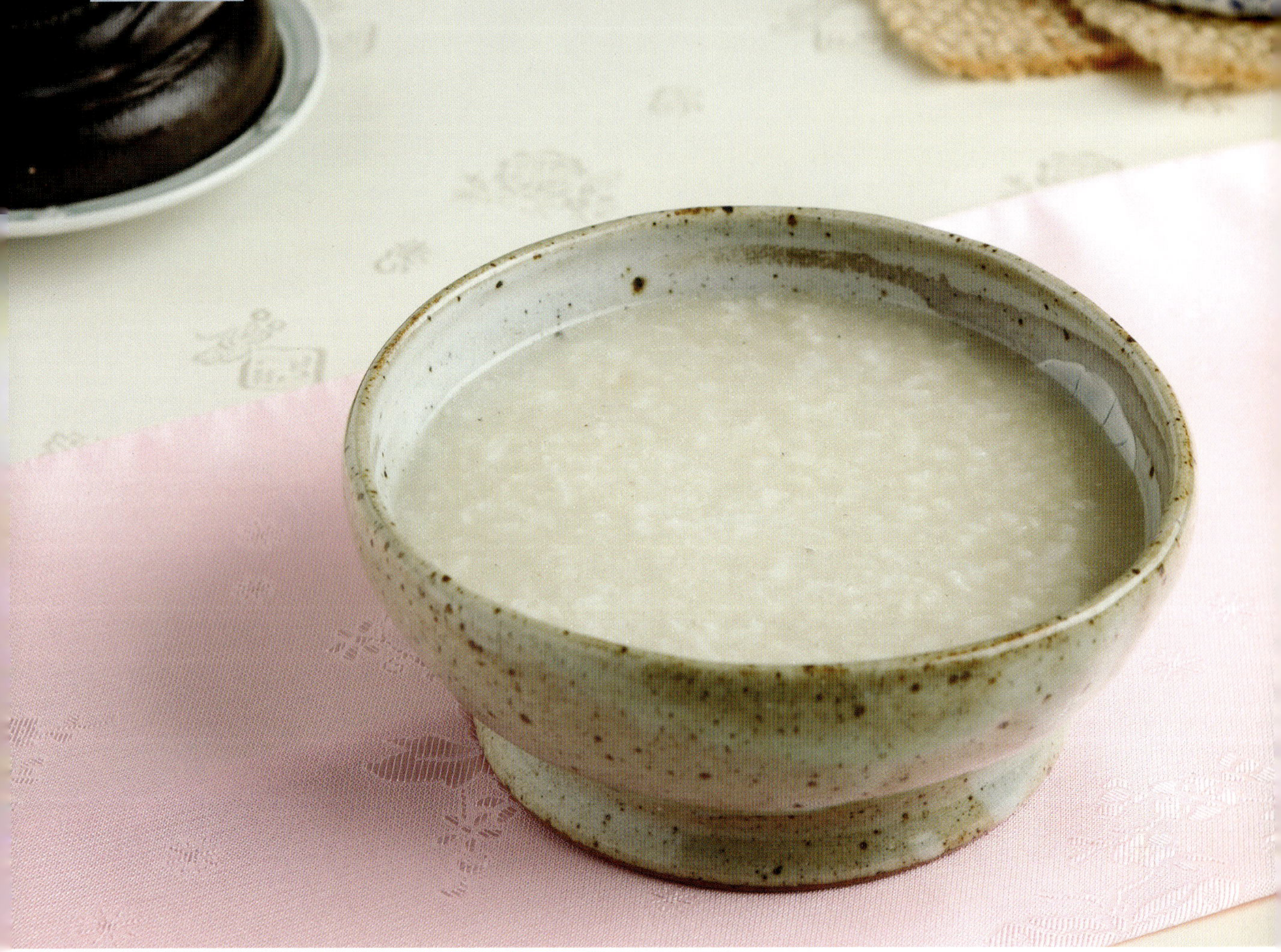

治癧瘍風 可長服之. 鰻鯉魚和五味 以米煮食之
兼治一切風疾.

역양풍을 치료하는데 가히 오래도록 복용할 수 있다. 양념을 한 뱀장어에 쌀을 넣고 삶아 먹으면 모든 중풍질환을 치료할 수 있다.

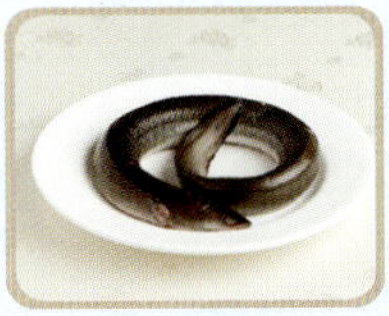

뱀장어

찬 성질이 있어 몸에 허열이 있고 쉽게 피곤을 느끼는 사람에게 좋다. 또한 여자의 부인병을 치료하고 식욕을 증진하며 배탈, 설사, 소화불량에도 좋다.

재료 및 분량

멥쌀 1컵
뱀장어 1마리(손질된 것 250g)
장어 삶는 물 15컵(3kg)
장어 육수 7컵(1.4kg)
생강즙 1큰술
소금 ¼큰술
실파 2뿌리

향채

파 50g
마늘 50g
생강 30g

만드는 방법

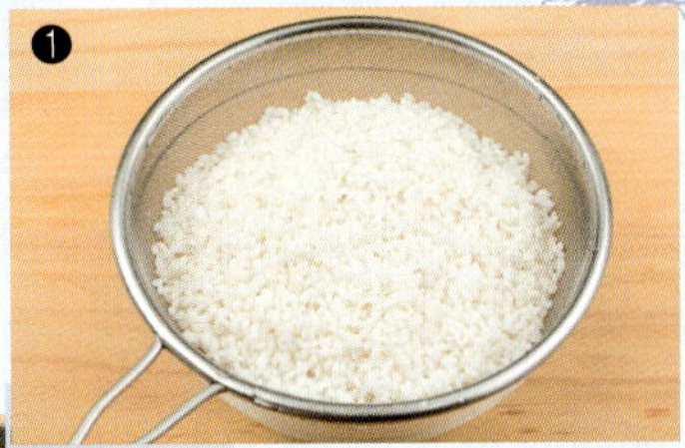

1. 멥쌀은 깨끗이 씻어 2시간 정도 불린 다음 체에 밭쳐 물기를 뺀다.

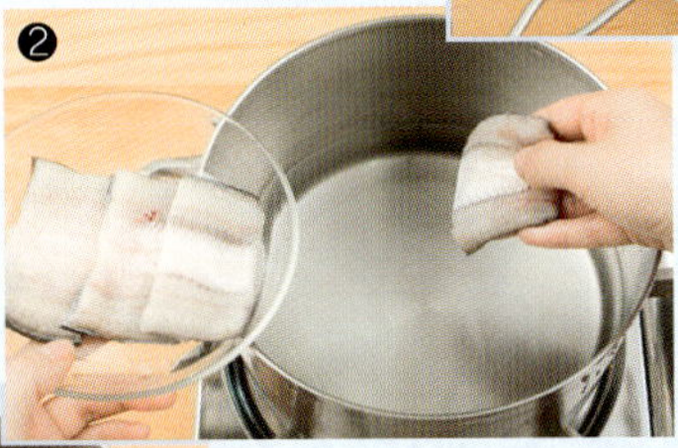

2. 냄비에 물을 붓고 장어를 넣어 센불에 올려 끓으면 중불로 낮추어 30분 정도 끓이다가 향채를 넣고 약불에서 30분 정도 더 삶아 굵은 체에 내려 장어 국물을 만든다.

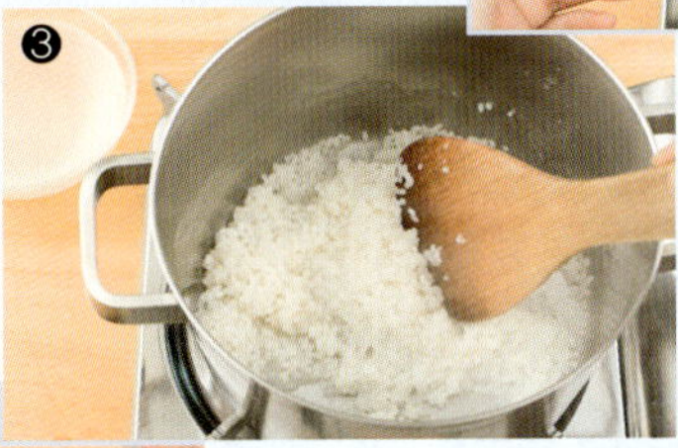

3. 냄비에 멥쌀을 넣고 중불에서 2분 정도 볶다가 장어국물을 붓고 센불에 올려 끓으면 중불로 낮추어 10분 정도 끓이다가 약불로 낮추어 뚜껑을 덮고 20분 정도 더 끓인다.

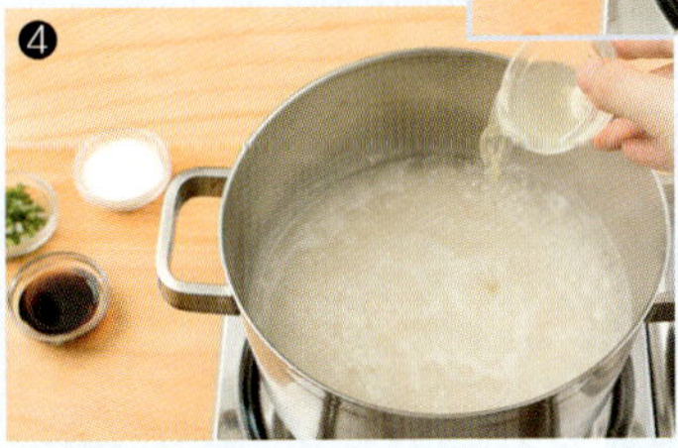

4. 죽이 어우러지면 생강즙을 넣고 소금과 청장으로 간을 맞추어 2분 정도 끓인 다음 송송 썬 실파를 넣고 불을 끈다.

Check Point

- 장어는 굵은 소금을 뿌리고 뚜껑을 덮어 해감한 후 내장을 빼내고 깨끗이 씻는다.
- 장어 삶은 물이 8컵 정도 될 때까지 삶는다.
- 체에 내릴 때 중간체에 국물을 끼얹어가며 내리면 쉽다.
- 역양풍은 피부각질층에만 기생하는 곰팡이에 의해 생기는 피부병을 말한다.

02 장어된장구이 (鰻鱺魚醬炙)

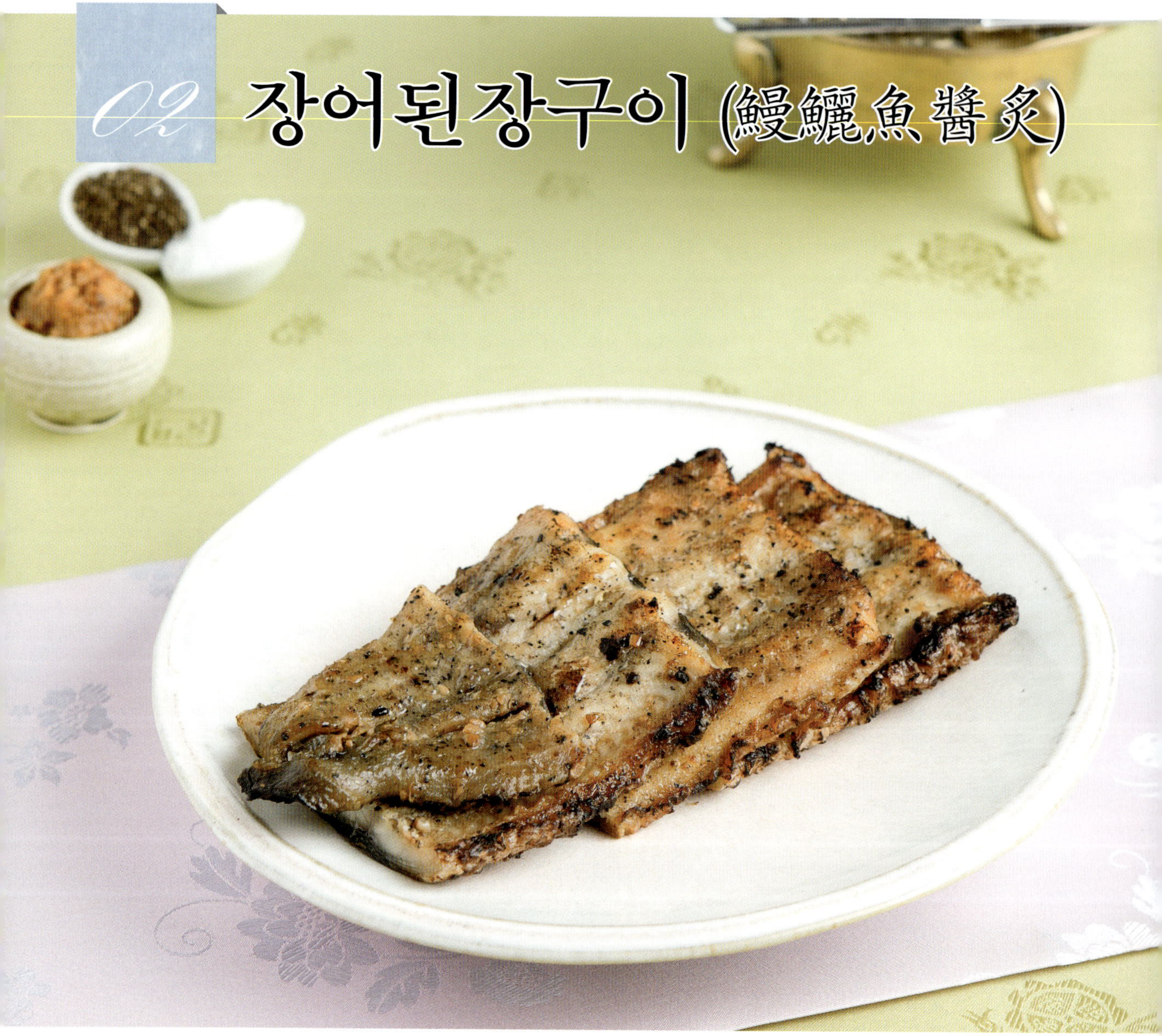

治五痔漏瘡. 鰻鱺魚治如食法 切作片炙
着椒鹽醬 和調食之.

5가지 치질과 누창(漏瘡, 구멍이 뚫어져 고름이 흐르고 냄새가 나면서 오랫동안 낫지 않는 증상)을 치료하려면 뱀장어[鰻鱺魚]를 보통 요리하는 방법과 같이 준비하여 자르고 구워서 산초, 소금, 된장을 발라 먹는다.

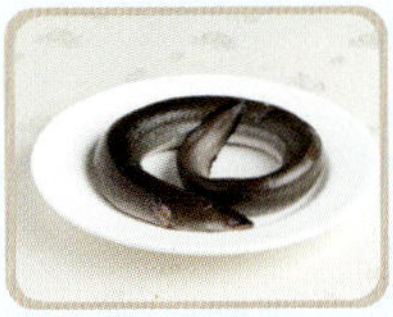

뱀장어

찬 성질이 있어 몸에 허열이 있고 쉽게 피곤을 느끼는 사람에게 좋다. 또한 여자의 부인병을 치료하고 식욕을 증진하며 배탈, 설사, 소화불량에도 좋다.

재료 및 분량

장어 2마리 (500g)
산초가루 ½작은술
소금 ½작은술

양념장

된장 1큰술
참기름 1작은술
물 1큰술

만드는 방법

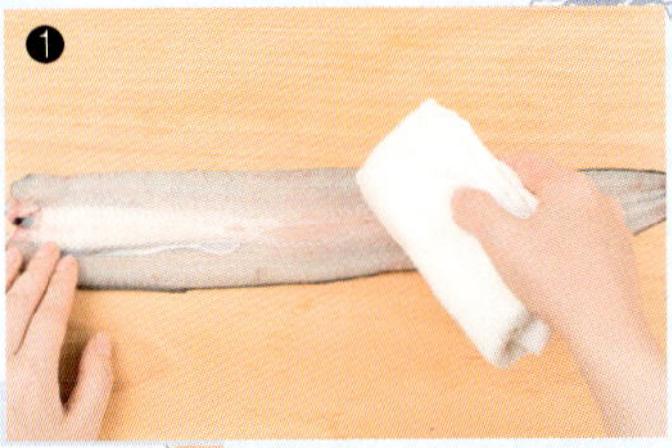

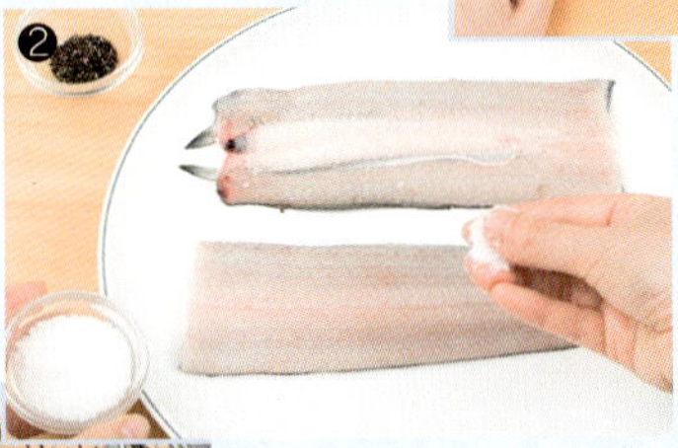

1. 장어는 등을 길이로 갈라 뼈를 발라낸 후 핏물을 닦는다.

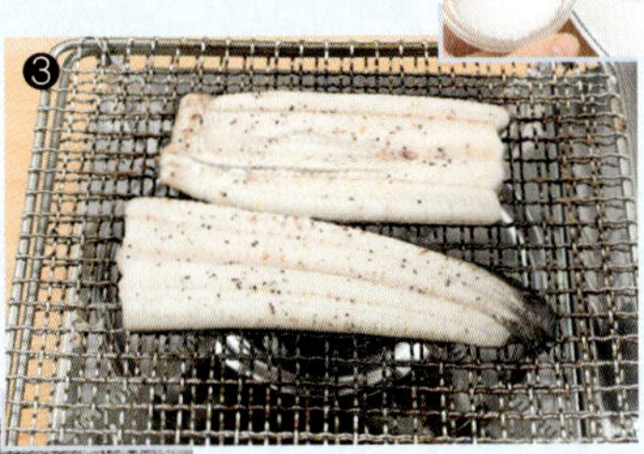

2. 손질한 장어에 소금과 산초가루를 뿌려 30분 정도 재운다.

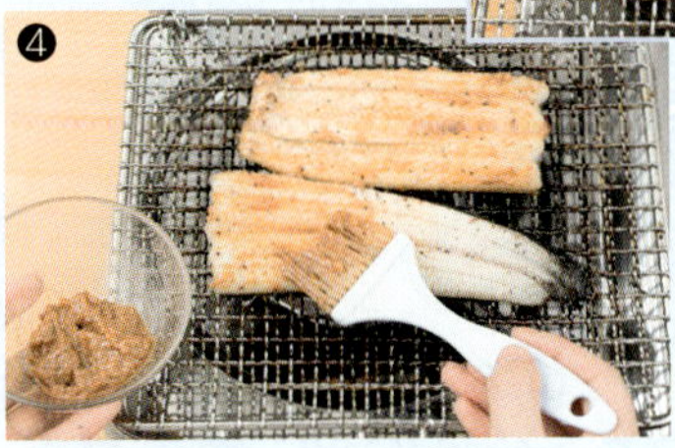

3. 석쇠를 달구어 식용유를 바르고 밑간한 장어를 센불로 15cm 높이에서 애벌구이한다.

4. 애벌구이 한 장어에 양념장을 바르고 앞뒤로 뒤집어 가며 타지 않게 5분 정도 더 굽는다.

Check Point

- 바다장어나 민물장어는 같은 방법으로 조리할 수 있다.
- 애벌구이를 한 후 양념장을 발라 구워야 타지 않게 구울 수 있다.
- 먹을 때 생강채와 마늘, 쌈채소와 함께 담아낸다.

뱀장어

1. 뱀장어의 일반상식

뱀장어는 뱀과 모양이 비슷해 혼동하기도 한다. 뱀장어를 한문으로는 만려어라고 하며, 뱀장어의 모양이 드렁허리나 뱀과 비슷하기 때문에 백선 또는 사어라고도 한다. 뱀장어는 장어의 일종이며, 장어에는 붕장어(아나고) · 먹장어(꼼장어) · 갯장어 등 여러 가지가 있다.

뱀장어는 특이한 산란습성이 있다. 일생의 대부분을 하천이나 개울에서 살지만, 생식기관이 발달하지 않았기 때문에 뱃속에서 알이 발견되지 않는다. 산란기가 되면 깊은 수심의 바다로 나가 알을 낳게 되는데, 깊은 바다에 도착할 때에 뱀장어가 성숙되기 때문이다. 뱀장어 암수는 깊은 바다에서 산란을 마친 후 죽는다. 대부분의 동물들이 그러하지만 특히 뱀장어는 산란을 위해 깊은 수심으로 1년간 절식하며 이동하기 때문에 가을에 살이 통통하게 찐다. 바다로 나갈 때 수면을 경계하기 위해 눈이 커지면서 위로 올라가고, 뭍에 나와서도 다른 물고기와는 달리 한동안 생존이 가능하며 왕성하게 활동할 수 있다.

2. 뱀장어의 효능

(1) 뱀장어의 성미

이시진은 『本草綱目』에서 달고 평하며 유독하다고 하였으나, '대온 또는 한하다' 는 주장도 있다. 『東醫寶鑑』에서는, '뱀장어는 차가운 성질이 있으면서 단맛이 있고 무독하다.'라고 했다. 따라서 비장과 신장이 허하여 설사가 자주나는 사람은 뱀장어 요리를 삼가는 것이 좋다. 또한 '뱀장어를 너무 많이 먹으면 풍을 일으키고, 뱀장어의 배에 흑반이 있는 것은 동석이 강하다고 하며, 은행과 같이 먹으면 사지를 잘 쓰지 못하게 된다.'라고 했다.

(2) 뱀장어의 한의학적 효능

· 치질 치료에 이용

미끈미끈한 성질이 있는 뱀장어를 다양하게 요리하여 먹는 것으로 치질을 치료한다. '뱀장어 곰국은 노인의 치질이 오랫동안 낫지 않고 항문이 부으면서 아픈 것을 치료한다' 고 되어있다. 또한 치질을 치료할 때 뱀장어를 태워 훈증하기도 한다.

· 각기나 저리고 아픈 증상에 사용

『本草綱目』에 의하면 '습각기(濕脚氣, 습으로 인한 각기)와 허리둘레에 물을 끼얹은 것과 같이 아픈 습비(濕痺, 습으로 인해 저리고 아픈 증상)와 풍비를 치료하려면 양념을 한 뱀장어를 삶아 먹으면 매우 도움이 된다.' 라고 하였다.

· 고독해독

고독은 뱀 · 지네 · 두꺼비 등의 독 또는 이를 이용하여 만든 독약으로 먹으면 복통 · 흉통 · 토혈 · 하혈 · 부종 등의 증세를 일으켜 미치거나 실신하며 심하면 죽게 된다.

이러한 고독을 뱀장어는 없앨 수 있다. 뱀장어는 모든 약초와 광물질약의 독성을 누르지만 사람에게 손상을 입히지 않는다.

· 살충 효능

예전에는 살충의 개념에 벌레를 죽인다는 의미 외에 몸을 튼튼히 하여 사기를 물리친다는 의미도 포함했다. '말린 장어를 방안에서 태우면 모기가 사라지고, 뱀장어 뼈를 넣어두면 빈대가 없어지고 옷에 좀이 슬지 않는다.' 이러한 살충 효과를 농업에서도 이용했다. 소독의 개념으로 뱀장어를 이용하기도 한다.

– 충심통 치료 : 기생충에 의한 심통을 말하는데 뱀장어를 먹으면 좋다.

– 피부병 개선 : 피부병에 뱀장어를 사용하기도 한다.

· 기름을 외용약으로 이용

뱀장어를 먹기도 하지만 기름을 내어 바르기도 한다. 『東醫寶鑑』에서는 '피부가 가려운 증상과 백전풍 · 역양풍에 뱀장어를 불에 구워 오래도록 먹을 수 있다.' 라고 하여, 뱀장어를 가려움증이 있는 피부병에 내복하거나 외용으로 널리 이용했다.

(3) 원기를 보충해 주는 뱀장어

『東醫寶鑑』·『本草綱目』 등에 의하면 '뱀장어는 오랫동안 병을 앓은 사람을 치료하는데, 양념을 함께 끓여 상식한다. 노질을 치료하려면 뱀장어를 구워 공복에 먹는다고 했으며 만성 소모성질환을 앓는 사람에게 기력을 보하기 위해 뱀장어를 주로 사용했다. 어린아이나 고령자, 그리고 체력이 약해 저항력이 떨어진 환자의 경우 감기에 걸리면 기침과 고열로 인해 폐렴 또는 폐결핵으로 진전되는 경우가 많다. 이러한 경우 뱀장어를 복용하면 쉽게 극복할 수 있다.

뱀장어에는 레티놀이라고 하는 비타민 A가 많이 함유되어 있다. 이는 위장병 · 야맹증 · 시력 보호 · 암 예방에 효과가 있다고 알려져 있다. 비타민 E도 많은데 이는 불포화지방산의 산화를 억제하고 혈관에 활기를 불어 넣어 순환을 좋게 한다. 그리고 여성의 난소작용을 활발하게 하여 노화방지에 효과가 있다고 한다.

여자의 냉대하와 피부 가려움에 사용하기도 했다. 『本草綱目』에 의하면 '뱀장어는 악창과 여자의 음부가 헐고 벌레가 기어 다니는 것 같은 가려움증을 치료하고, 만성 소모성질환을 치료하며 허리와 무릎을 따뜻하게 한다.' 라고 했다. 뱀장어가 여자의 냉대하에 매우 좋기 때문에 예전부터 많이 이용했다. 일반적으로 뱀장어를 회로 먹지는 않는다. 뱀장어 피에는 독소가 있어서 체내에 들어가면 구역질이 나고, 눈에 들어가면 결막염이 나타나며, 상처에 묻으면 염증을 일으키기 때문이다. 하지만 굽거나 익히면 독성이 없어지므로 걱정할 필요는 없다.

03 붕어총백죽(鯽魚葱白粥)

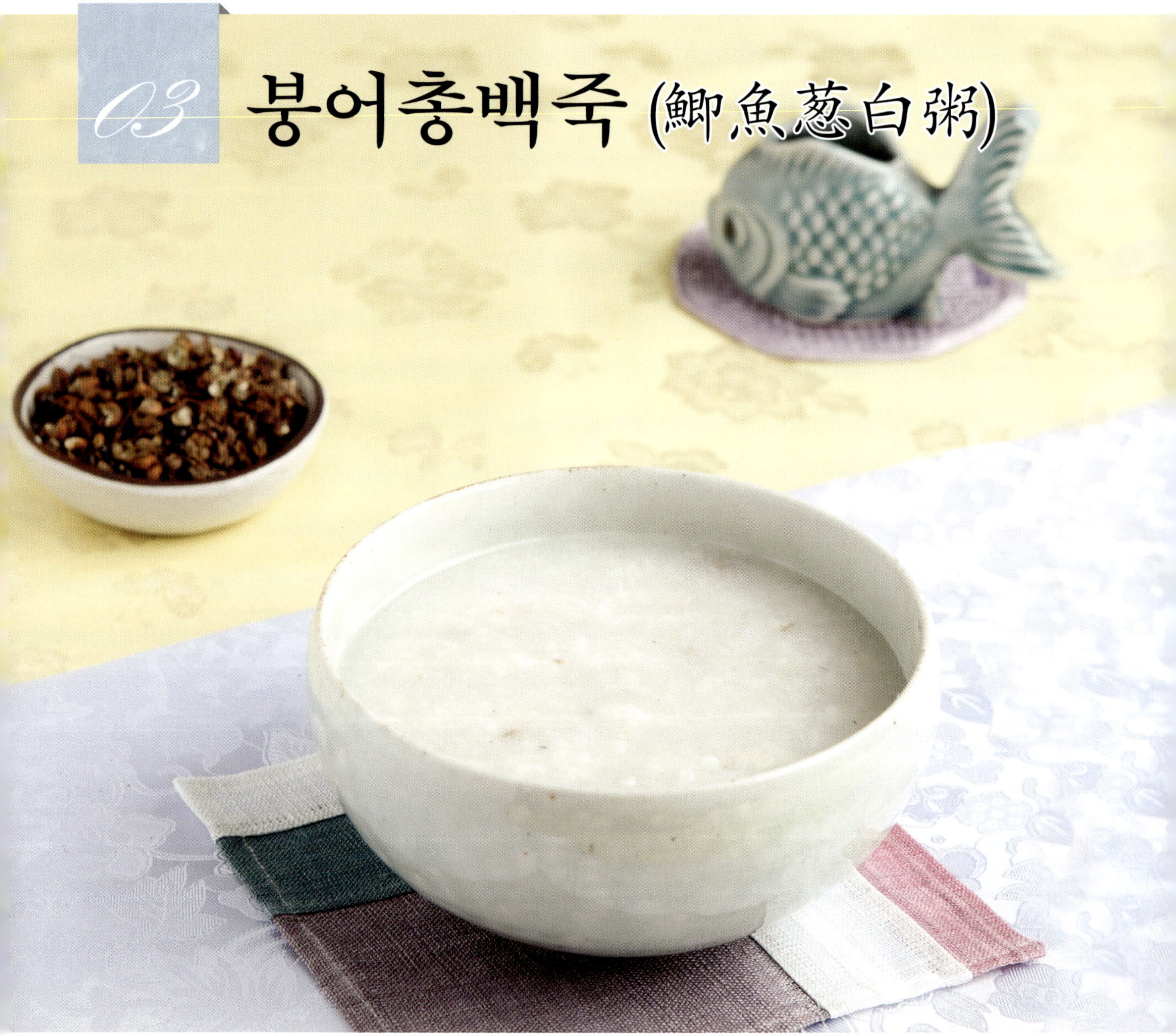

治腸胃冷 下痢赤白. 鯽魚切如膾四兩 粳米二合
和膾煮粥 椒鹽葱白 任意食之.

장위(腸胃)가 냉하고 적백이질[下痢赤白]을 치료하려면 붕어[鯽魚] 4량을 회같이 썰고 멥쌀[粳米] 2홉을 준비하여 삶아 죽을 만들고 산초, 소금, 총백[葱白,파의 밑동]을 넣어 임의대로 먹는다.

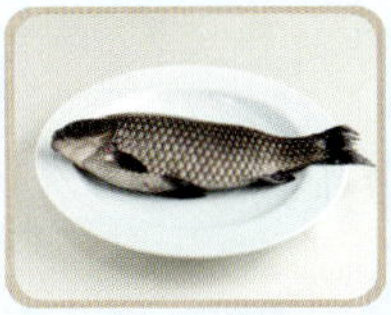

붕어

성질은 따뜻하고 맛이 달며 독이 없다. 오장을 보하며 중초를 고르게 하고 기를 내리며, 이질을 낫게 한다.

재료 및 분량

붕어 1마리(500g, 살 250g)
멥쌀 1컵(180g)
총백 50g
물 10컵(2kg)
총백 삶아 거른 물 8컵(1.6kg)
산초가루 1g
소금 1작은술

만드는 방법

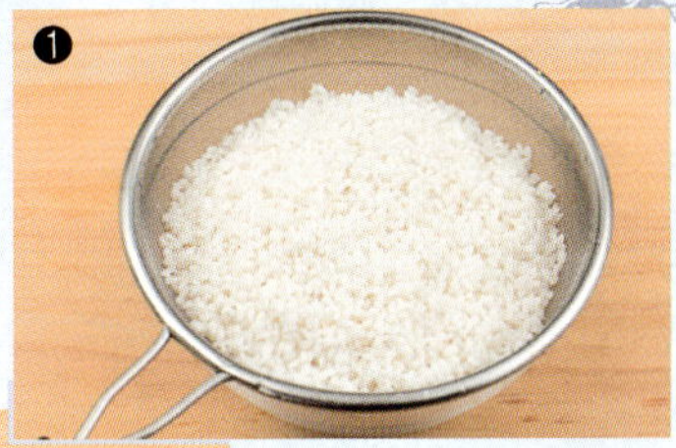

1. 멥쌀은 깨끗이 씻어 2시간 정도 불린 후 체에 밭쳐 물기를 뺀다.

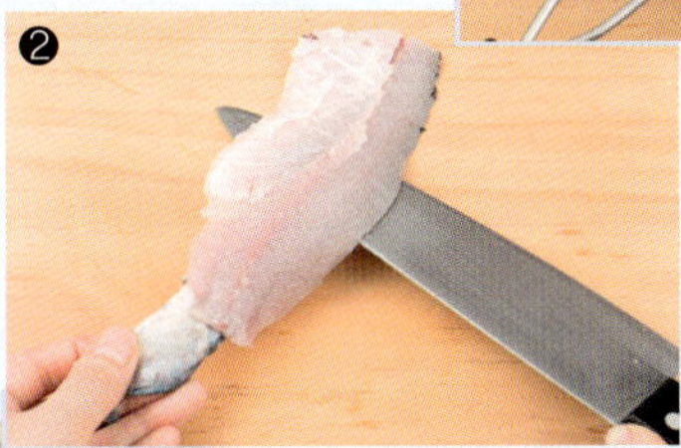

2. 붕어는 손질하여 깨끗이 씻은 후 세장으로 포를 뜨고, 껍질을 벗겨 두께 0.5cm로 얇게 저민다.

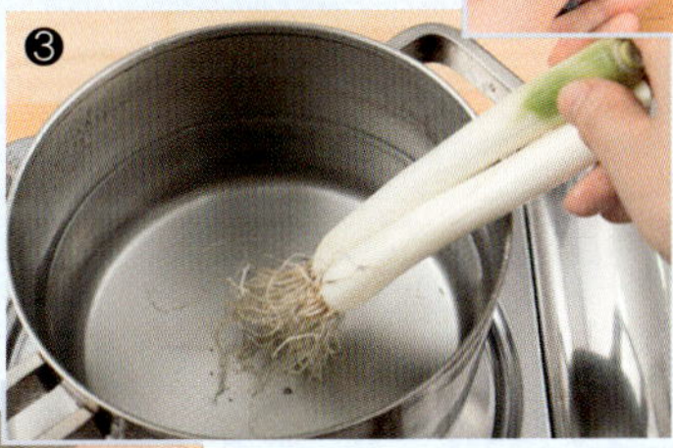

3. 냄비에 물을 붓고 총백을 넣어 센 불에 올려 끓으면 중불로 낮추어 20분 정도 더 끓여 체에 걸러 총백국물을 만든다.

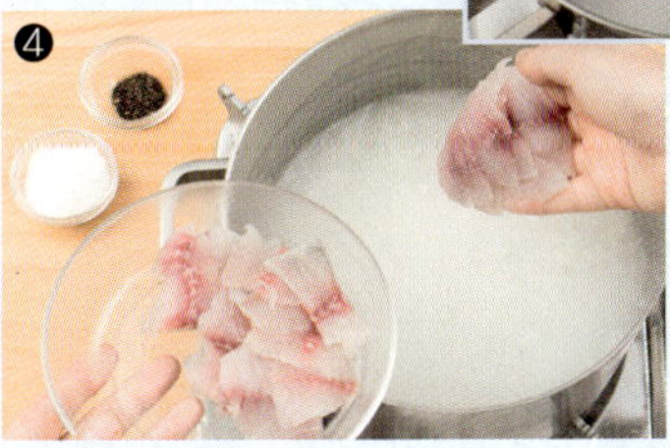

4. 냄비에 쌀을 넣고 총백국물을 넣어 센불에 올려 끓으면 중불로 낮추어 20분 정도 더 끓이다가 쌀알이 퍼지면 붕어살을 넣고 10분 정도 더 끓인다. 산초가루와 소금을 넣어 먹는다.

Check Point

- 붕어와 잉어가 비슷하게 생겨 구분하기 어려운데 잉어는 2쌍의 수염이 있고 붕어에는 수염이 없다.
- 붕어를 구입할 때는 등 쪽이 푸른 갈색이 나고 배 쪽은 누르스름한 은백색이 좋다.
- 붕어를 손질할 때는 내장을 빼내고 칼끝으로 핏기를 빼내야 비린내가 나지 않는다.

04 붕어좁쌀죽(鯽魚粟米粥)

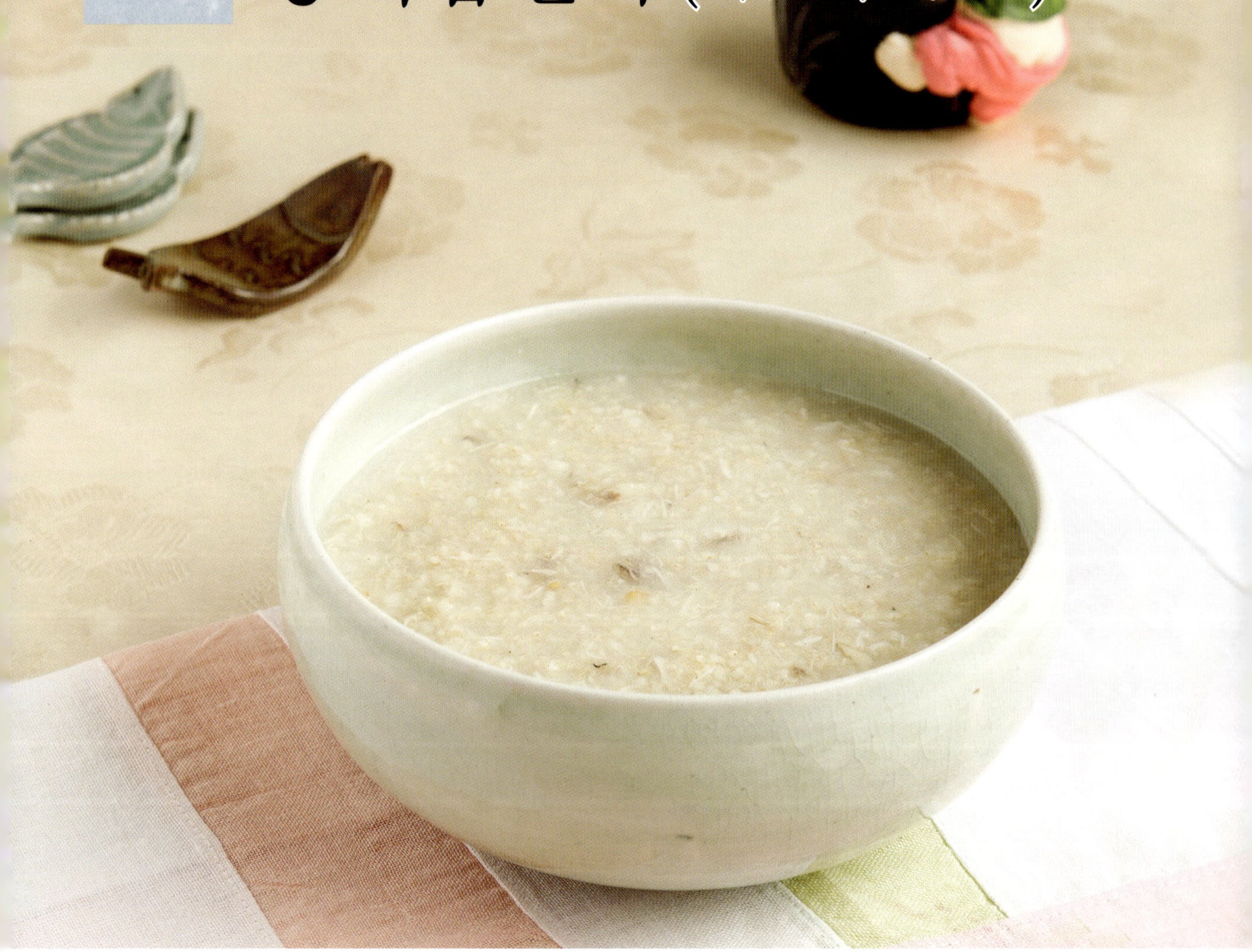

治産後赤白痢 臍肚痛不可忍 不可下食. 鯽魚一斤 粟米三合 煮粥 用濕紙裹魚煨熟 去骨細研 候熟粥 下魚 入鹽醋調和 空心服之.

적리(赤痢, 출산 후에 피가 섞여 나오는 이질)와 백리(白痢, 흰 곱이 섞여 나오는 이질)가 모두 나타나는 증상과 배꼽과 위가 아파서 참기 어려운 경우 또는 소화가 안되는 증상을 치료하려면 붕어 1근을 준비한 다음 좁쌀 3홉을 삶아 죽을 만든다. 젖은 종이로 붕어를 싸서 불에 구워 익힌 다음 뼈를 제거하고 잘게 간다. 죽이 익으려고 할 때 고기를 넣고 소금, 식초로 간을 맞추어 공복에 먹는다.

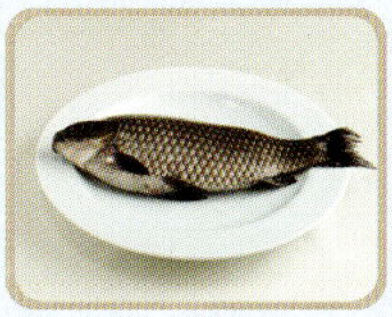

붕어

성질은 따뜻하고 맛이 달며 독이 없다. 오장을 보하며 중초를 고르게 하고 기를 내리며, 이질을 낫게 한다.

재료 및 분량

좁쌀 1컵(170g)
붕어 1마리(600g)
소금 1작은술
식초 ½작은술
죽 끓이는 물 7컵(1.4kg)
흰색 한지 1장

만드는 방법

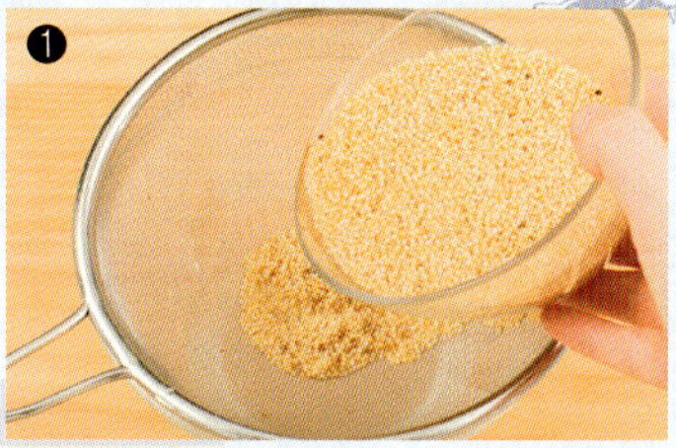

1. 좁쌀은 깨끗이 씻어 2시간 정도 불려 물기를 뺀다.

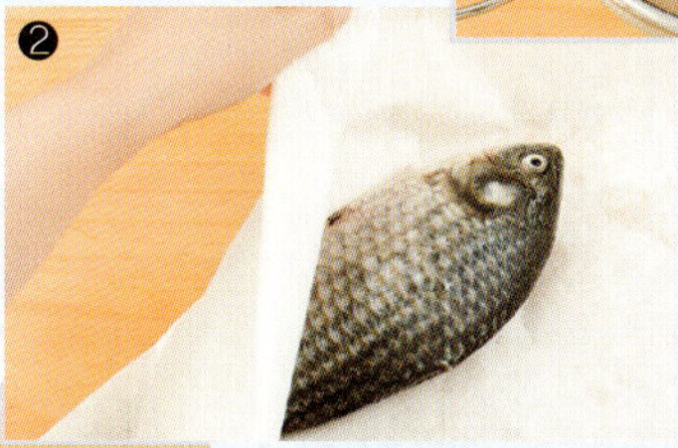

2. 붕어는 지느러미를 자르고 깨끗이 씻어 젖은 종이호일로 감싸 200℃에서 예열된 오븐에 넣어 40분 정도 굽는다.

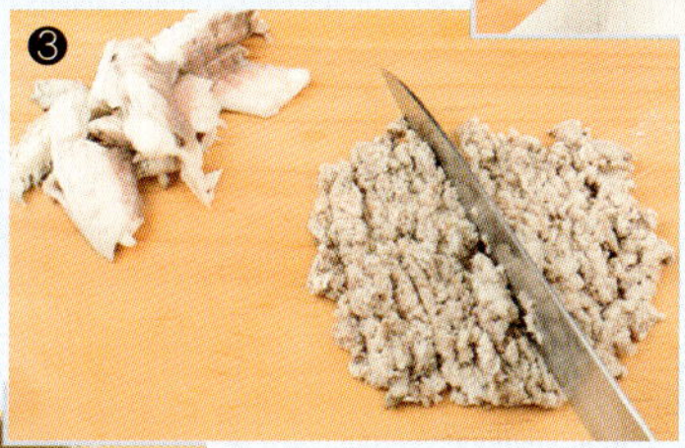

3. 구운 붕어는 뼈를 떼어내고 살만 발라내어 곱게 다진다.

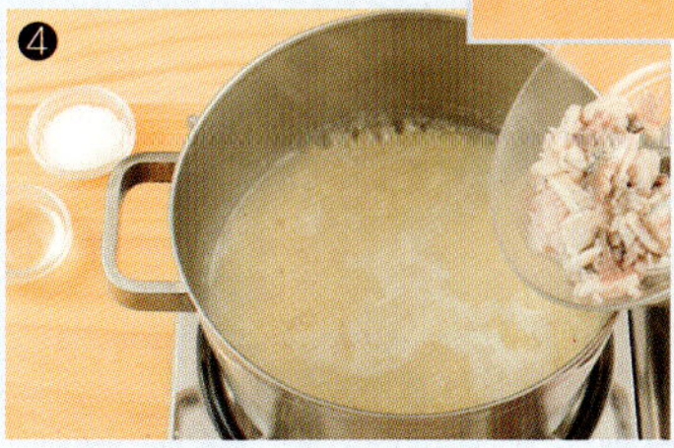

4. 냄비에 좁쌀과 물을 붓고 센불에 올려 끓으면 중불로 낮추어 30분 정도 끓이다가 으깬 붕어살을 넣고 10분 정도 더 끓인다. 소금으로 간을 맞추고 2분 정도 더 끓여서 식초를 넣어 먹는다.

Check Point

- 붕어를 구울 때 한지를 물에 적셔 사용해도 좋다.
- 붕어는 위를 편안하게 해주고 창자를 이롭게 하기 때문에 태양인의 반위(反胃)에 사용한다.

05 붕어숙회(鯽魚熟膾)

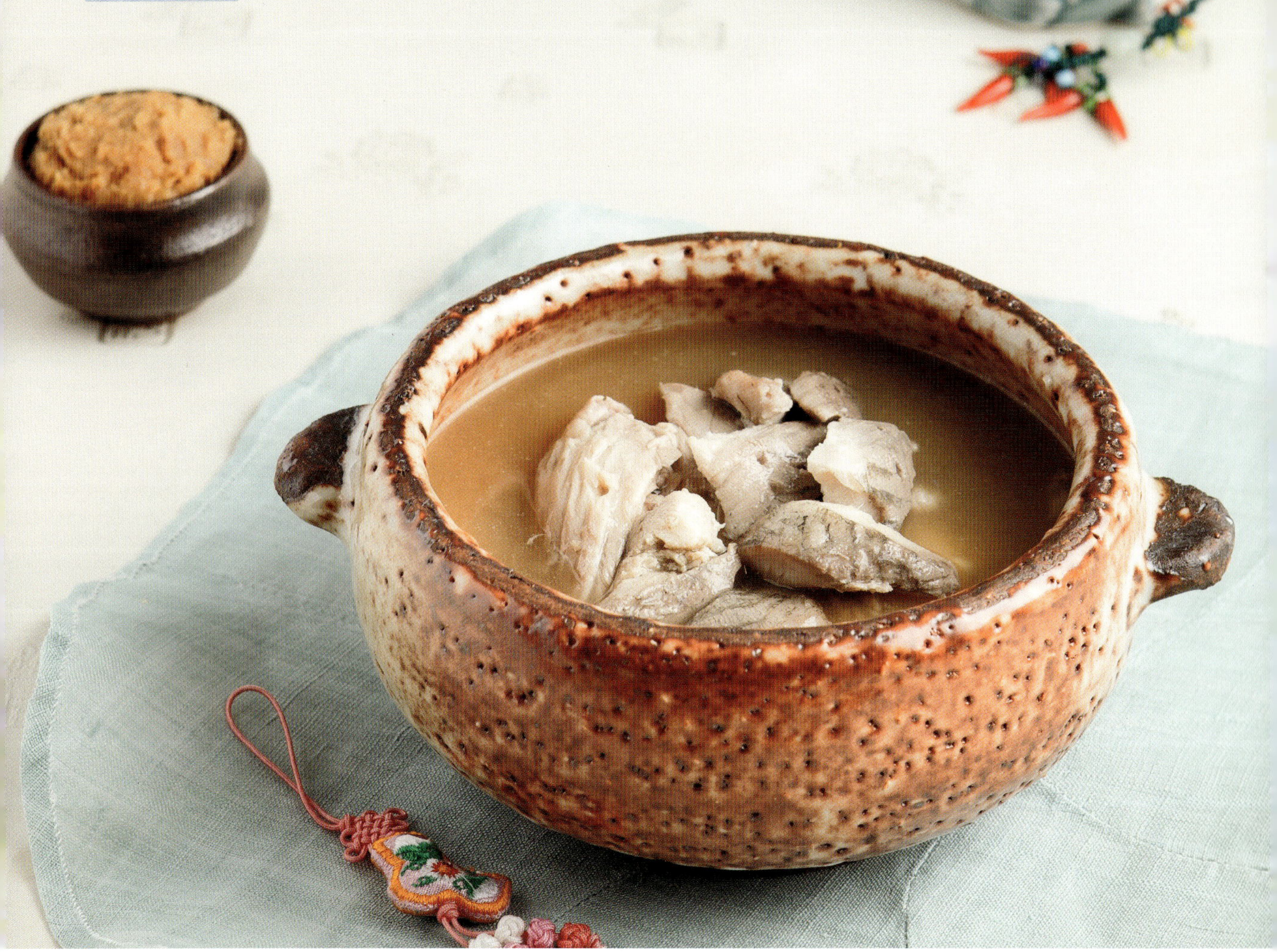

治脾胃氣冷 不能下食 虛弱無力. 鯽魚半大斤 作膾 熟煎豉汁投之 着椒薑橘皮末 作膾 空心食之.

비위(脾胃)의 기(氣)가 냉하여 음식을 내려 보내지 못하고 허약하고 무력한 것을 치료하려면 붕어[鯽魚] 반근을 회로 만들어 끓는 된장국물에 넣어 익히고 후추 · 건강 · 귤피 가루를 넣고 숙회를 만들어 공복에 먹는다.

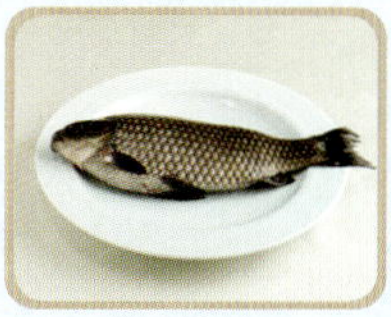

붕어

성질은 따뜻하고 맛이 달며 독이 없다. 오장을 보하며 중초를 고르게 하고 기를 내리며, 이질을 낫게 한다.

재료 및 분량

붕어 2마리(600g)
생강가루 1큰술
귤피가루 1큰술
후춧가루 1/8작은술
된장 4큰술
물 6컵(1.2kg)

만드는 방법

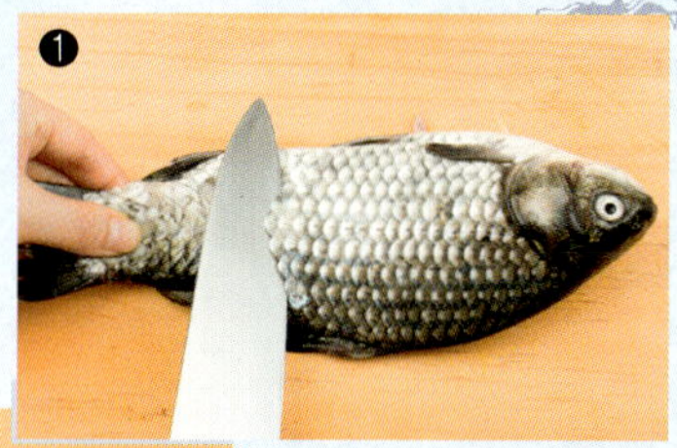

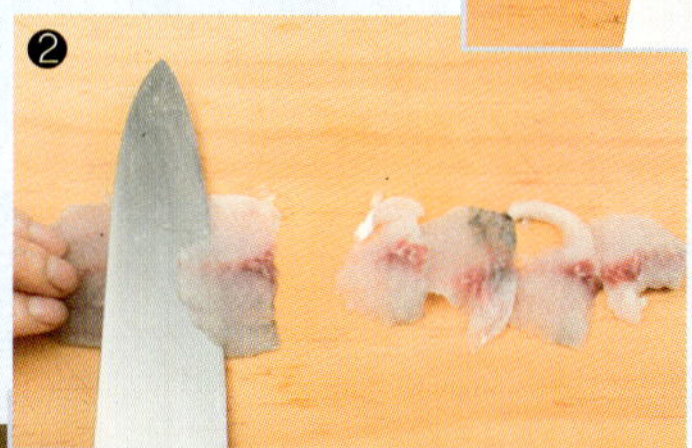

1. 붕어는 손질하여 비늘을 벗겨내고 깨끗이 씻는다.

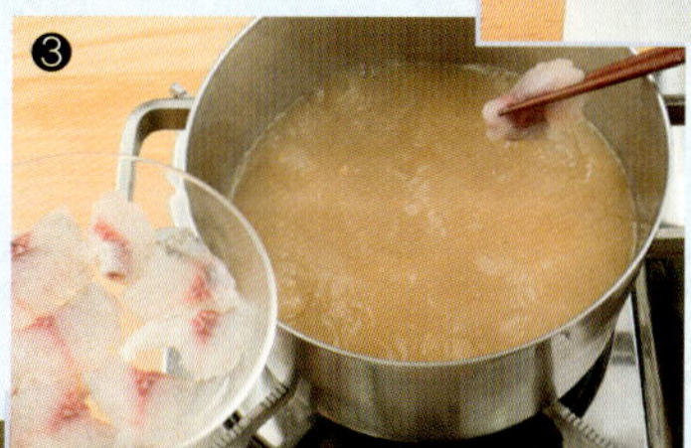

2. 붕어는 세장 뜨기를 하여 두께 0.5cm 정도로 포를 뜬다.

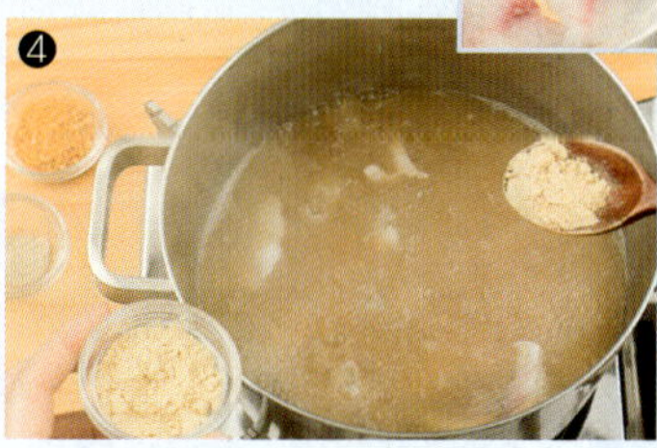

3. 냄비에 물을 붓고 된장을 풀어 센불에 올려 끓기 시작하면 붕어를 넣는다.

4. 중불로 낮추어 후춧가루와 생강가루, 귤피가루를 넣고 30분 정도 더 끓인다.

Check Point

- 살아있는 붕어는 젖은 행주로 눈을 가리고 칼등으로 머리를 쳐서 기절시킨 후 손질하면 쉽다.
- 세장 뜨기는 좌, 우 생선살 2쪽과 가운데 등뼈로 나누는 것을 말한다.
- 원문에는 숙회로 되어있으나 된장국으로 조리하였다.

06 붕어순채국(鯽魚蓴菜羹)

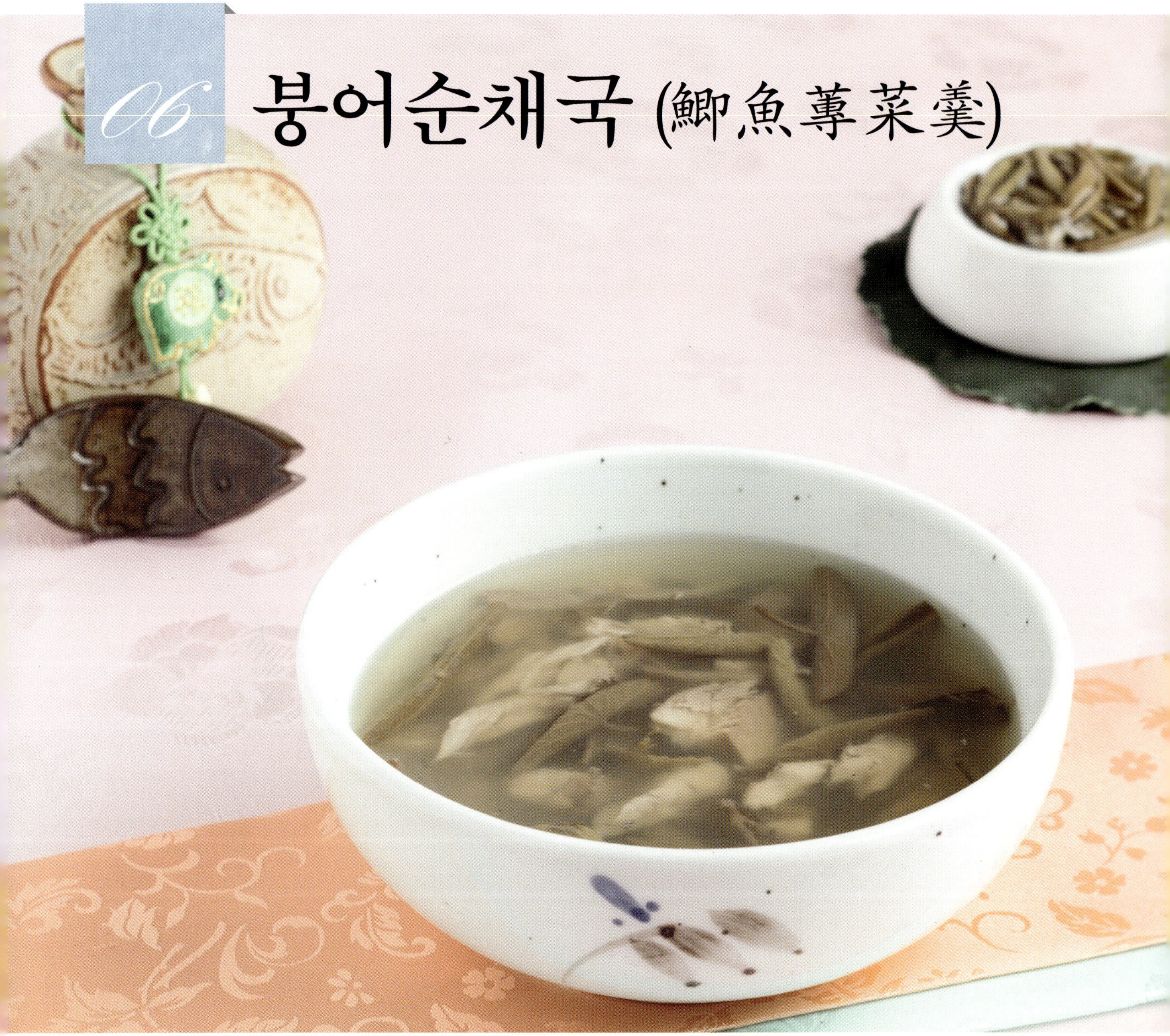

治脾胃氣弱 食飮不下 黃瘦無力. 蓴菜 鯽魚 各四兩 魚以紙裹 炮令熟 去骨 研 以橘皮鹽椒薑 依如蓴羹法 臨熟下魚 和 空心食之.

비위의 기가 약하여 음식을 아래로 내려 보내지 못하고 누렇게 뜨고 수척하여 힘이 없는 것을 치료하려면 순채 붕어 4냥씩을 준비한 후 붕어를 종이로 싸서 통째로 구워 익힌 다음 뼈를 제거하고 갈아낸다. 귤피, 소금, 산초, 생강 등을 순채국을 끓이는 방법과 같이 하고 익으려 할 때 고기를 넣고 간을 맞추어 공복에 먹는다.

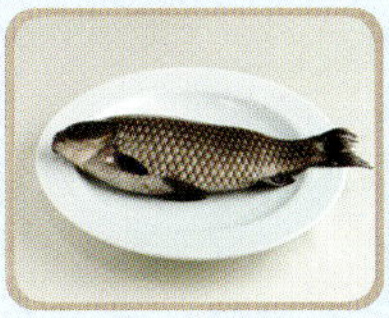

붕어

성질은 따뜻하고 맛이 달며 독이 없다. 순채와 같이 국을 끓여 먹으면 위가 약해서 소화가 잘 되지 않던 것이 낫게 된다.

재료 및 분량

붕어 1마리(500g)
순채 150g
귤피 10g
생강 20g
산초 7g
소금 1½작은술
물 6컵(1.2kg)

만드는 방법

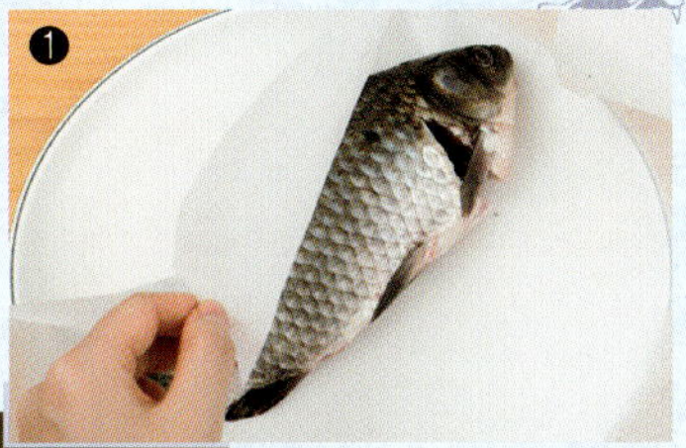

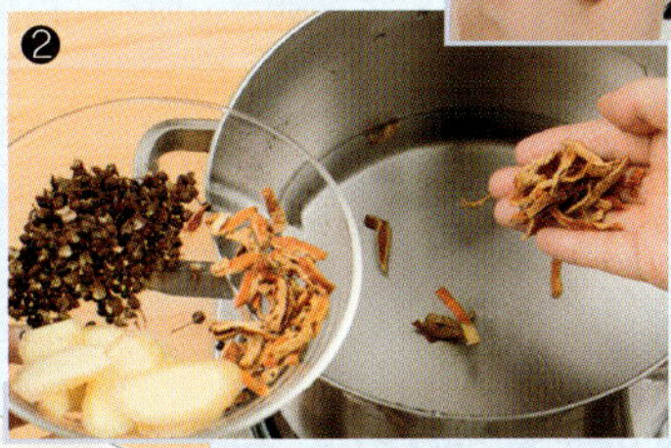

1. 붕어는 비늘을 그대로 두고 내장을 뺀 뒤 깨끗이 씻은 후 종이호일로 잘 말아 200℃로 예열된 오븐에 넣어 30분 정도 굽는다.

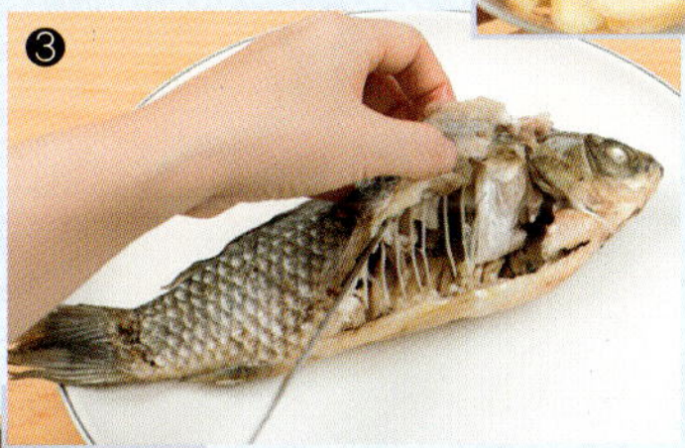

2. 냄비에 물을 넣고 귤피와 편으로 썬 생강, 산초를 넣은 다음 센불에 올려 끓으면 약불로 낮추어 5컵 정도 될 때까지 끓인 후 체에 밭쳐 붕어국물을 만든다.

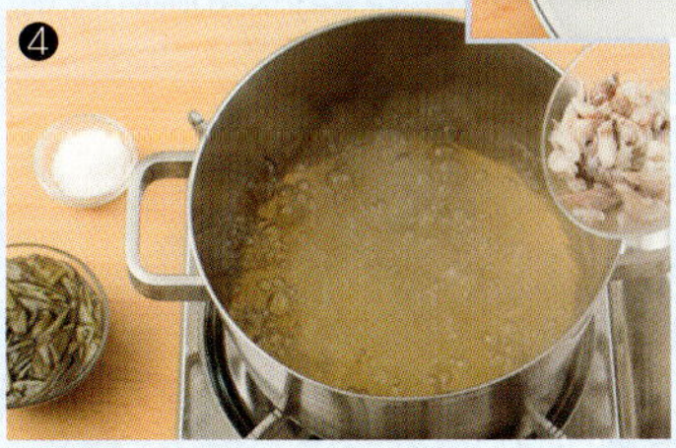

3. 푹 익은 붕어는 비늘과 뼈를 떼어내고 살만 바른다.
4. 냄비에 붕어국물을 붓고 붕어살과 순채를 넣어 센불에 올려 끓으면 소금으로 간을 맞추고 2분 정도 더 끓인다.

Check Point

- 살아있는 붕어는 젖은 면보로 눈을 가리고 기절시킨 후 꼬리와 아가미에 칼집을 넣어 찬물에 잠깐 담가 핏물을 뺀다.
- 붕어 살을 바를 때 잔가시가 들어가지 않도록 주의한다.
- 순채는 체에 밭쳐 건지만 사용한다.

07 붕어회 (鯽魚膾)

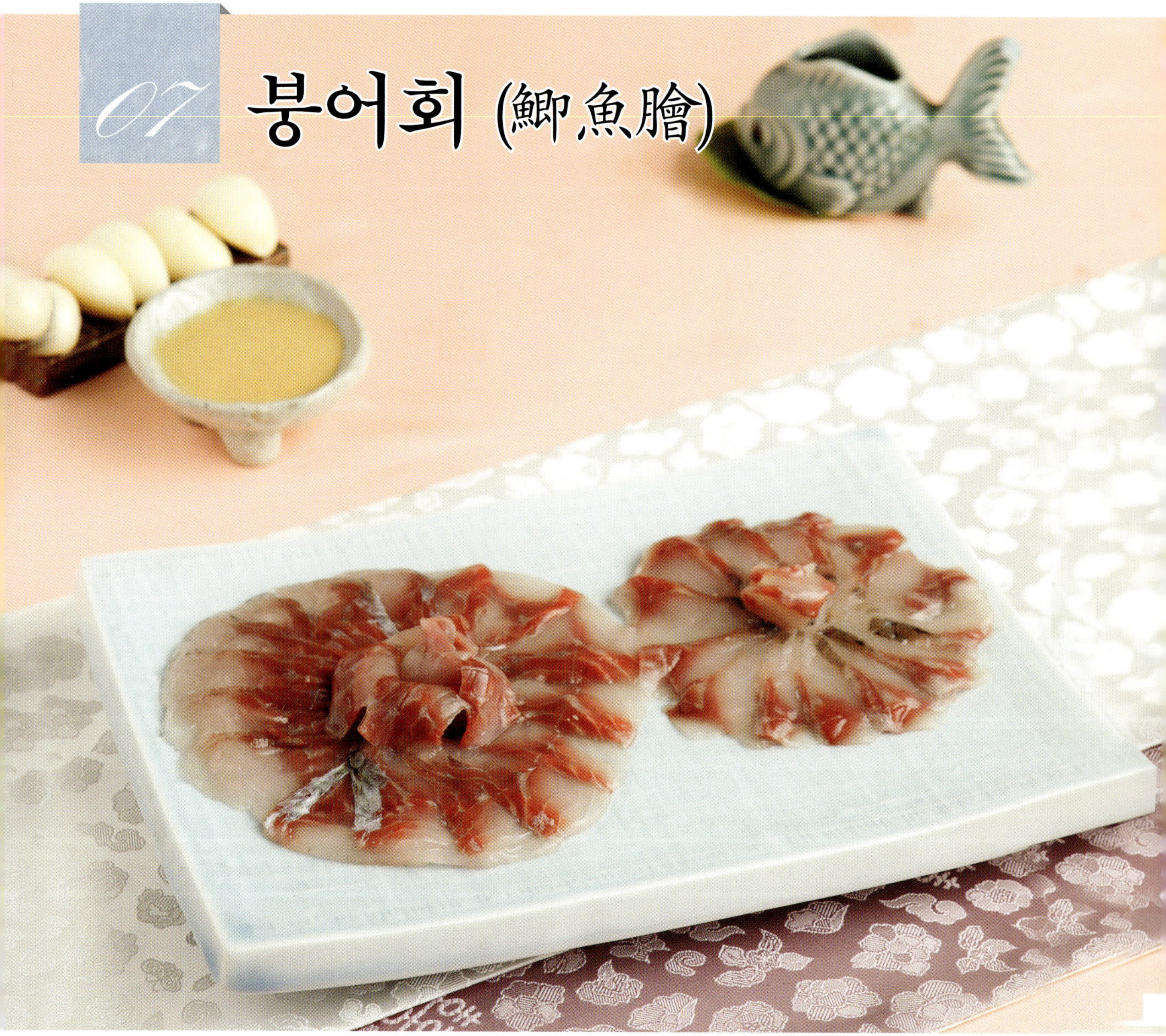

主久赤白痢 腸澼 水穀不調 止暴下痢. 鯽魚作膾
一云 蒜虀食之 多益 冬月則不治多食 亦不宜人.

오래된 적백이질(赤白痢疾, 적리〈赤痢〉와 백리〈白痢〉를 합하여 말함)과 장벽(腸澼, 고름같이 곱이 나오는 이질)과 소화불량[水穀不調, 음식을 제대로 소화시키지 못함]을 다스리고 심한 설사[暴下痢, 급성이면서 증상이 심한 설사이질증]을 그치게 하려면 붕어[鯽魚]로 회를 만든다. 어떤 사람이 말하기를 마늘에 버무려서 붕어회를 먹는다고도 하였다. 많이 먹으면 유익하지만 겨울에는 치료할 때 많이 먹지 말아야 한다. 사람에게 마땅하지 않다.

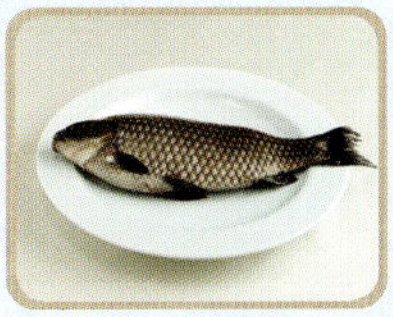

붕어

성질은 따뜻하고 맛이 달며 독이 없다. 오장을 보하며 중초를 고르게 하고 기를 내리며, 이질을 낫게 한다. 회를 쳐서 먹으면 오래된 적백이질(赤白痢疾)이 낫는다.

재료 및 분량

붕어 1마리(500g)
마늘 20g

겨자장

발효겨자 1큰술
설탕 2 ½큰술
꿀 1큰술
식초 2큰술
소금 ¼작은술

만드는 방법

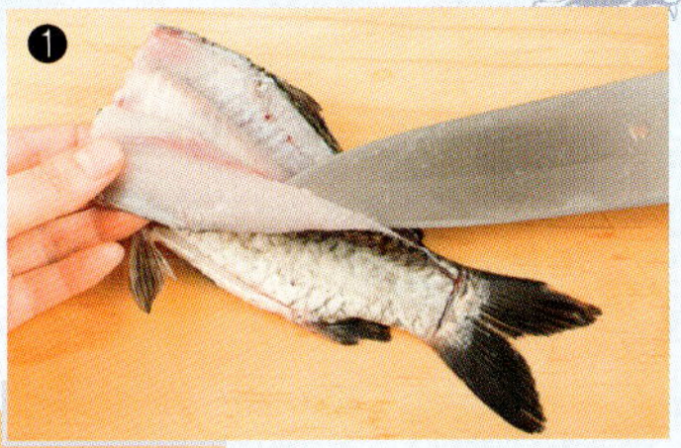

1. 붕어는 손질하여 깨끗이 씻은 후 세장 뜨기로 포를 뜬다.

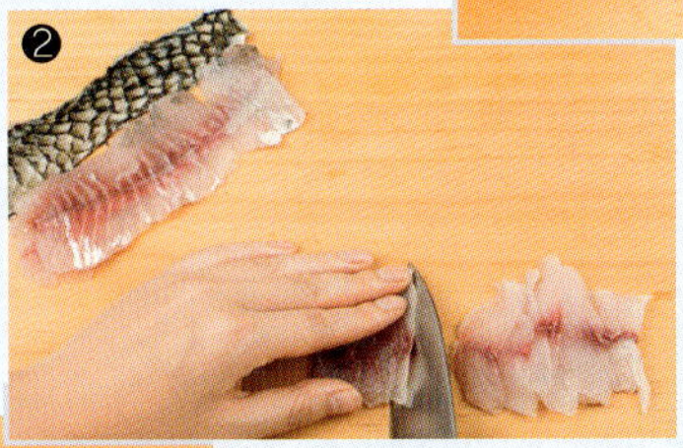

2. 붕어의 껍질을 벗겨, 두께 0.5cm 정도로 얇게 저민다.

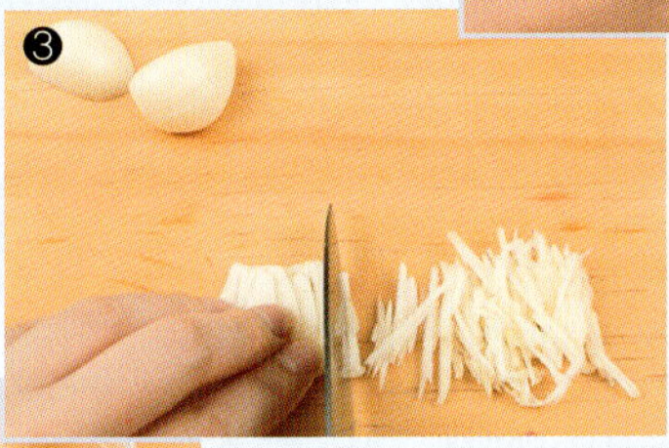

3. 마늘은 손질하여 깨끗이 씻어 물기를 빼고 곱게 채 썬다.

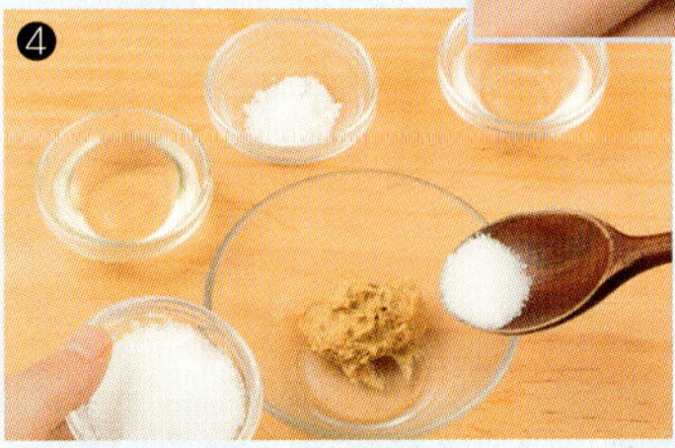

4. 겨자장을 만들어 함께 곁들여 낸다.

Check Point

- 붕어는 살아있는 것으로 사용하며 깨끗한 행주로 머리 부분을 덮고 손질하면 좋다.
- 붕어 손질 시 핏기는 깨끗한 행주로 닦아내어 손질한다.
- 붕어는 민물고기이므로 회로 먹을 때는 기생충에 주의한다.

붕어

1. 붕어의 활용

붕어는 고여 있는 물에 주로 서식하여 미네랄이 잉어보다 더 풍부하다. 붕어와 잉어 모두 보양의 영양소를 갖추고 있으나 붕어는 비위대장(脾胃大腸)에 작용하여 만성적인 질병이나 음식을 먹지 못하여 오는 비위허약을 회복하여 생명체에게 영양원을 공급하는 동시에 소화흡수를 도와 정기가 축적되게 해 주는 효능을 가지고 있다. 잉어는 폐신간(肺腎肝)에 주로 작용하여 소통하고 하기하여 정체성을 갖고 있어 대사가 잘 이뤄지지 않아 생기는 부종, 유즙불하(乳汁不下), 태동불안(胎動不安) 등의 질환에 많이 사용이 되었다는 점이 붕어와 잉어의 활용에 있어서 중요한 구별점이 된다.

예로부터 붕어는 위를 튼튼하게 해 주고 몸을 보하는 식품으로 알려져 있는데 풍부한 단백질은 소화흡수가 잘 되는 우수한 것으로 평가된다. 붕어는 소화를 돕고 식욕을 증진시키며 장 기능을 실하게 하므로 배설이 원활해져서 쾌식, 쾌변이 이뤄지게 하여 혈액과 정액을 생성하는 기본물질을 충분히 공급하는 효능이 있다.

붕어의 서식지로는 호수나 늪, 저수지, 농수로, 하천 등 고여 있는 물이 많은 곳이 적당하고 수초가 무성한 얕은 호수에 많다. 그러나 붕어는 환경에 대한 적응성이 크기 때문에 하천 중류 이하의 유속이 느린 수역이나 수초가 많은 곳, 논의 용수로에서도 서식한다. 붕어는 환경의 변화에 대하여 견디는 힘이 매우 강해서 3급수에서도 잘 사는 특성이 있다.

2. 붕어를 이용한 식료의 예

예부터 붕어는 위를 튼튼하게 해 주고 몸을 보하는 식품으로 알려져 있는데 풍부한 단백질은 소화흡수가 잘 되는 우수한 것으로 평가된다. 지질은 3.4%로 비교적 적은 편이나 대부분이 불포화지방산으로 되어 있기 때문에 고혈압이나 동맥경화 등 혈관질환을 앓는 사람에게 좋다. 다른 어류와 마찬가지로 산성식품이기는 하나 칼슘과 철분의 함량이 많아 발육기의 어린이나 빈혈인 사람에게도 좋다.

붕어는 몸이 허약하여 나타나는 증상을 주로 개선해주는 이질, 적백리, 설사, 기침, 부종, 당뇨 등의 증상의 개선은 후천의 영양을 주관하는 비위(脾胃)의 기능을 개선하는 붕어를 주된 식료로 사용하면서 각각의 증상을 개선하는 주변에서 구하기 쉬운 약재를 첨가하여 활용할 때 나타난다. 이는 붕어가 비위에 작용하여 후천적인 영양 공급을 원활하게 하는 작용을 이용하였음을 알 수 있다.

붕어는 보익성이 잉어보다 강하고, 인체에 작용하여 대사를 촉진하는 기능은 잉어가 붕어보다 강하다고 생각된다. 그러므로 기능이 저하되어 오는 질병이나 신체가 허약하여 기능이 원활하지 못한 임산부나 노인들의 질병에 잉어를 활용하고, 수술이나 오랜 질병으로 음식을 잘 먹지 못한 경우의 병증에는 붕어를 활용하는 것이 좋을 것으로 본다.

3. 『소문사설(謏聞事說)』에서의 붕어요리

『소문사설(謏聞事說)』에서는 붕어찜을 만드는 방법으로 '큰 붕어 한 마리를 준비한 다음 등을 갈라 복봉선(腹縫線)이 터지지 않도록 척골(脊骨, 등골뼈)을 발라낸다. 꿩, 닭, 돼지고기 등의 재료와 생강, 후추, 파, 마늘 등의 양념을 가득 채우고 볏짚 몇 가닥으로 묶어 안에 넣은 재료가 나오지 않게 한다. 청유(淸油, 식물성기름)로 뒤집어가며 솥뚜껑 위에서 익혀낸다. 그 다음 그릇에 담아 닭육수에 담가 삶고 중탕(重湯, 끓는 물속에 음식이나 약을 넣은 그릇을 들여놓아 익히거나 데움)하여 찐다. 속에 넣고 남은 재료로 즙을 내고 거기에 담가서 먹는다.' 라고 하였다.

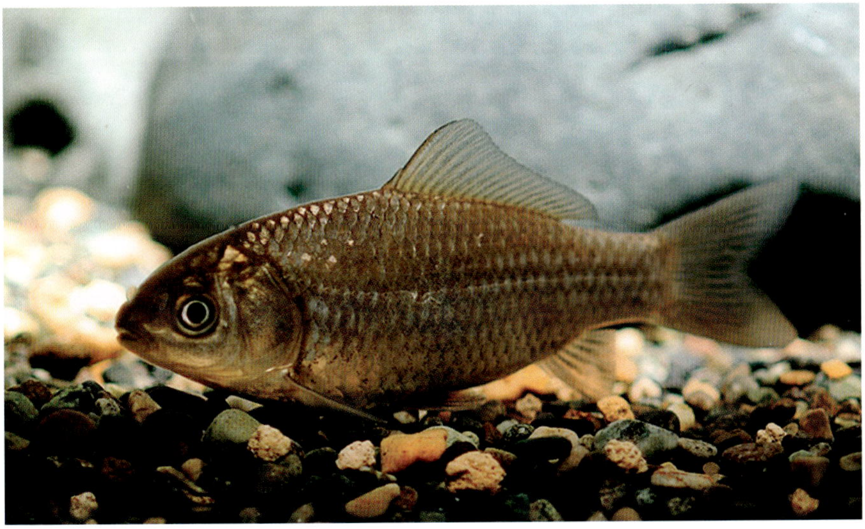

08 조기순채국(石首魚蓴菜羹)

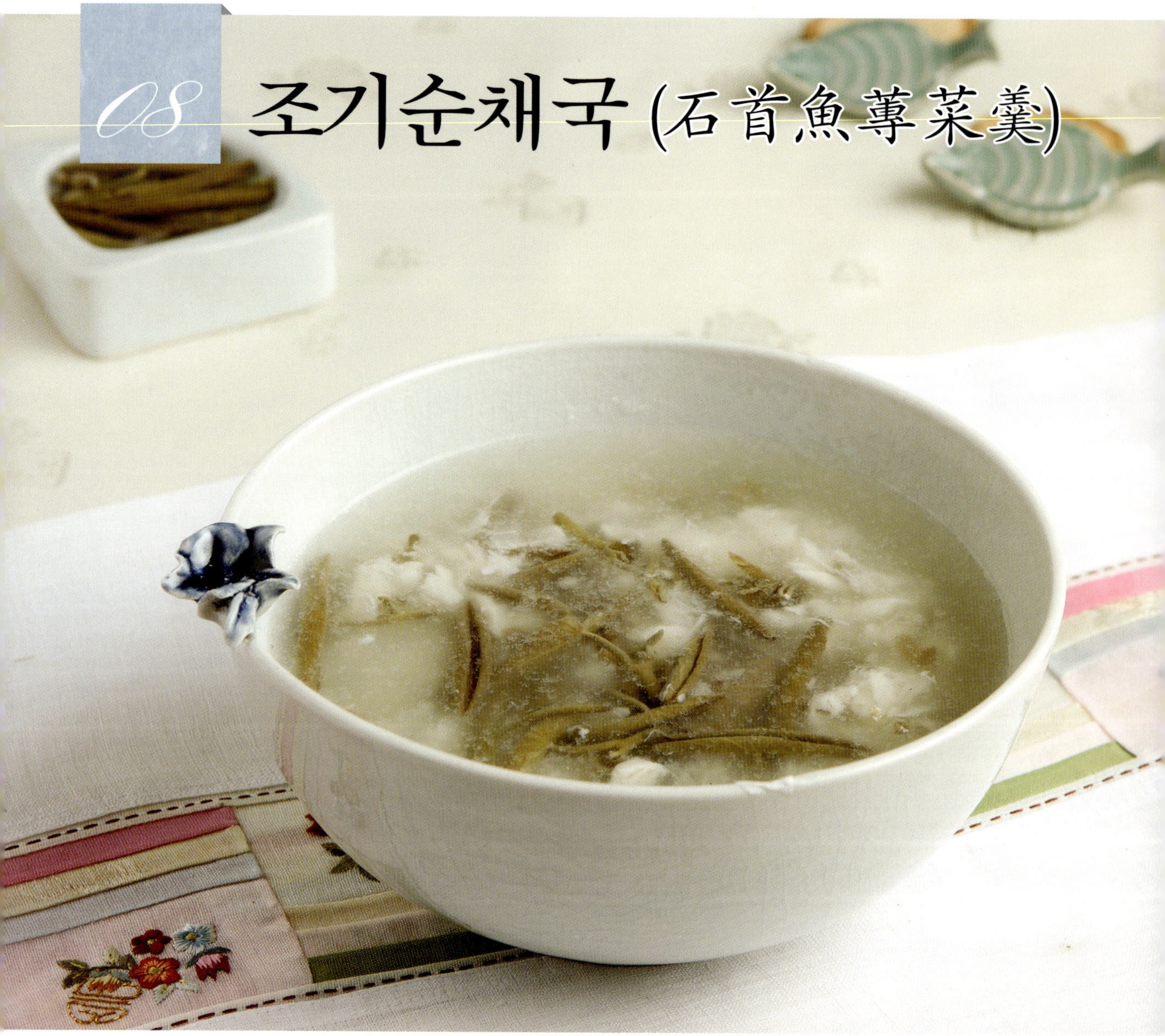

主開胃益氣. 石首魚和蓴 作羹食之 乾食消宿食.

위를 열어주고 기운을 북돋아 주려면 조기[石首魚]와 순채[蓴]로 국을 만들어 먹는다. 굴비로 먹으면 숙식(宿食, 음식물이 소화되지 않고 위장에 머물러 있는 병증으로 숙체〈宿滯〉라고도 한다)을 소화시킨다.

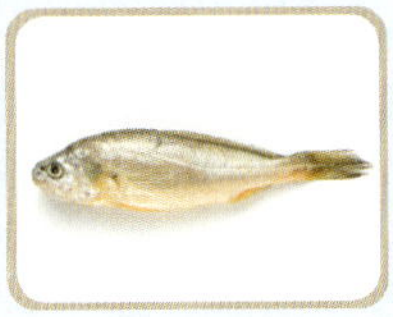

조기

성질이 평하고 맛이 달며 독이 없다. 음식이 잘 소화되지 않고 배가 불러오르면서 갑자기 이질이 생긴데 주로 쓴다. 순채와 같이 국을 끓여먹으면 음식맛이나며 소화가 잘 되고 기를 돕는다.

재료 및 분량

조기 2마리(300g)
순채 150g
귤피10g
생강 20g
산초 7g
소금 1작은술
물 6컵(1.2kg)

만드는 방법

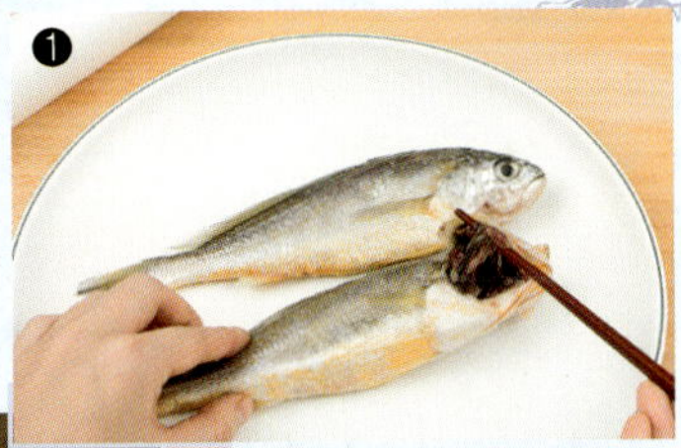

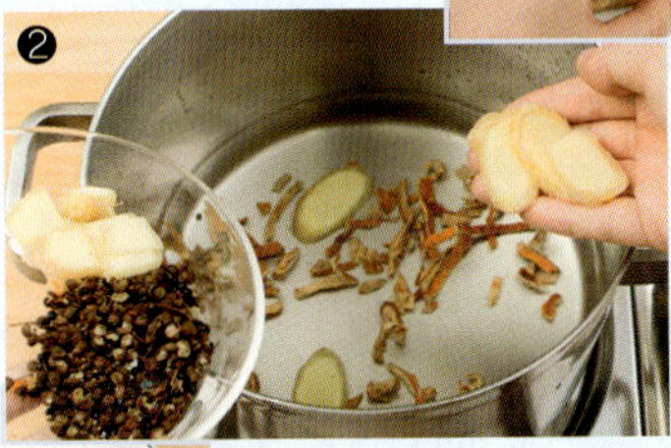

1. 조기는 비늘을 그대로 두고 아가미 쪽으로 내장을 꺼내고 깨끗이 씻은 후 종이호일로 잘 말아 200℃로 예열된 오븐에 넣어 30분 정도 굽는다.

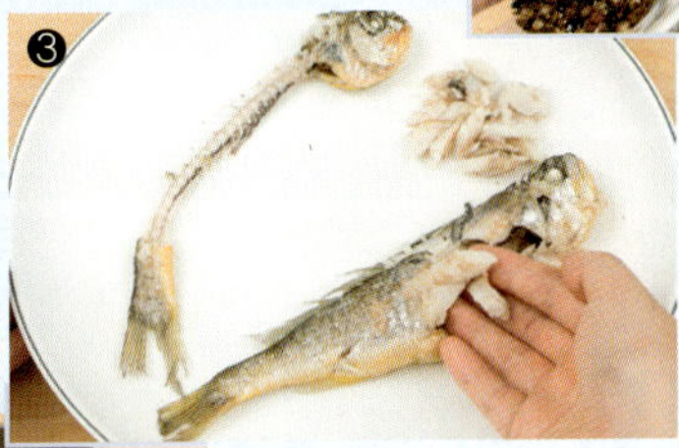

2. 냄비에 물과 귤피, 편으로 썬 생강, 산초를 넣고 센불에 올려 끓으면 약불로 낮추어 5컵 정도 될 때까지 끓인 후 체에 밭쳐 조기국물을 만든다.

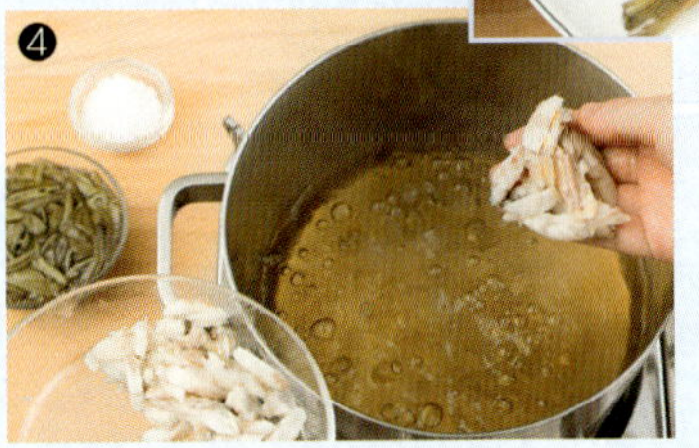

3. 푹 익은 조기는 비늘과 뼈를 떼어내고 살만 바른다.

4. 냄비에 조기국물을 붓고 조기와 순채를 넣어 센불에 올려 끓으면 소금으로 간을 맞추고 2분 정도 더 끓인다.

Check Point

- 붕어순채국의 본문을 참고하여 조리를 하였다.
- 신선한 조기를 이용해야 비린내가 나지 않는다.
- 조기 살을 바를 때 잔가시가 들어가지 않도록 주의한다.

09 조기구이(石首魚炙)

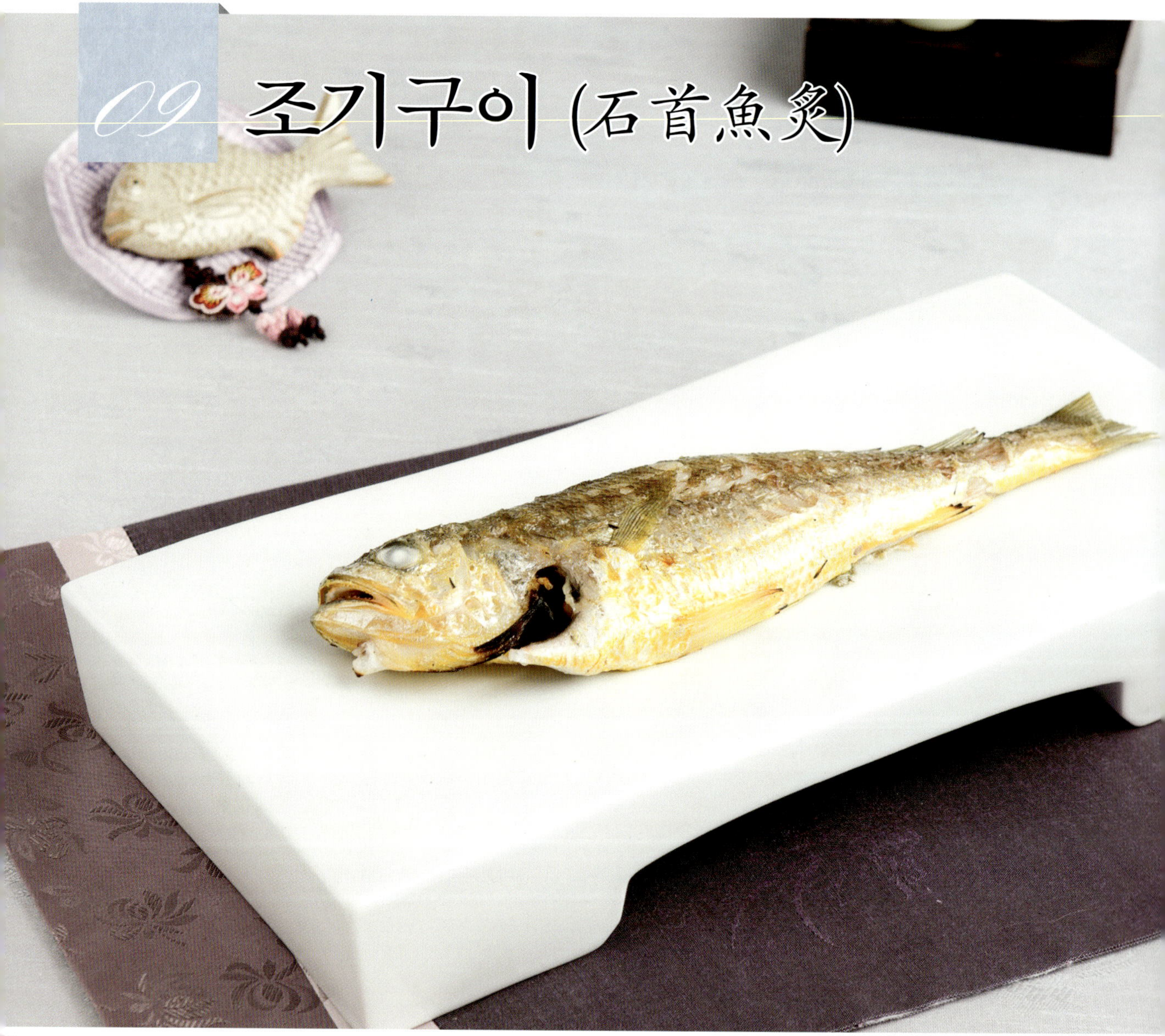

主卒腹脹 食不消. 石首魚 炙食之.
主暴下痢. 石首魚 炙食之.

졸복창(卒腹脹, 갑자기 생긴 복창〈腹脹〉)이 있고 먹은 것이 소화가 되지 않는 경우에 조기[石首魚]를 구워서 먹는다.
심한 설사(暴下痢)를 다스리려면 조기[石首魚]를 구워서 먹는다.

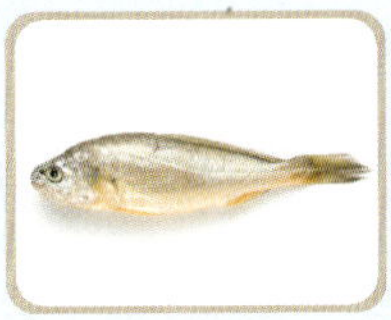

조기
성질이 평하고 맛이 달며 독이 없다. 음식이 잘 소화되지 않고 배가 불러오르면서 갑자기 이질이 생긴데 주로 쓴다.

재료 및 분량

조기 2마리(300g)
소금 1작은술
식용유 1큰술

만드는 방법

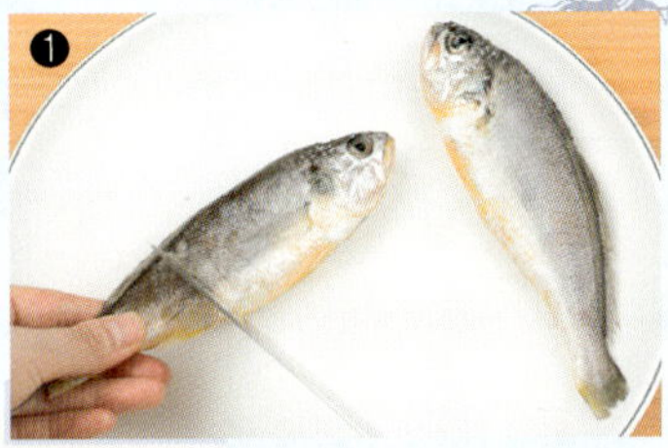

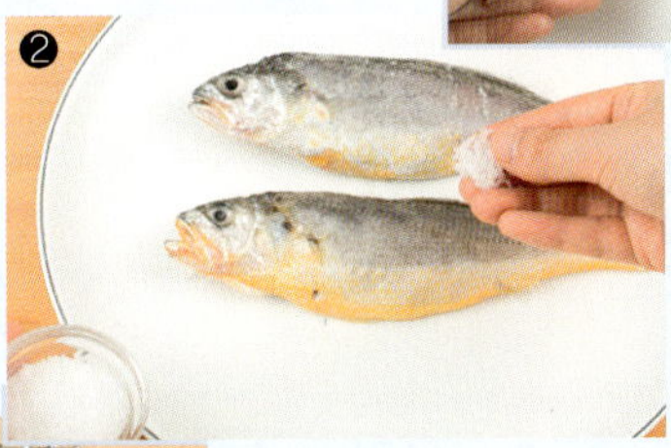

1. 조기는 비늘을 긁고 지느러미를 떼어낸 후 깨끗이 씻어 물기를 닦는다.

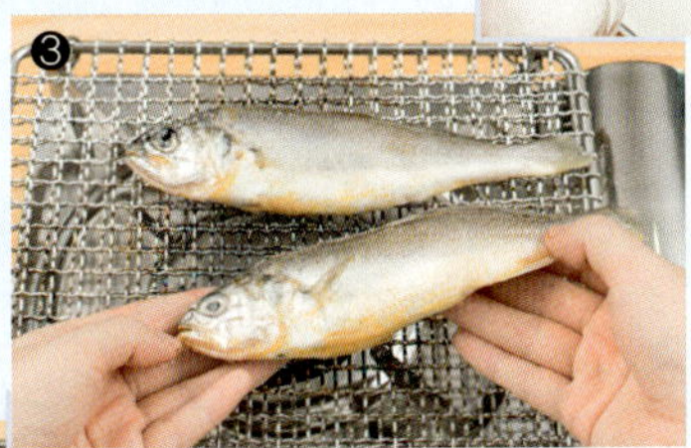

2. 손질한 조기에 소금을 뿌린다.

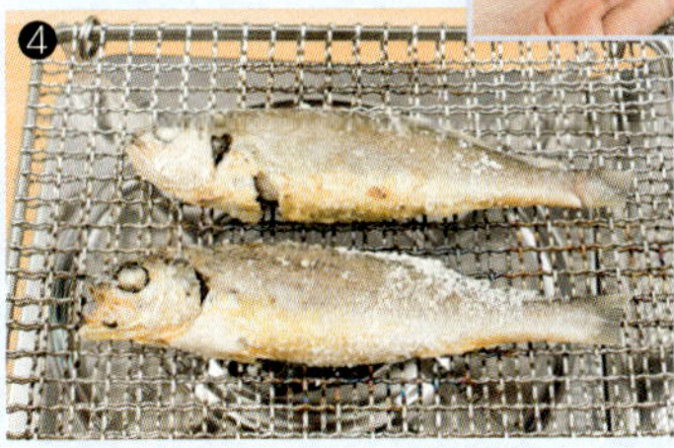

3. 석쇠를 달구어 식용유를 바르고 조기를 얹어 센불에서 높이 15cm 정도로 올려 앞, 뒤로 굽는다.
4. 조기가 거의 익으면 중불로 낮추어 뒤집어가며 더 굽는다.

Check Point

- 조기는 봄이 제철이다.
- 조기의 비린내를 적게 하려면 쌀뜨물에 씻거나 레몬즙을 살짝 뿌리면 좋다.
- 조기(助氣)라는 이름은 '사람에게 기운을 돕는다' 는 뜻에서 붙여진 이름이다.

10 잉어된장죽 (鯉魚醬粥)

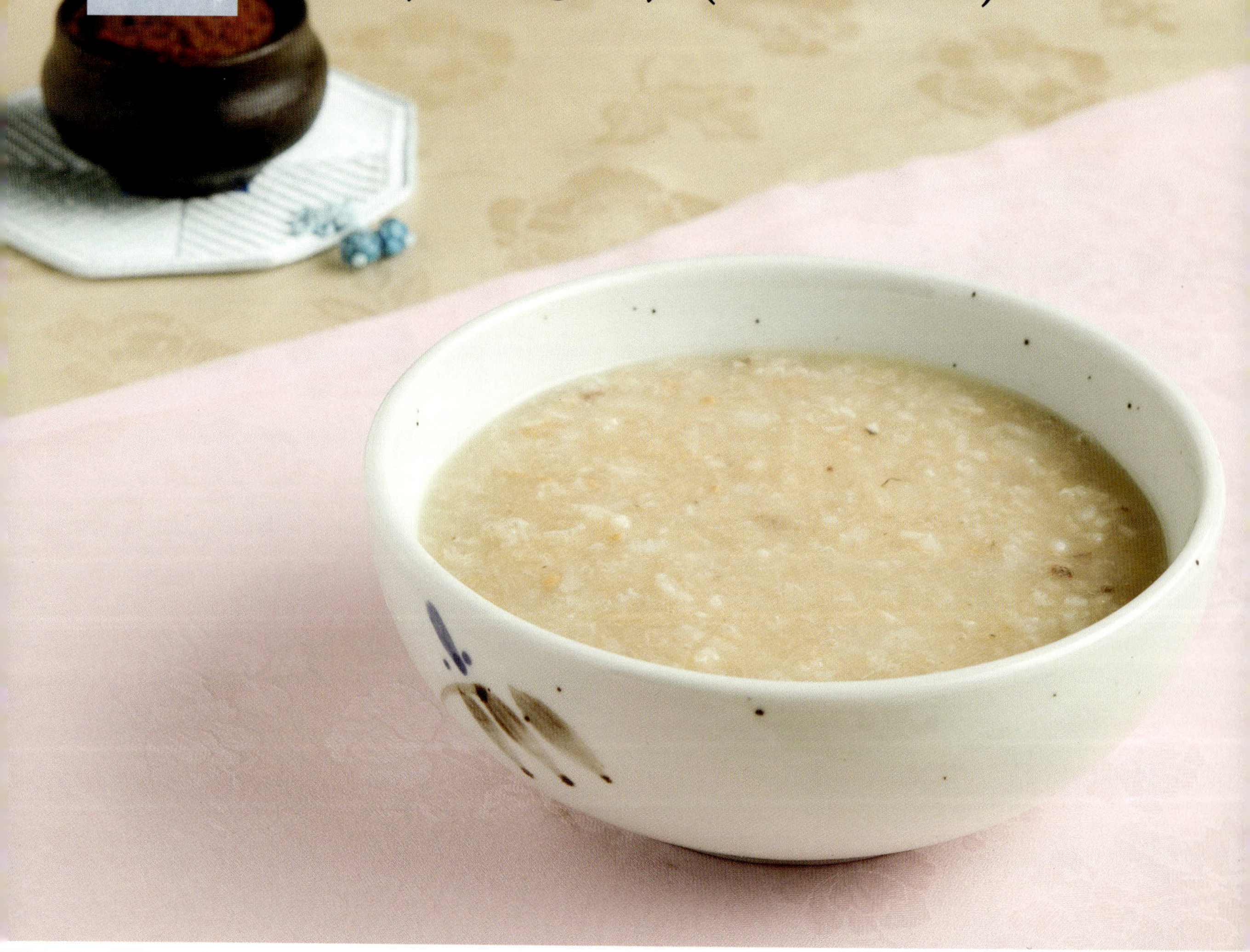

治妊娠胎不長 兼數傷胎. 鯉魚二介 糯米一升 如法作臛 入葱豉 少着鹽醋食之 一月中三五徧作食之 極效.

임신을 하였는데 태아가 잘 자라지 않고 상태(傷胎, 임신 말기의 이상출혈)가 있는 것을 치료하려면 잉어 2마리와 찹쌀 1되를 보통 요리하는 방법과 같이 고깃국을 만든 다음 파와 된장을 넣고 소금과 식초를 약간 넣어 먹는다. 1달에 3~5번 만들어 먹으면 매우 효과가 좋다.

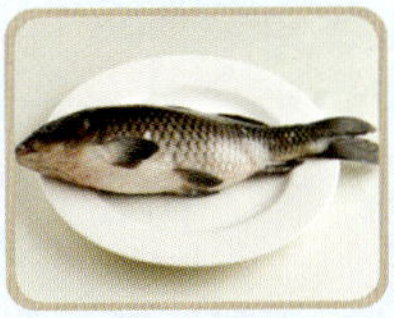

잉어

기운의 순환을 촉진하고 혈액순환을 좋게 하므로 피곤하여 몸이 붓는 사람에게 좋다. 또한 심한 기침으로 가슴이 답답하고 숨이 찰 때 잉어회를 식초 마늘과 먹으면 좋다.

재료 및 분량

잉어1마리(1kg)
찹쌀 1컵(180g)
물 15컵(3kg)
잉어 육수 8컵(1.6kg)
파 100g
마늘 30g
된장 3큰술
소금 ½작은술
식초 1작은술

만드는 방법

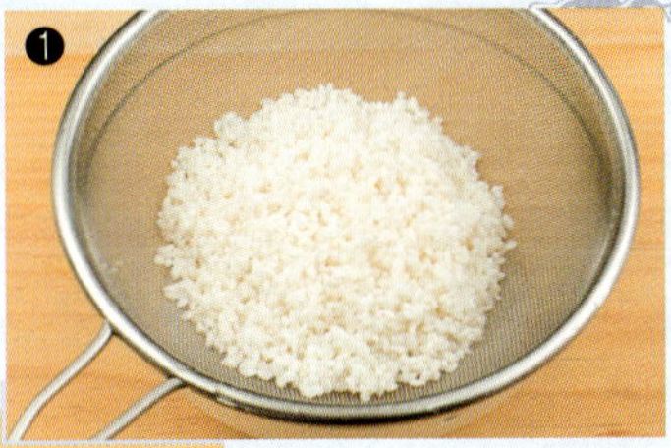

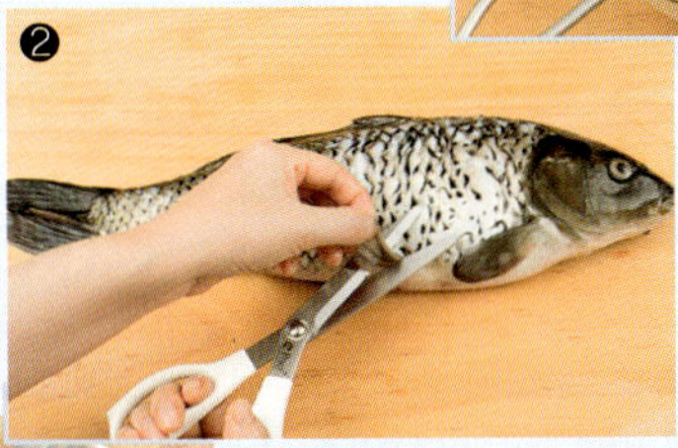

1. 찹쌀은 깨끗이 씻어 2시간 정도 불린 후 체에 밭쳐 물기를 뺀다.

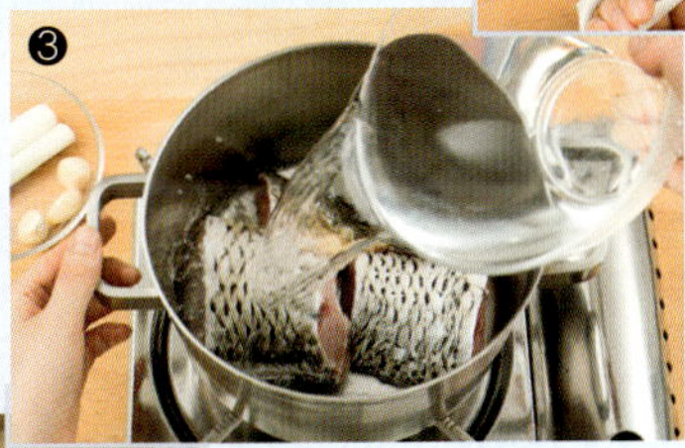

2. 잉어는 비늘을 벗기고 머리를 잘라 내장을 빼낸 후 3등분하여 깨끗이 씻는다.

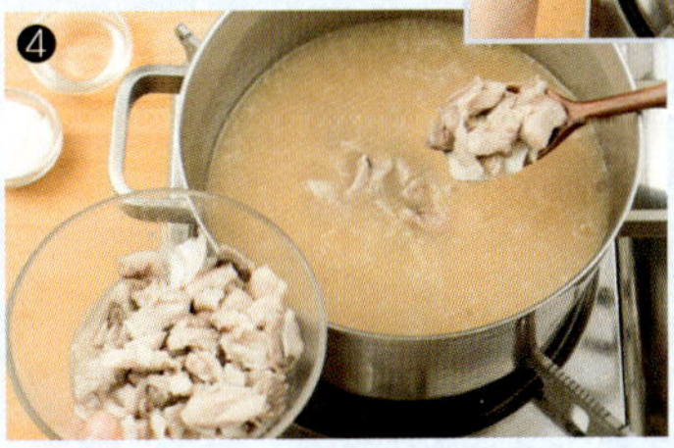

3. 냄비에 준비한 잉어를 넣고 물을 부어 센불에 올려 끓으면 중불로 낮추어 파와 마늘을 넣고 30분 정도 더 익혀 살만 발라내고 잉어국물은 면포에 거른다.
4. 냄비에 잉어국물을 붓고 된장을 푼 다음 찹쌀을 넣고 센불에 올린다. 끓으면 중불로 낮추어 잉어살을 넣고 30분 정도 더 끓여 소금, 식초와 함께 담아낸다.

Check Point

- 잉어의 지느러미는 가위로 자르면 손질이 쉽다.
- 잉어의 내장을 빼내고 핏기가 남지 않도록 깨끗이 긁어낸다.
- 원문에는 잉어와 찹쌀로 고깃국[臛]을 만든다고 표기되어 있으나 잉어와 찹쌀로 함께 죽을 만들었다.

11 잉어찹쌀죽(鯉魚糯米粥)

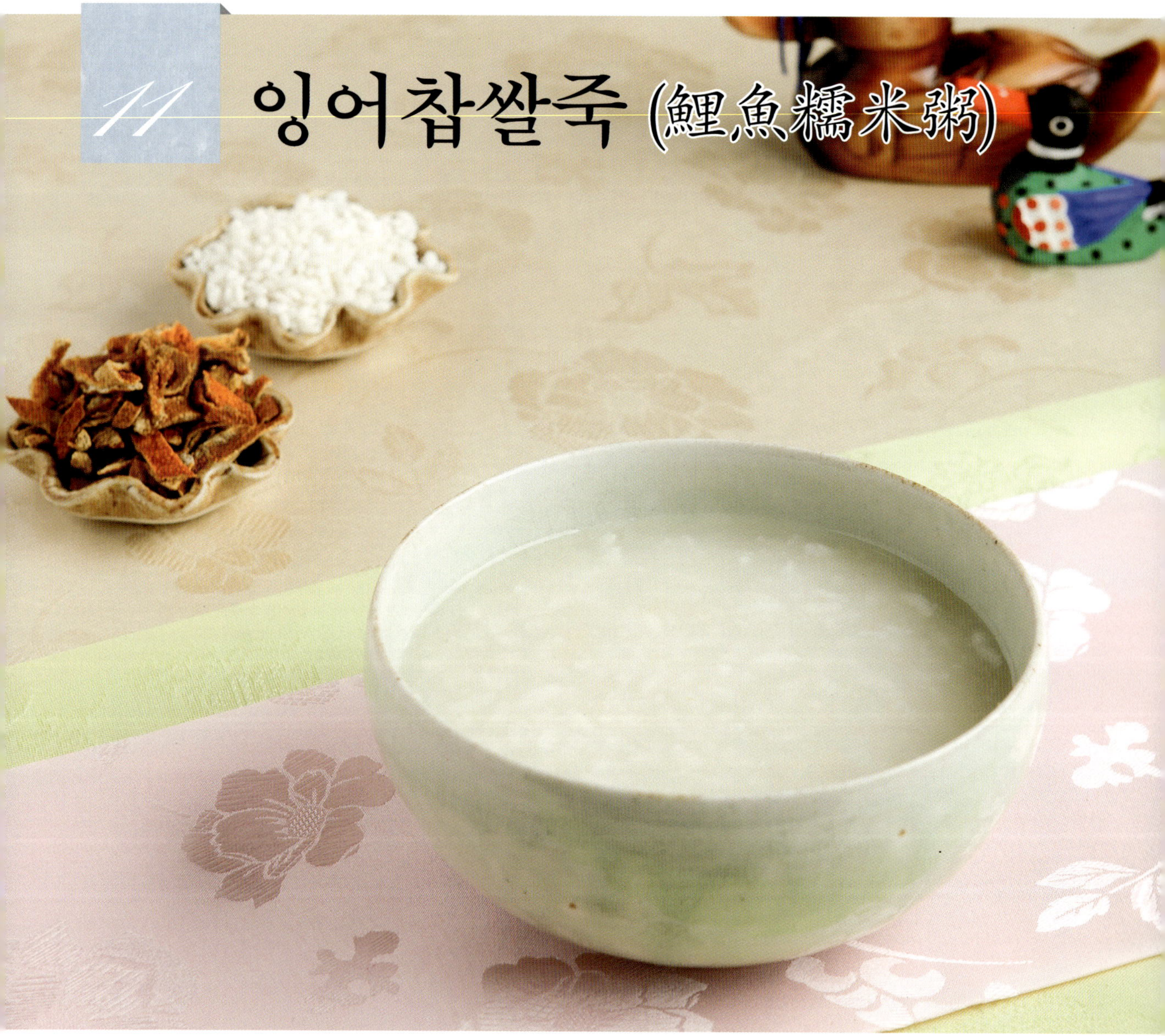

治妊娠胎動不安 心腹刺痛 如有所傷 且喫五七日效. 鯉魚一斤 修事淨切 阿膠一兩 搗碎炒令黃燥 糯米二合 以水二升 入魚膠米 煮令熟 入葱白 生薑 橘皮 鹽 各少許 更煮五七沸 食前喫.

임신 중 태동불안과 심복자통(心腹刺痛, 가슴과 배가 찌르듯 아픈 증상)을 치료하고 상처를 입었을 때 5~7일 먹어 효과를 보는 방법은 다음과 같다. 잉어 1근을 닦아 깨끗이 절단하고 아교 1냥을 빻아 볶은 것을 황색이 되도록 말리고 찹쌀 2홉을 준비한다. 물 2되에 잉어, 아교, 찹쌀을 넣고 삶아 익힌다. 총백, 생강, 귤피, 소금을 약간 넣고 다시 삶아 5~7번 끓으면 식전에 먹는다.

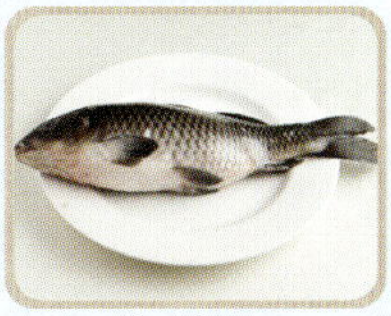

잉어

기운의 순환을 촉진하고 혈액순환을 좋게 하여 피곤하여 몸이 붓는 사람에게 좋다. 또한 심한 기침으로 가슴이 답답하고 숨이 찰 때 잉어회를 식초 마늘과 먹으면 좋다.

재료 및 분량

잉어살(껍질 벗긴 것) 300g
찹쌀 1컵(180g)
아교 18g
총백 50g
진피 10g
생강 10g
물 10컵(2kg)
소금 1작은술

만드는 방법

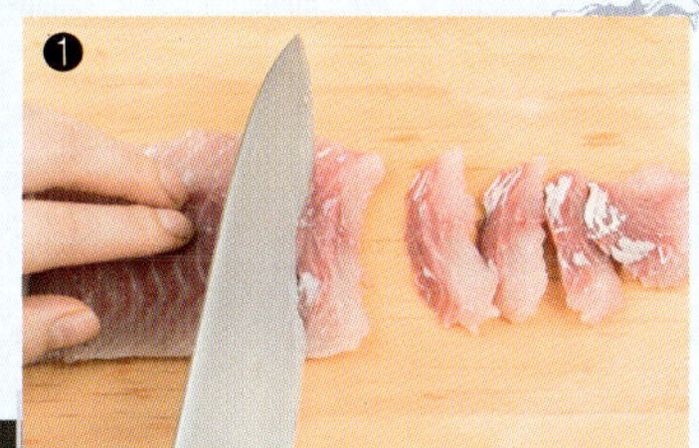

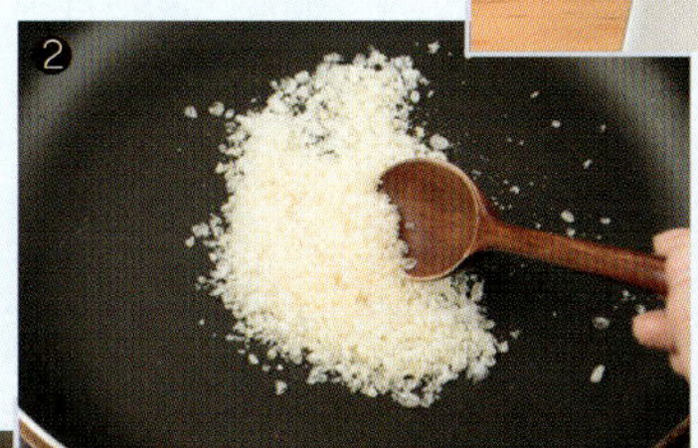

1. 잉어살은 폭 2cm 정도로 썰고 찹쌀은 깨끗이 씻어 2시간 정도 불린 후 체에 밭쳐 물기를 뺀다.

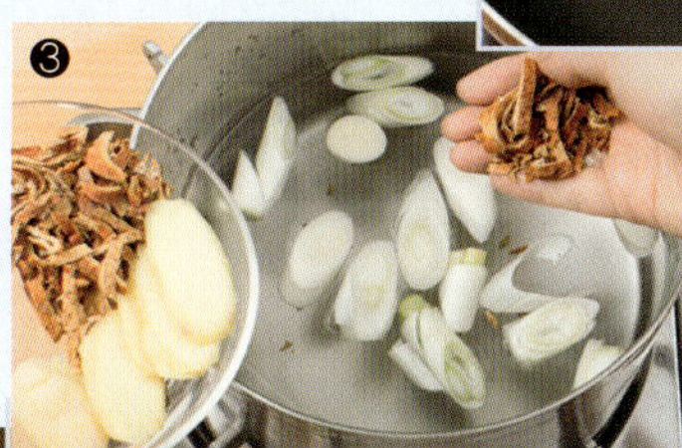

2. 아교는 분쇄기에 곱게 빻아 마른 팬에 황색이 나도록 볶는다.

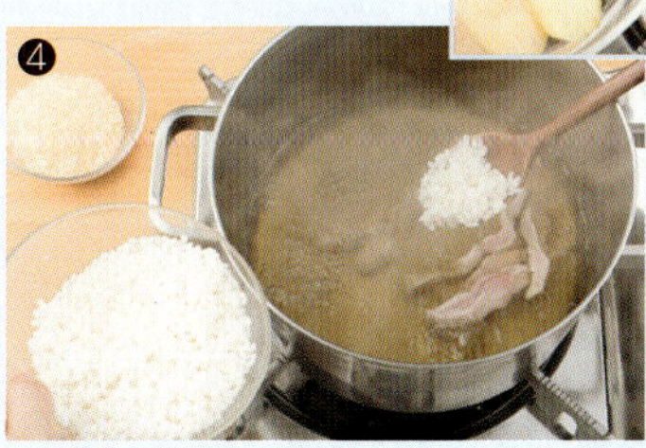

3. 냄비에 물을 붓고 총백과 진피, 생강을 넣고 센 불에 올려 끓으면 중불로 낮추어 30분 정도 더 끓인 후 체에 밭쳐 맑은 국물을 거른다.

4. 냄비에 거른 국물을 붓고 잉어와 찹쌀, 아교를 넣어 센불에 올려 끓기 시작하면 중불로 낮추고 잘 저어가며 30분 정도 더 끓인 다음 소금으로 간을 맞추고 2분 정도 더 끓인다.

Check Point

- 진피는 귤껍질로 오래된 것이 좋다.
- 아교는 식용아교로 한방에서 사용하는 아교환을 이용하였다.
- 아교는 물기 없이 빻아 마른 팬에 빠르게 볶아 사용한다.

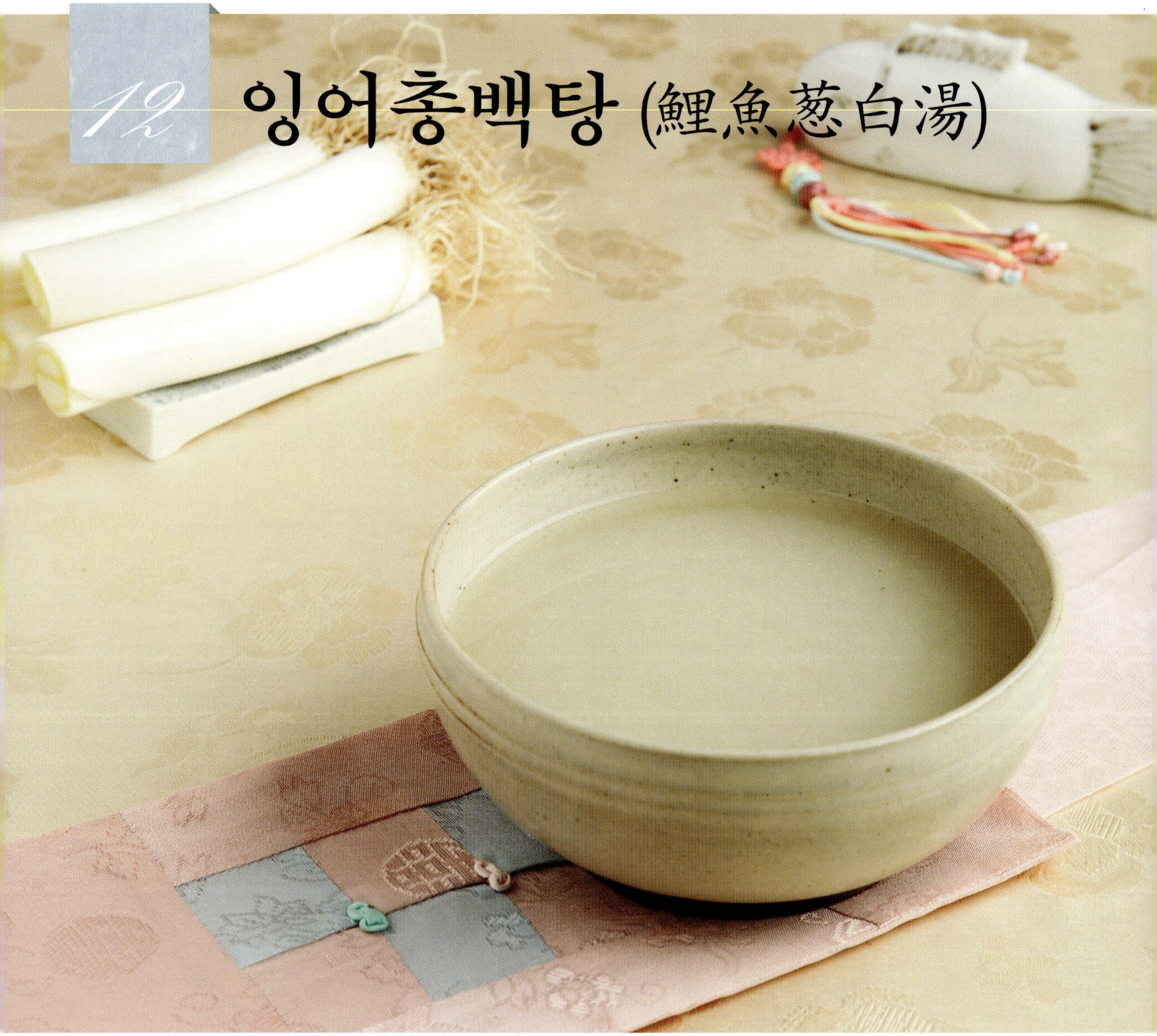

12 잉어총백탕(鯉魚葱白湯)

治妊娠胎動 臟府擁熱 嘔吐不下食 心煩燥悶. 鯉魚一頭 治如食法 葱白一握切 水三升 煮魚葱令熟 空心食之.

임신은 하였으나 태아가 불안하여 유산되려는 증상으로 인하여 오장육부에 열이 뭉치고 구토가 있으면서 음식을 소화하지 못하고 심번으로 번민하는 것을 치료하려면 잉어 1마리를 보통 요리하는 방법과 같이 준비하고 총백 1움큼을 자르고 물 3되에 같이 넣어 고기와 총백이 익도록 삶아 공복에 먹는다.

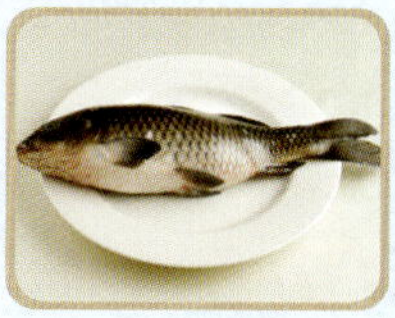

잉어

기운의 순환을 촉진하고 혈액순환을 좋게 하므로 피곤하여 몸이 붓는 사람에게 좋다. 또한 심한 기침으로 가슴이 답답하고 숨이 찰 때 잉어회를 식초 마늘과 먹으면 좋다.

재료 및 분량

잉어 1마리(1kg)
총백 100g(파의 흰 부분 5cm까지)
물 15컵(3kg)

만드는 방법

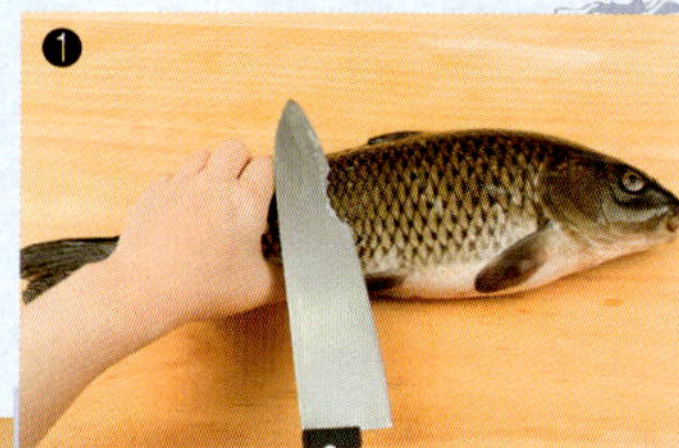

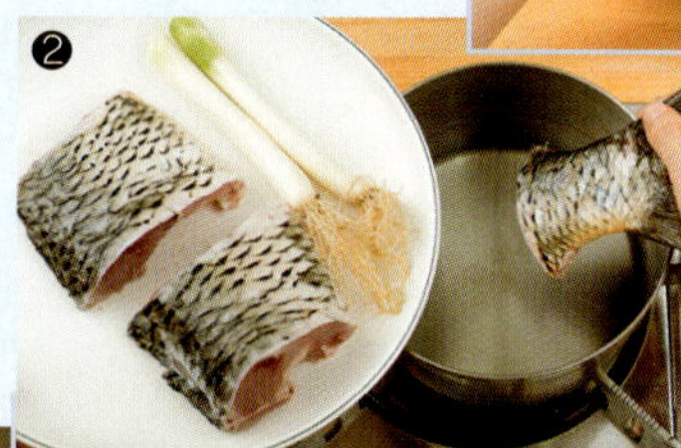

1. 잉어는 비늘을 벗기고 머리를 잘라 내장을 떼어낸 후 3등분 하여 깨끗이 씻는다.

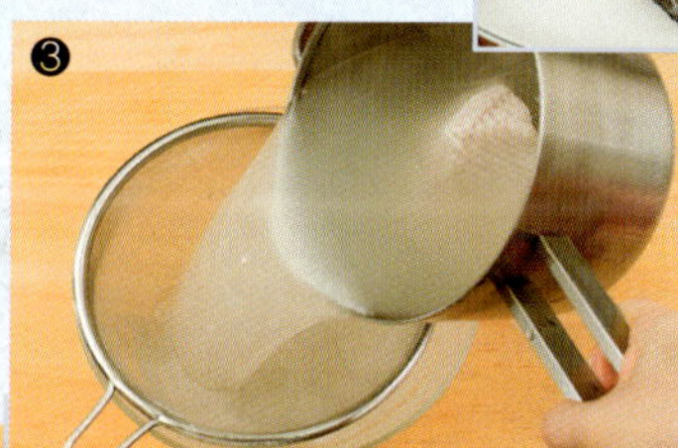

2. 냄비에 물을 붓고 잉어와 총백을 넣어 센불에 올려 끓기 시작하면 약불로 낮추어 2시간 이상 끓여 뽀얀 육즙이 나오도록 끓인다.

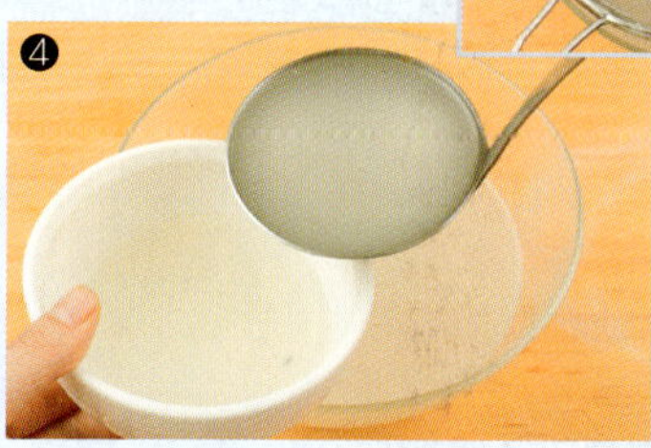

3. 끓인 잉어와 총백은 체에 밭쳐 거른다.

4. 잉어즙을 따뜻하게 하여 그릇에 담아 공복에 먹는다.

Check Point

- 잉어는 살아있는 싱싱한 것을 사용한다.
- 살아있는 잉어를 이용할 때는 머리를 칼등으로 쳐서 기절시킨 후 손질한다.
- 아가미가 있는 머리 부분과 내장은 사용하지 않는 것이 좋다.

13 잉어회 (鯉魚膾)

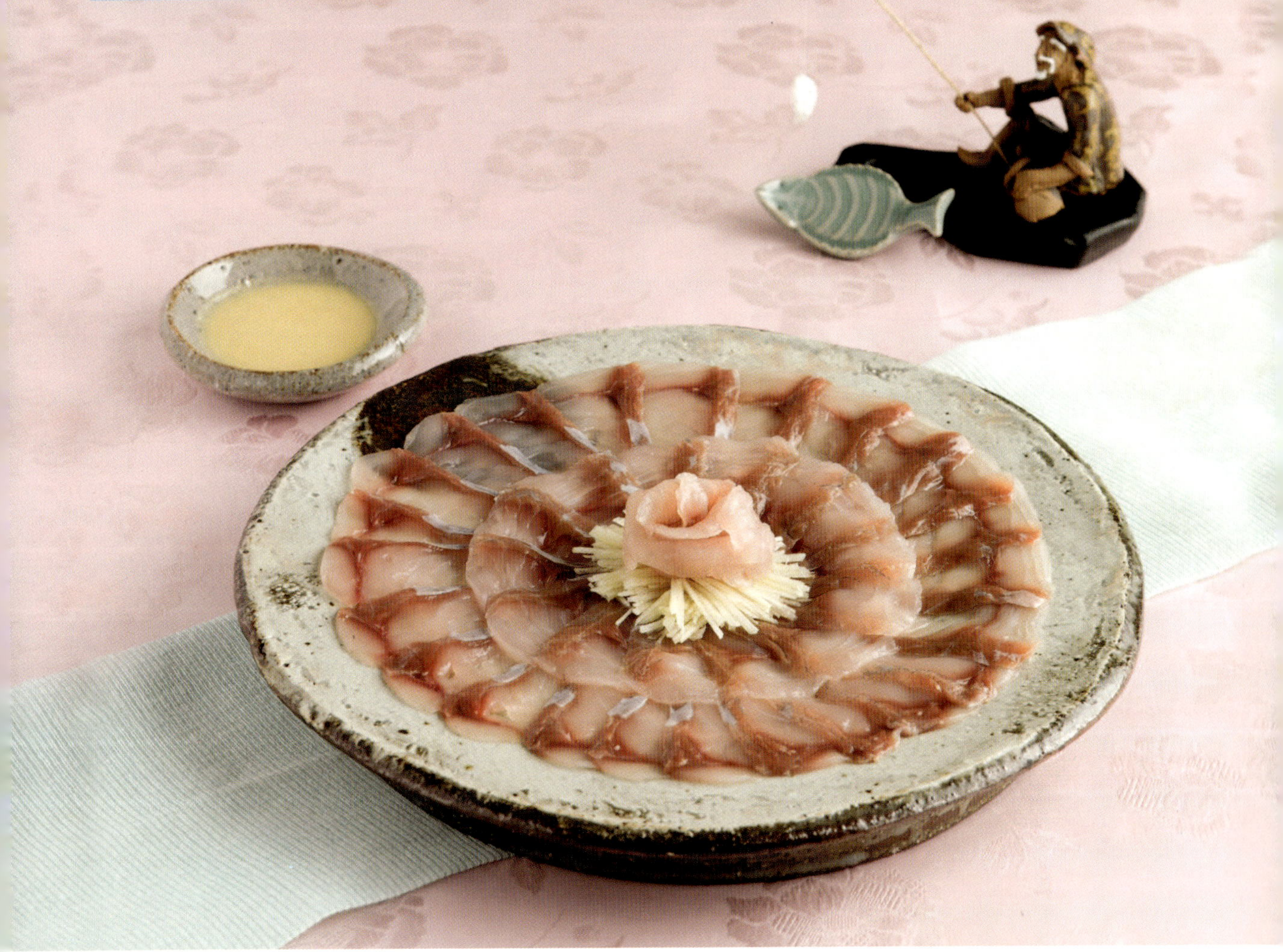

治冷氣痃癖 氣塊 横關伏梁. 鯉魚作膾 濃蒜虀食之.

냉기로 인한 현벽(痃癖, 음식조절을 잘 못하여 생긴 적취로 배꼽과 옆구리에 덩어리로 만져지거나 통증이 있는 것), 기괴(氣塊, 기가 뭉쳐진 것), 복량(伏梁, 심장에 병이 든 것)을 치료하려면, 잉어를 회로 만들어 마늘을 많이 넣고 버무려 먹는다.

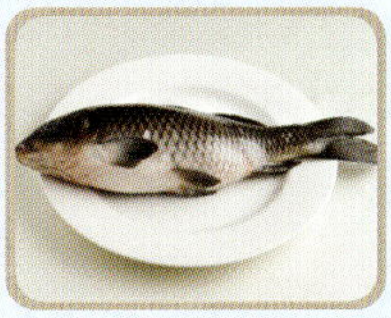

잉어

기운의 순환을 촉진하고 혈액순환을 좋게 하므로 피곤하여 몸이 붓는 사람에게 좋다. 또한 심한 기침으로 가슴이 답답하고 숨이 찰 때 잉어회를 식초 마늘과 먹으면 좋다.

재료 및 분량

잉어 ½마리(500g, 회 = 300g)
마늘 5쪽

겨자장

발효겨자 1큰술
설탕 2큰술
꿀 1큰술
식초 2큰술
소금 ¼작은술

만드는 방법

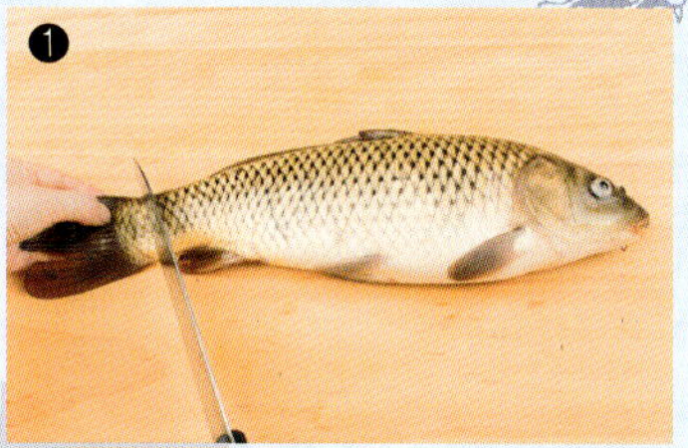

1. 잉어는 살아있는 것으로 꼬리 쪽에 칼집을 넣어 피를 뺀다.

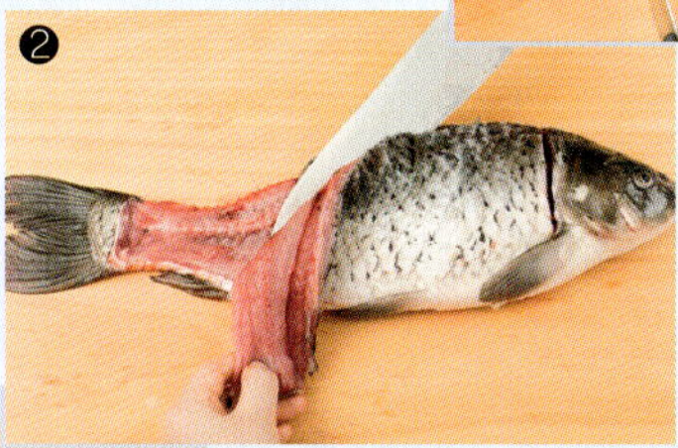

2. 잉어의 물기를 닦고 세장 뜨기를 한 다음 껍질을 벗기고 두께 0.3cm 정도로 저민다.

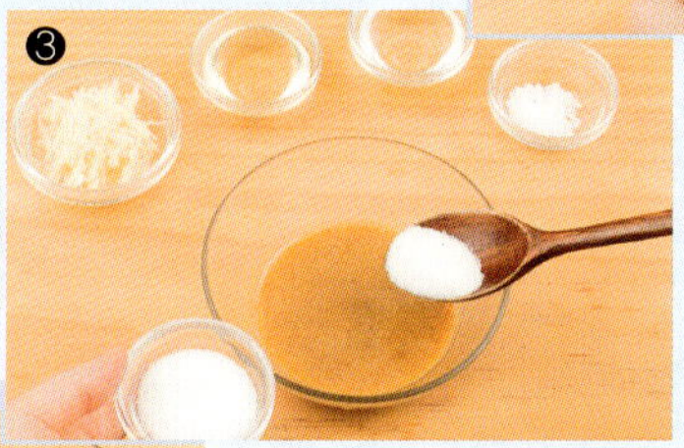

3. 마늘은 깨끗이 씻고 물기를 닦아 곱게 채 썰고 겨자장을 만든다.

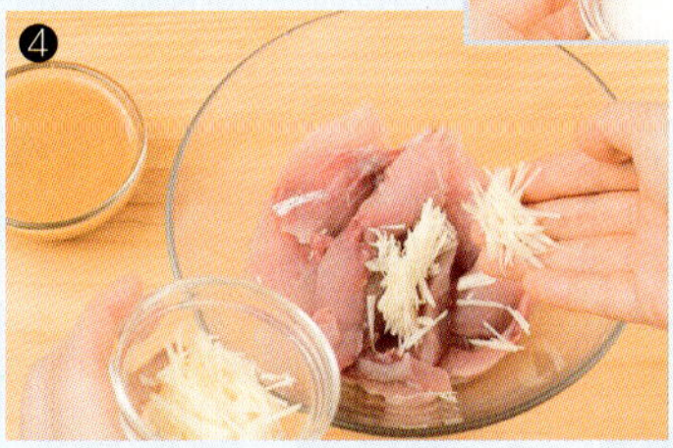

4. 잉어살과 마늘을 넣어 버무려서 겨자장과 함께 낸다.

Check Point

- 잉어는 붕어와 비슷하나 입 주변에 2쌍의 수염이 있다.
- 핏물 제거 후 신선할 때 포를 뜬다.
- 잉어는 민물생선이므로 회로 먹을 때에는 기생충에 주의한다.

잉어

1. 잉어 이름과 잉어의 특징

잉어는 비늘에 '十' 자 무늬의 결이 있어 '理' 음을 따 한문으로는 '鯉魚(리어)' 라 하는데 이것이 잉어로 불리게 된 것이다. 조선시대에는 잉어를 진상(進上)하지 않았는데 그 이유는 임금의 성씨가 이(李)였기 때문에 같은 발음인 리어를 피했던 것이다. 같은 이유로 사대부가에서도 잉어 먹기를 꺼렸다. 또, 파평 윤씨(尹氏) 집안에서는 잉어가 파평 윤씨의 조상을 살린 적이 있다고 하여, 잉어를 먹지 않는 습성이 있었다.

어려운 시험을 통과하여 벼슬길에 오르는 것을 등용문(登龍門)이라 한다. 황하(黃河)에 물결이 센 용문(龍門)이라는 곳이 있는데 잉어가 이곳을 통과하면 용(龍)이 되어 하늘로 올라간다는 전설이 있어 입신출세(立身出世)를 비유하여 등용문(登龍門)이라 한다.

모든 물고기는 죽으면 비늘에 광택이 없어지지만 잉어만은 비늘 사이에 황금색이 번쩍거린다. 심지어 소금에 절여서 젓갈을 담가도 본래의 색이 없어지지 않으니 잉어는 수중에 살면서도 세상을 밝히는 등불 역할을 하는 듯하다. 잉어의 성정이 같은 잉어끼리는 서로 잡아먹지 않는 군자(君子)의 인품을 가졌으니 시기와 질투심으로 동족을 해치는 소인배(小人輩)보다 낫다고 할 수 있다. 또한 점잖게 수염을 휘날리며 위엄을 갖추고 유유하게 유영(遊泳)하는 모습은 물고기의 왕으로 용왕에 비유될 만하다.

2. 잉어의 성질 및 효능

잉어는 주둥이가 둔하고, 입가에 2쌍의 수염이 있으며, 등은 검푸르고 배는 담황색이다. 산란기는 5월경으로, 잉어의 성분 중에는 소화 흡수가 잘 되는 질 좋은 단백질 성분이 많이 함유되어 있어, 잉어를 먹게 되면 피로하거나 병약할 때 원기를 회복해 주며, 특별히 소화가 잘 되어 산후조리에 좋다. 잉어는 이뇨 작용을 돕고, 젖 분비를 촉진시키며, 부기를 빼준다. 이 밖에 각기병, 황달, 소갈, 기침 등에도 좋다. 우리나라에서는 민간요법에서 임신 후의 산모의 몸을 보하게 하거나 산후에 붓기를 가라앉히고 몸의 회복을 촉진시키기 위한 목적으로 많이 복용하고 있다.

잉어는 남자들의 정력과 산모의 건강을 위해 중국을 비롯한 우리나라에서 아주 오래 전부터 애용되어 왔는데, 잉어의 고기에는 질 좋은 단백질과 불포화지방산, 칼륨, 비타민B_1과 B_2가 많이 들어있으며, 히스티딘, 글리신 같은 아미노산도 풍부하다. 또한 소화흡수가 잘 되어 허약자, 회복기 환자나 임신부 그리고 성장기의 어린이들에게 모두 뛰어난 보양식품이다.

잉어는 물이 마르면 아래로 내려가 진흙 속으로 들어가려는 가물치에 비해 폭포를 거슬러 오르며 안개가 끼면 물 위로 솟구치려는 성품이 있다.

鯉魚

아래의 정체된 수기(水氣)를 위로 뿜어 올려 이수(利水 : 소변이 잘 나감)시키는 작용이 있다. 따라서 태음인의 수기가 정체되어 생긴 황달, 수종(水腫 : 몸이 붓는 증상), 각기(脚氣), 임산부종, 기침 등에 사용한다. 젖이 잘 나오지 않는 경우에도 사용하며, 젖 뭉친 것을 풀어주고 뿜어주는 잉어의 효능 때문에 산모에게 권장된다. 또한 잉어쓸개는 수기가 부족하고 화기가 치솟아 생긴 눈병에 사용하면 좋은 효과가 있다. 그러나 조바심이 많은 소양인이나 태양인은 삼가야 하며 중풍의 위험성이 있는 사람은 오히려 해가 될 수 있으니 주의하는 것이 좋다.

3. 고문헌 속의 잉어

『산림경제』(山林經濟) 속에서는 늪에 자라를 넣으면 잉어가 용이 되어 승천하려는 것을 포기하고 그냥 늪에 남아 산다고 하였는데, 이는 뻗쳐 나가려는 기상을 지닌 잉어에게 수렴작용이 있는 자라를 상대하게 함으로써 음양(陰陽)의 조화를 이루려는 이치라 하겠다. 강함에는 부드러움으로 대응할 수 있는 것이니 선인의 인생관을 보는 듯하다.

『규합총서』에는 잉어에 관하여 말하기를 "겨울에 얼음 언 후는 좋고, 봄에는 풍병을 일으킨다. 그 비늘이 길이로 세면 삼십육린(三十六鱗)이니 그 중 거꾸로 붙은 비늘이 하나라도 있으면 용족(龍族)이니 먹지 말라."고 하였다. 또 『본초강목』에는 "당(唐)나라 때 잉어를 먹으면 그 벌이 곤장 60이라. 이것은 국성(國姓)인 이(李)와 음(音)이 비슷하기 때문이라 한다. 그때 사람들은 감히 잉어라 부르지 못하고 적혼공이라 한다." 고 하였다.

그리고 『산림경제』를 비롯한 수많은 요리서에도 한결같이 잉어는 꼬리를 베어 출혈을 시켜야 냄새가 나지 않는다고 하였으며, 또 잉어의 명칭유래(名稱由來) · 식용시기(食用時期) 등을 말하고 있다. [증보산림경제]에는 "물을 끓인 다음 잉어를 고는데 감장(甘醬)이나 술을 넣으라."고 쓰여 있으며, 이보다 약 50년 후의 [규합총서]에는 "감장(甘醬) 대신 고추장을 쓰라," 하였으니, 이 무렵에는 고추장이 보급되었다는 것을 말해 주는 사실이라 하겠다. 또 [증보산림경제]의 잉어찜에는 "물이 거의 닳도록 고아라."하였으니 삶기찜의 모습을 알 수 있고, 또 "생강 · 파 등의 재료는 잉어가 반숙(半熟)이 되었을 때 넣으라."고 하여 재료 넣는 때를 가리키고 있다.

한편 『임원십육지』에는 『거가필용』을 인용하여 "잉어 뱃속에 재료를 채우고 술 · 닥나무 열매를 넣고 천천히 고으면 잉어의 뼈가 가루처럼 된다."고 하였다. 잉어로 찜 · 구이 · 전유어 · 회 · 조림 · 맑은 장국 · 자반 등을 요리하고 백숙을 해서 먹어도 좋다. 잉어를 주재료로 하여 만드는 대표적인 보양식에는 용봉탕, 잉어곰, 잉어탕 등이 있다.

14 숭어회 (鯔魚膾)

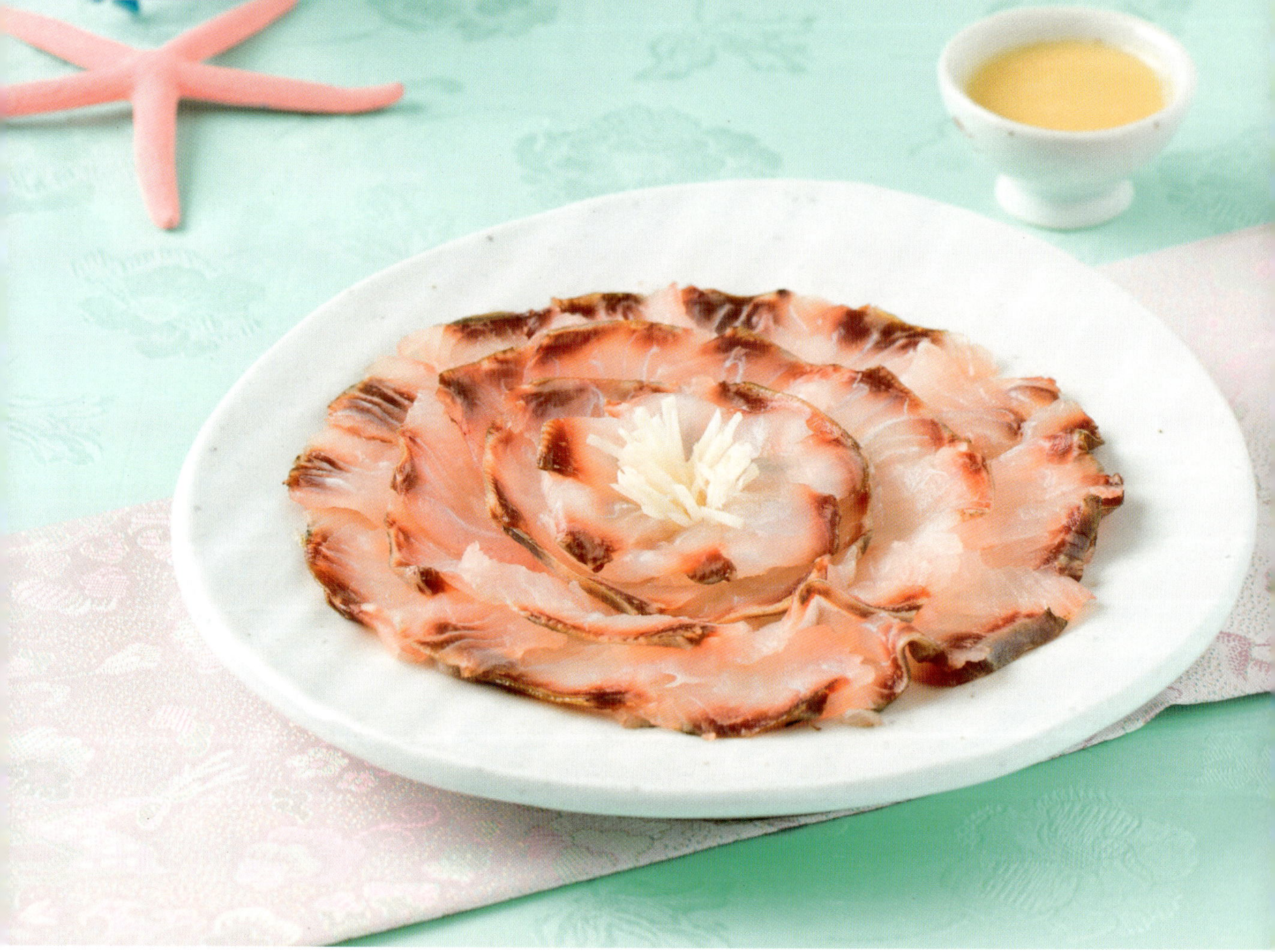

主開胃 利五臟 久食令人肥建. 鯔魚 任意食之.

위를 열어주고 오장을 이롭게 하며 오래 먹어 사람이 기름지고 튼튼해지려면 숭어를 임의대로 먹는다.

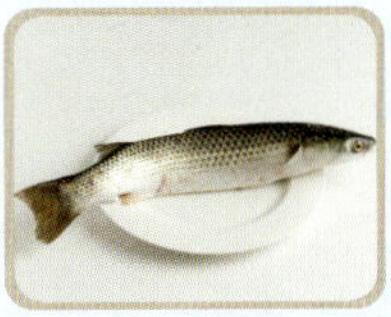

숭어
위를 열어주며 오장을 이롭게 하고 오래 먹으면
사람이 기름지고 튼튼해진다.

재료 및 분량

숭어 1마리
마늘 2쪽

만드는 방법

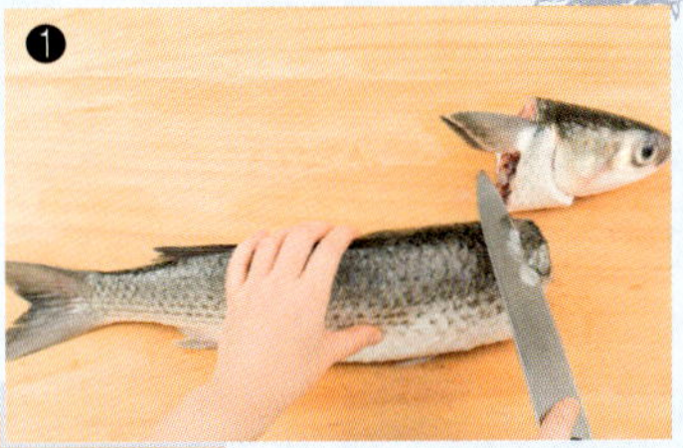

1. 숭어의 머리를 자른 후 비늘을 벗기고 내장을 제거한다.

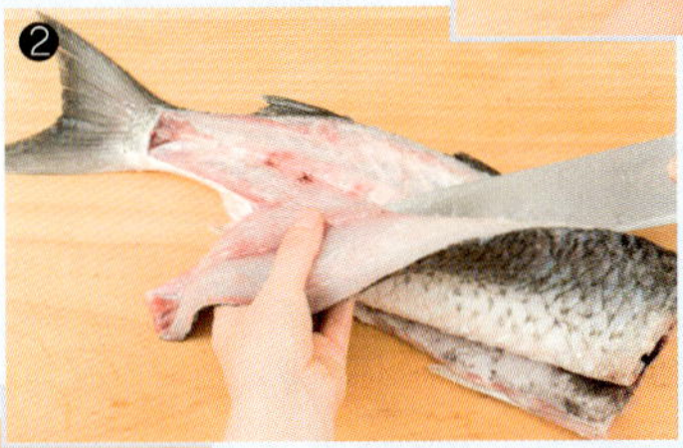

2. 손질한 숭어의 물기를 닦은 후 세장 뜨기 한다.

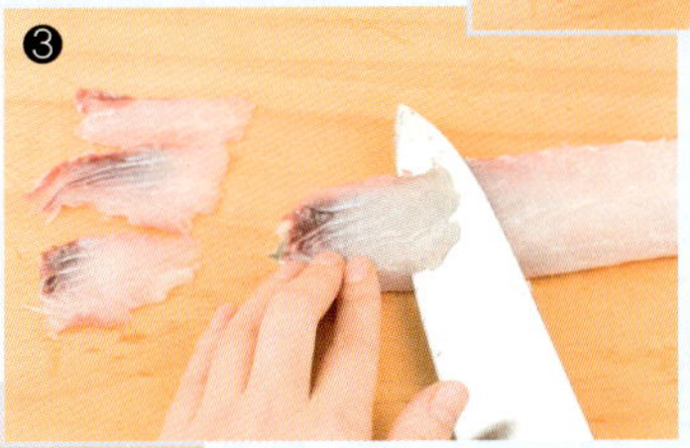

3. 세장 뜨기 한 숭어 살의 잔뼈를 발라내고 껍질을 벗긴 후 두께 0.5cm 정도로 저며 썬다.

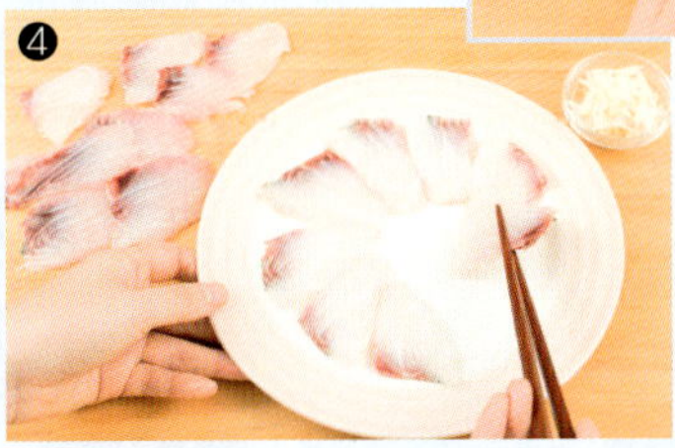

4. 마늘을 곱게 채 썰어 함께 담아낸다.

Check Point

- 숭어의 비늘에 상처가 없는 것을 선택하는 것이 좋다.
- 숭어를 손질할 때는 물기를 잘 닦아야 비린내가 나지 않는다.
- 숭어는 겨울부터 봄까지가 제철인데 특히 보리가 나는 철의 숭어를 보리숭어라고 한다.

* 원문에는 숭어회 이외에 조림, 구이, 찜등 임의대로 먹는다고 하였다.

마늘

1. 마늘(大蒜 · 葫)의 의미

이시진의 『本草綱目』(1596)에 '서력 기원 전 121년경 장건이 서역과 통하는 비단길을 열면서 마늘[大蒜]과 호유(葫荽)를 서역에서 처음으로 가져 왔는데, 달래[小蒜]는 중국에 예전부터 있었고 마늘은 오랑캐 땅 호지(胡地)에서 온 것이기 때문에 호(胡)라는 이름이 된 것이다. 마늘과 달래는 모두 오훈(五葷)에 속하기 때문에 통칭 훈(葷)이라 한다.' 고 정리하고 있다. 또한 예전부터 있었던 달래[蒜]가 새로 도입된 마늘보다 작기 때문에 소산(小蒜)으로 표기했고, 달래에 비해 크기가 큰[大] 마늘을 대산(大蒜) 또는 서쪽 오랑캐 땅에서 왔기 때문에 호산(胡蒜), 호(葫)라 명명했다고 했다.

산(蒜)은 현재 마늘로 번역되지만, 마늘이 중국에 도입되기 전에도 산(蒜)이란 단어가 있었는데, 이때의 산(蒜)은 달래[小蒜]를 의미했다. 산(蒜)이 마늘만을 의미하는 좁은 뜻도 있지만 마늘, 달래, 파 등과 같이 매운맛이 나는 훈채류를 총칭하는 넓은 의미의 마늘류[葷類]로 사용하기도 했다.

이후 마늘이 도입된 초기에는 산(蒜)이라 하면 달래를 의미했으나 시간이 흐름에 따라 달래를 의미하기도 하고 마늘을 의미하기도 하여 서로 혼용하게 되자 용어의 혼동이 있었다. 후대에 오면서 마늘이 달래보다 널리 재배되고 많이 이용됨에 따라 산(蒜)은 마늘만을 의미하는 것으로 변하게 되었다.

흔히 단군신화에 마늘과 쑥이 나오므로 마늘을 우리 민족의 역사가 시작되기 이전부터 있었다고 알고 있으나, 이는 단군신화에 나오는 산(蒜)을 달래로 번역하지 않고 마늘로 오역하면서 나타난 오류이다.

2. 마늘의 기원과 도입

마늘의 원산지에 대해서는 시칠리아섬, 이집트, 중앙아시아의 Kirghiz 사막, 인도 등 여러 가지 주장이 있으나 마늘의 야생종이 중앙아시아 지방을 중심으로 분포되어 있기 때문에 이곳이 마늘의 원산지로 추정되고 있다.

마늘은 선사시대에 지중해 연안 지방으로 퍼져 고대 이집트, 그리스, 로마시대부터 재배되었다고 하며, 피라미드의 벽화와 성서 등을 통해 볼 때 당시에는 마늘이 주로 노동자나 병사들이 힘을 북돋기 위해 이용했던 것으로 보인다. 마늘은 이집트 왕조시대에 양파와 함께 중요한 작물로서 이용된 사실이 벽화로 남아있다.

이와 같이 마늘은 이미 오래 전부터 강장식품의 하나로 인식되었음을 알 수 있으며 당시 로마에서는 일반 사람들이 마늘의 강한 냄새를 싫어했으므로 식용은 별로 하지 않았으나 마늘이 정력을 강하게 하는 작용이 있으므로 노동자와 병사들에게 주었다고 한다.

3. 그러면 언제부터 마늘이 우리나라에 있었을까?

중국에 마늘이 도입된 시기는 약 2,100여 년 전으로 서역에서 비단길을 통하여 중국으로 처음 도입되었다. 한나라는 비단길을 열어 서역과 무역을 하는 한편, 우리나라의 위만조선(衛滿朝鮮)을 서력 기원전 108년경 멸망시키고 낙랑을 중심으로 한사군(漢四郡)을 설치했다. 한사군이 설치됨에 따라 우리나라는 정치적으로 중국의 식민지가 되어 민족의 시련은 있었지만, 문화적으로는 중국의 새로운 문물과 접하는 기회가 되었다. 따라서 이 당시에 중국과의 문화교류가 이루어지면서 한반도에 마늘이 자연스럽게 소개되고 재배되었으리라 추정된다.

4. 마늘의 효능

우리나라는 전 세계 마늘의 주요 생산국 중 하나이며 우리나라 국민의 연간 마늘 소비량은 1인당 약 5.7kg으로 세계에서 제일 많다고 알려져 있다.

항암 효과가 탁월한 것으로 밝혀진 마늘은 대부분의 음식에 꼭 들어가는 향신료로 고등 식물 중에서 살균 작용이 가장 강력한 것으로 알려져 있으며 음식의 부패로 인한 식중독을 예방하는 역할을 하며 소화기능을 강화시켜 준다. 『東醫寶鑑』, 『及幼方』 등에 의하면 '건비(建脾, 지라를 튼튼하게 한다)하고 온위(溫胃, 위를 따뜻하게 한다)하여 곽란(霍亂, 토하고 설사하는 것)과 전근(轉筋, 쥐가 나서 근육을 뒤틀리게 하는 것)을 그치게 한다.'라고 하여 마늘은 소화기능을 강화시켜 토사곽란을 치료한다고 했다. 마늘의 강력한 항균작용은 식중독균을 무력화할 수 있어 안전하게 음식을 먹기 위해서도 마늘을 음식에 넣는 것이다.

생선회나 육회를 먹을 때 우리는 흔히 마늘을 같이 먹는데, 그 한의학적 이유에 대해 살펴보자. 날고기는 대부분 차가운 성질을 가지고 있기 때문에 속이 냉한 사람은 회를 먹고 흔히 설사를 하기가 쉽다. 따라서 따뜻한 성질이 있는 마늘을 같이 먹음으로써 성질을 중화하는 것으로 해석하고 있다.

사상의학의 창시자 동무(東武) 이제마(李濟馬, 1837~1900)는 마늘에 대해 다음과 같은 임상경험을 적고 있다. 『東醫壽世保元』에 '소음인이 이질로 고생하고 있는데 어떤 의사가 마늘 3쪽과 좋은 꿀 반 숟가락을 같이 끓여 먹으라고 처방을 했다. 이에 3일간 복용했더니 즉시 나았다.'라 하여 몸이 냉한 소음인의 이질 설사에 마늘과 꿀이 매우 좋음을 밝히고 있다. 이는 마늘의 맵고 따뜻한 기운이 대장(大腸)으로 들어가 양기를 올리고 북돋우기 때문이라 생각된다. 사상의학에서 소음인의 설사는 냉기(冷氣)에 의한 것으로 보기 때문에 양난지기(陽煖之氣, 따뜻한 기운으로 기를 보완하는 것)가 있는 마늘을 먹음으로써 설사를 치료할 수 있다고 보는 것이다.

또한 한의학에서 마늘은 각기병(脚氣病)의 특효약이라 했는데, 특히 음식을 골고루 먹지 않고 편식하다 보면 비타민 B_1이 부족하게 되어 각기병에 걸리기 쉬운데, 대부분 현미를 먹지 않고 도정을 많이 한 백미를 주로 먹었을 때 잘 발생한다.

마늘과 각기병의 관계를 현대의학의 입장으로 살펴보자. 마늘의 알리신이라는 성분이 비타민 B_1과 결합하면 알리티아민(allithiamine)이란 화합물이 되는데, 이것은 비타민 B_1보다 훨씬 흡수되기 쉽고 혈중농도를 높이며 나아가서는 알리신에 의해 장내 세균이 비타민 B_1의 합성을 돕는다. 또한 마늘의 알리신은 단백질과도 결합하여 단백질의 이용률도 증가시킨다. 따라서 비타민 B_1과 단백질의 흡수 측면에서도 매우 합리적이라 할 수 있다. 알리신과 비타민 B_1이 결합한 알리티아민은 피로회복 · 각기병에 좋은 약으로 개발되기도 했다.

15 굴구이 (牡蠣炙)

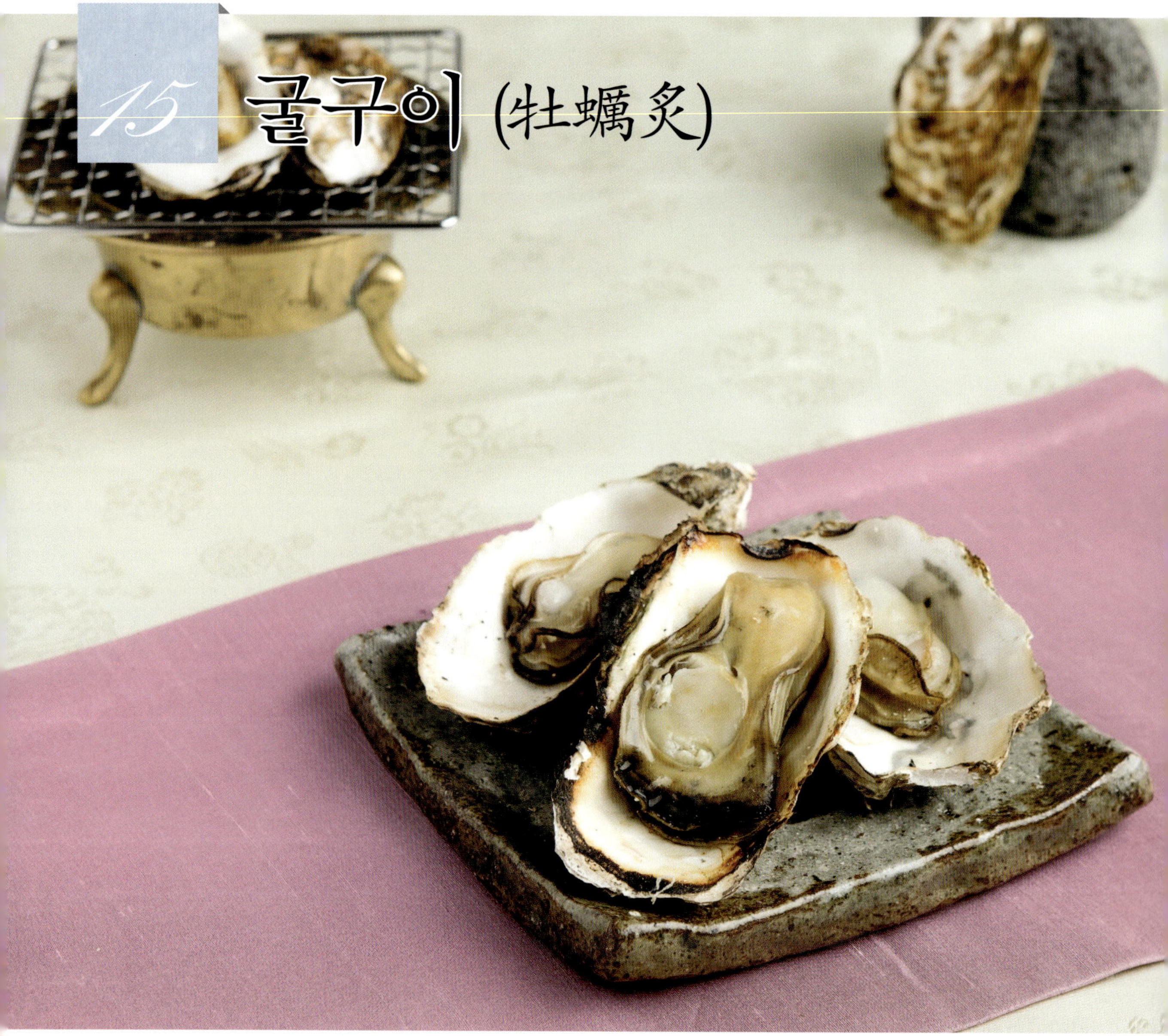

主令人細肌膚 美顔色. 牡蠣纔採 火上炙令沸
去殼食之 甚味 又蒸食之 令人補虛損.

사람의 피부(肌膚)를 부드럽게 하고 안색(顔色)을 좋게 하려면 방금 채취한 굴[牡蠣]을 불 위에 놓고 끓도록 구운 다음 껍질을 제거하고 먹는다. 심히 맛이 좋다. 또한 쪄서 먹으면 허손(虛損, 몸과 마음이 허약하고 피로한 증상으로 허로〈虛勞〉라고도 한다)을 보충할 수 있다.

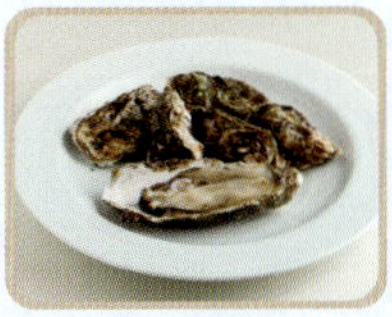

석화

간 기능을 도와주고 보혈작용이 뛰어나 부인의 혈과 기를 치료하며 사람의 피부를 부드럽게 하고 안색을 좋게 한다.

재료 및 분량

석화 500g
굵은소금 2컵

만드는 방법

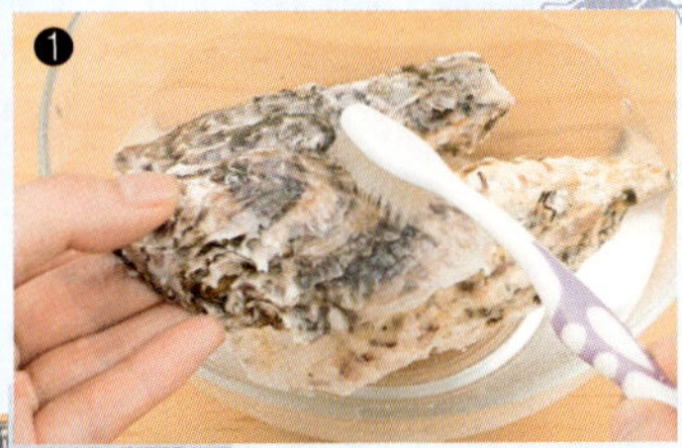

1. 신선한 석화를 솔로 씻는다.

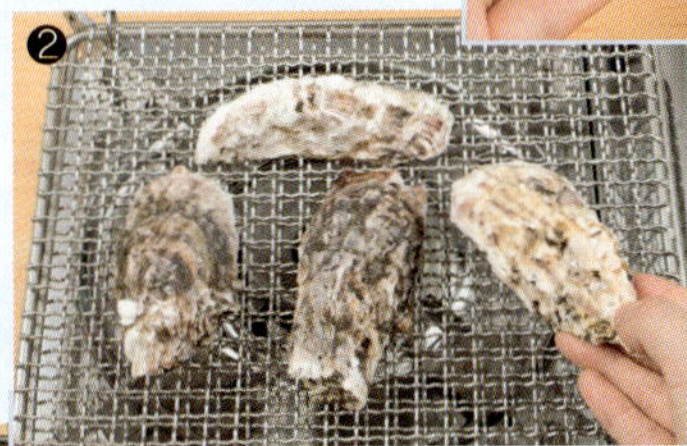

2. 석쇠 위에 석화를 올려 입이 벌어질 때 까지 익힌다.

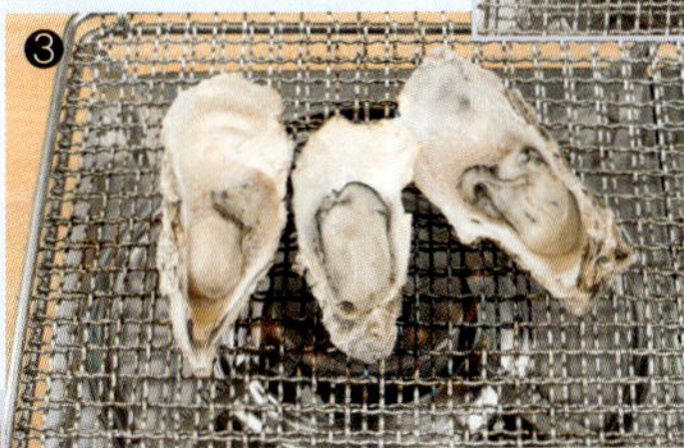

3. 입이 살짝 벌어지고 국물이 끓을 때까지 굽는다.

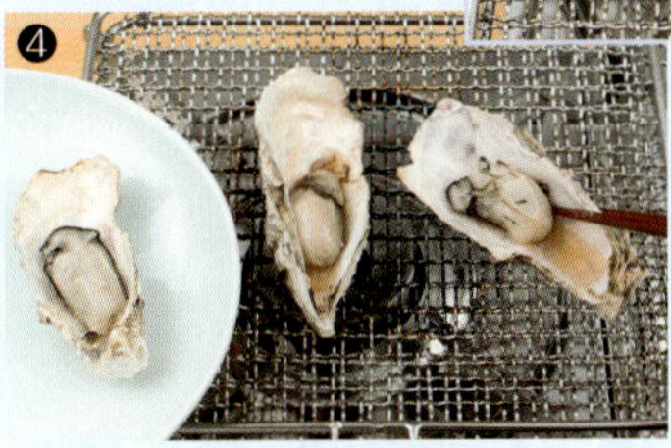

4. 구워진 석화를 접시에 담는다.

Check Point

- 숯불 위에 석쇠를 올려 구울 때는 굴 껍질이 튈 수 있으니 조심한다.
- 석화를 속이 깊은 냄비에 넣어 뚜껑을 덮고 쪄서 익혀도 좋다.
- 석화를 너무 익히면 굴즙이 빠져나와 질겨지고 맛이 없을 수 있다.

16 굴회 (牡蠣膾)

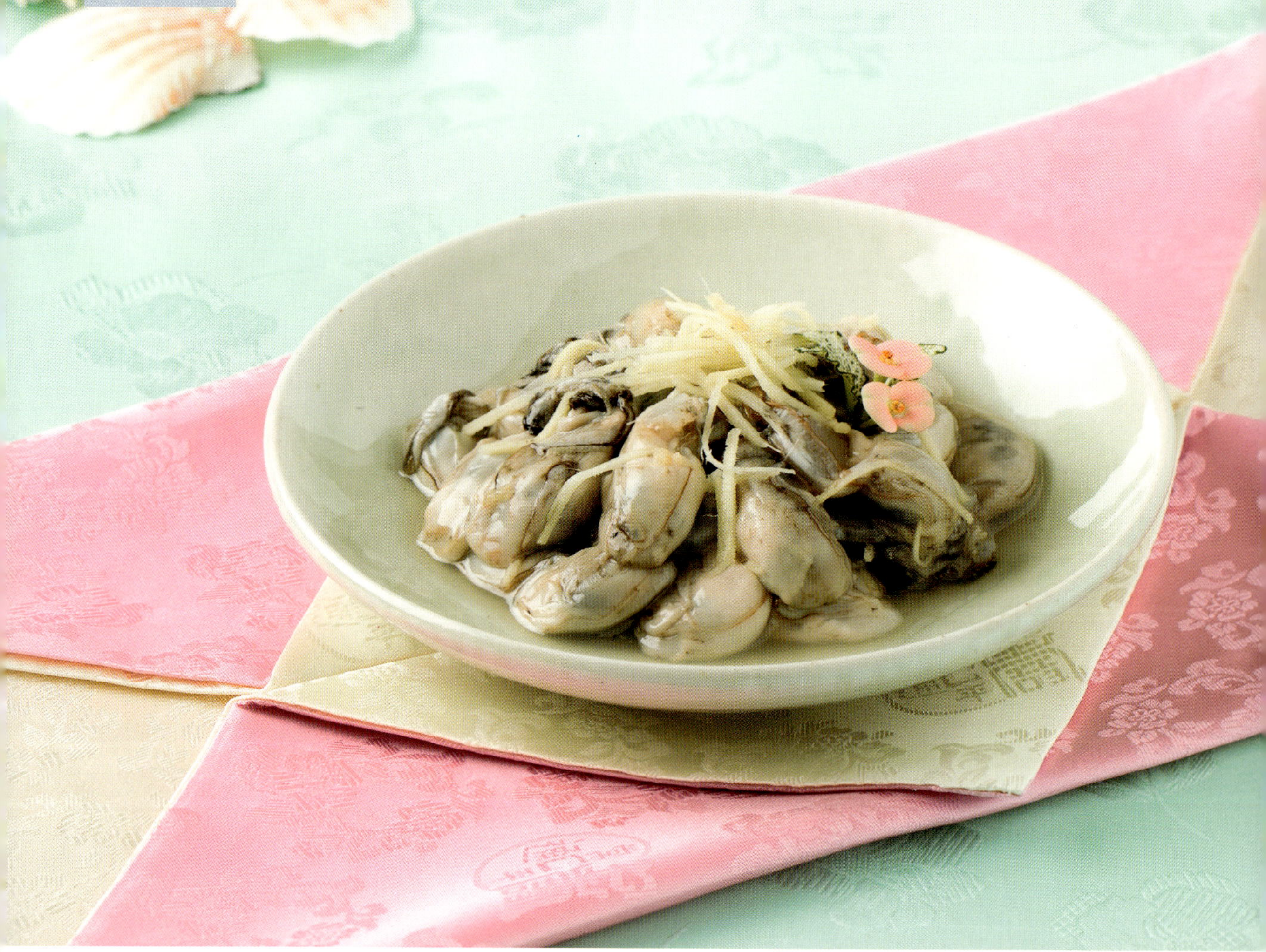

治丹毒 治酒後煩熱止渴. 牡蠣肉 薑醋中 生食之.

단독(丹毒, 피부가 붉고 화끈거리며 열이 나는 증상)과 술을 먹고 난 후의 번열(煩熱, 가슴이 답답하고 열이 나는 증상)을 치료하고 갈증을 그치게 하려면 굴에 생강과 식초를 넣어 날로 먹는다.

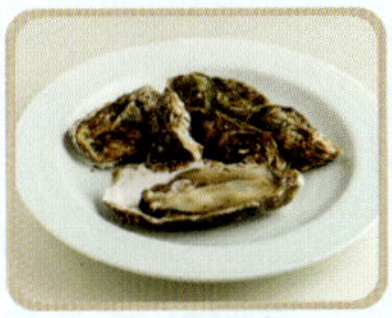

석화

간 기능을 도와주고 보혈작용이 뛰어나 부인의 혈과 기를 치료하고 사람의 피부를 부드럽게 하고 안색을 좋게 한다.

재료 및 분량

석화 200g
굵은소금 1큰술
생강 20g
식초 3큰술

만드는 방법

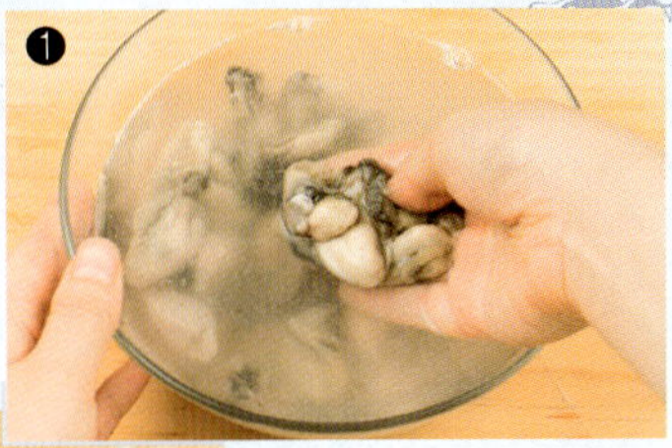

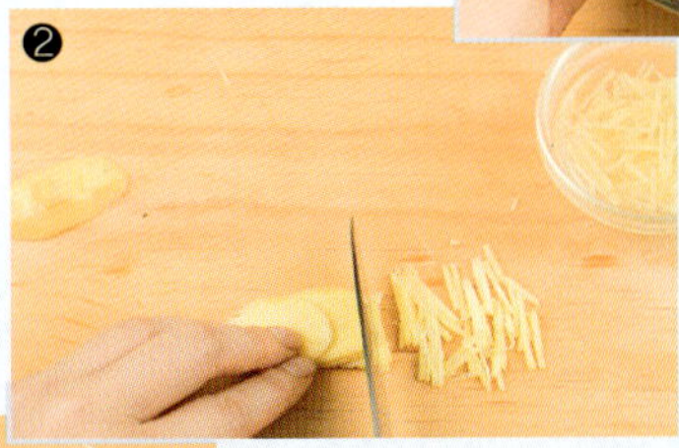

1. 석화는 굵은소금을 탄 물에 살살 흔들어 씻어 물기를 뺀다.

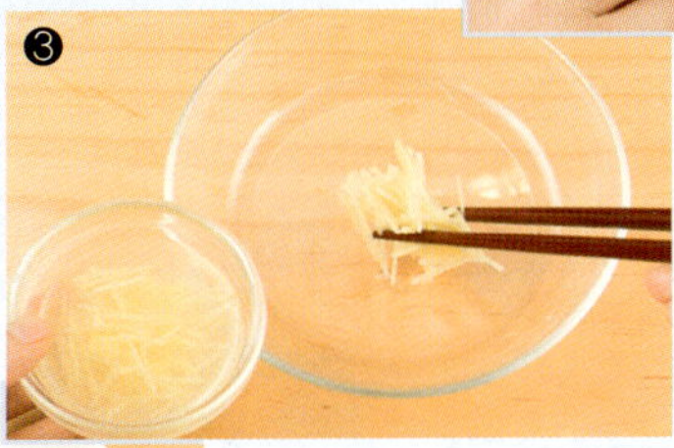

2. 생강을 깨끗이 씻어 채 썰어 식초에 1시간 정도 담근 후 체에 밭친다.

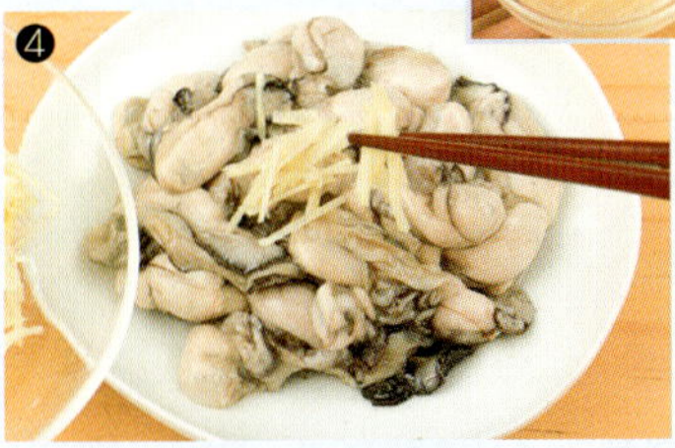

3. 접시에 석화와 식초에 담갔던 생강을 가지런히 담는다.

4. 석화 위에 식초에 담갔던 생강을 올려 먹는다.

Check Point

- 굴은 5월부터 8월까지는 산란기로 맛과 향이 떨어진다.
- 싱싱한 굴은 유백색으로 테두리의 검은색이 선명하고 탱글탱글한 것이 좋다.
- 현대에는 식초와 함께 레몬즙을 뿌려 먹기도 한다.

17 홍합탕(淡菜湯)

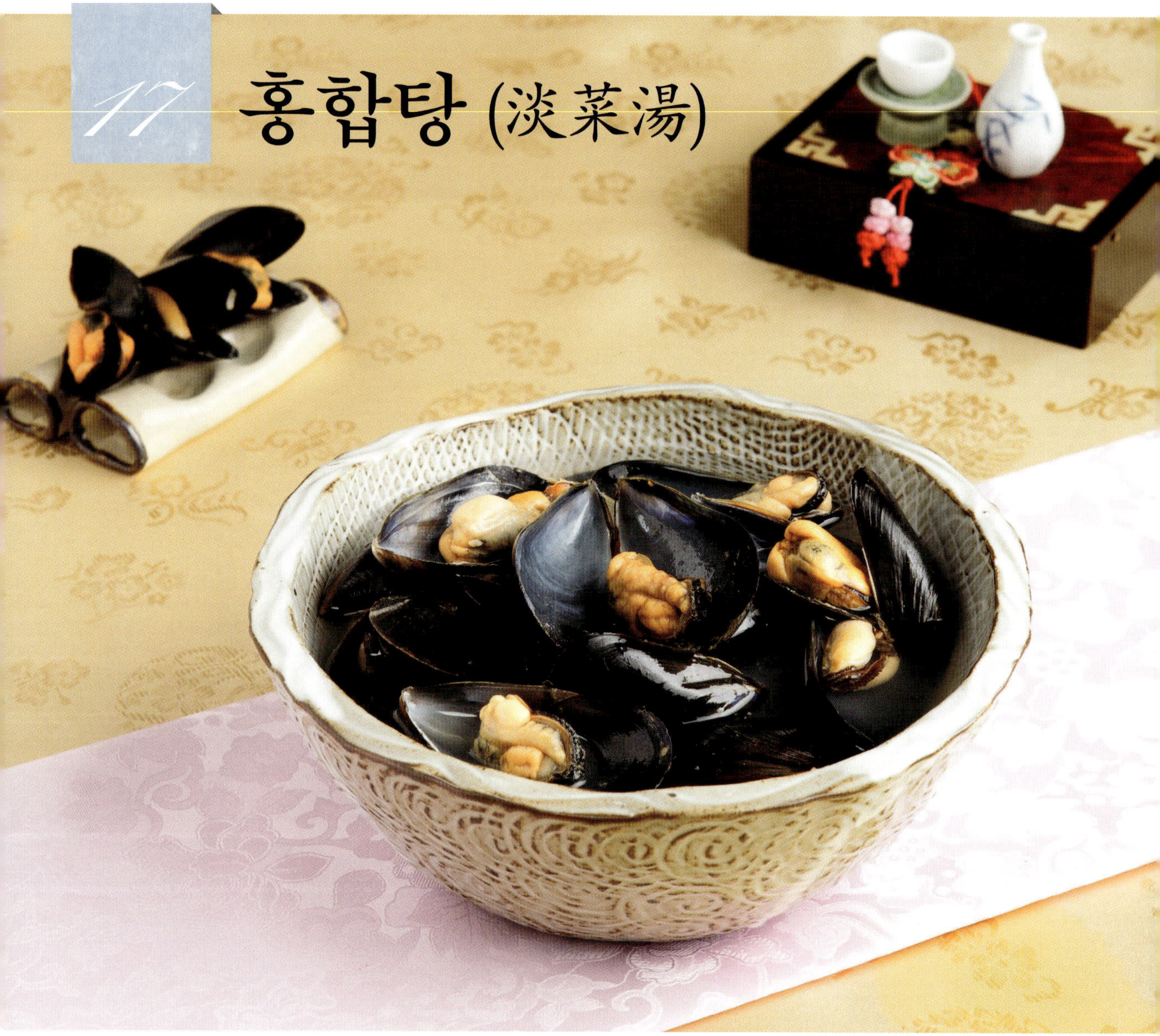

主補虛勞損 淡菜 燒一頓令飽.
理腰脚氣 益陽事 又治腰痛 淡菜火炙 令汁沸出 食之.

허로손(虛勞損, 몸과 마음이 허약하고 피로한 증상)을 보하려면 홍합[淡菜]을 불에 익혀 배부르도록 한 번에 먹는다.
허리와 다리를 다스려 양사를 돕고 요통을 다스리려면 홍합을 불에 삶아 즙이 끓어 나오면 먹는다.

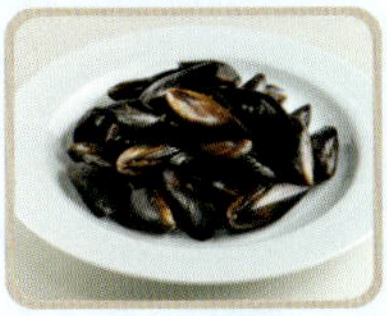

홍합
오장의 허손을 보하고 요각기를 다스리고 양사를 도와주며 숙식을 소화시키며 뱃속의 냉기를 제거하고 현벽을 사라지게 한다.

재료 및 분량

홍합(껍질째) 500g
물 5컵(1kg)

만드는 방법

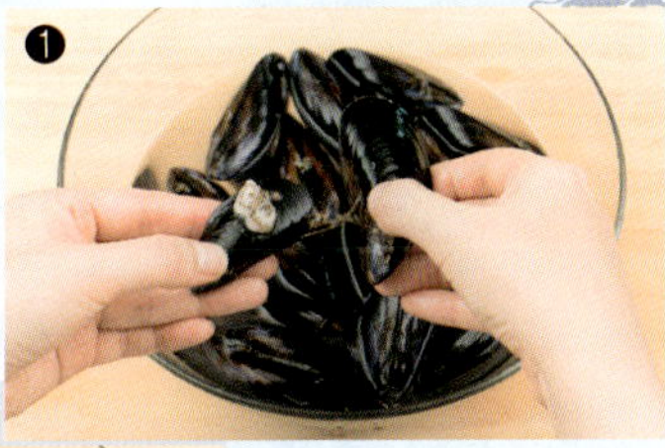

1. 홍합은 껍질에 붙은 이물질과수염을 떼어낸다.

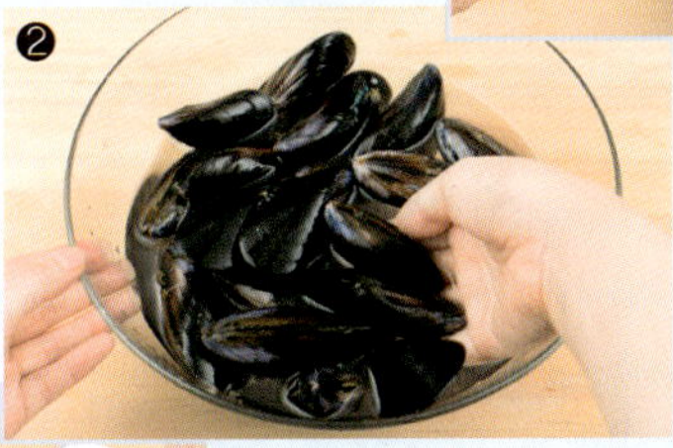

2. 홍합끼리 서로 문질러 깨끗이 씻는다.

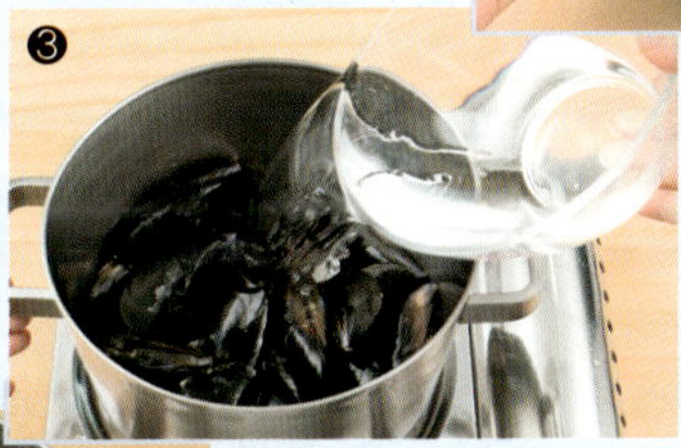

3. 냄비에 홍합을 넣고 물을 부어 센불에 올려 끓으면 중불로 낮추고 10분 정도 더 끓인다.

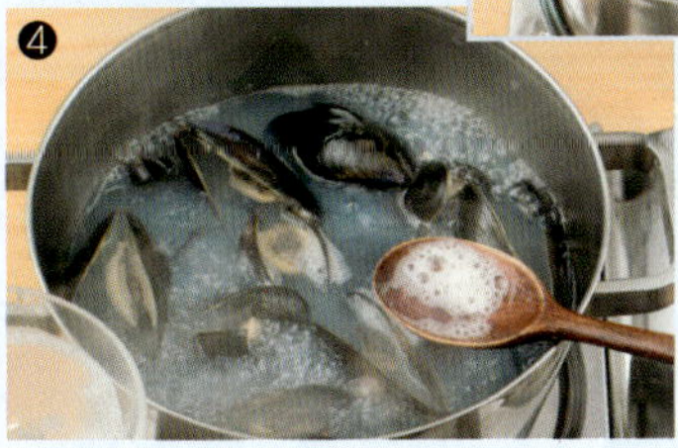

4. 국물 위의 거품을 걷어내고 불을 끈다.

Check Point

- 홍합에 붙은 수염은 가위로 잘라 내어야 속이 딸려 나오지 않는다.
- 홍합에 소금기가 많으므로 먹어보고 간을 한다.
- 파나 고추를 조금 넣고 끓여도 맛이 좋다.

18 오징어숙회 (烏賊魚熟鱠)

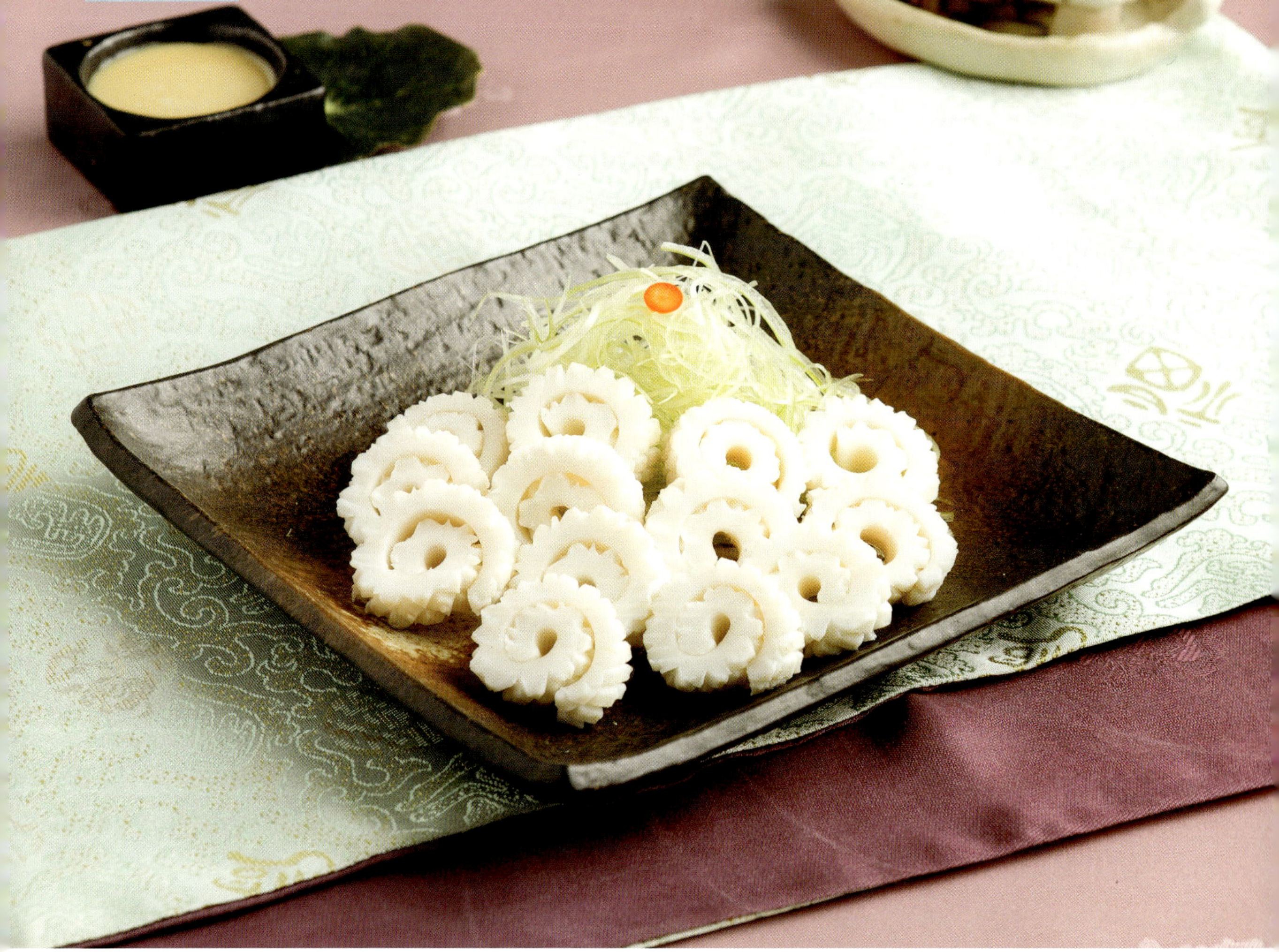

主婦人漏下赤白沃 益精髓 令人有子 烏賊魚任食之.

부인(婦人)의 붕중루하(崩中漏下)로 인하여 적백대하가 흐르는 것을 다스리고 정수(精髓, 정액)를 북돋아 주어 자식을 가질 수 있게 하려면 오징어[烏賊魚]를 임의대로 먹는다.

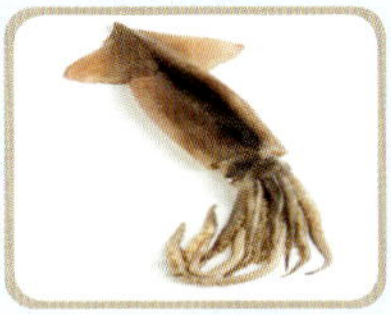

오징어

성질이평하고 맛이 시다. 주로 기를 더해주고 의지를 강하게 하며, 월경을 통하게 한다. 오랫동안 먹으면 정액을 많게 하여 아이를 낳게 한다.

재료 및 분량

오징어 2마리(400g)
대파 100g(흰 부분만)

겨자장
발효겨자 1큰술
설탕 2큰술
꿀 1큰술
식초 2큰술
소금 ½작은술

만드는 방법

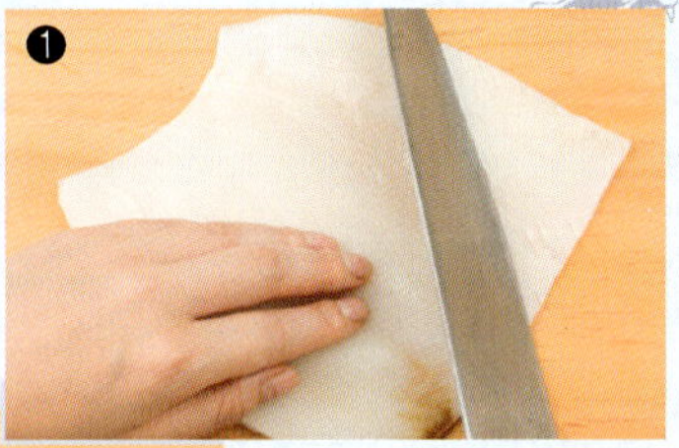

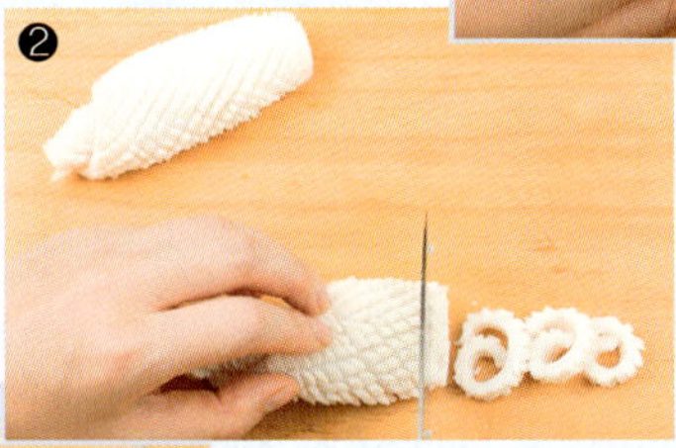

1. 오징어는 내장을 떼어 내고 껍질을 벗겨 깨끗이 씻고 안쪽에 칼집을 넣어 끓는 물에 넣어 3분 정도 데친다.

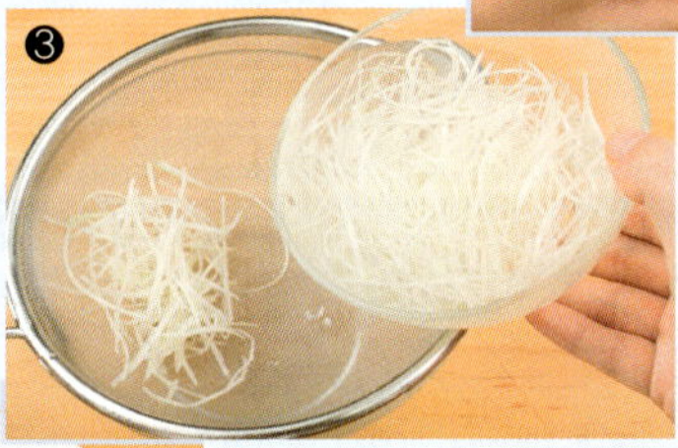

2. 데친 오징어는 물기를 빼고 폭 0.7cm 정도로 썬다.

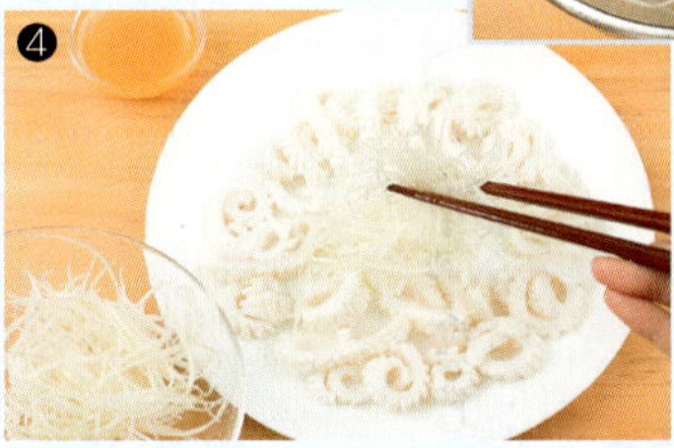

3. 대파는 흰 부분을 길이 5cm로 곱게 채 썰어 냉수에 2분 정도 담갔다가 체에 밭쳐 물기를 뺀다.

4. 파와 오징어를 그릇에 담고 겨자장을 만들어 함께 낸다.

Check Point

- 오징어는 오래 데치면 질겨지므로 조리시간에 유의한다.
- 오징어 껍질을 벗길 때는 굵은소금을 손에 묻히거나 면장갑을 끼고 하면 쉽게 벗길 수 있다.
- 오징어 숙회 이외에도 구이나 볶음, 탕 등으로 조리하여 먹어도 좋다.

19 자라탕(鼈湯)

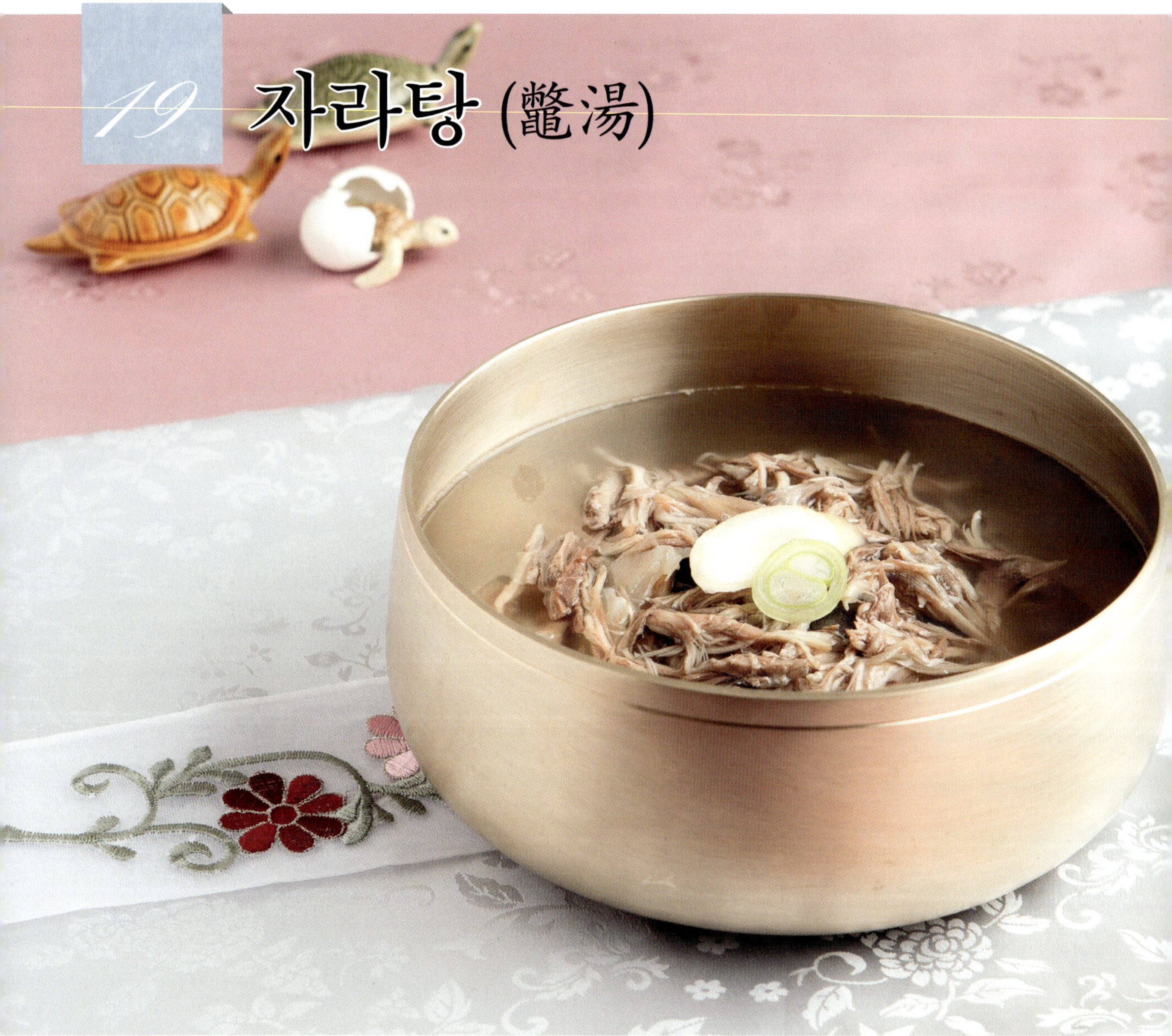

主下氣 除骨節間勞熱. 鼈肉如常法食之.

하기(下氣, 기를 아래로 내려 보내는 작용)하며 골절사이의 허로로 나는 열을 제거하려면 자라고기[鼈肉]를 보통 요리하는 방법과 같이 하여 먹는다.

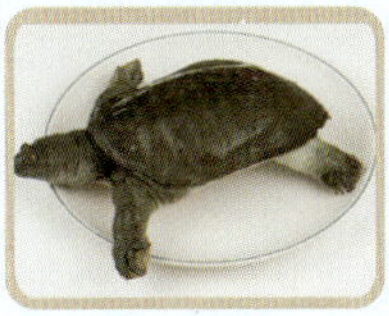

자라

차가운 성질을 가지고 있어 기를 아래로 내려 보내며 골절 사이의 노열을 제거한다. 몸에 열이 많으면서 입이 마르고 설사를 자주하는 사람이 자라곰국을 먹으면 효과적이다.

재료 및 분량

자라 1마리(1kg)
인삼 1뿌리(20g)
대추 4개
마늘 5쪽
마른 계피 10g
물 15컵(3kg)
실파 2뿌리
소금 1작은술
후춧가루 1g

만드는 방법

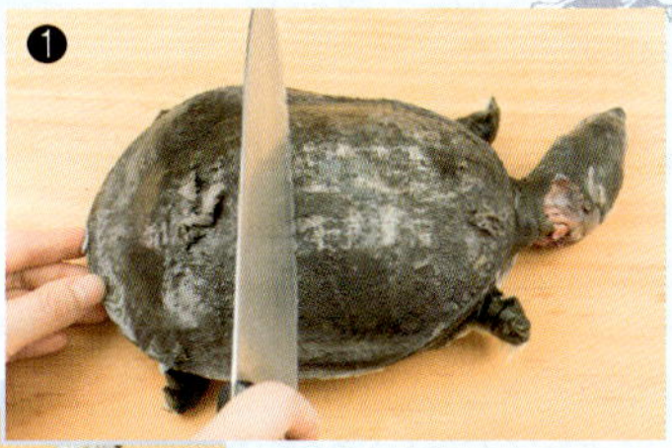

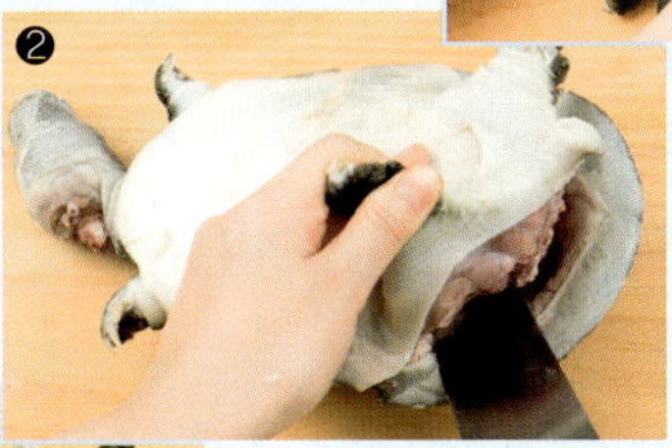

1. 피를 뺀 자라는 끓는 물에 넣어 2분 정도 튀하여 등딱지와 몸 표면을 칼등으로 긁어 비닐막을 벗긴 후 깨끗이 씻는다.

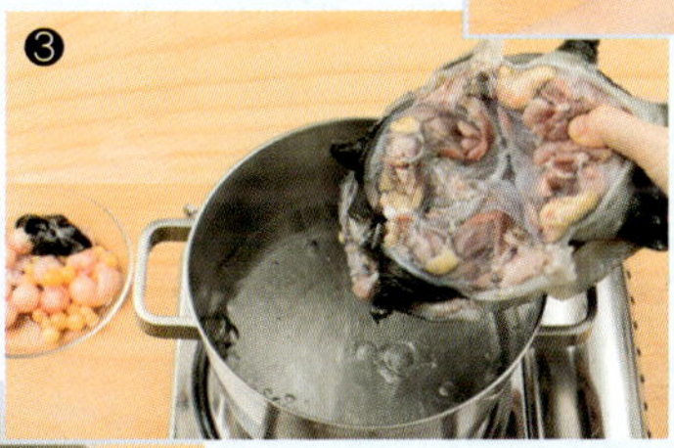

2. 자라의 배를 위로 하고 등껍질은 꼬리부위부터 칼집을 넣어 분리하여 등껍질을 떼어내고 내장도 떼어낸 다음 깨끗이 씻는다.

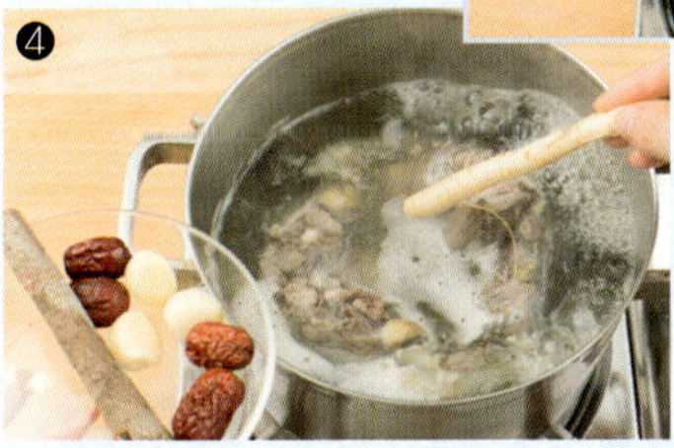

3. 냄비에 물이 끓으면 손질한 자라와 내장(간)을 넣고 5분 정도 튀한 다음 씻는다.
4. 냄비에 자라와 인삼, 대추, 마늘, 마른 계피를 넣고 물을 부어 센불에서 40분 정도 끓인 후, 자라는 건져내어 살만 발라내고 육수는 면보에 거른다. 그릇에 자라 살을 넣고 육수를 부어 송송 썬 파를 고명으로 올린다.

Check Point

- 살아있는 자라의 목을 잘라 피를 충분히 뺀 후 조리해야 비린맛이 없다.
- 등껍질과 배 부분의 말랑한 껍질 부분도 곱게 채 썰어 쓴다.
- 등껍질을 떼어 낼 때 손이 베이지 않도록 조심한다.

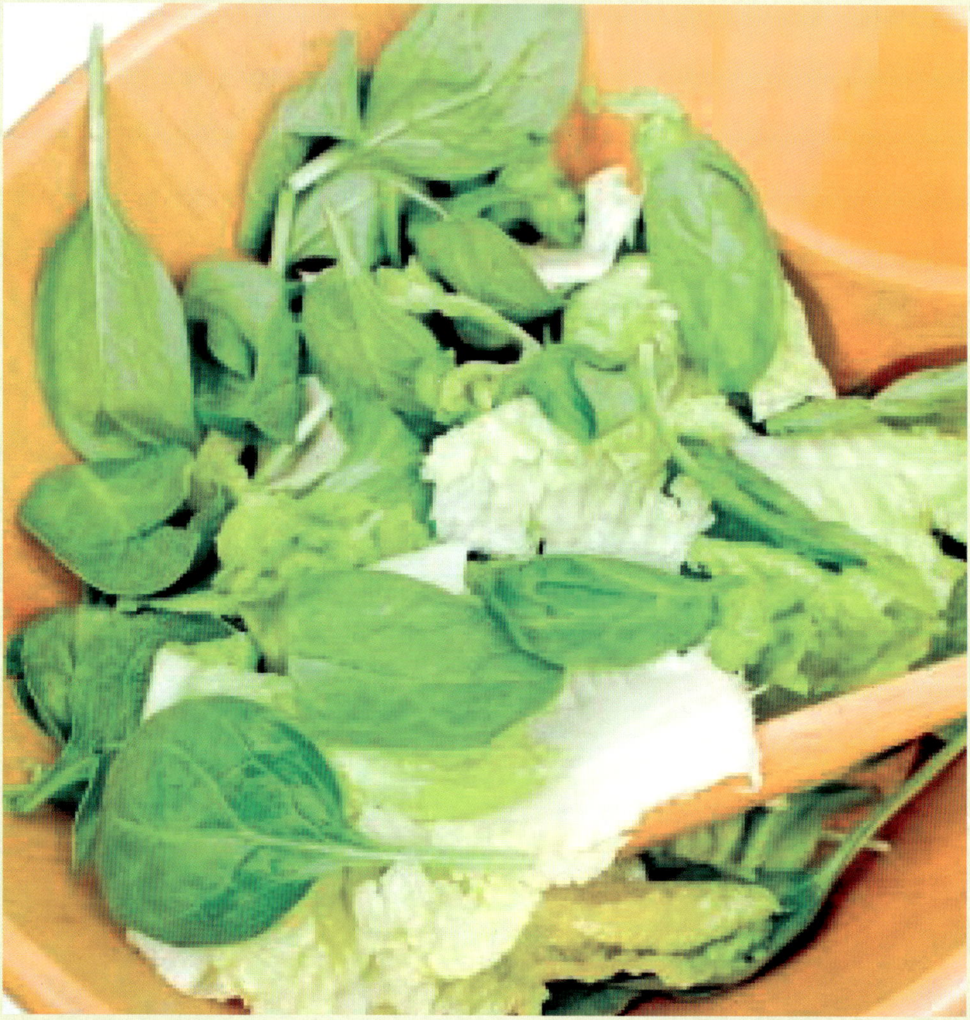

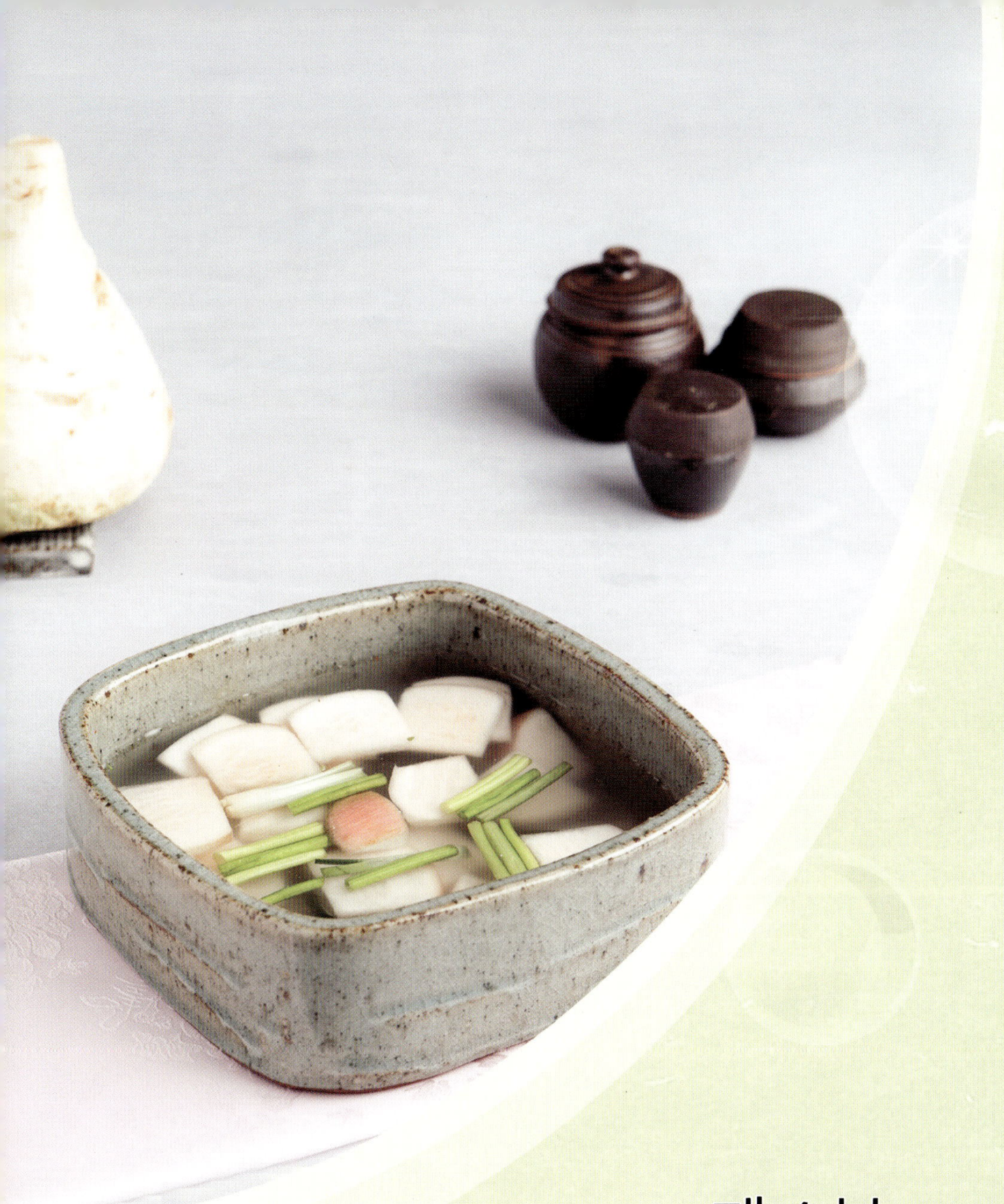

제 4 부

과채류 요리

01 배추국(菘菜羹)

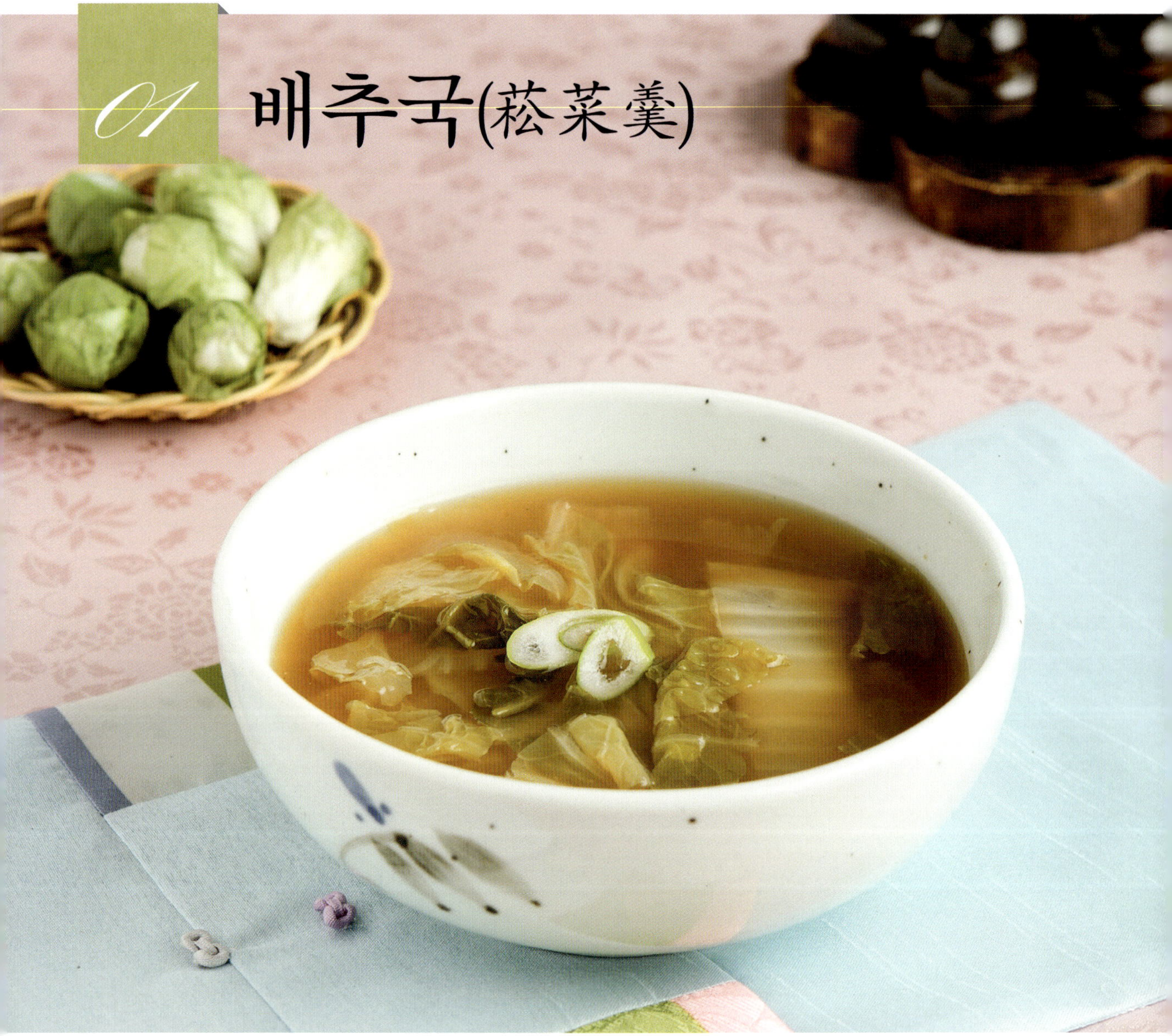

主除胸中煩 止渴. 菘菜二斤 煮作羹啜.

가슴의 번갈을 제거하고 갈증을 그치게 하려면 배추[菘菜] 2근을 삶아 국으로 마신다.

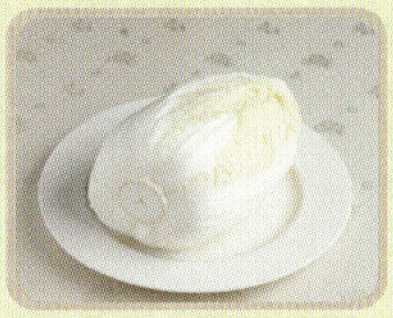

배추

배추는 음식을 소화시키며 기를 내리고, 장위가 막힌 것을 소통시키며 가슴의 번열을 제거하고 갈증을 그치게 하며 술을 마시고 난 뒤의 갈증을 멎게 한다.

재료 및 분량

배추 ½통(600g)
파 1대
마늘 4쪽
국 끓이는 물 7컵(1.4kg)
된장 3큰술
청장 1큰술

만드는 방법

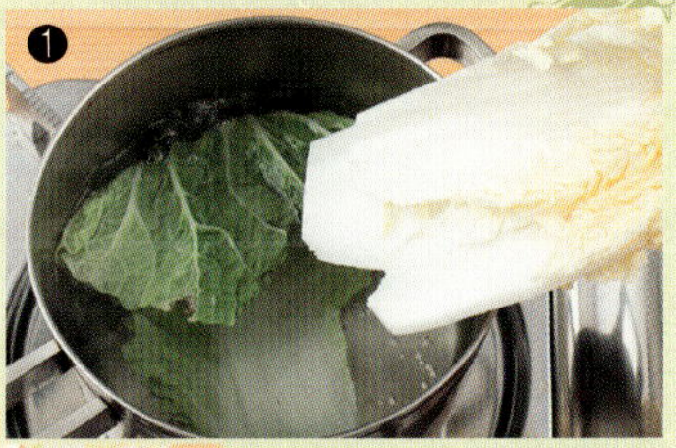

1. 배추는 잎을 떼어 깨끗이 씻어 끓는 물에 10분 정도 삶아 찬물에 헹구어 물기를 뺀다.

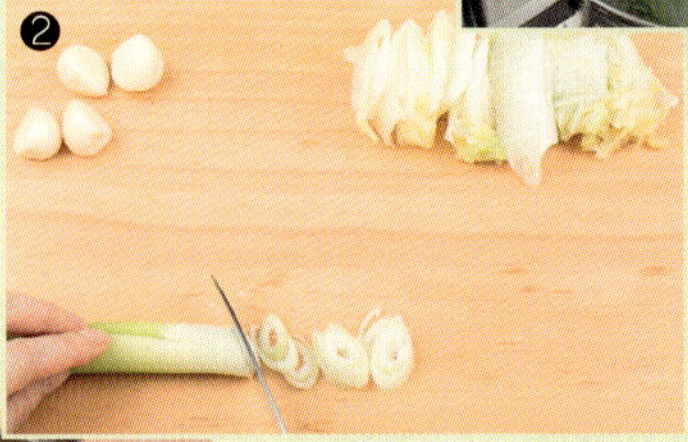

2. 삶은 배추는 폭 2cm 정도로 썰고, 파는 어슷썰고, 마늘은 곱게 다진다.

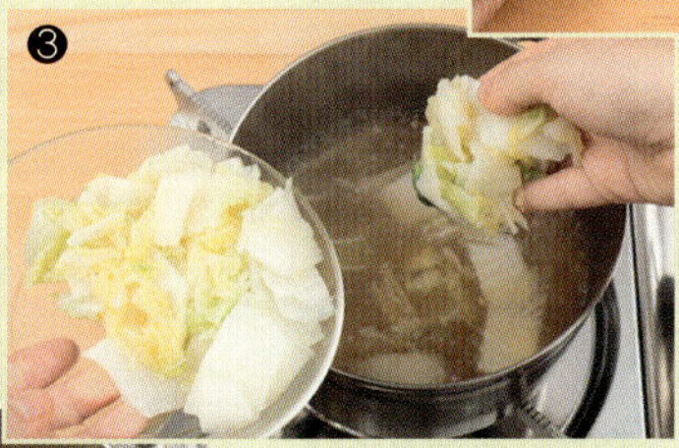

3. 냄비에 물을 붓고 된장을 풀어 불에 올려 끓기 시작하면 배추를 넣고 30분 정도 끓인다.

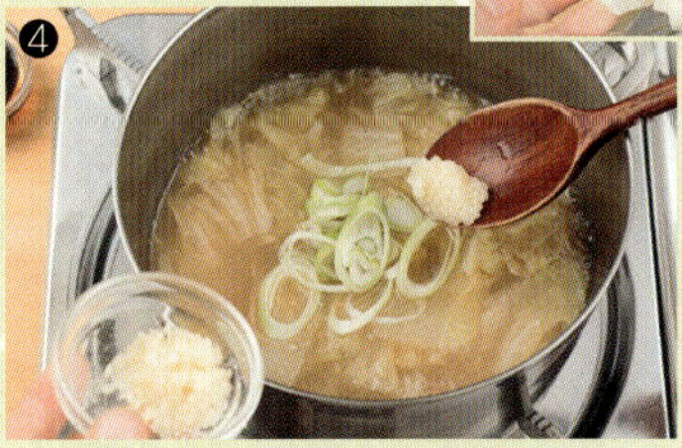

4. 파와 다진 마늘을 넣고 청장으로 간을 맞추어 2분 정도 더 끓인다.

Check Point

- 배추를 삶을 때 흰 부분 먼저 넣어 끓이다가 파란 잎을 넣어야 고르게 삶아진다.
- 파 대신 부추를 넣어 끓이기도 한다.
- 기호에 따라 고추장이나 고춧가루를 넣어 끓이기도 한다.

02 배추씨차(菘菜子茶)

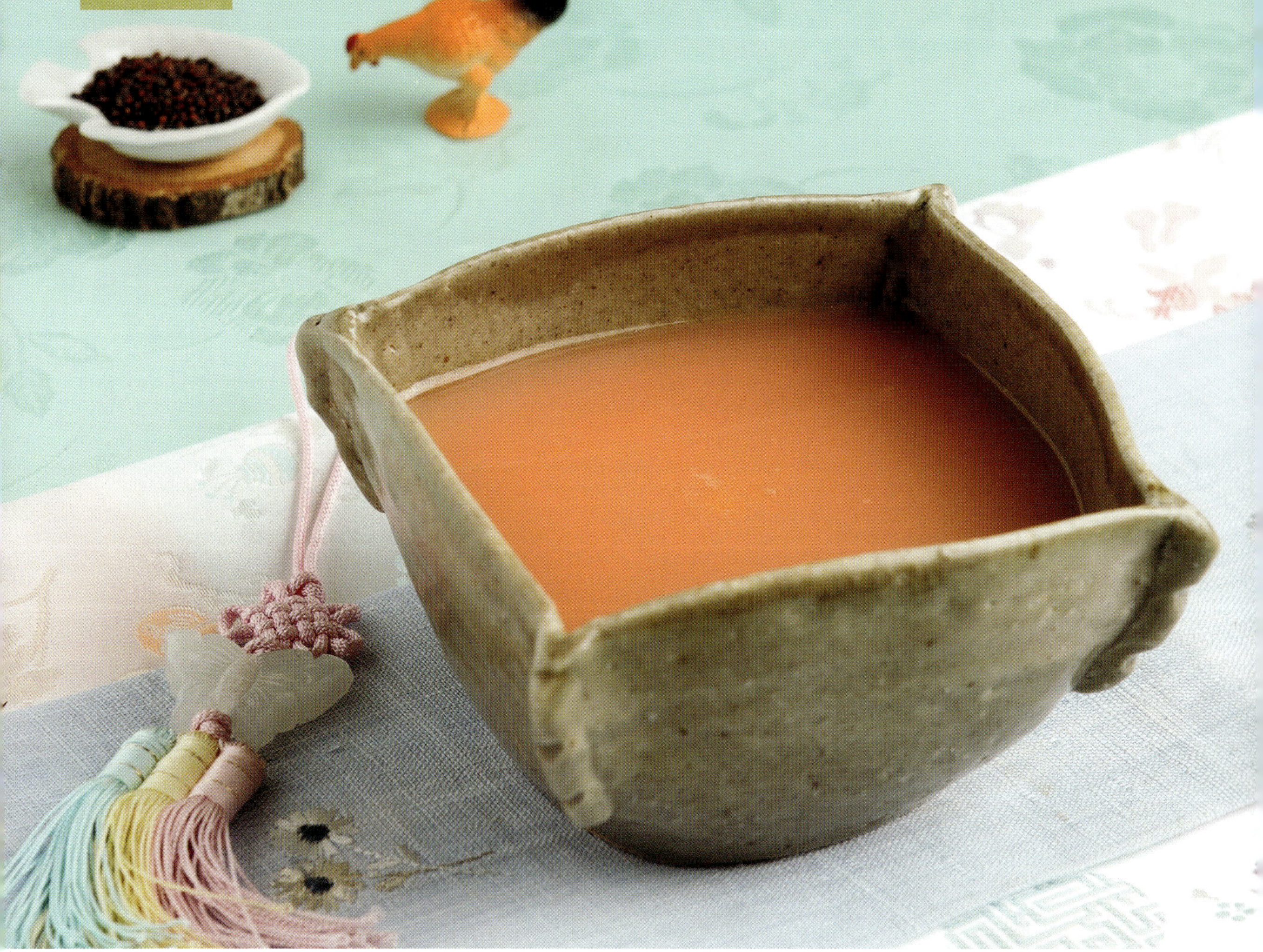

治酒醉不醒.
菘菜子二合細研 井華水一盞 調爲二服.

술에 취해 깨어나지 않을 때 배추씨 2홉을 잘게 간 다음 정화수 1잔에 타서 2번에 나누어 먹는다.

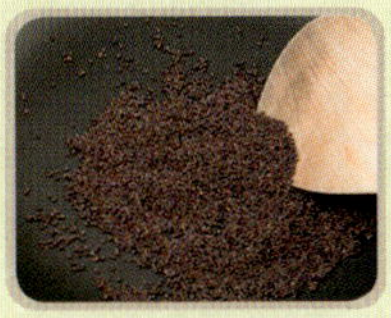

배추씨

기름을 짜서 머리에 바르면 머리카락이 빨리 자라고, 칼에 바르면 녹이 슬지 않는다.

재료 및 분량

배추씨 ½컵(50g)
정화수(물) 2컵(400g)

만드는 방법

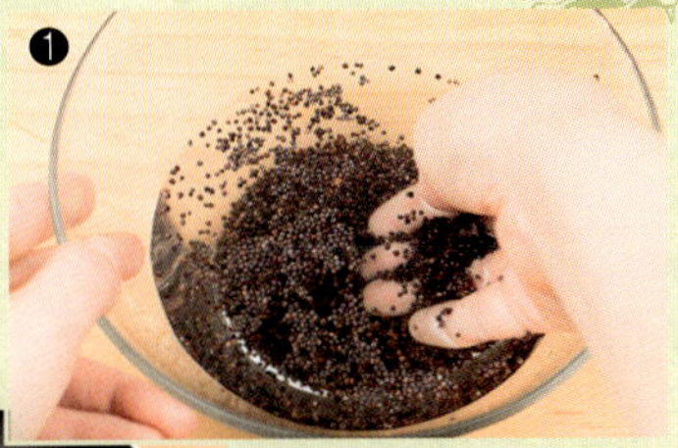

1. 배추씨는 물에 씻어 체에 밭친다.

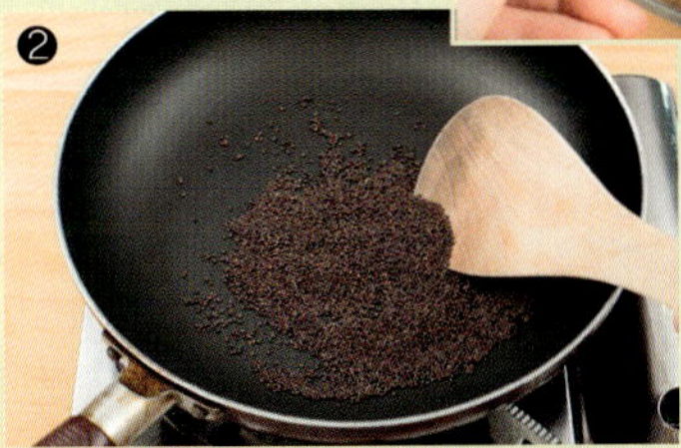

2. 팬에 배추씨를 넣고 약불에서 5분 정도 볶는다.

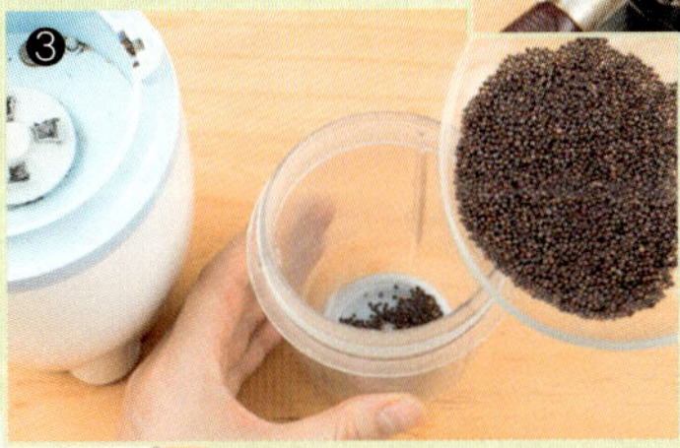

3. 볶은 배추씨를 분쇄기에 곱게 간다.

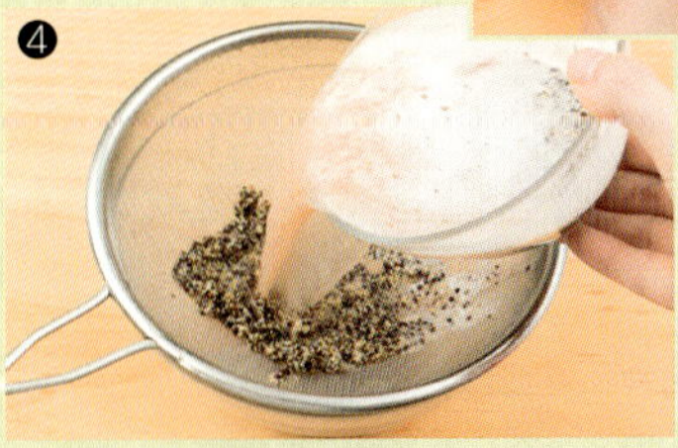

4. 좋은 물 1잔에 배추씨 간 것을 넣고 고운 체에 거른다. 2번에 나누어 먹는다.

Check Point

- 원문에는 배추씨를 볶지 않았으나 구수한 맛을 위해 살짝 볶아서 만들었다.
- 기호에 따라 따뜻한 물에 우려 마셔도 좋다.
- 배추씨는 '숭채자(菘菜子)' 라고 하는데 칼에 바르면 녹이 슬지 않는다.

배추(菘菜)

1. 숭(菘)의 의미

『本草綱目』에 의하면 '배추의 성품은 겨울을 이겨낼 수 있으며 늦게까지 시들지 않고 사시사철 항상 볼 수 있기 때문에 배추에는 소나무(松)의 절개(操)가 있다. 따라서 소나무(松)와 같은 채소(艸)라는 뜻으로 배추를 숭(菘)이라 한다. 또한 백채(白菜)라 표기하기도 하였는데 이는 靑白色의 채소(菜蔬)라는 뜻이다.'라 했다.

2. 배추의 기원과 도입

배추와 순무, 평지(유채)는 염색체 수가 n=10으로 동일한 유전자를 가지고 있어 상호간 교잡이 가능하므로 유전학적으로 근연 관계라 할 수 있다. 약 2천 년 전 지중해 연안에서 자생하는 잡초성의 평지(油菜)가 아프가니스탄 지역을 중심으로 순무(蕪菁)로 분화되었고, 서기 300년대에 순무에서 배추가 분화 육종된 것으로 보인다.

『南方草木狀』(305)에 의하면 '영교(嶺嶠) 이남에는 순무가 없었는데 우연히 한 선비가 공무를 집행하면서 종자를 가져다 심었다. 땅에서 나와 갓[芥]으로 변했으니 이는 귤을 강북(江北)에 심으면 탱자로 변하는 것과 같다. 곡강(曲江)에서는 배추(菘)로 되었으니 사람들이 진숭(秦菘)이라고 하였다.'라고 하여 순무에서 배추가 분화되었음을 보여주고 있다. 그러나 여기에 나오는 진숭(秦菘)은 배추가 아니라 무를 말하는 것으로 광남인(廣南人)들의 방언이라는 주장도 있다.

따라서 '종자의 기름을 이용하는 평지[油菜] → 뿌리를 이용하는 순무[蕪菁] → 잎을 이용하는 배추[菘菜]' 로의 분화 과정을 거쳐 오늘의 배추가 형성되었다고 볼 수 있다. 우리나라에 배추가 전래된 것이 대략 삼국시대로 추정되나 이를 뒷받침할 만한 문헌 근거는 현재 발견되지 않고 있다. 다만 현존하는 문헌 중 배추에 대한 최고의 기록은 『鄕藥救急方』으로 보고 있다. 여기에서 배추를 이두문자로 '무소(無蘇)'라 했는데, 아마 고려시대에 순무와 배추를 혼동하여 기록하지 않았을까 추정되지만 이에 대해서는 좀 더 연구가 필요하다.

3. 배추의 어원

우리나라 최초의 국어사전인 『訓蒙字會』에서 배추를 'ᄇᆡᄎᆡ'라 처음으로 표기한 이후 '白菜 → ᄇᆡᄎᆡ → ᄇᆡᄎᆞ → ᄇᆡ차 → 배채 → 배추'로의 표기 방법이 변화된 뒤에 오늘날의 배추라는 단어가 되었다. 따라서 지금은 서울말인 '배추' 가 표준어이지만 방언인 '배차' 가 옛날사람들의 발음에 더 가깝다고 볼 수 있다.

현재 우리나라에서는 '菘'을 '숭'이라 발음하고 있는데 [訓蒙字會]에서는 소나무를 의미하는 '松'과 같이 '菘'을 '숑'이라 발음했지만, 『字類註釋』(1856)에서는 '슝', 『字典釋要』(1909)에서는 현재와 같이 '숭'이라 발음한 것을 보면 菘은 '숑 → 슝 → 숭'으로의 발음 변화를 보이고 있다.

菘菜

4. 배추의 효능

배추는 수분이 많고 서늘한 성질이 있기 때문에 사상의학에서는 성격이 급한 소양인이나 태양인이 일이 잘 풀리지 않아 생긴 울화병인 화병(火病)이나 가슴이 답답한 증상인 흉격열증(胸膈熱症, 심장과 비장 사이의 가슴부분에 열이 생기는 증상)에 배추를 먹도록 권장하고 있으며, 또한 한의학적 효능으로서는 가슴의 열을 풀어 주어 소갈(消渴: 목이 말라서 물이 자꾸 먹히는 병)을 그치게 하는 작용이 있다.

『本草綱目』, 『東醫寶鑑』 등에 의하면 '음식을 소화시키며 기(氣)를 내린다. 장위(腸胃)가 막힌 것을 뚫어 통하게 하고 가슴의 번열과 술을 먹고 난 후의 갈증을 풀어주며 소갈을 그치게 한다. 배추를 삶아 국으로 먹는 방법도 있지만 부추와 같이 버무려서 김치로 만들어 먹어도 좋다.'라고 하여 배추가 소화를 촉진하고 열을 내려 주어 갈증을 없애 주는 작용을 한다고 했다. 소양인 중에 위장병이 있는 경우 배추를 복용하면 좋다.

5. 차가운 성질의 배추 활용법

배추는 『東醫寶鑑』 에서는 '한약에 따뜻한 성질의 감초(甘草)가 있으면 차가운 성질의 배추 · 해조(海藻) · 돼지고기를 먹지 말라'라고 했다. 따뜻한 성질의 감초가 들어 있는 한약은 대부분 따뜻한 성질로 치료하려는 목적이 있다. 그러나 차가운 성질의 배추를 같이 먹으면 약성이 중화되어 본래 목적을 이루기 어렵다고 본 것이다.

따라서 『本草綱目』 에서는 냉병(冷病)을 치료하기 위해 한약을 복용하는데 배추를 먹으면 냉병이 제거되지 않는다고 했다. 이와 같이 배추는 사람에게 이롭지만 많이 먹으면 몸이 냉하게 된다. 따라서 배추로 김치를 만들 때 반드시 들어가는 것 중의 하나가 생강이다. 『本草綱目』 에 의하면 '배추는 소독(小毒)하므로 많이 먹지 말아야 한다. 많이 먹으면 생강으로 이를 해독할 수 있다.'라고 하여 차가운 성질의 배추를 많이 먹어 냉병이 생겼을 때 따뜻한 성질이 있는 생강을 먹음으로써 이를 풀어 낼 수 있다고 설명하고 있다.

우리 선조들은 김치를 만들 때 생강 · 마늘 · 고추 · 파 · 부추 등의 맵고 따뜻한 양념류를 넣어 맛을 좋게도 했지만, 서늘한 성질이 있는 배추의 혹시 있을지도 모를 부작용을 중화시켜 모든 사람이 즐겨 먹도록 음식을 개발한 것으로 이해된다. 이는 차가운 것을 많이 먹어서 생긴 냉병에 일반적으로 맵고 따뜻한 성질이 있는 생강 등을 먹어 중화시킨 지혜를 응용했음을 짐작하게 한다. 이와 같이 우리나라 음식 문화는 음양의 기운을 조화롭게 하여 체질을 불문하고 누구나 먹어도 탈이 나지 않도록 조절하려고 했다.

03 순무씨죽(蔓菁子粥)

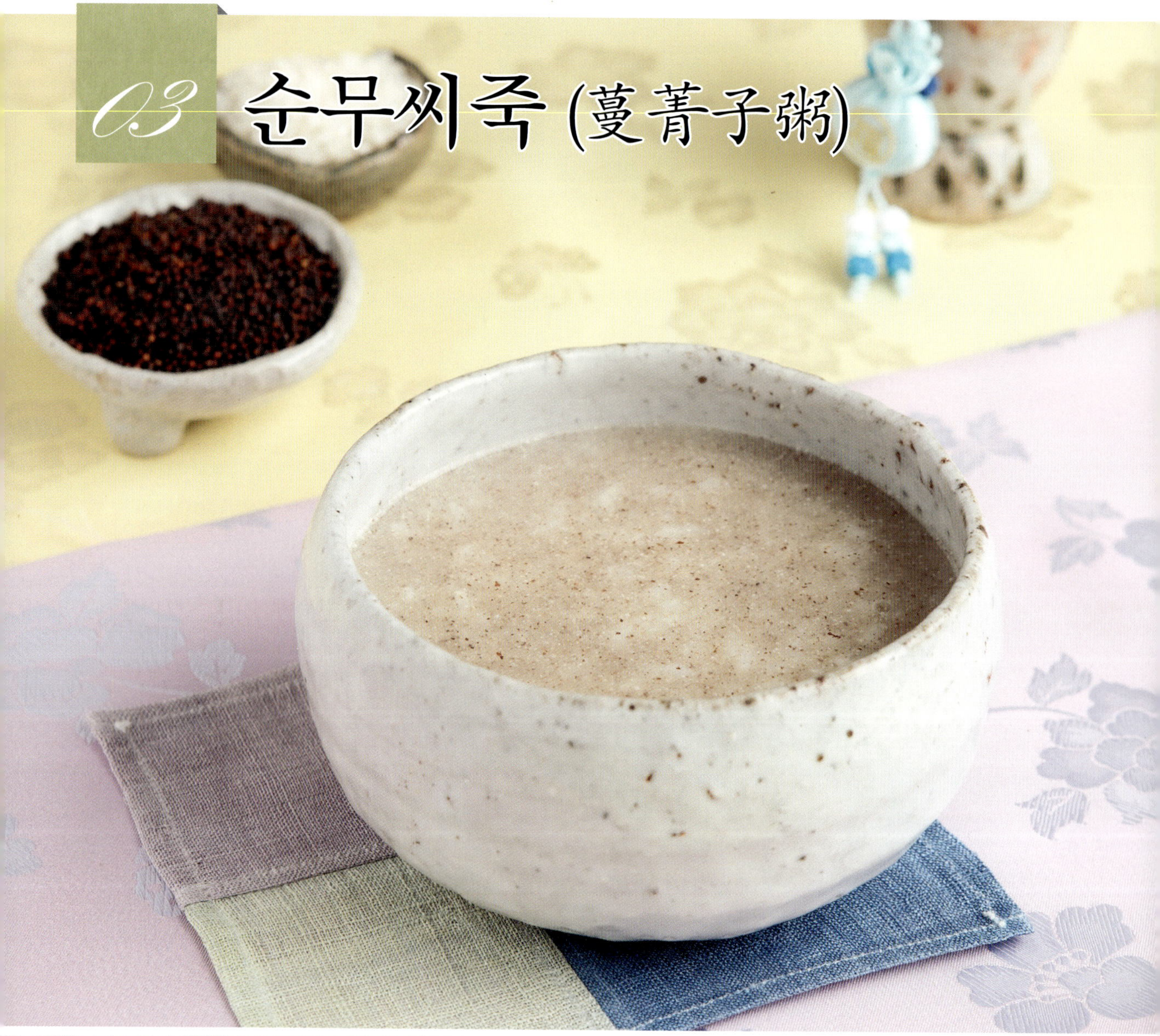

主補中 明目 利小便. 蔓菁子二合 粳米三合
菁子 搗碎 入水二大盞 絞濾取汁 着米煮粥 空心食之.

속을 보하고 눈을 밝게 하여 소변을 잘 나가게 하려면 순무씨[蔓菁子] 2홉과 멥쌀[粳米] 3홉을 준비한다. 순무씨를 찧어 갈아 물 2대접을 넣고 꼭 짜서 즙을 낸 다음 멥쌀을 넣고 죽을 삶아 공복에 먹는다.

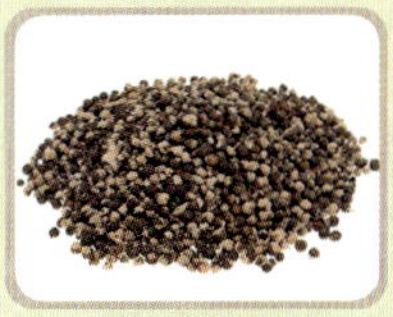

순무씨

성질이 따뜻하다. 기를 내리고, 눈을 밝게하며, 황달을 치료한다. 또한 오줌을 잘 나가게한다. 늘 먹으면 오래살 수 있다.

재료 및 분량

멥쌀 1컵(180g)
순무씨 40g
물 1컵(200g)
죽 끓이는 물 7컵(1.4kg)

만드는 방법

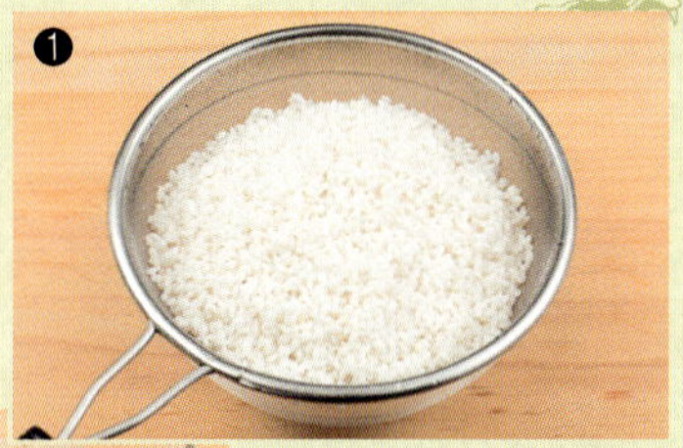

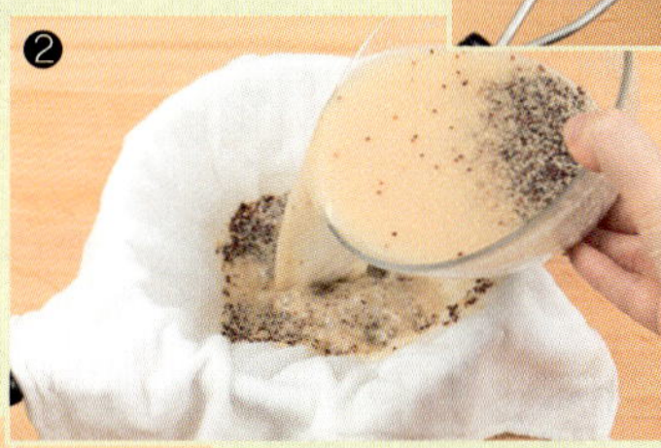

1. 멥쌀은 깨끗이 씻어 2시간 정도 불린 후 체에 밭쳐 물기를 뺀다.

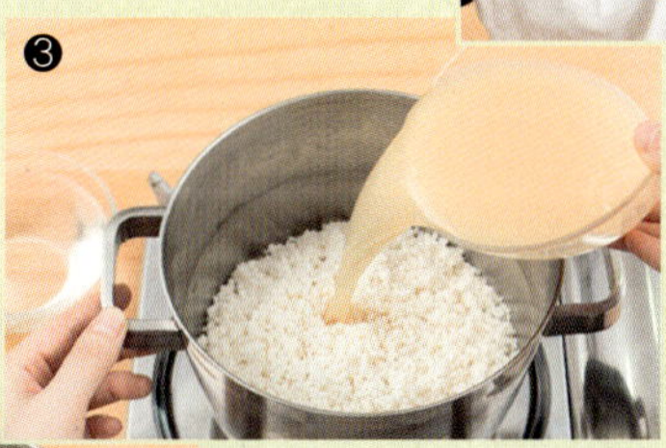

2. 순무씨는 물에 살짝 씻어 체에 밭쳐 물기를 빼고, 믹서에 물과 함께 넣고 곱게 갈아 순무씨 물을 만든다.

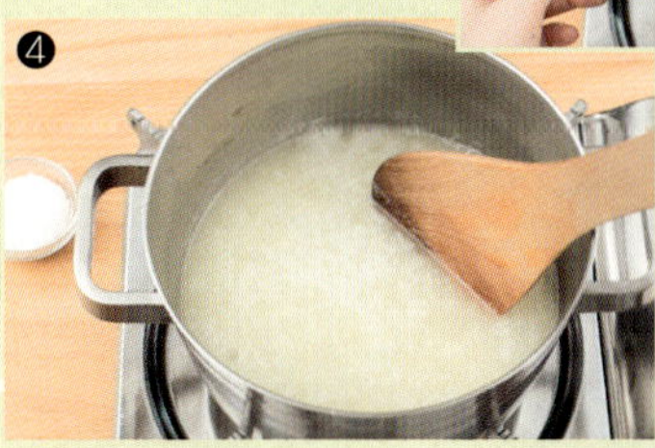

3. 냄비에 멥쌀과 순무씨 간 물, 죽 끓이는 물을 붓고 센불에 올려 끓으면 중불로 낮추어 가끔 저으면서 20분 정도 끓이다가 약불로 낮추어 10분 정도 더 끓인다.
4. 죽이 어우러지면 소금으로 간을 맞추고 2분 정도 더 끓인다.

Check Point

- 순무씨의 맛과 향이 강하므로 원문보다 적게 사용하였다.
- 순무씨는 채취하여 찜통에 살짝 찐 후 햇볕에 말려 두고 사용한다.

04 순무김치(蔓菁沈菜)

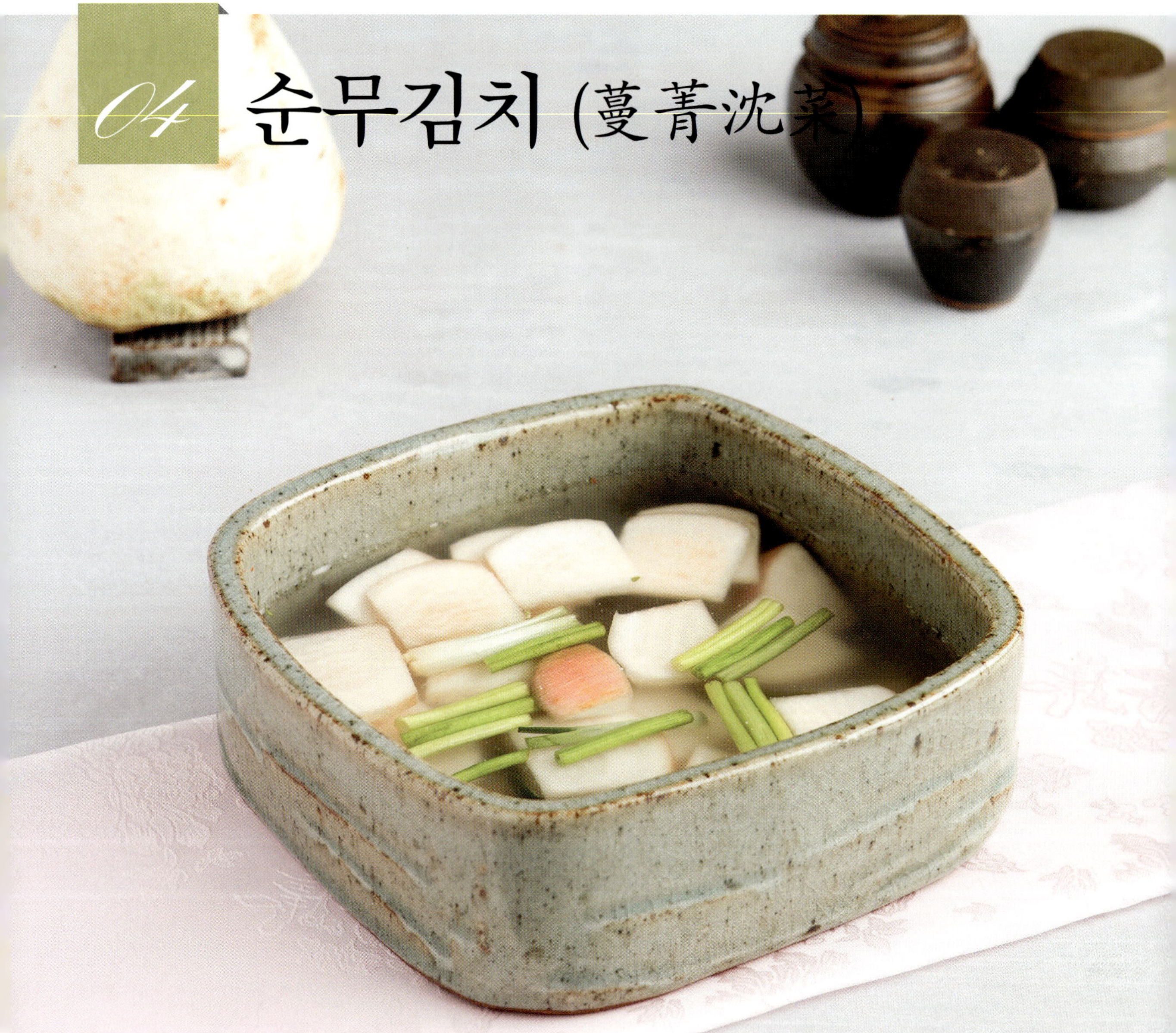

主黃疸 利小便. 蔓菁 任意食之.
利五臟 消食 蔓菁 任意食之.

황달(黃疸)을 치료하고 소변을 잘 나오게 하려면 순무[蔓菁]를 임의대로 먹는다.
오장을 이롭게 하고 음식을 소화시키려면 순무[蔓菁]를 임의대로 먹는다.

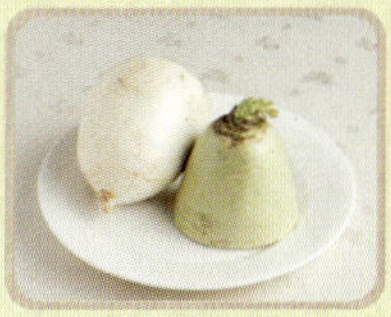

순무

성질이 따뜻하고 맛이 달며 독이없다. 오장을 좋아지게 하고, 음식을 소화시키며, 기를 내리고 황달을 치료한다. 몸을 가벼워지게 하고 기를 도와준다.

재료 및 분량

순무 400g
굵은소금 13g(1큰술)
쪽파 20g
미나리 30g

김칫국물

물 1kg(5컵)
소금 1½큰술
설탕 1작은술
다진 마늘 1큰술
다진 생강 1¼큰술

만드는 방법

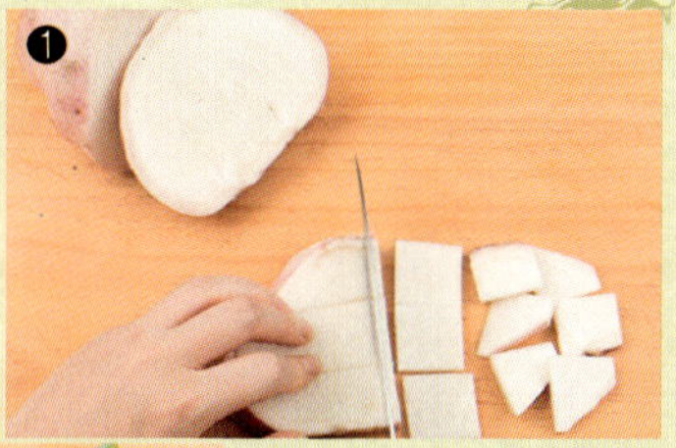

1. 순무는 다듬어서 깨끗이 씻고 나박썰기 한 다음 소금에 30분 정도 절인다.

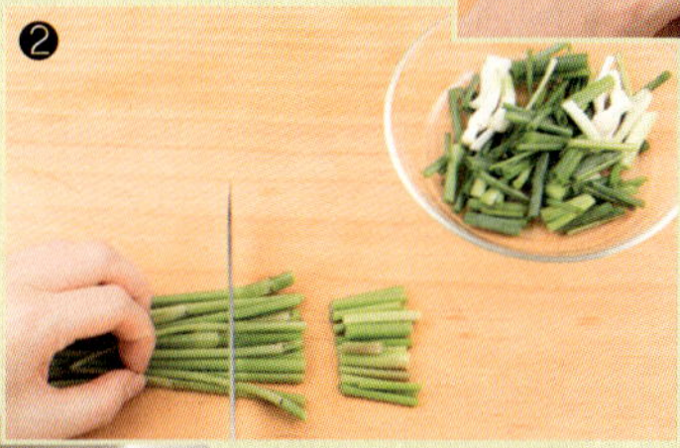

2. 쪽파와 미나리는 다듬어서 깨끗이 씻어 길이 3cm 정도로 썬다.

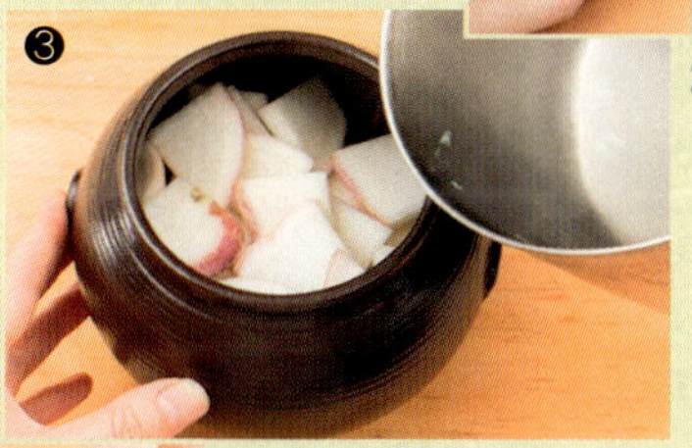

3. 냄비에 김칫국물용 물을 붓고 소금과 설탕을 넣어 센불에 올려 끓인 뒤, 항아리에 순무를 넣고 뜨거울 때 붓는다.

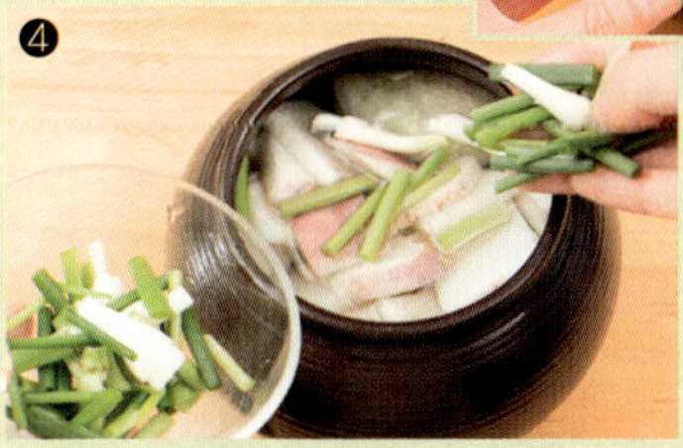

4. 김칫국물이 한 김 식으면 다진 마늘, 다진 생강을 면사 주머니에 넣고 묶어서 항아리 속에 넣고, 쪽파와 미나리를 넣는다.

Check Point

- 순무김치는 무르기 때문에 오래두고 먹지 않는다.
- 순무의 맛은 감미롭고 고소하며 겨자향의 배추꼬리맛이 난다.
- 순무는 강화도, 김포, 인천 등지에서 재배되며 11월부터 많이 생산된다.

05 무정과[蘿葍煎果]

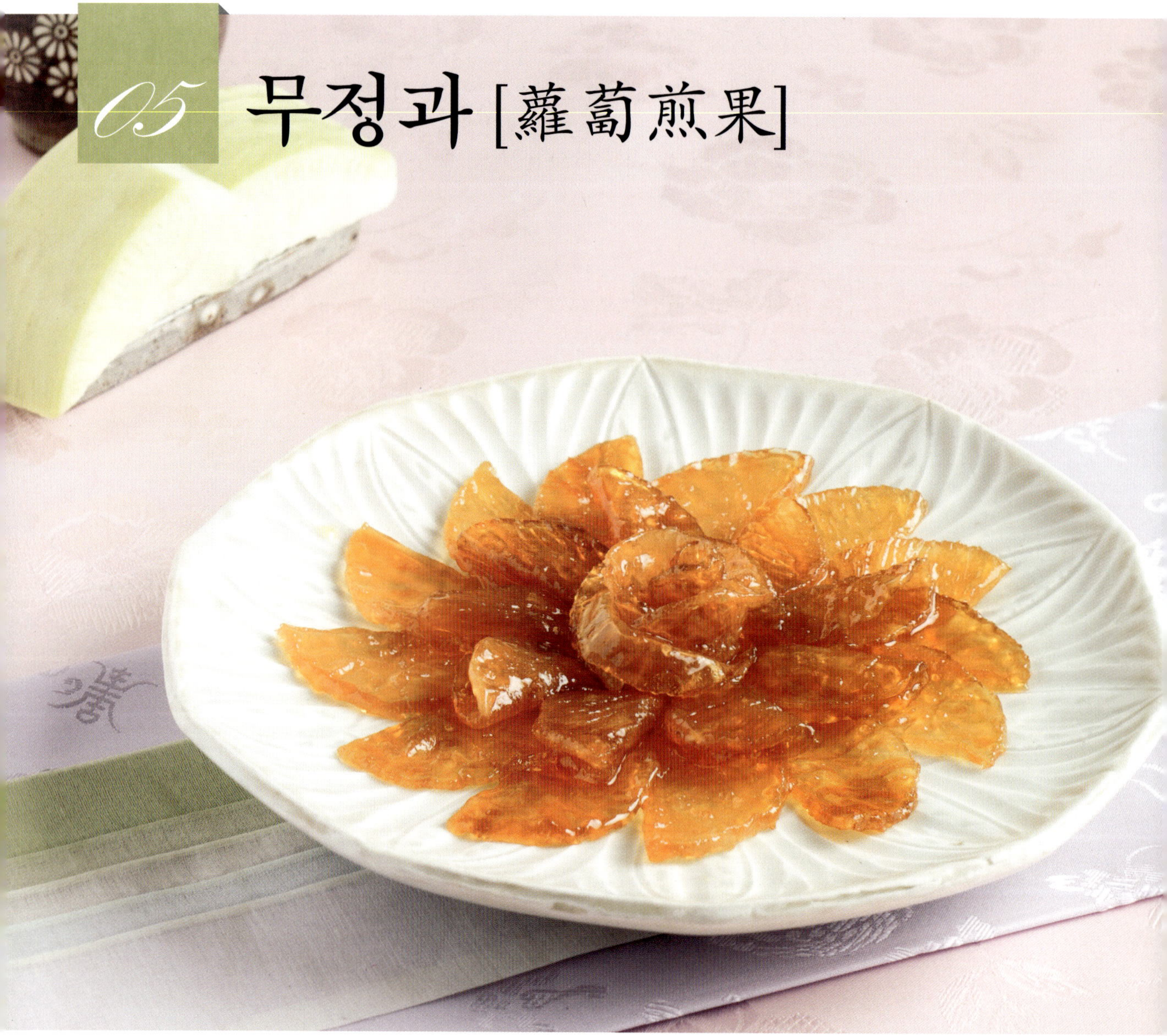

治反胃有效. 蘿葍蜜煎 細細嚼服.

반위(反胃)를 효과적으로 치료하려면 무[蘿葍]를 꿀에 넣고 달여 조금씩 씹어서 복용한다.

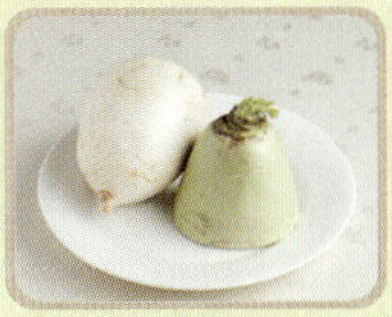

무

무에는 디아스타제라는 소화 효소가 들어 있어 메밀이나 밀가루음식을 먹고 체했을 때나 과식하였을 때 먹으면 효과적이다.

재료 및 분량

무 1개(1kg)
꿀 2컵(600g)

만드는 방법

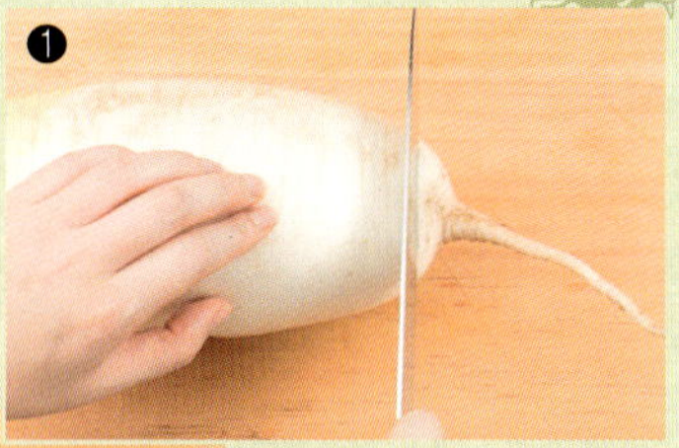

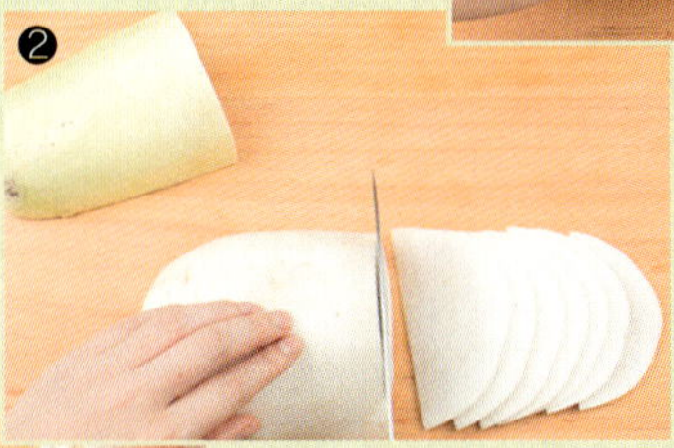

1. 무는 무청과 잔뿌리와 꼬리를 자르고 깨끗이 씻는다.

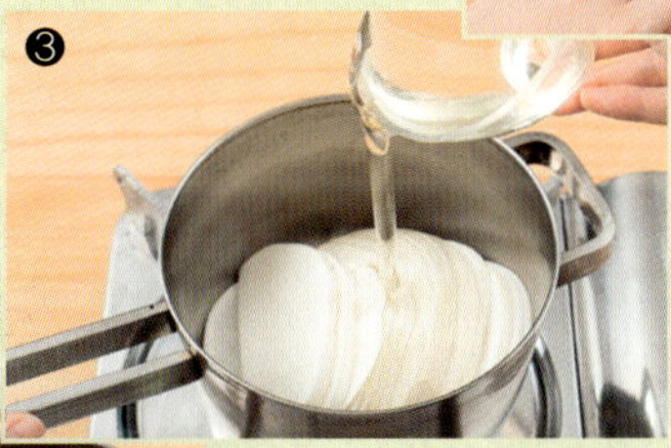

2. 손질한 무는 길이로 반을 잘라 두께 0.2cm 정도로 썬다.

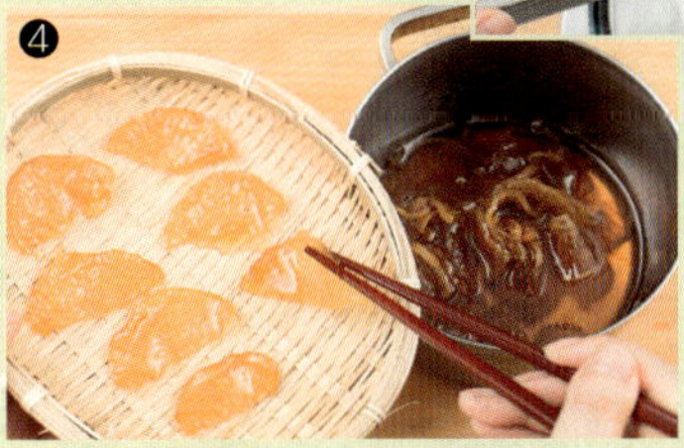

3. 냄비에 무와 꿀을 넣고 센불에 올려 끓으면 중불로 낮추어 20분 정도 끓이다가 약불로 낮추어 40분 정도 졸인다.

4. 무가 투명하게 다 졸여지면 채반에 건져 1~2일 정도 말린다.

Check Point

- 가을무는 밭에서 나는 인삼과 같다고 할 정도로 몸에 좋다.
- 여름무의 경우 끓는 물에 1분 정도 데쳐 졸이면 무 특유의 냄새가 적게 난다.
- 무 생즙은 소화를 촉진시키고 독을 푸는 효과가 있으며 오장을 이롭게 한다.

무

1. 무의 역사

우리 식문화에 다양하게 이용되고 있는 무의 재배 역사는 인류의 역사만큼이나 오래된 것은 분명하다. 고대 이집트(서력 기원전 2800~2300)에서 피라미드를 건설할 때 인부들에게 무 · 마늘 · 양파 등을 먹였다는 기록이 나오고, 춘추시대 이전의 시를 모은 『詩經』에 '내 들에 나가 무를 뜯노라(我行其野 言采其葍)'라는 기록이 있는 것으로 보아 동서양을 망라하고 매우 오래 전부터 무를 먹었다는 것을 짐작할 수 있다. 『東醫寶鑑』에서 '무는 우리나라 곳곳에서 심을 수 있으며 항상 식용이 가능한 채소이다.'라고 할 정도로 무는 우리에게 친근한 채소이다.

배추 · 순무 · 유채는 기원이 같은 식물이지만 무와는 기원이 다르다. 『제민요술』에 北魏에서는 '배추[菘菜]와 무[蘆菔]를 심는 방법은 순무[蕪菁]와 동일하다. 배추는 순무와 비슷하지만 털이 없고 크기가 크다. 방언(方言)에 순무이면서 자색 꽃을 피우는 것을 노복(蘆菔, 무)이라고 한다. 그러나 노복의 뿌리와 열매는 크다. 그리고 각(角)과 뿌리와 잎을 모두 생식할 수 있으므로 노복이 순무는 아니다.'라고 하여 배추 · 무 · 순무를 구별하고 있다.

2. 무의 용어변천

무에 대한 한문 표기는 '노비(蘆萉) → 내복(萊菔) → 나복(蘿蔔)'으로 변해 왔고 한글 표기로는 '댓무수 → 댄무우 → 단무우 → 무' 등의 표기를 거쳐 현재 '무'로 사용되고 있다. 무를 내복(來服)이라고 한 까닭은 밀[來]의 독성을 없애고 이길(服) 수 있다는 의미이다. 따라서 밀가루 음식을 먹을 때 단무지를 같이 먹는 것은 혹시 있을지도 모를 밀가루의 독성을 막기 위함이다. 내(來)를 현재는 '온다'라는 뜻으로 사용하고 있으나, 예전에는 '밀'의 의미로 사용되었으므로 고서에 따라 번역을 달리해야 한다.

3. 한의학적 효능

무는 오장의 나쁜 기운을 다스린다. 『本草綱目』에 의하면 '무는 관절을 부드럽게 하며 안색을 좋게 하고 오장의 악기(惡氣)를 몰아낸다. 밀가루독[麵毒]을 제어하며 풍기(風氣)를 움직여 사기(邪氣)와 열기(熱氣)를 제거한다.' 라고 했으며, 무는 오래된 기침을 치료하는데 응용되기도 하였는데 '무는 담(痰)을 없애 기침을 그치게 하고, 폐위(肺痿), 피위(皮痿)와 폐열(肺熱)로 진액이 소모되어 생긴 만성쇠약병증)로 인한 토혈(吐血)을 치료하고 속을 따뜻하게 하여 부족한 것을 보충한다. 무에 양고기와 은어를 같이 끓여 먹으면 몸이 허약하여 오래된 기침을 치료한다.' 라고 했다. 『東醫寶鑑』, 『本草精華』등에서는 이를 요약정리하고 있는데, 먹는 방법으로는 무[蘿蔔]를 통째로 굽거나 삶고 혹은 국을 끓여 먹으면 된다고 하였다.

蘿蔔

무는 소화를 도와주고 맛을 좋게 하기 때문에 대부분의 음식에 첨가된다. 그릇에 생선회를 담을 때 밑에 무채를 놓는 까닭은 무가 시원한 성질이 있기 때문이며, 혹시 있을지도 모를 회의 독성을 미연에 방지하기 위함이다. 생선찌개를 끓일 때 무를 넣는 까닭은 생선의 비린내를 없애기 위해서이다.

따라서 『本草綱目』에서는 무에 대한 효능을 '무를 산제(散劑, 가루로 된 약)로 먹거나 통째로 삶아 먹으면 크게 하기(下氣, 기를 아래로 내려 보내는 작용)하고 음식을 소화시키며 속을 편하게 한다. 담벽(痰癖, 수음〈水飮〉이 오래되어 생긴 담(痰)이 옆구리로 가서 때때로 옆구리가 아픈 증상)을 없애며 사람을 살찌고 튼튼하게 한다. 날로 찧어 즙을 먹으면 소갈(消渴, 목이 말라서 물이 자꾸 먹히는 병)이 그치니 시험해 보면 크게 효험을 본다.'라고 정리하고 있다. 일반적으로 무는 오래된 담과 기침을 치료하는데 응용하며, 소변을 시원하게 나가게 해 주므로 백탁(白濁, 오줌의 빛이 뿌옇고 걸쭉한 병)과 소갈(消渴)에 응용된다. 무씨는 풍담을 잘 다스리며 기를 다스리므로 기침에 많이 응용된다.

4. 사상의학적 효능

무는 뭉친 것을 푸는 작용이 있다. 무는 자신의 영양분을 뿌리에 저장하는 뿌리채소에 속한다. 대부분의 뿌리채소는 뿌리가 흙 속에 있지만 무는 흙 속이 답답한 듯 뿌리의 머리가 흙 위로 솟구쳐 반쯤은 땅 위로 나와 있다. 또한 무는 단맛도 있지만 톡 쏘는 매운맛이 있어 답답한 것을 풀어주는 작용이 있다. 사상의학에서는 무의 뿌리가 흙을 뚫고 위로 나오는 형상과 매운 맛이 있는 것을 보고 무가 호산지기(呼散之氣, 뭉친 것을 풀어주는 기운)가 있다고 보아 순환이 잘 되지 않아 몸이 찌뿌듯한 태음인이 무를 먹으면 좋다고 보았다. 따라서 태음인의 주독 · 어혈 · 가스 중독 등에 응용된다.

또한 무는 가스 중독에 걸려 몸이 경직된 것을 풀어주고 중화시키는 역할을 하는데 이는 무의 뭉친 것을 풀어주는 성질을 이용한 것으로 해석된다. 예전부터 가스 중독에 무가 응용되었기 때문에 연기에 질식된 사람에게 무가 좋다는 이야기가 내려오고 있다.

실제로 무를 먹어 보면 무의 끝부분보다는 머리 부분이 맛도 더 좋고 밀가루 독성을 제어하는 데도 효과가 좋은데, 이는 무의 솟구치는 성질을 알면 이해가 쉽다. 따라서 자기 스스로 소화시킬 수 있는 능력보다 더 많은 음식을 먹어 생긴 식체(食滯)에 무를 먹으면 풀어지게 되는 것이다. 즉, 무는 뭉친 것을 풀어 주어 아래로 내리는 작용을 한다. 무는 속보다 껍질 가까운 부분이 맛이 있으며, 속에 바람이 드는 현상, 그리고 단기간에 왕성하게 자라는 무의 속성 때문에 발산하는 기운이 강한 것으로 해석된다.

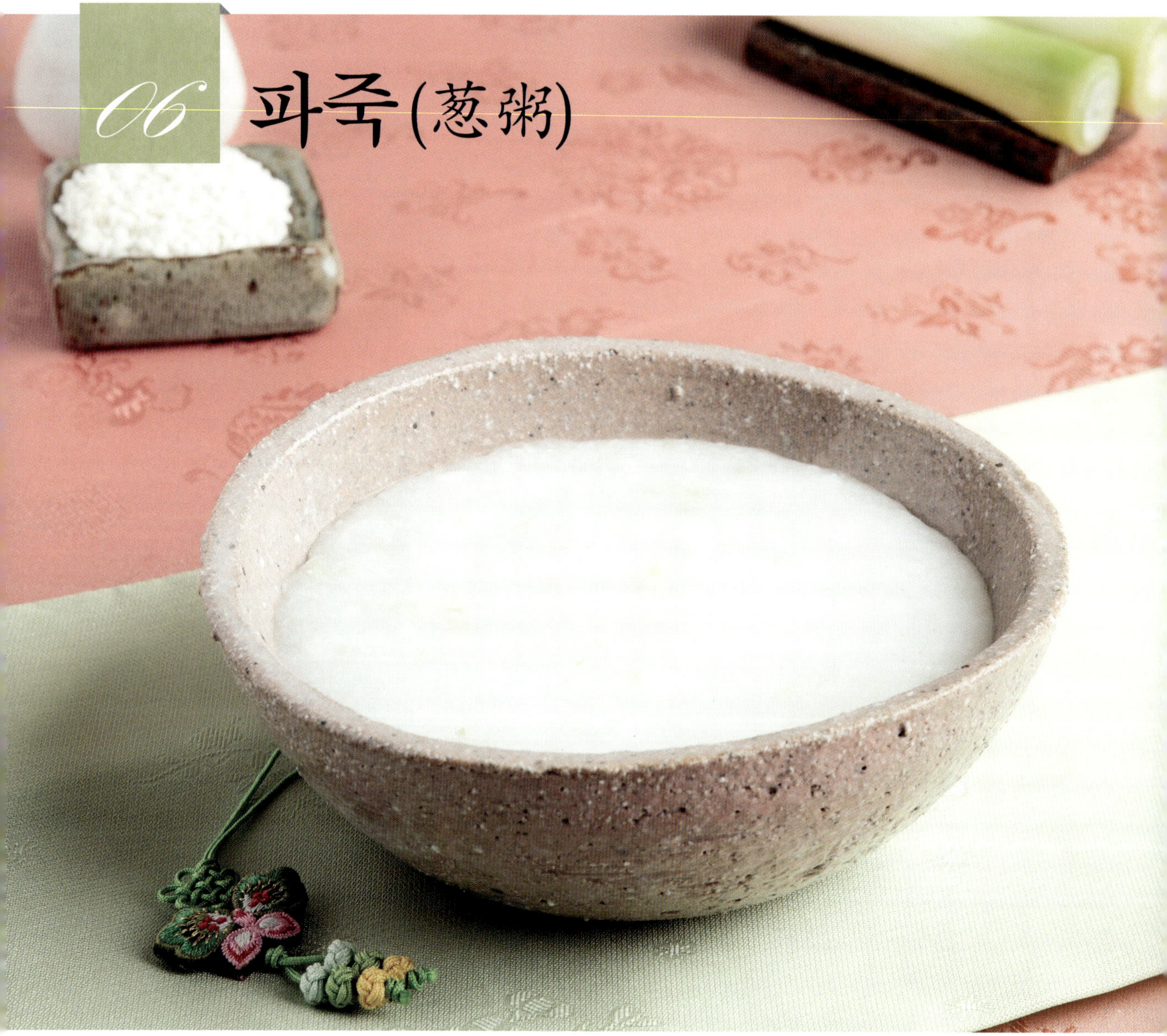

06 파죽(葱粥)

治中風 面目浮腫. 葱細切煎湯 或作羹粥食之.

중풍에 걸려 얼굴이 부은 것을 치료하려면 파를 잘게 잘라 달여 먹거나 국이나 죽을 만들어 먹는다.

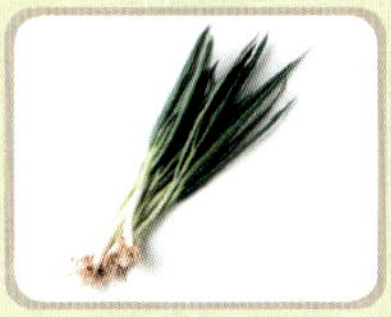

파

성질이 서늘하고 맛이 매우며 독성이없다. 중풍으로 얼굴, 눈이 붓는 것을 치료하고 태아를 편안히하고 눈을 밝게하고 오장을 고르게 하며 대소변을 잘 나가게 한다.

재료 및 분량

파 1뿌리(100g)
멥쌀 ¾컵(135g)
죽 끓이는 물 6컵(1.2kg)
소금 1작은술

만드는 방법

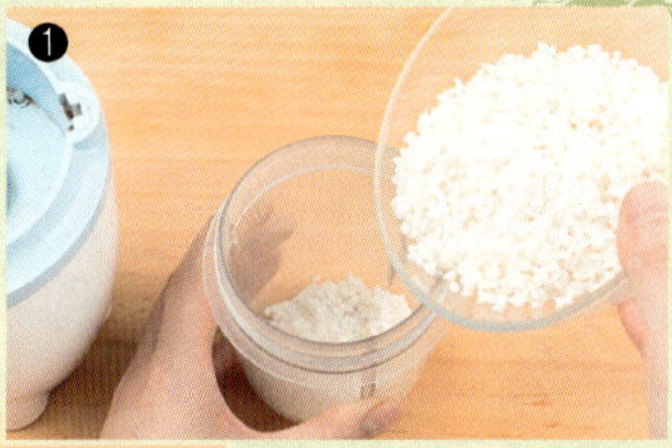

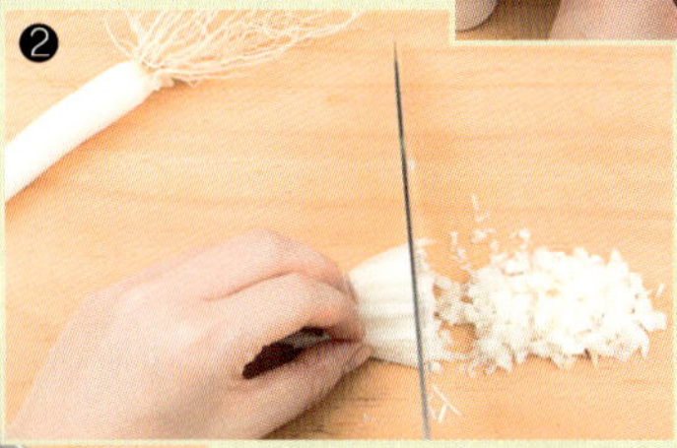

1. 멥쌀은 깨끗이 씻어 2시간 정도 불린 다음 체에 밭쳐 물기를 뺀 후 분쇄기에 굵게 간다.

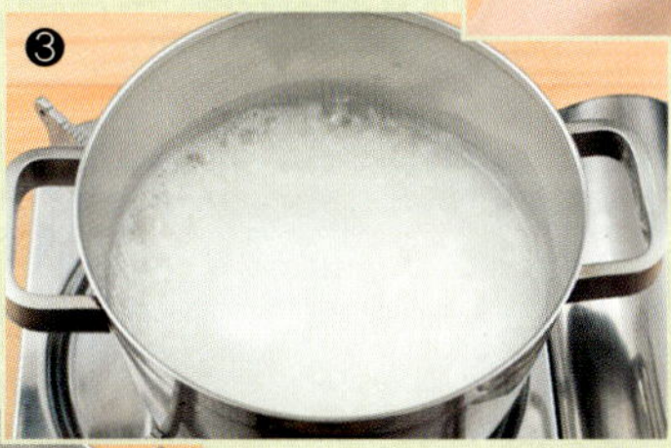

2. 파는 손질하여 깨끗이 씻어 곱게 다진다.

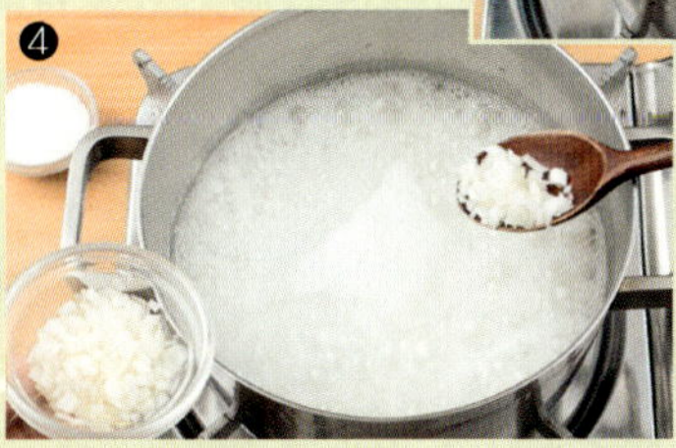

3. 냄비에 쌀 간 것과 죽 끓이는 물을 붓고 센불에 올려 끓으면 중불로 낮추어 뚜껑을 덮고 가끔 저으면서 15분 정도 끓인다.
4. 다져놓은 파를 넣고 약불로 낮추어 10분 정도 더 끓이다가 죽이 어우러지면 소금으로 간을 하고 2분 정도 더 끓인다.

Check Point

- 파를 다지지 않고 통째로 넣어 삶아 건져내고 죽을 끓여도 좋다.
- 불린 쌀을 분쇄기에 갈지 않고 방망이로 빻아서 사용할 수도 있다.
- 한방에서는 파의 흰 부분을 뿌리와 함께 잘라낸 것을 총백(葱白)이라 하여 감기, 소화불량, 설사 등에 이용하였다.

07 파씨죽(葱子粥)

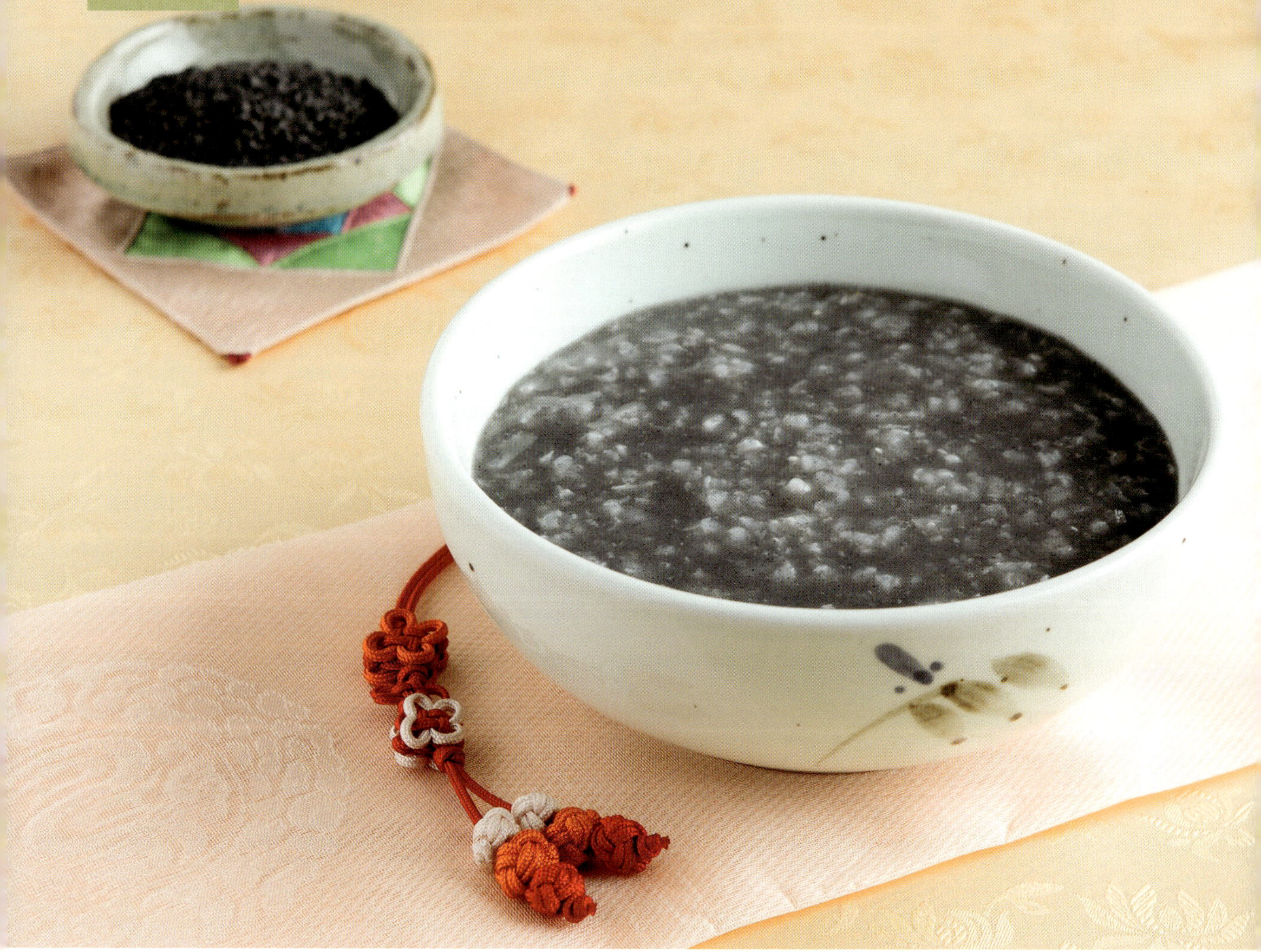

治肝臟虛弱 遠視無力. 又以葱子半斤 炒熟末 每服一匙
以水二大盞 煎取一盞 去滓 下米煮粥 食之.

간장이 허약하여 먼 거리를 보기 힘든 것을 치료하려면, 파의 씨[葱子] 반근을 볶아 익힌 다음 분말로 만든다. 매번 한 숟가락씩 복용하는데 물 2대접을 넣고 달여 1잔으로 만들고 찌꺼기를 제거한 다음 쌀을 넣고 죽을 끓여 먹는다.

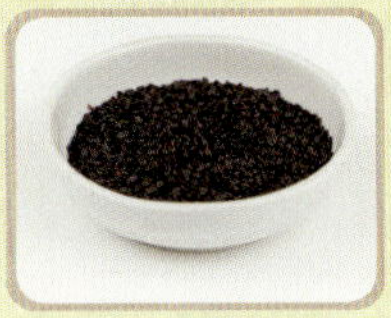

파씨

눈을 밝게하고, 속을 덥히며 정액을 보충해준다.

재료 및 분량

멥쌀 ½컵(90g)
파씨 1컵(100g)
소금 ½작은술

파씨 끓인 물

파씨 분말 1큰술
물 6컵(1.2kg)

만드는 방법

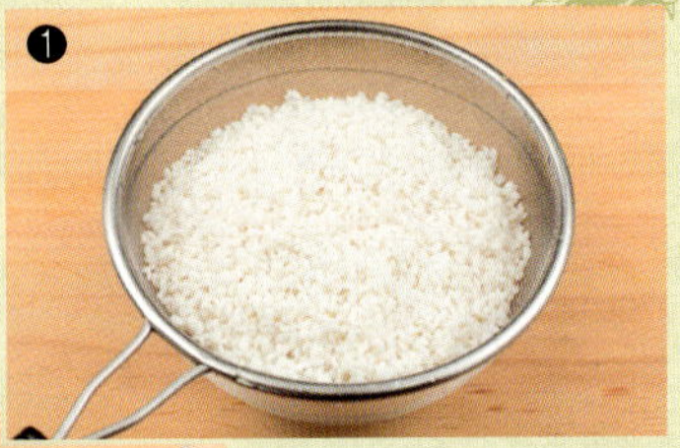

1. 멥쌀은 깨끗이 씻어 2시간 정도 불려 체에 밭쳐 물기를 뺀다.

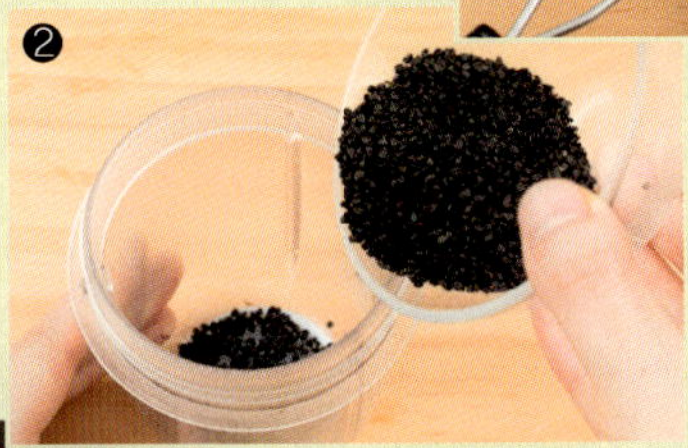

2. 팬에 파씨를 넣고 볶아 분쇄기에 넣고 곱게 갈아 분말로 만든다.

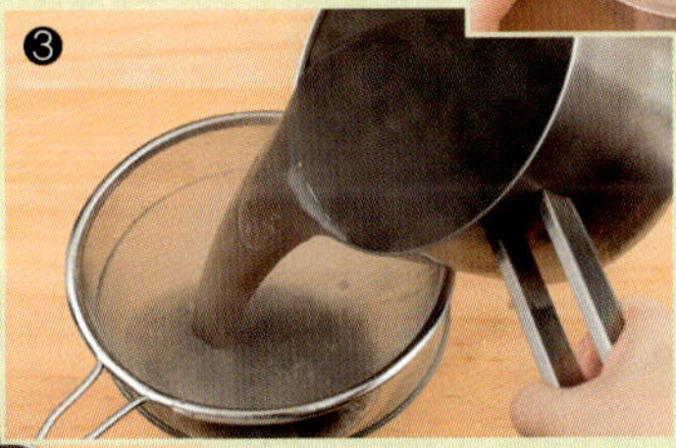

3. 냄비에 물을 붓고 파씨 분말을 넣고 센불에 올려 4컵 정도의 양이 될 때까지 끓여 고운체에 거른다.

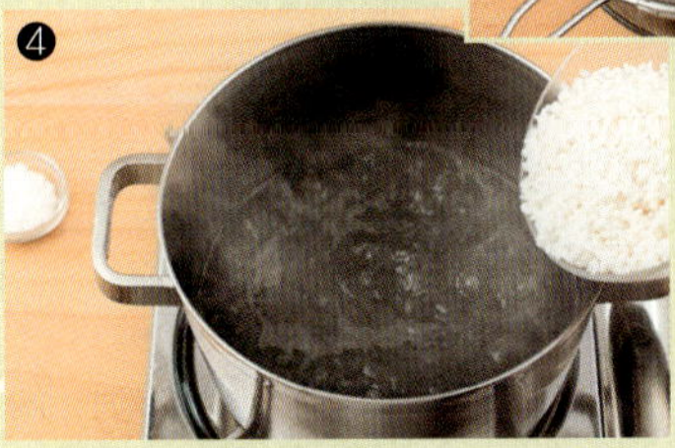

4. 냄비에 파씨 끓인 물을 붓고 멥쌀을 넣어 센불에 올려 끓기 시작하면 중불로 낮추어 30분 정도 끓인 다음 소금으로 간을 맞추고 2분 정도 더 끓인다.

Check Point

- 파씨를 볶을 때 나무주걱으로 잘 저어 주어야 타지 않고 골고루 볶아진다.
- 파씨를 덜 볶으면 죽이 쓰다.
- 파씨가 딱딱 소리를 내며 튀어 오르면 다 볶아진 것이다.

08 총백죽(葱白粥)

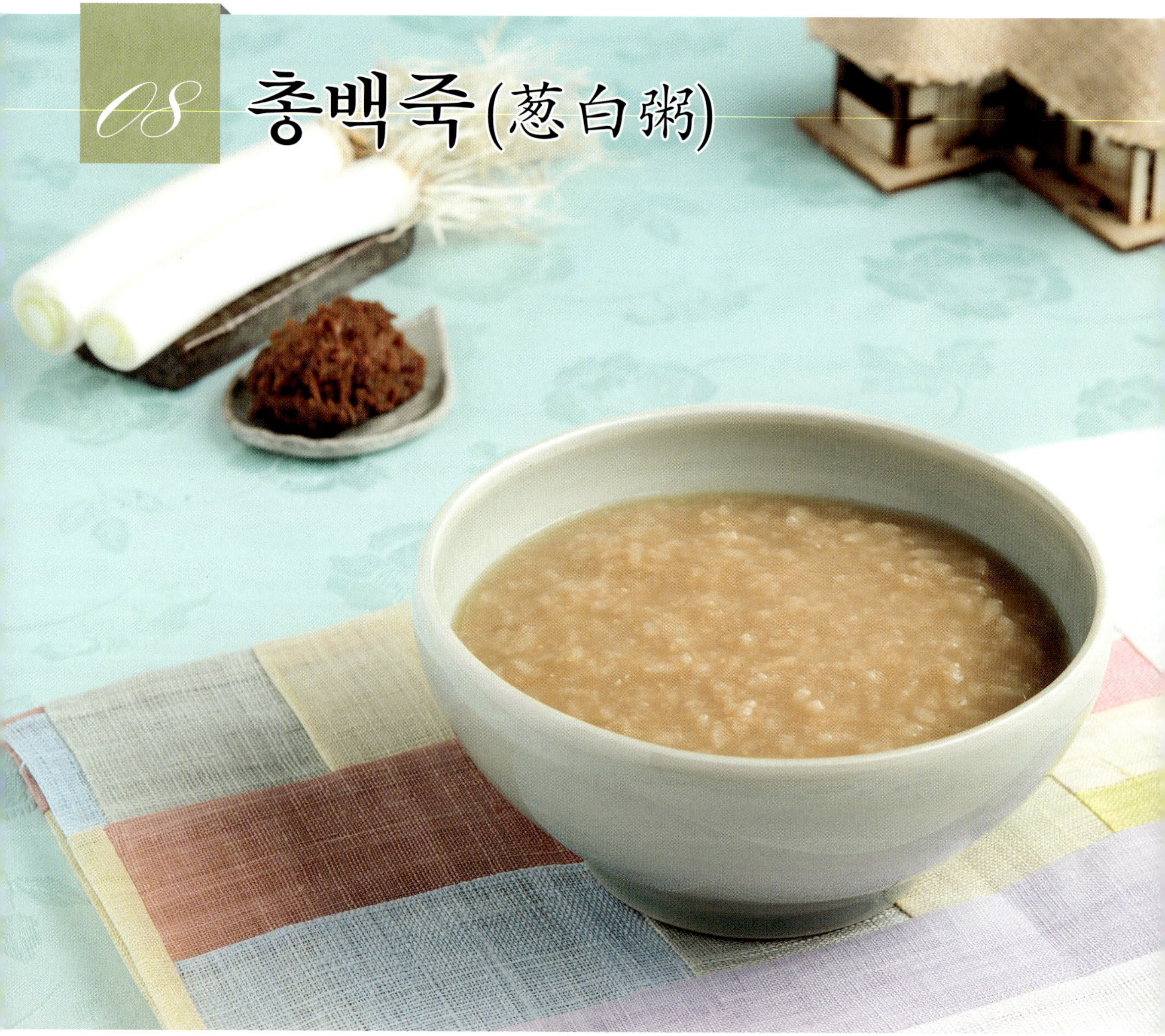

治勞熱喘吸 四肢煩痛 及辟朝露. 豉二合 葱白一握 兼鬚米二合 水二升 煮葱豉汁澄濾 投米煮稀粥 空心食之.

노열(熱, 허로로 나는 열), 천흡(喘熱, 숨을 헐떡거리는 증상), 사지번통(四肢煩痛, 사지가 괴롭고 아픈 증상)을 치료하는 데는 조로(朝露, 아침이슬)를 피해야 하며 된장 2홉에 파의 밑동 1움큼과 쌀 2홉을 준비한다. 물 2되에 파와 된장을 넣어 삶고, 즙을 걸러내어 쌀을 넣고 다시 삶아 묽은 죽을 만들어 공복에 먹는다.

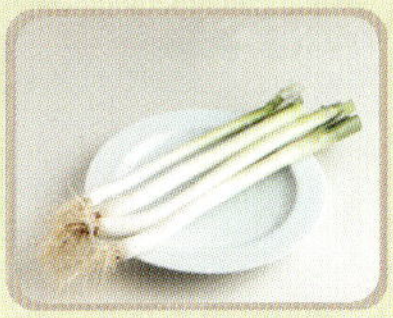

총백

파의 뿌리와 흰 부분을 말하는 것으로 따뜻한 성질을 가지고 있어 혈액순환을 촉진 시켜 몸을 따뜻하게 하며 감기로 열이 나고 머리와 배가 아프고 소변이 잘 나오지 않을 때 사용한다.

재료 및 분량

멥쌀 180g(1컵)
총백 100g
된장 3큰술
물 15컵(3kg)
된장국물 10컵(2kg)

만드는 방법

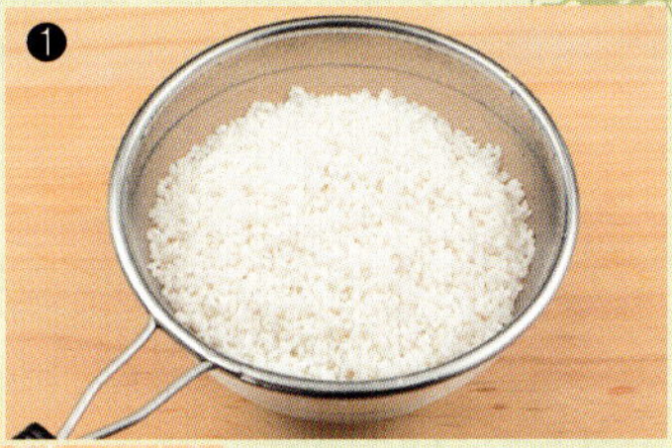

1. 멥쌀은 깨끗이 씻어 2시간 정도 불려 물기를 뺀다.

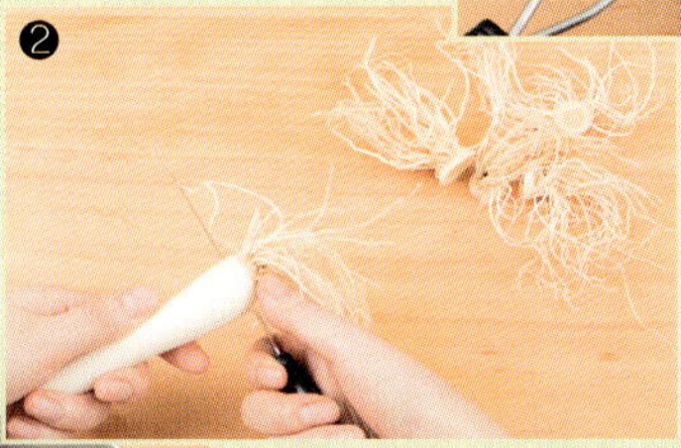

2. 파 밑동(총백)은 손질하여 깨끗이 씻어 물기를 뺀다.

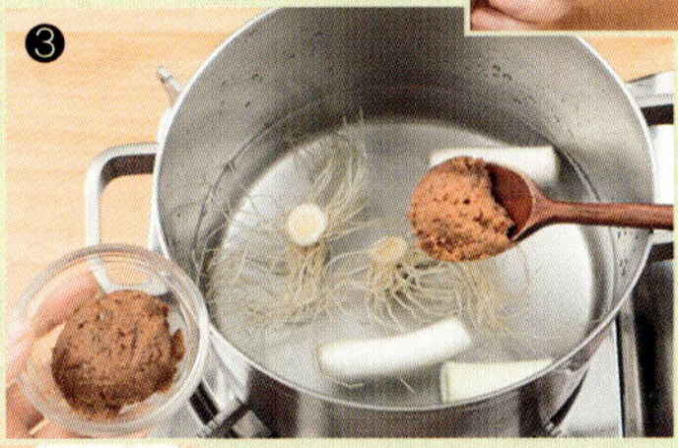

3. 냄비에 파와 물을 붓고 된장을 풀어 센불에 올리고 끓으면 중불로 낮추어 30분 정도 더 끓인 후 체에 받쳐 된장국물을 만든다.

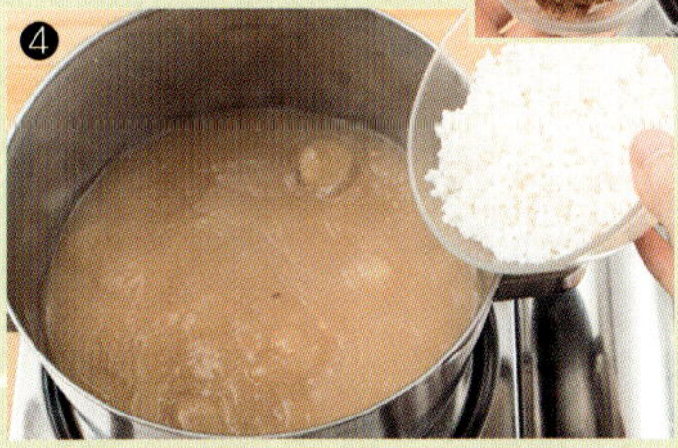

4. 냄비에 된장국물을 붓고 불린 쌀을 넣어 센불에 올리고 끓으면 중불로 낮추어 30분 정도 끓여 묽은 죽을 만든다.

Check Point

- 파 뿌리는 흙이 남아 있지 않도록 물에 담갔다가 깨끗이 씻는다.
- 불린 쌀은 반 정도 으깨어 죽을 쑤기도 한다.
- 된장은 집에서 담근 된장을 사용하는 것이 좋다.

09 부추죽(韭菜粥)

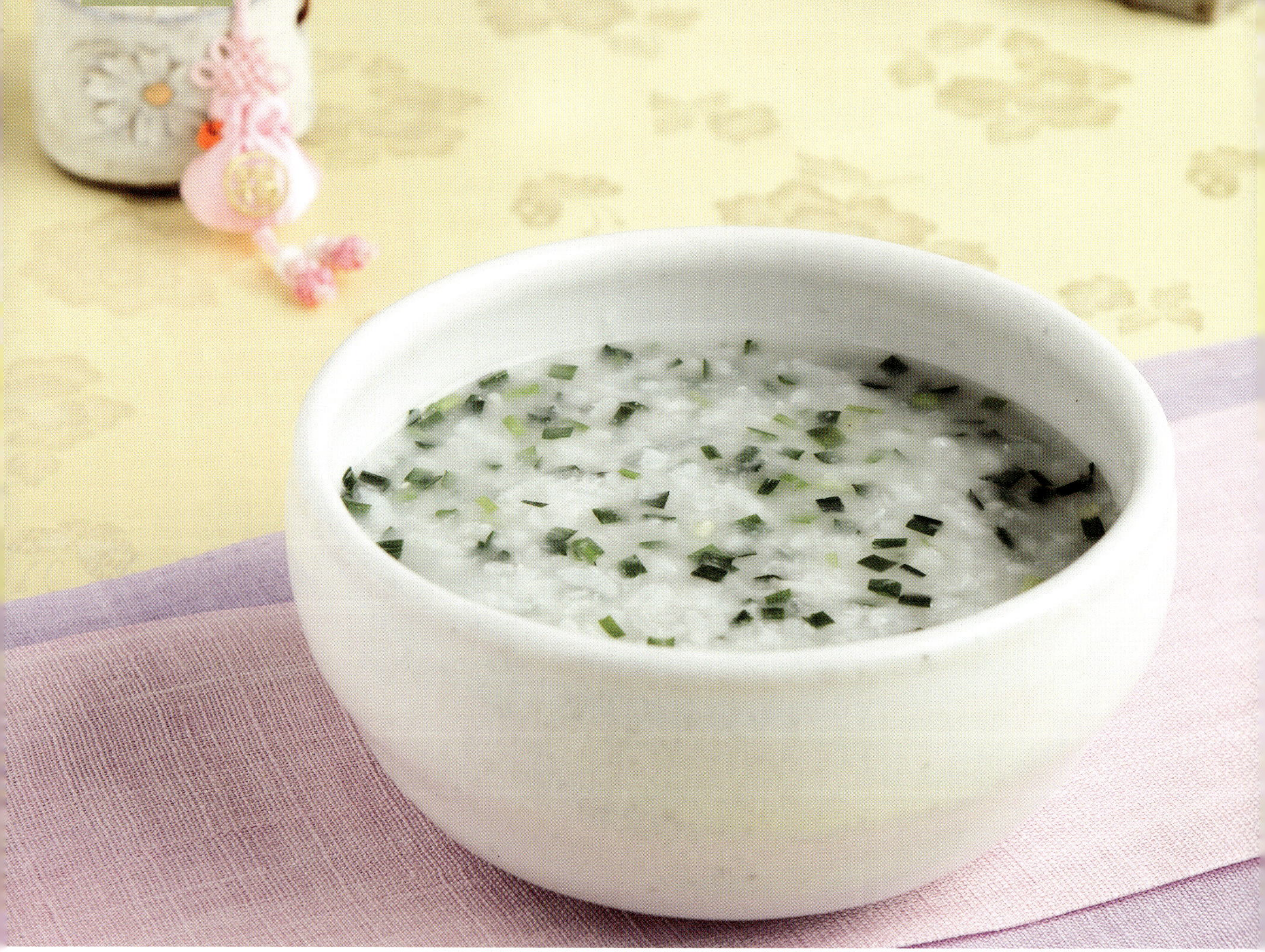

治水穀痢. 韭作羹粥煠炒 任食之.

수곡리(水穀痢, 소화되지 않은 음식물 찌꺼기가 나오는 이질)을 치료하려면 부추[韭]로 국이나 죽을 만들어 먹거나 데치거나 볶아 임의대로 먹는다.

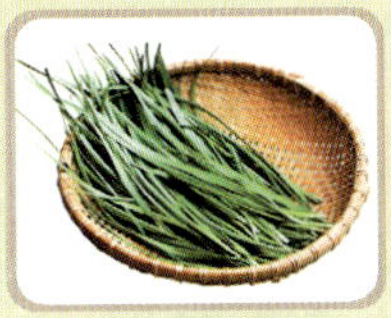

부추

성질이 따뜻하고 맛이 매우면서 약간 시고 독이 없다. 오장을 편히하고 위의 열기를 없애며 허약한 것을 보하고, 허리와 무릎을 덥게 하며 흉비증을 낫게 한다.

재료 및 분량

부추 100g
물 1컵
멥쌀 1컵(180g)
죽 끓이는 물 7컵(1.4kg)

만드는 방법

❶
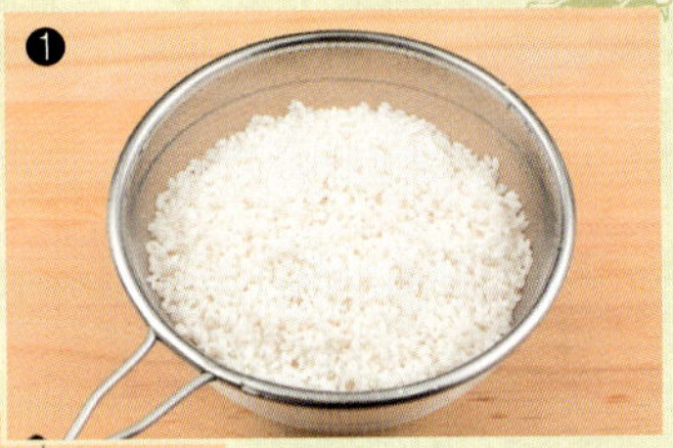

❷
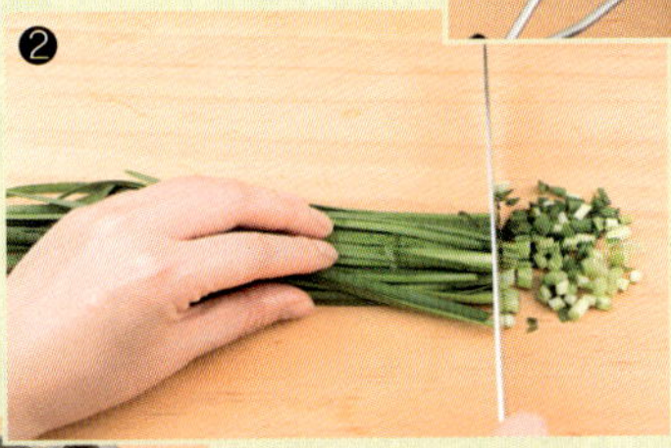

1. 멥쌀은 깨끗이 씻어 2시간 정도 불린 후 체에 밭쳐 물기를 뺀다.

❸
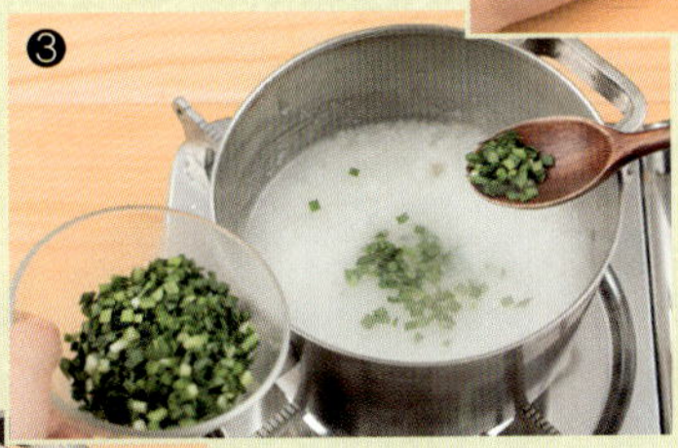

2. 부추는 손질하여 깨끗이 씻어 길이 0.5cm 정도로 썬다.

❹
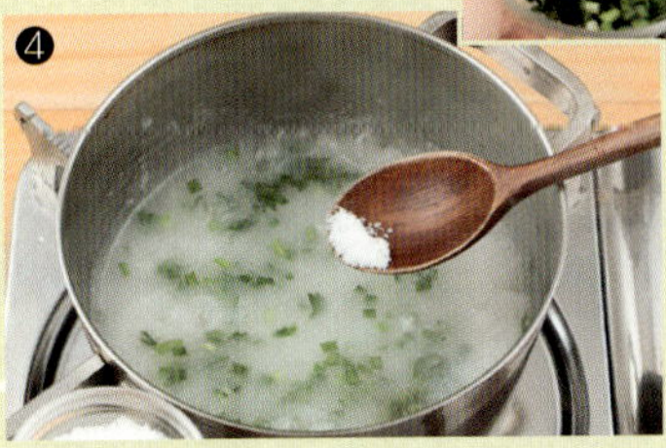

3. 냄비에 물을 붓고 쌀을 넣어 센불에 올리고 끓으면 중불로 낮추어 20분 정도 더 끓인 후, 쌀알이 퍼지면 약불로 낮추고 부추를 넣어 10분 정도 더 끓인다.

4. 소금으로 간을 맞추어 2분 더 끓인다.

Check Point

- 부추를 썰어서 사용해도 되지만 부추를 갈아서 만들면 색이 곱다.
- 부추는 짧고 부드러우며 녹색이 진하고 윤기 있는 것이 좋다.
- 부추를 보관할 때는 신문지에 싼 뒤 비닐봉지에 담아 냉장보관한다.

10 아욱죽(葵菜粥)

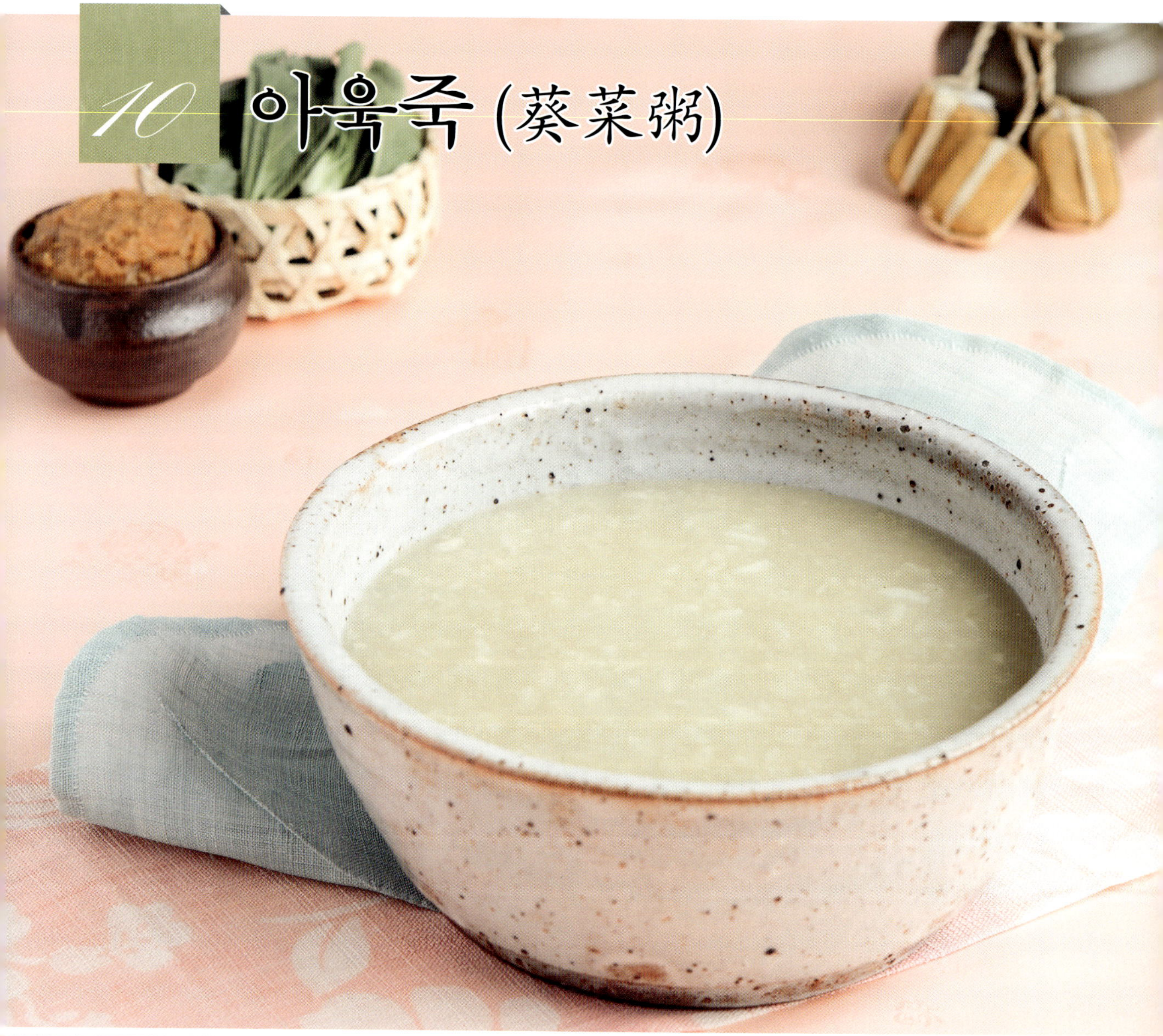

治小便澁少 莖中痛. 葵菜三斤 葱白一握 米三合 煮葵取汁 投米及葱煮熟 點少許濃豉汁調和 空心食之.

소변삽소(小便澁少, 소변이 시원하게 나가지 않으면서 적게 보는 것)와 경중통(莖中痛, 음경이 아픈 것)을 치료하려면 아욱(葵菜) 3근, 총백(葱白, 파의 밑동) 한 움큼, 쌀 3홉을 준비한 다음 아욱을 삶아 그 즙을 내고 쌀과 파를 넣고 삶아 익힌다. 진한 된장국물[豉汁]을 약간 넣어 공복에 먹는다.

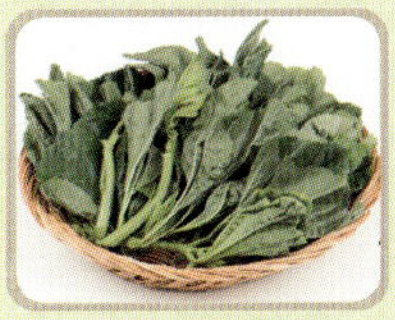

아욱
아욱의 미끈거리는 것이 소변과 대변을 잘 나가게 함으로 여러 가지 요도질환과 변비에 효과적이다.

재료 및 분량

멥쌀 1컵(180g)
아욱(葵菜) 400g
총백 50g
물 10컵(2kg)
아욱국물 8컵(1.6kg)
된장 2큰술

만드는 방법

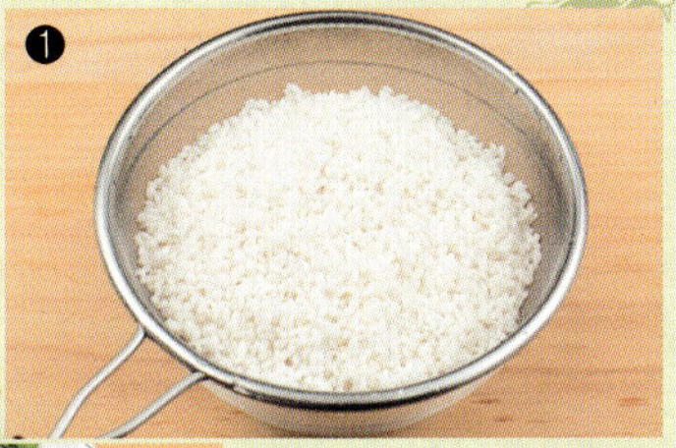

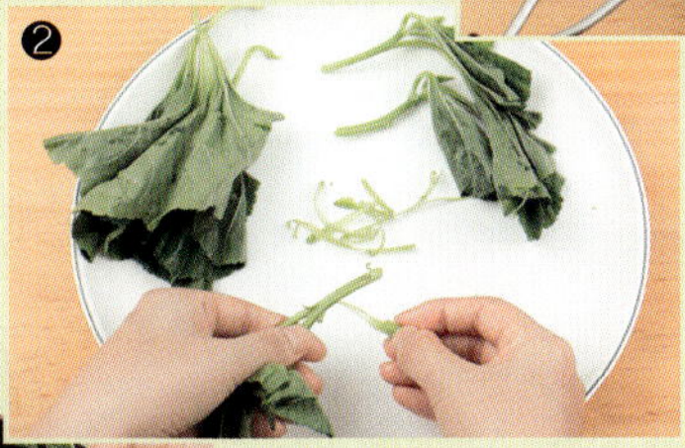

1. 멥쌀은 깨끗이 씻어 2시간 정도 불린 후 체에 밭쳐 물기를 뺀다.

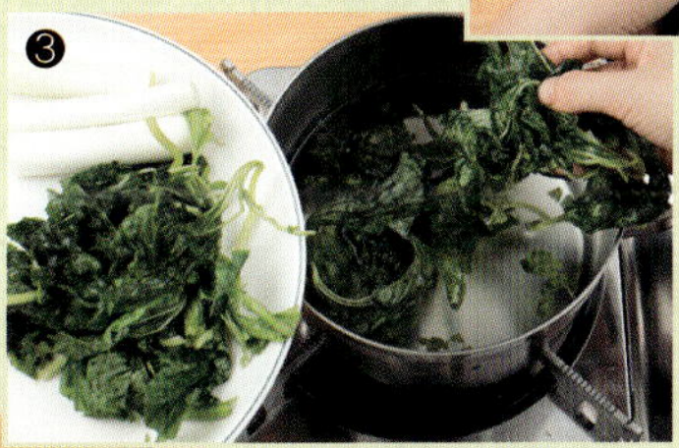

2. 아욱은 줄기의 껍질을 벗기고 파란물이 나올 때까지 바락바락 주물러 씻고 총백은 뿌리 부분에 흙이 남지 않도록 깨끗이 씻는다.

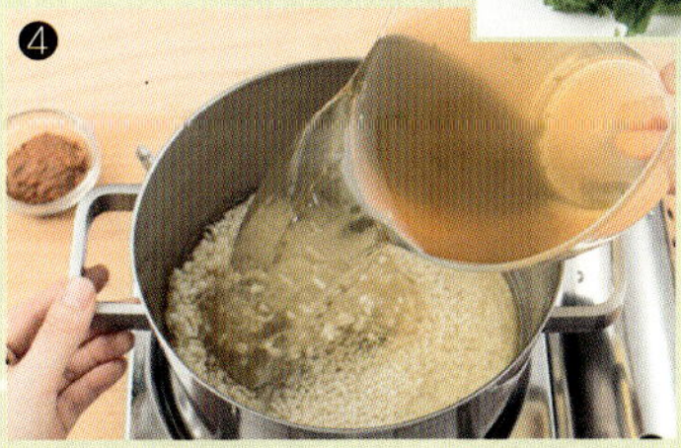

3. 냄비에 물을 붓고 아욱과 총백을 넣어 센불에 올려 끓으면 중불로 낮추어 20분 정도 더 삶아 체에 걸러 숙 삶일 아욱국물을 만든다.
4. 냄비에 멥쌀과 아욱국물을 붓고 된장을 풀어 센불에 올린 후 끓으면 중불로 낮추어 가끔 저으면서 30분 정도 더 끓인다.

Check Point

- 아욱은 잘 주물러 씻어서 사용해야 풋내와 아린 맛이 나지 않는다.
- 쌀 씻은 물을 이용하면 더 구수하게 끓일 수 있다.
- 아욱은 가을이 제철로 "가을 아욱국은 사립문 닫고 먹는다"는 속담이 있다.

11 아욱숙채(葵菜熟菜)

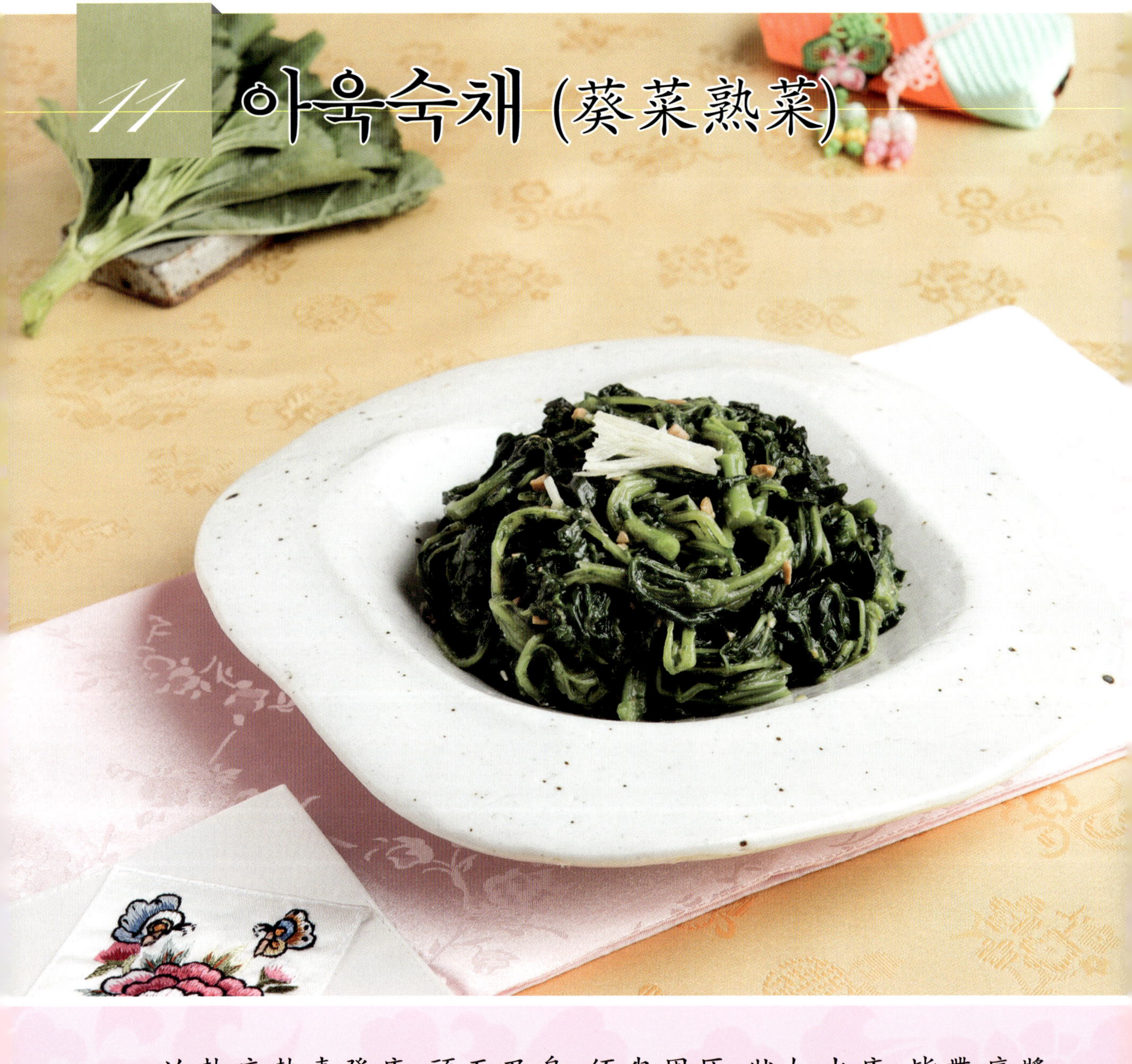

治熱病熱毒發瘡 頭面及身 須臾周匝 狀如火瘡 皆帶𤺋漿
或沒或生. 葵菜爛煮 以蒜虀同食之卽止.

열병(熱病)과 열독(熱毒)으로 부스럼이 머리, 얼굴과 몸에 나고 잠깐 사이에 전신으로 퍼져나가 탕화창(湯火瘡, 높은 열에 의한 화상)과 같고 부스럼 위로 진물이 있는데 없어졌다 생겼다 한다. 이러한 증상을 치료하려면 아욱[葵菜]을 문드러지도록 삶고 마늘에 버무려서 같이 먹으면 즉시 그친다.

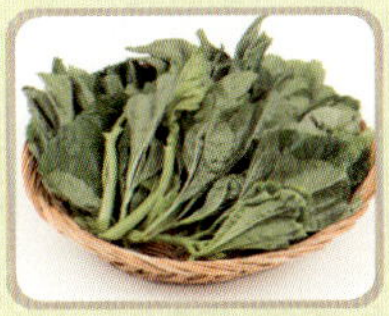

아욱

열병과 열독으로 온몸에 부스럼이 생길 때 아욱을 삶아 마늘과 함께 먹으면 효과적이다. 기운이 몰린 것을 잘 흩어지게 한다.

재료 및 분량

아욱 300g
마늘 2쪽
된장 1큰술
깨소금 1큰술

만드는 방법

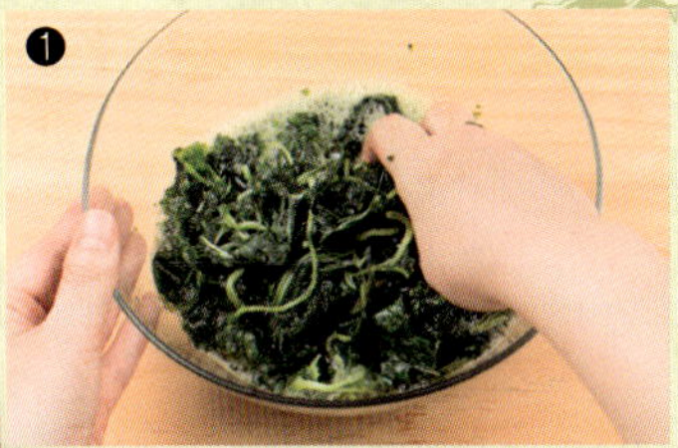

1. 아욱은 파란물이 나오도록 주물러 깨끗이 씻는다.

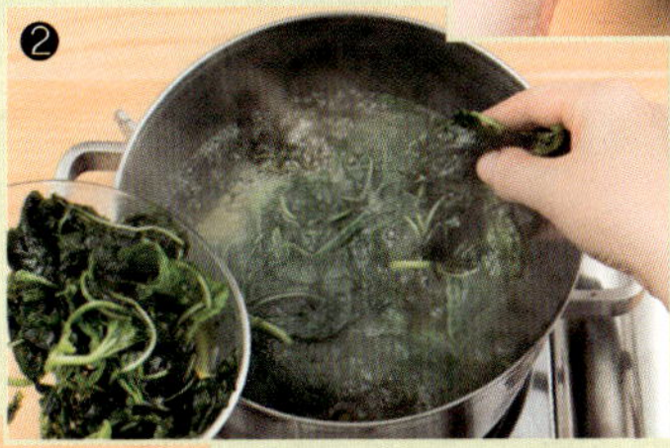

2. 끓는 물에 아욱을 넣고 20분 정도 무르도록 삶아 찬물에 헹구어 물기를 짠다.

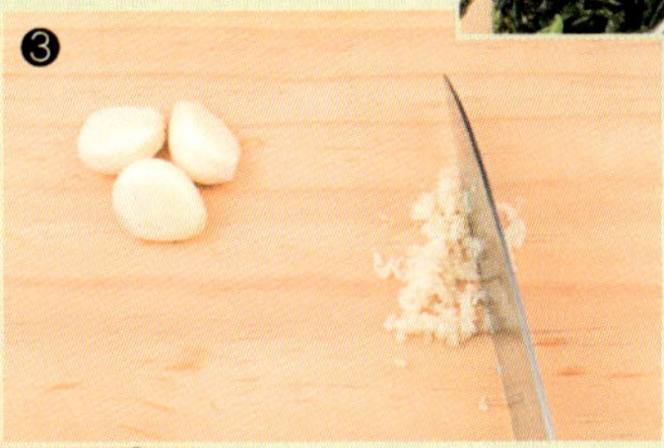

3. 마늘은 곱게 다진다.

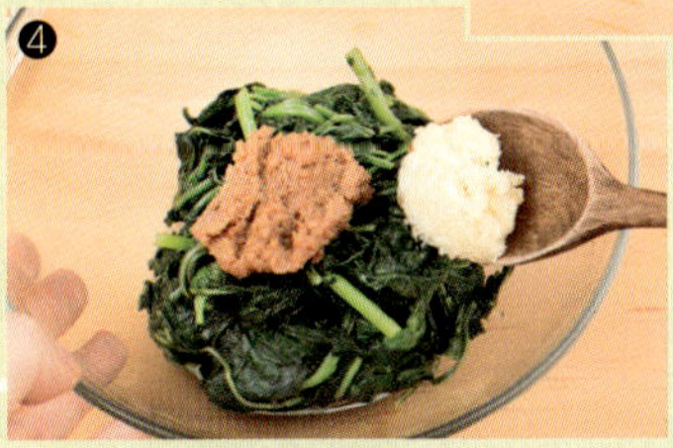

4. 삶은 아욱에 된장과 마늘, 깨소금을 넣어 무친다.

Check Point

- 아욱을 씻을 때 바락바락 문질러 씻어야 풋내가 나지 않는다.
- 기호에 따라 고추장을 섞어 무치기도 한다.
- '가을 아욱국은 사립문 닫고 먹는다' 는 속담이 있을 정도로 가을 아욱은 맛과 영양이 매우 뛰어나다.

12 우엉수제비 (牛蒡餺飥)

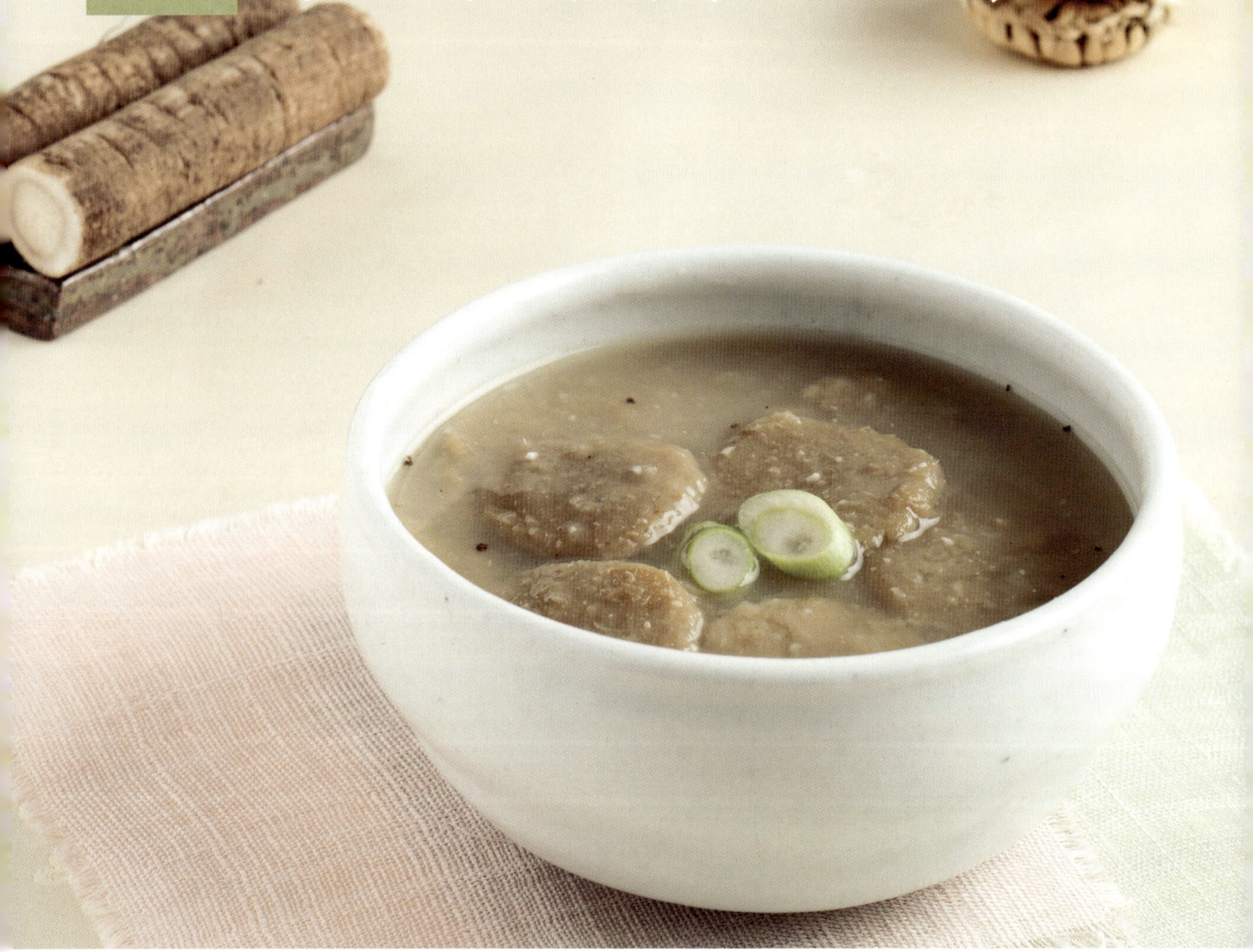

治老人中風 口目瞤動 煩悶不安. 牛蒡根去皮切一升 曝乾杵爲粉 白米四合 淨淘研 以牛蒡粉 和麪 作餺飥 內豉汁中煮 加葱椒五味臛頭 空心食之 恒服極効.

노인이 중풍에 걸려 입과 눈이 떨리고 번민(煩悶, 마음이 번거롭고 답답하여 괴로워 함)하고 불안한 것을 치료하려면 껍질을 벗기고 자른 우엉뿌리 1되를 햇빛에 말린 다음 절구에 찧어 분말로 만들고 백미 4홉을 깨끗이 씻어 갈아 둔다. 우엉분말로 수제비[餺飥]를 만들어 된장 국물[豉汁]에 넣고 삶되 파, 산초, 양념, 곰국[臛頭]을 넣어 공복에 먹는다. 항상 복용하면 매우 효과가 좋다.

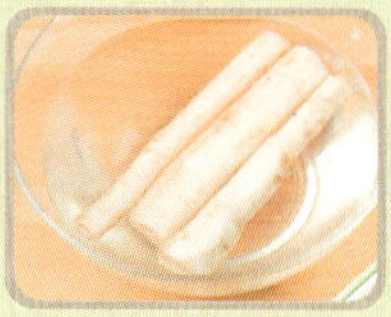

우엉

맛이 쓰며 성질이차다. 풍열을 제거해 부기와 종기를 다스린다. 혈액순환을 원활하게 하여 월경통을 다스린다. 이눌린이 신장기능을 도와 몸에 쌓인 노폐물의 배설작용을 돕는다.

재료 및 분량

우엉 1뿌리(200g)
쌀가루 3컵(300g)
된장 4큰술
물 5컵(1kg)
파 1뿌리
다진 마늘 1큰술
산초가루 ¼작은술

만드는 방법

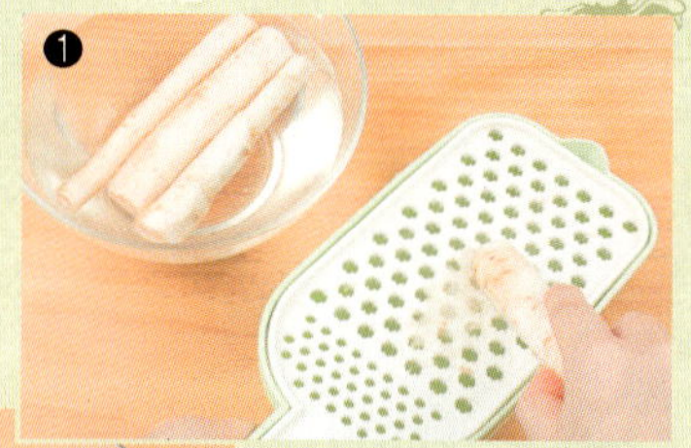

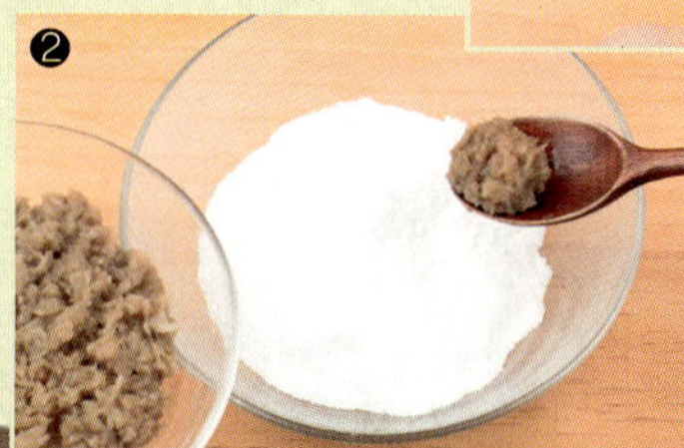

1. 우엉은 깨끗이 씻어 껍질을 벗겨 강판에 곱게 간다.

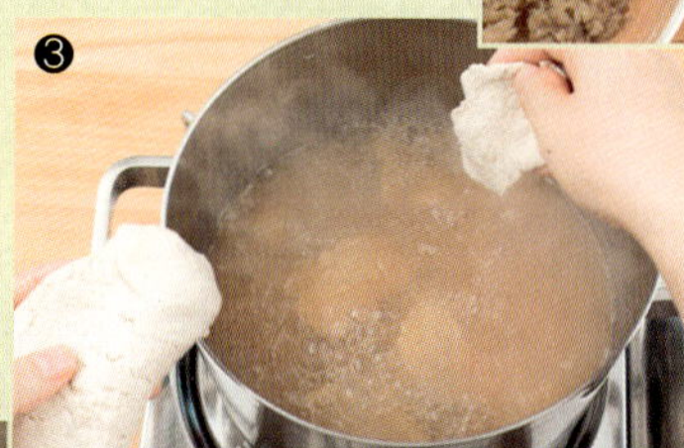

2. 쌀가루에 갈아놓은 우엉을 넣고 고루 섞어 수제비 반죽을 만들고 젖은 면포로 덮어 30분간 숙성시킨다.

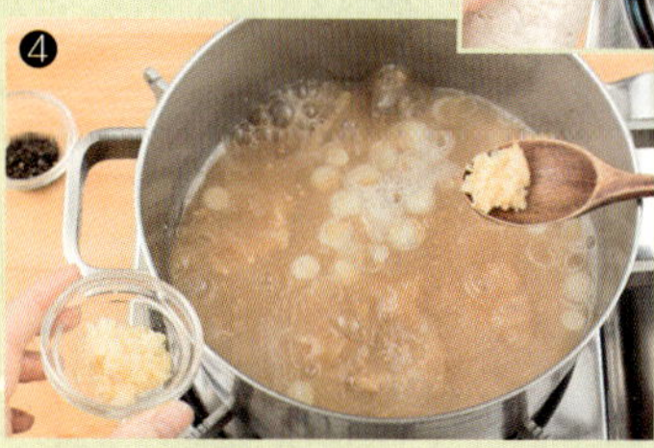

3. 냄비에 물을 붓고 된장을 풀어 끓기 시작하면 수제비 반죽을 두께 0.3cm, 지름 3cm 정도 크기로 떼어 넣는다.

4. 수제비 반죽이 끓어 떠오르면 중불로 낮추고 송송 썬 파와 다진 마늘, 산초가루를 넣고 3분 정도 더 끓인다.

Check Point

- 원문에는 우엉을 건조한 후 가루로 만들어 사용하였으나 일부러 만들기 전에는 쉽게 구할 수가 없어 생 우엉을 갈아서 사용하였다.
- 우엉을 고를 때에는 껍질이 마르지 않고 잔털이 없으며 중간 굵기인 것이 좋다.
- 우엉을 보관할 때는 마르지 않게 신문지에 싸서 보관하는 것이 좋다.

13 우엉씨주(牛蒡子酒)

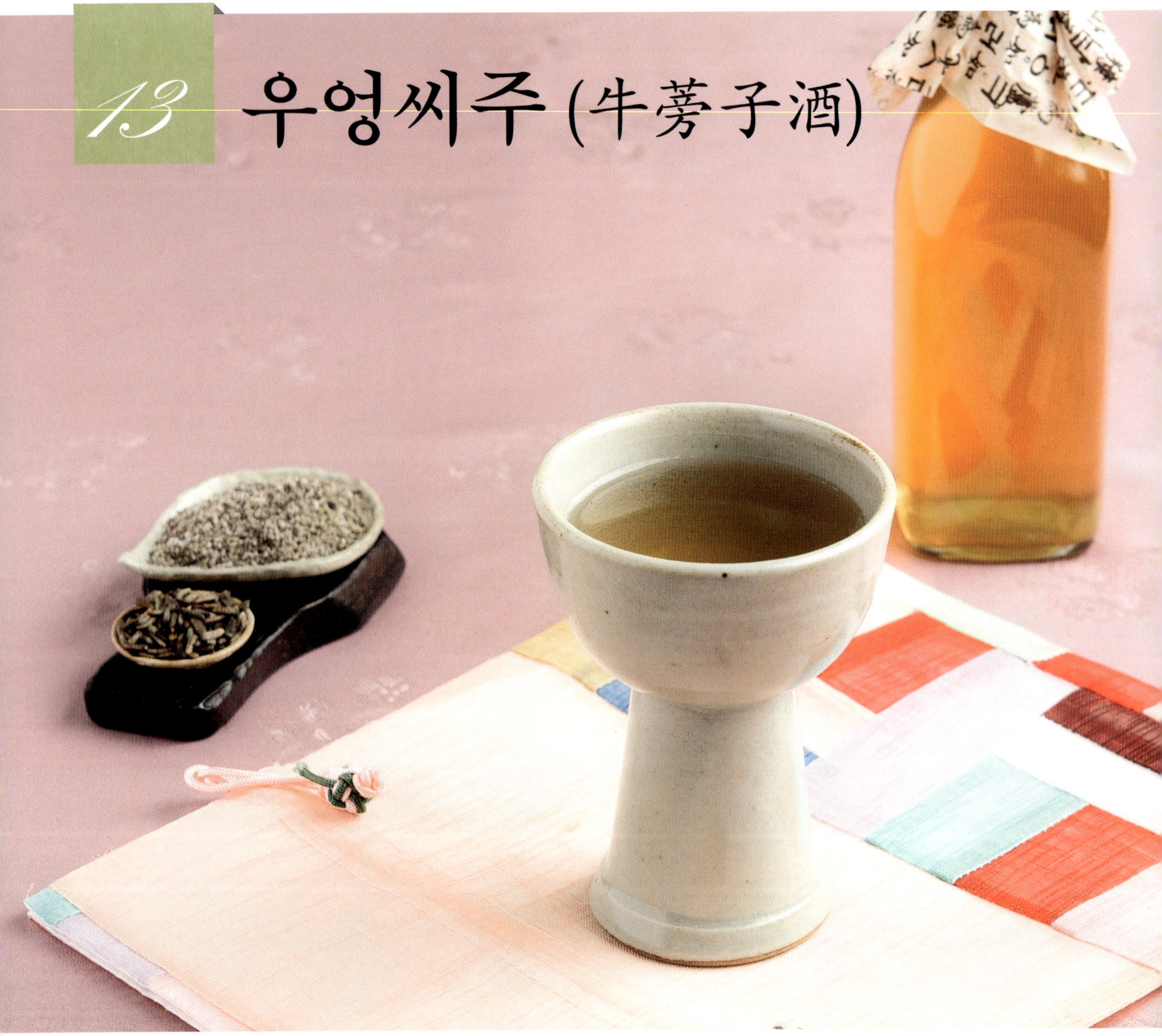

治風毒瘰癧. 芋蒡子三升 微炒爲末 絹袋盛
以酒五升 浸二七日 每日空心 溫服一盞.

풍독(風毒)으로 인한 나력(瘰癧)을 치료하려면 우엉의 씨[牛蒡子] 3되를 약간 볶아 분말로 만들고 명주자루에 담아 술 5되에 27일간 담갔다가 매일 공복에 따뜻하게 1잔씩 복용한다.

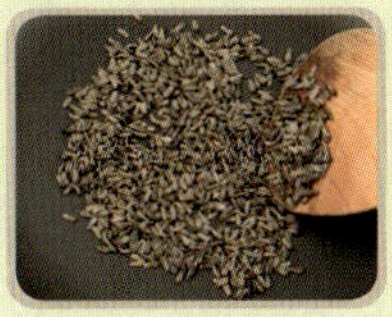

우엉씨

맛은 맵고 쓰며 성질은 평이하다. 풍열로 기침하고 목이 붓는 것을 없애주며, 이뇨효과가 있어 부종에 좋다. 시력을 좋게하고 근골을 이롭게 한다.

재료 및 분량

우엉씨 1컵
술 500mL

만드는 방법

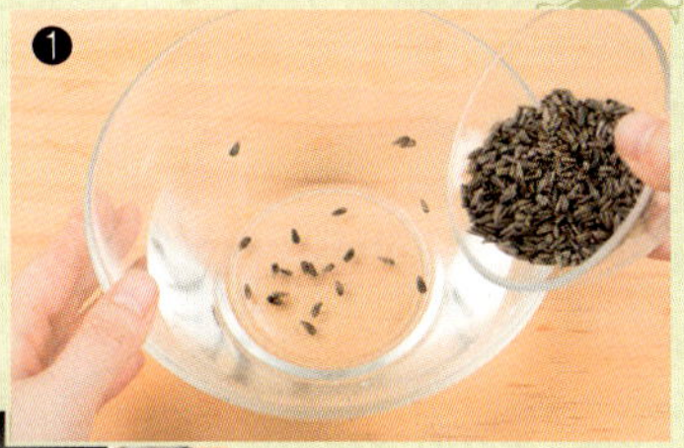

1. 우엉씨를 깨끗이 씻어 물기를 뺀다.

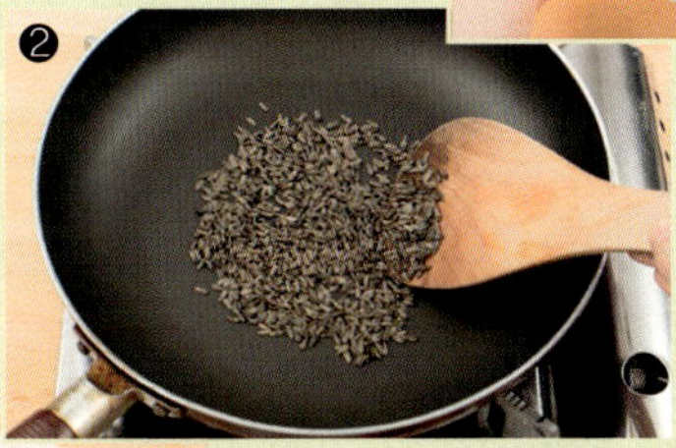

2. 팬에 우엉씨를 넣고 중불에서 타지 않게 볶는다.

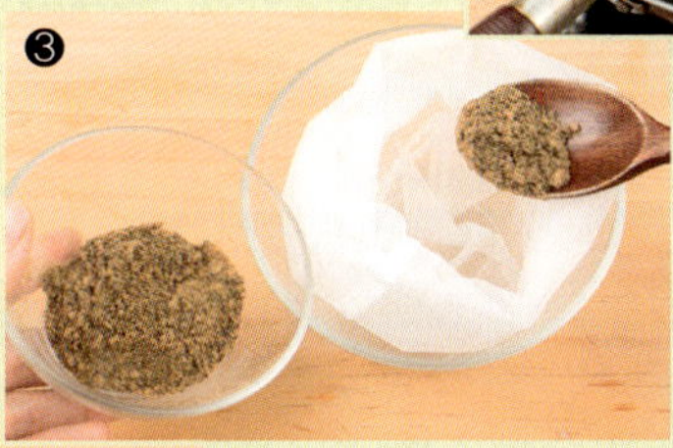

3. 볶은 우엉씨를 분쇄기에 넣고 곱게 갈아 베주머니에 넣는다.

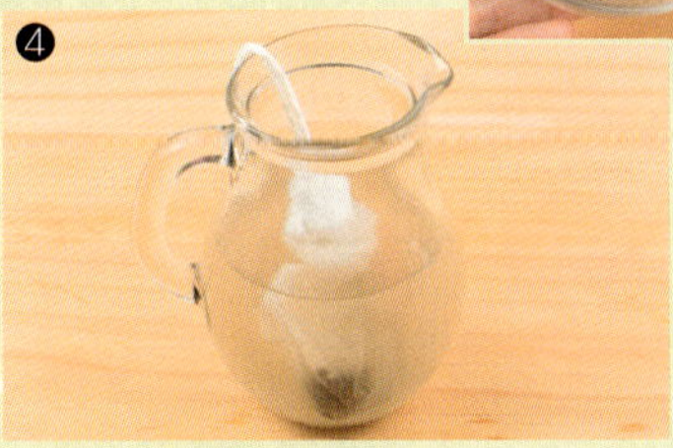

4. 술에 27일간 담갔다가 공복에 따뜻하게 한잔씩 마신다.

Check Point

- 우엉씨는 서서히 잘 볶아야 쓴맛이 없고 살짝만 볶는다.
- 술은 다른 부재료를 사용하지 않고 쌀과 누룩으로 빚은 맑은술을 사용한다.
- 하루에 한 잔 정도가 좋다.

14 차조기죽(蘇葉粥)

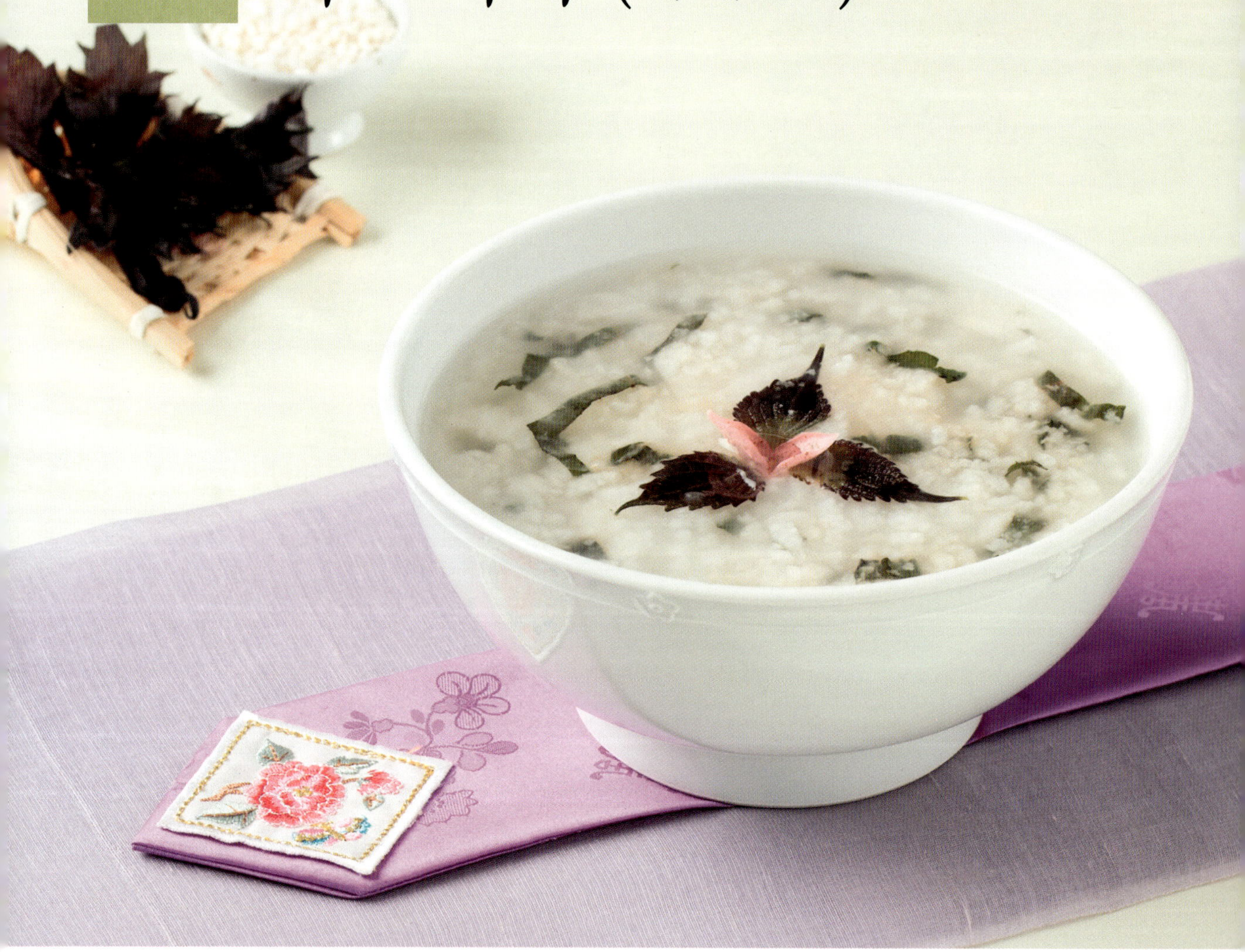

得傷寒後 卽以白粳米 煮稀粥 入紫蘇四七葉 生薑錢二七片
同煮熱喫 微汗卽愈 不問陰陽二證 皆可用.

감기에 걸린 후에 흰 멥쌀을 삶아 묽은 죽을 만들고 소엽(차조기) 28잎과 동전크기 정도로 자른 생강 14조각을 같이 넣고 삶아 뜨겁게 먹는다.
땀이 약간이라도 나면 낫는데, 감기의 음증(陰證, 상한삼음병)과 양증(陽證, 상한삼양병)을 불문하고 모두 사용할 수 있다.

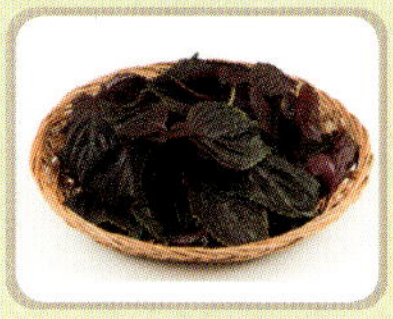

차조기잎

감기에 걸렸을 때 몸을 따뜻하게 하며 땀이 잘 나게 한다. 염증을 가라앉히고 기침을 멎게 한다.

재료 및 분량

멥쌀 ¾컵(135g)
차조기잎(자소엽) 100g
참기름 ½큰술
죽 끓이는 물 7컵(1.4kg)
생강즙 ½큰술
소금 1작은술

만드는 방법

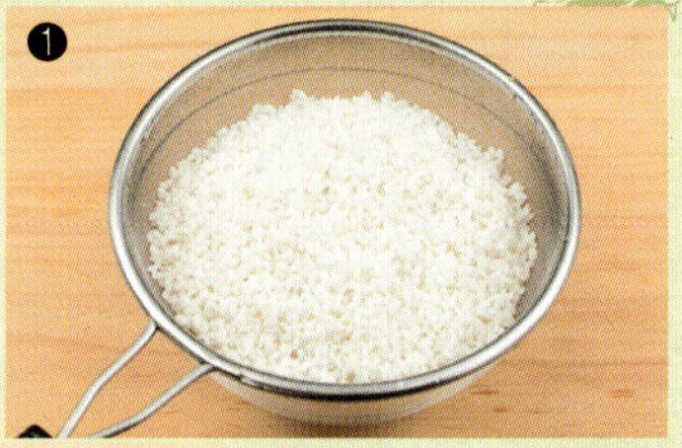

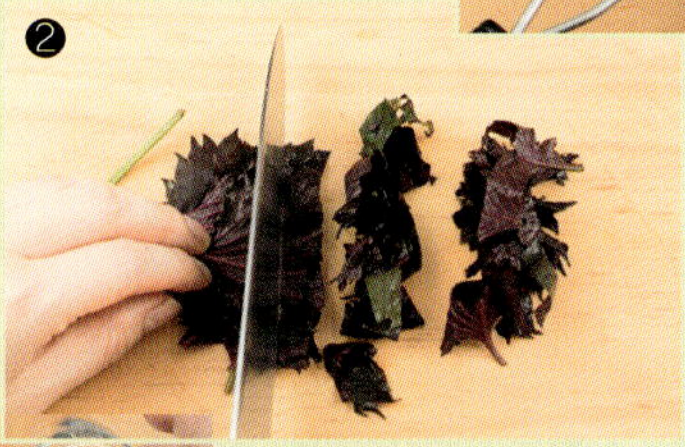

1. 멥쌀은 깨끗이 씻어 2시간 정도 불린 다음 체에 밭쳐 물기를 뺀다.

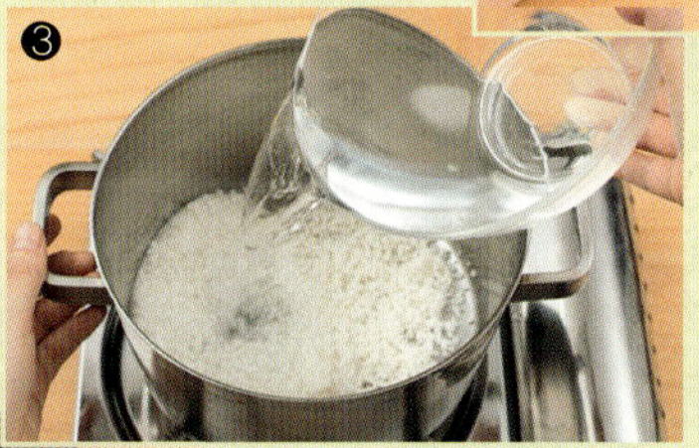

2. 차조기 잎은 다듬어 씻어 폭 1cm 정도로 자른다.

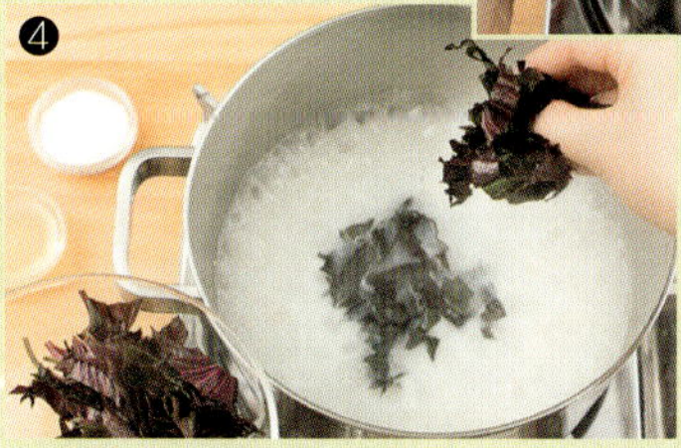

3. 냄비에 참기름을 두르고 불린 멥쌀을 넣어 중불에서 2분 정도 볶다가 죽 끓이는 물을 붓고 센불에 올려 끓으면 중불로 낮추어 10분 정도 끓인다.

4. 차조기잎과 생강즙을 넣고 약불로 낮추어 잘 저어가면서 20분 정도 더 끓인 후 소금으로 간을 맞추고 2분 정도 더 끓인다.

Check Point

- 차조기는 앞뒤가 모두 보라색인 자소엽과 뒷면만 보라색인 청소엽이 있는데 자소엽이 향도 진하고 약효가 좋다.
- 자소엽의 양은 기호에 따라 가감할 수 있다.
- 생강은 곱게 채 썰어 넣어도 좋지만 맛과 향이 강해서 즙을 넣는다.

15 차조기씨죽(紫蘇子粥)

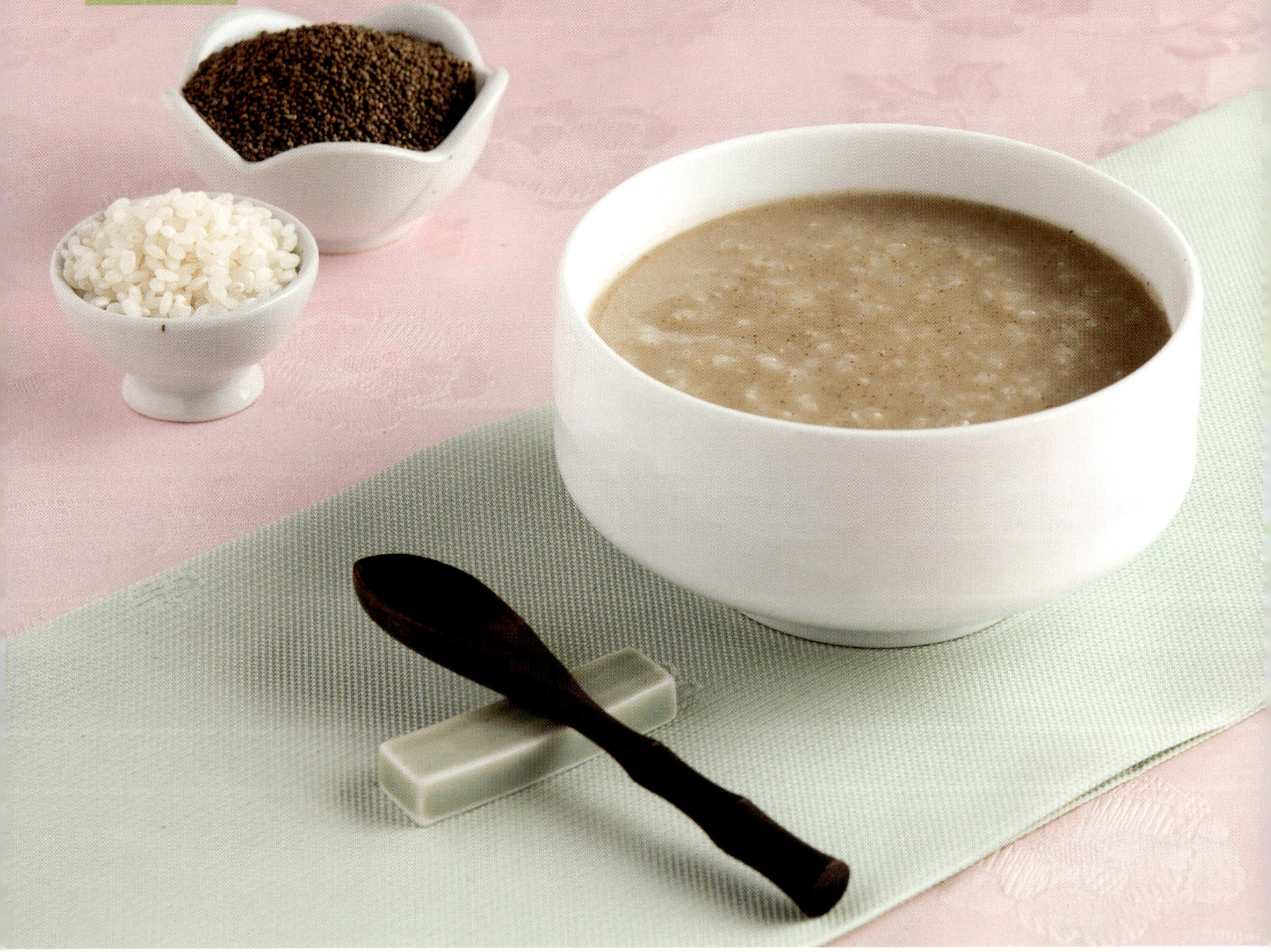

治浮腫脹滿 不下食 心悶.
紫蘇子半升 擣碎水濾取汁 粳米二合 煮粥 空心食之.

부종(浮腫)과 창만(脹滿, 배가 불러오며 속이 그득한 증상)이 있으면서 음식을 아래로 내려 보내지 못하고 가슴이 답답한 증상을 치료하려면 차조기씨(紫蘇子) 반근을 찧어 부수고 물을 넣고 씻어 그 즙을 취하고 멥쌀 2홉을 넣어 끓여 죽을 만들고 공복에 먹는다.

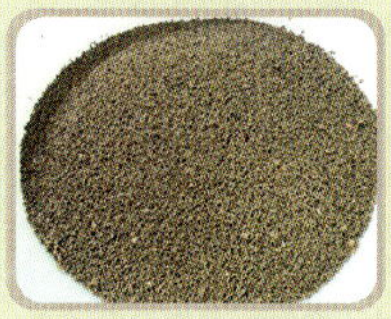

차조기씨

자조기의 씨앗인 자소자는 각기와 소변불통에 효과가 있다.

재료 및 분량

멥쌀 ½컵(90g)
차조기씨(자소자) 1컵(100g)
차조기씨 가는 물 1컵(200g)
거르는 물 3컵(1.2kg)
소금 ½작은술

만드는 방법

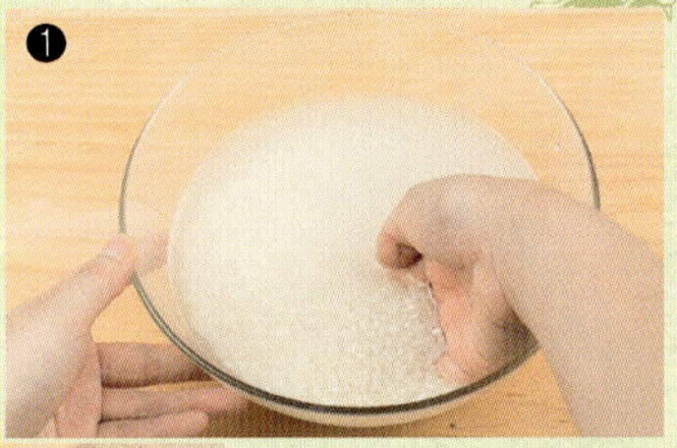

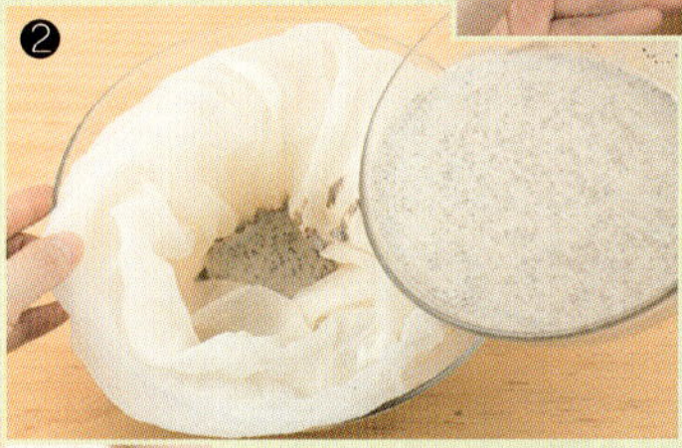

1. 멥쌀은 깨끗이 씻어 2시간 정도 불린 다음 체에 밭쳐 물기를 뺀다.

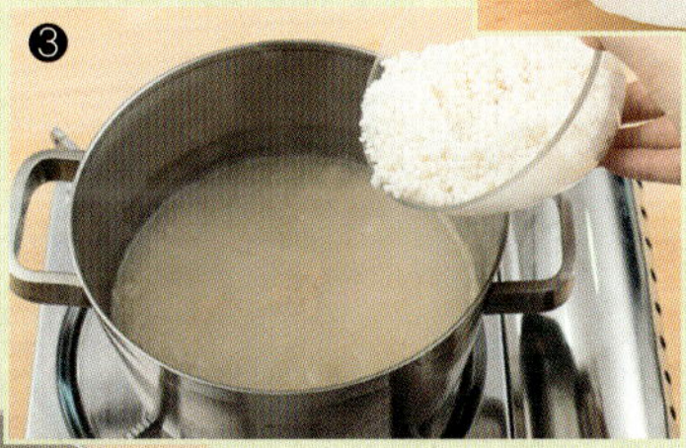

2. 차조기씨는 깨끗이 씻어 믹서에 넣고 물을 부어 곱게 갈아 고운주머니에 넣고 물을 부어가며 주물러 꼭 짜서 차조기 즙만 거른다.

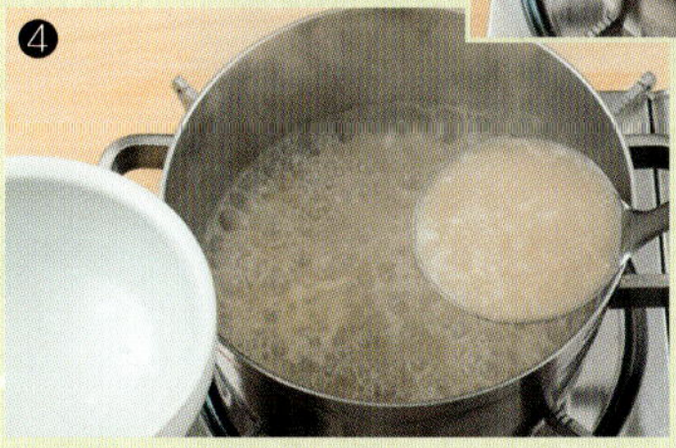

3. 냄비에 차조기씨 즙을 붓고 멥쌀을 넣어 센불에 올려 끓으면 중불로 낮추어 10분 정도 끓이다가 약불로 낮추어 20분 정도 끓인다.
4. 소금으로 간을 맞추고 2분 정도 더 끓인 다음 그릇에 담는다.

Check Point

- 차조기를 갈 때 물을 조금씩 부어주며 갈아야 곱게 갈린다.
- 한방에서 차조기 종자를 자소자(蘇葉子)라 한다.
- 차조기씨에서 짠 기름은 방부작용이 있어 음식이 쉬이 상하지 않으며 저장 기간을 길게 한다.

16 건강미음(乾薑米飮)

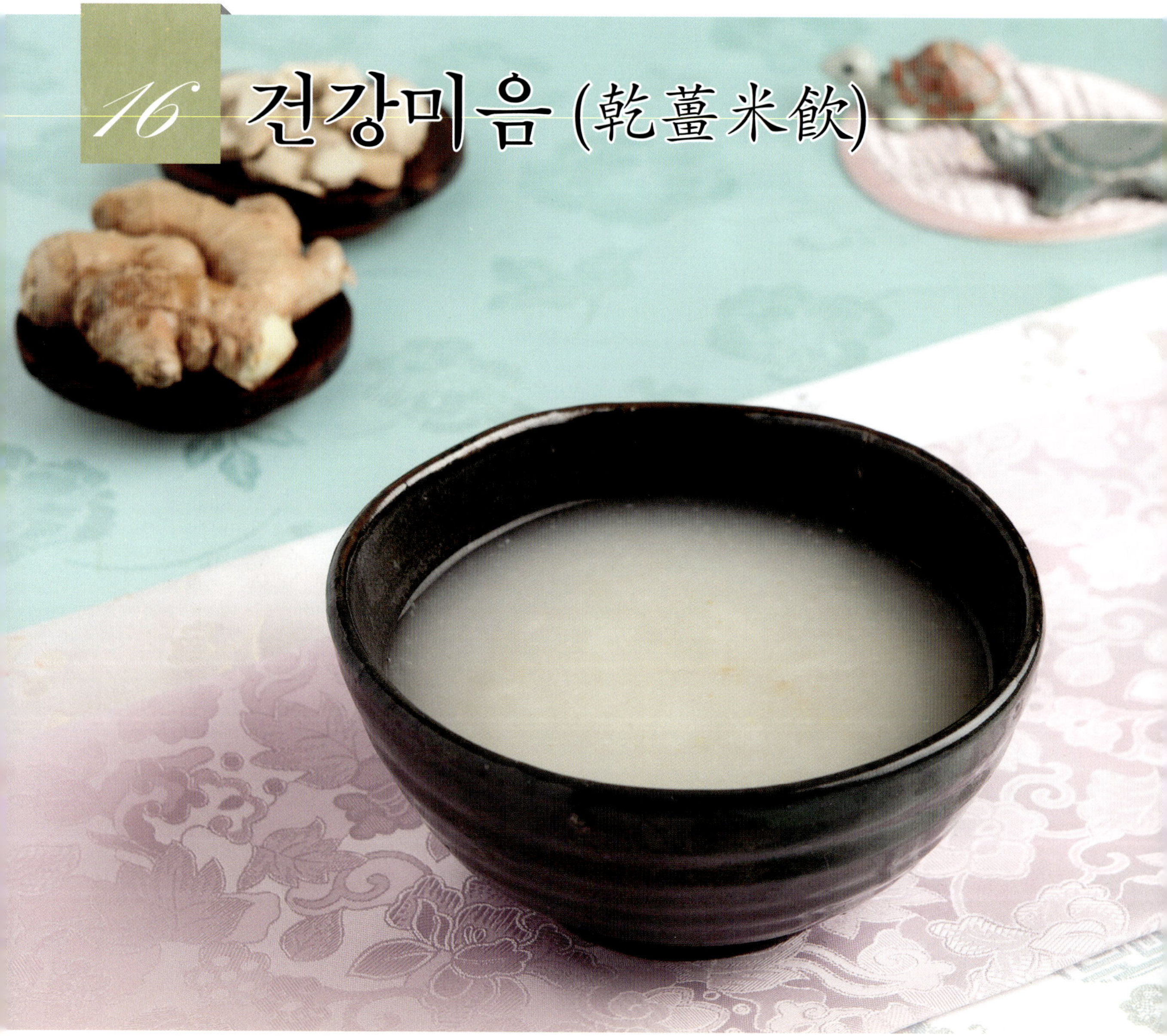

治水瀉 立效方. 乾薑末 粥飯飮調下一錢 空心.

물설사[水瀉]를 금방 낫게 하는 처방은 말린 생강분말을 미음에 1돈씩 넣어 공복에 먹는다.

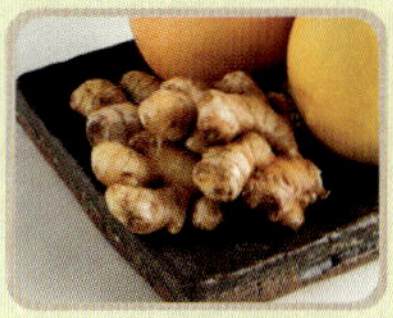

생강

성질이 따뜻하여 몸을 따뜻하게 하고 건위효과가 있어 위를 튼튼히 하고 구역질을 멈추게 하며 혈액순환을 촉진시킨다.

재료 및 분량

멥쌀 ½컵(90g)
물 6컵(1.2kg)
생강가루 1작은술

만드는 방법

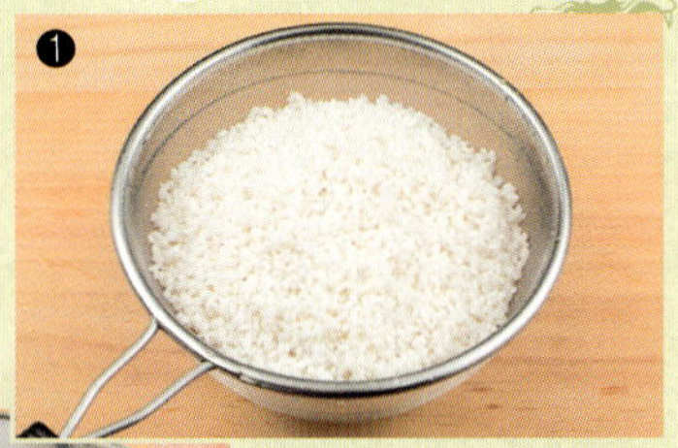

1. 멥쌀은 깨끗이 씻어 2시간 정도 불린 후 체에 밭쳐 물기를 뺀다.

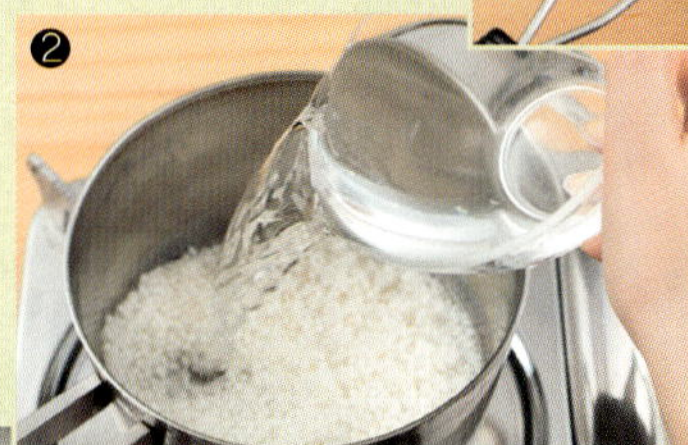

2. 냄비에 쌀을 넣고 물을 붓어 센불에 올려 끓으면 중불로 낮추어 30분 정도 끓인다.

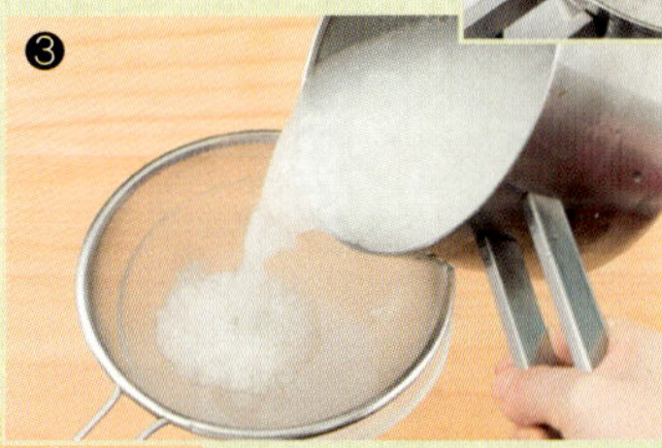

3. 쌀알이 잘 퍼지면 체에 밭쳐 미음을 취한다.

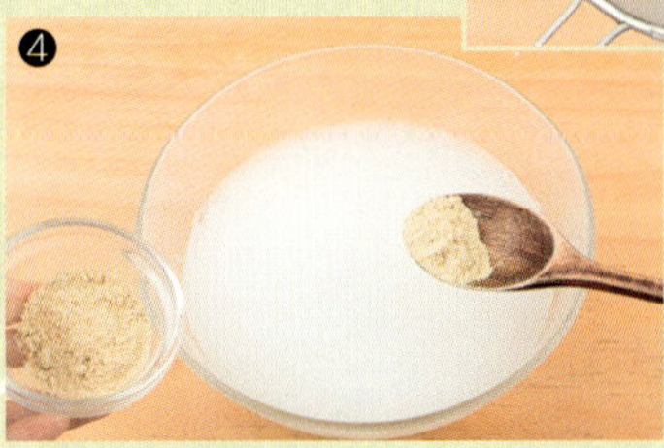

4. 미음에 생강가루(건강분말)를 타서 먹는다.

Check Point

- 건강분말을 집에서 만들 경우 생강을 깨끗이 씻어 얇게 편으로 썰어 바짝 말려 분쇄기에 곱게 갈아 만든다.
- 미음은 죽보다 물을 많이 붓고 푹 끓인 다음 체에 걸러 마시는 유동식으로 죽보다 농도가 묽다.
- 생강분말의 양은 개인의 기호에 따라 가감한다.

17 강밀탕(薑蜜湯)

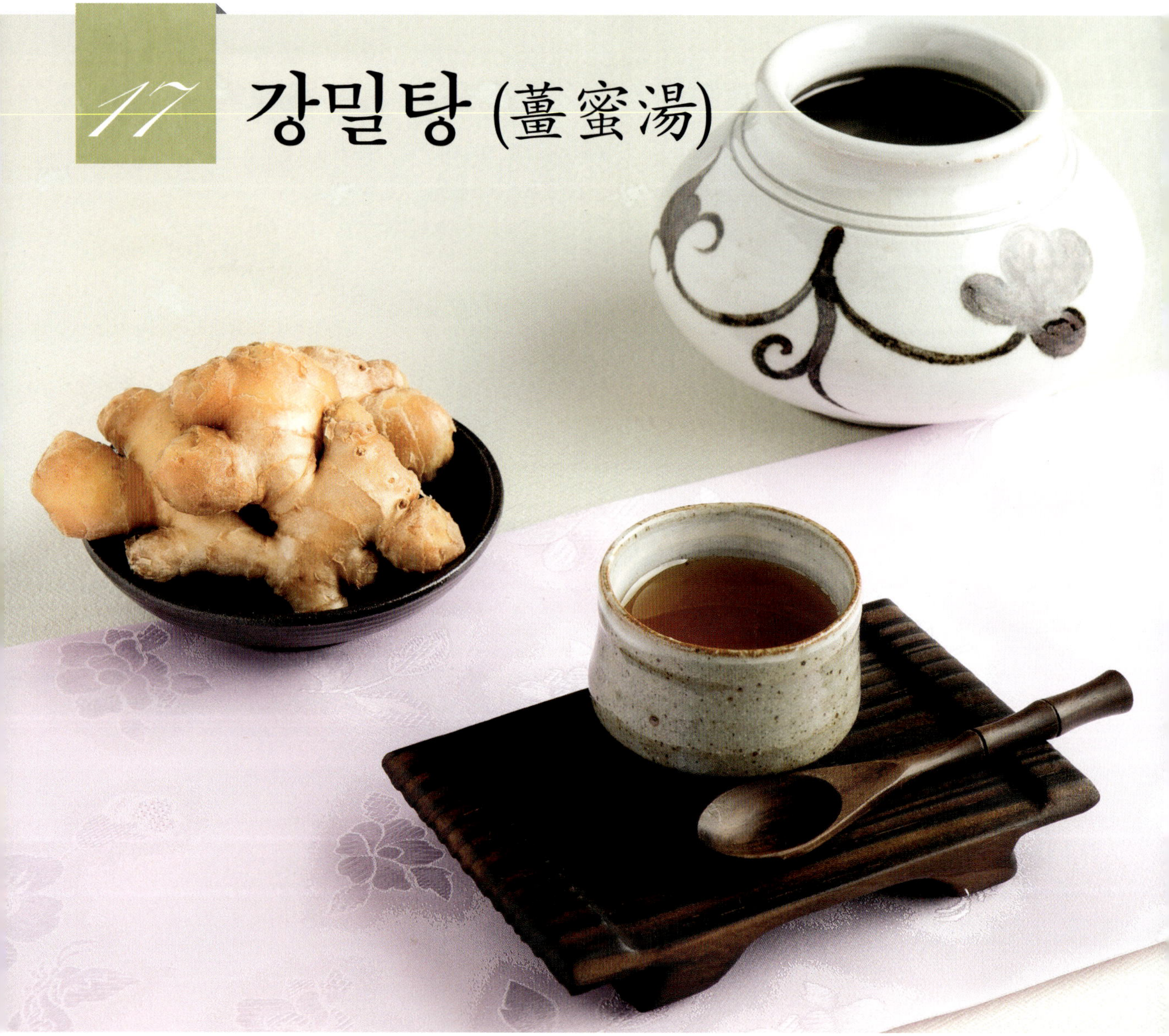

治咽喉急毒氣. 生薑二斤 搗取汁 好蜜五合
熳火煎令相得 每服一合 日五服.

목구멍[咽喉]에 급한 독기(毒氣)로 후비(喉痺, 목 안이 붉게 붓고 아프며 막힌 느낌이 있는 인후의 병)가 있는 것을 치료하려면 생강 2근을 빻아 그 즙을 취하고 좋은 꿀 5되를 넣어 약한 불[熳火]에 달인다. 매번 1홉씩 복용하되 하루에 5번 먹는다.

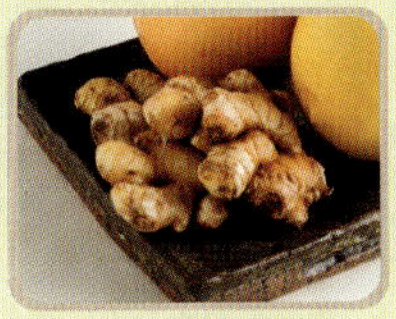

생강

성질이 따뜻하여 몸을 따뜻하게 하고 건위효과가 있어 위를 튼튼히 하고 구역질을 멈추게 하며 혈액순환을 촉진시킨다.

재료 및 분량

생강 100g
꿀 2 ½컵(500mL)

만드는 방법

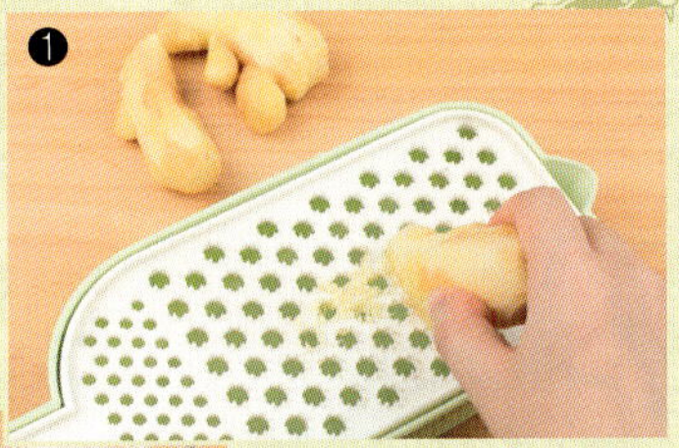

1. 생강을 깨끗이 씻어 손질하여 강판에 간다.

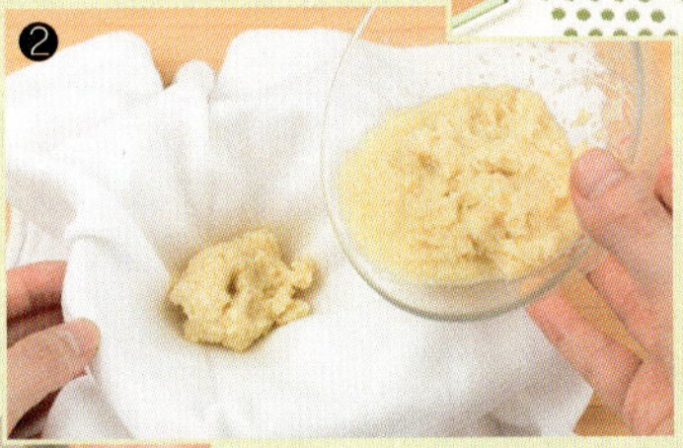

2. 간 생강을 면보에 짜서 생강즙을 낸다.

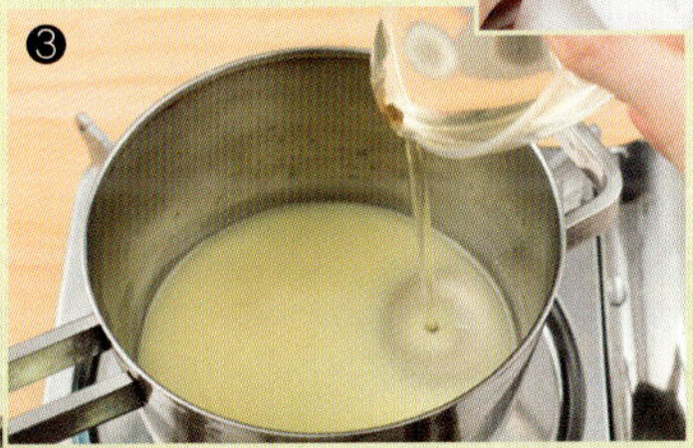

3. 냄비에 생강즙과 꿀을 넣는다.

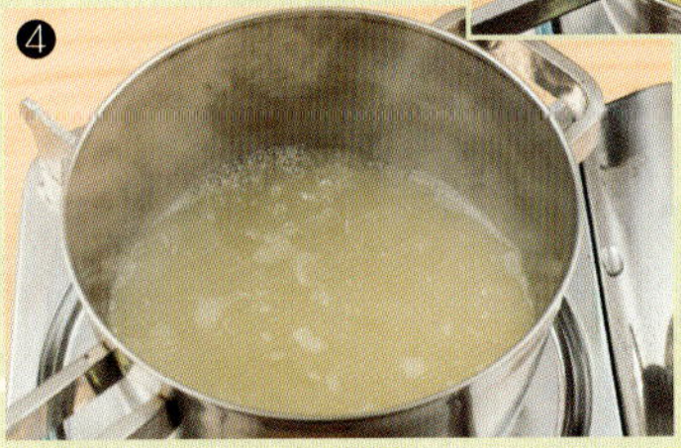

4. 약불에서 30분 정도 끓여 식힌다.

Check Point

- 맛과 향이 너무 강하면 물에 희석해서 매번 1잔씩 하루에 5번 먹는다.
- 생강은 봄에 나는 생강이 맛이 좋다.
- 생강즙과 꿀을 끓일 때 물을 조금 넣고 끓여도 좋다.

18 강유탕(薑乳湯)

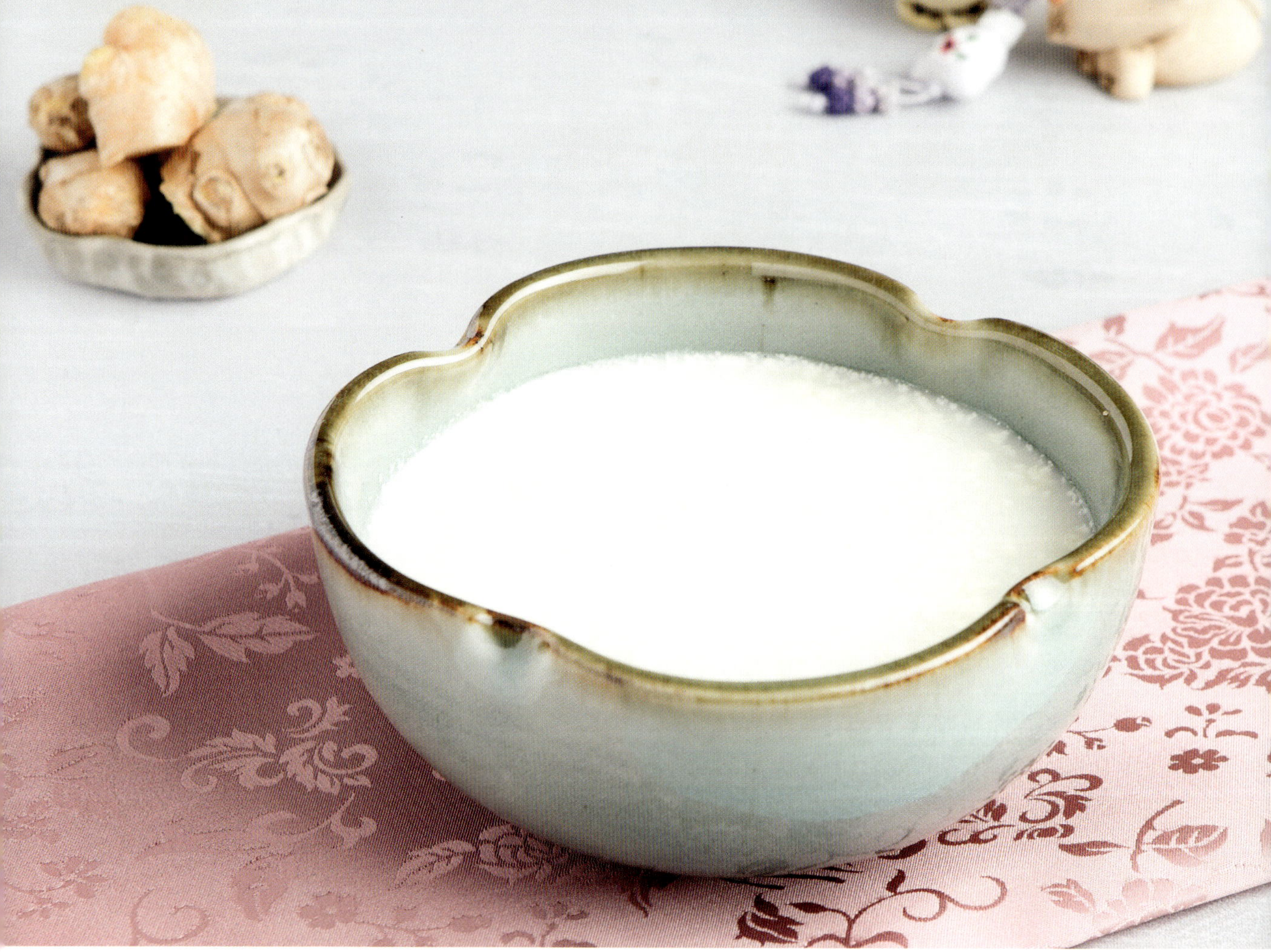

治霍亂胃氣虛 乾嘔不止. 生薑汁半合 牛乳一合
合煎一兩沸 頓服.

곽란(霍亂)으로 위기(胃氣)가 허해지고 헛구역질[乾嘔]이 그치지 않는 것을 치료하려면 생강즙 반 홉, 우유 1홉을 합하여 달이되 1~2번 끓으면 한꺼번에 복용한다.

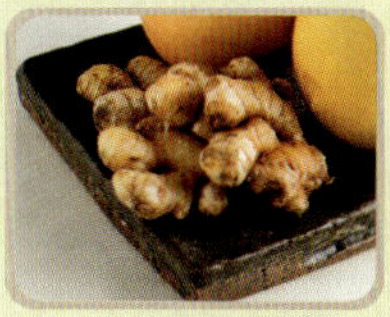

생강

성질이 따뜻하여 몸을 따뜻하게 하고 건위효과가 있어 위를 튼튼히 하고 구역질을 멈추게 하며 혈액순환을 촉진시킨다.

재료 및 분량

생강 50g
물 ½컵(100g)
우유 1½컵(300g)

만드는 방법

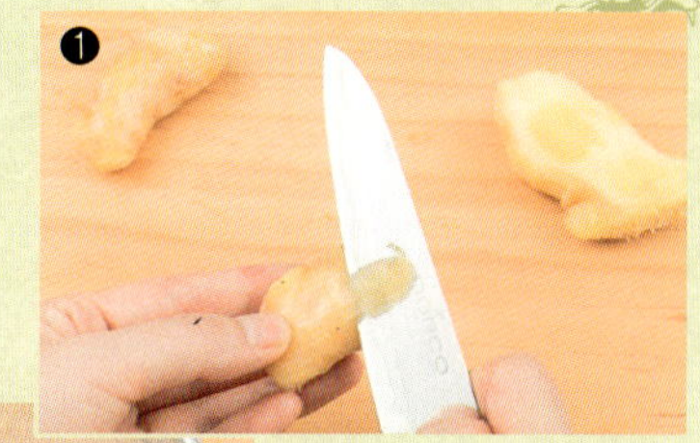

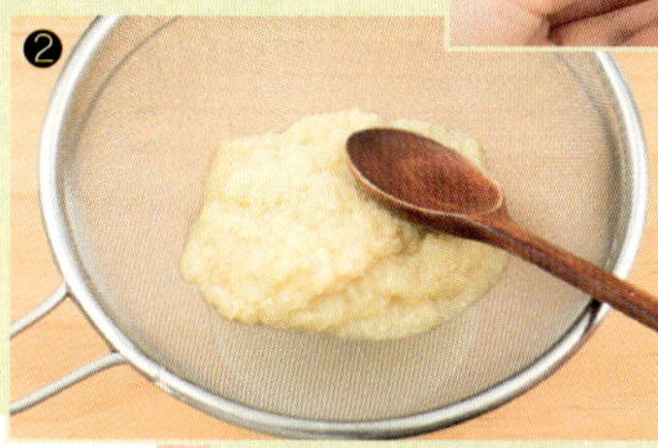

1. 생강은 껍질을 벗기고 깨끗이 씻는다.

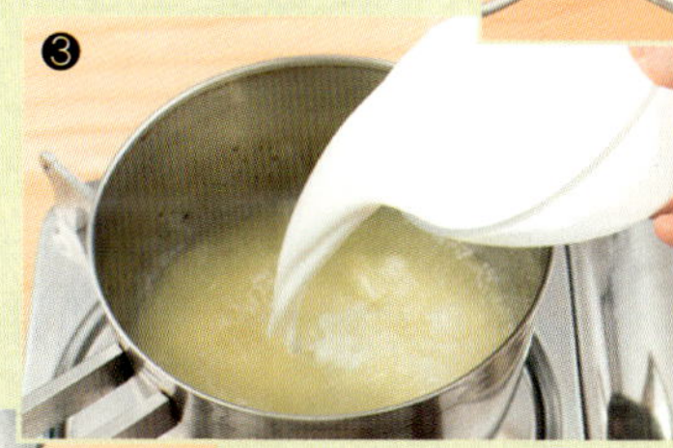

2. 믹서에 생강과 물을 넣고 갈아 고운 체에 걸러 생강즙을 만든다.

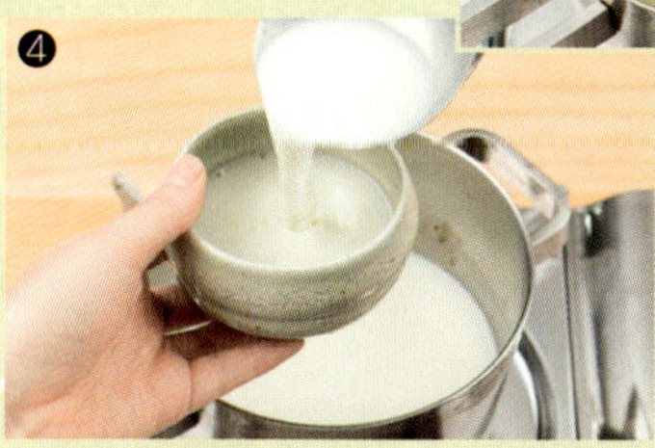

3. 냄비에 생강즙과 우유를 넣고 중불에 올리고 끓기 시작하면 약불로 낮추어 막이 생기지 않도록 살 저어가며 5분 정도 끓인다.

4. 찻잔에 따라 따뜻하게 한 잔씩 마신다.

Check Point

- 우유를 센불에 올려 끓이면 넘치므로 약불에서 서서히 끓인다.
- 우유를 너무 끓이면 단백질이 응고하여 얇은 막이 생기기 쉽다.
- 생강향이 너무 강하여 원문보다 양을 줄여서 만들었다.

19 강밀나미수(薑蜜糯米水)

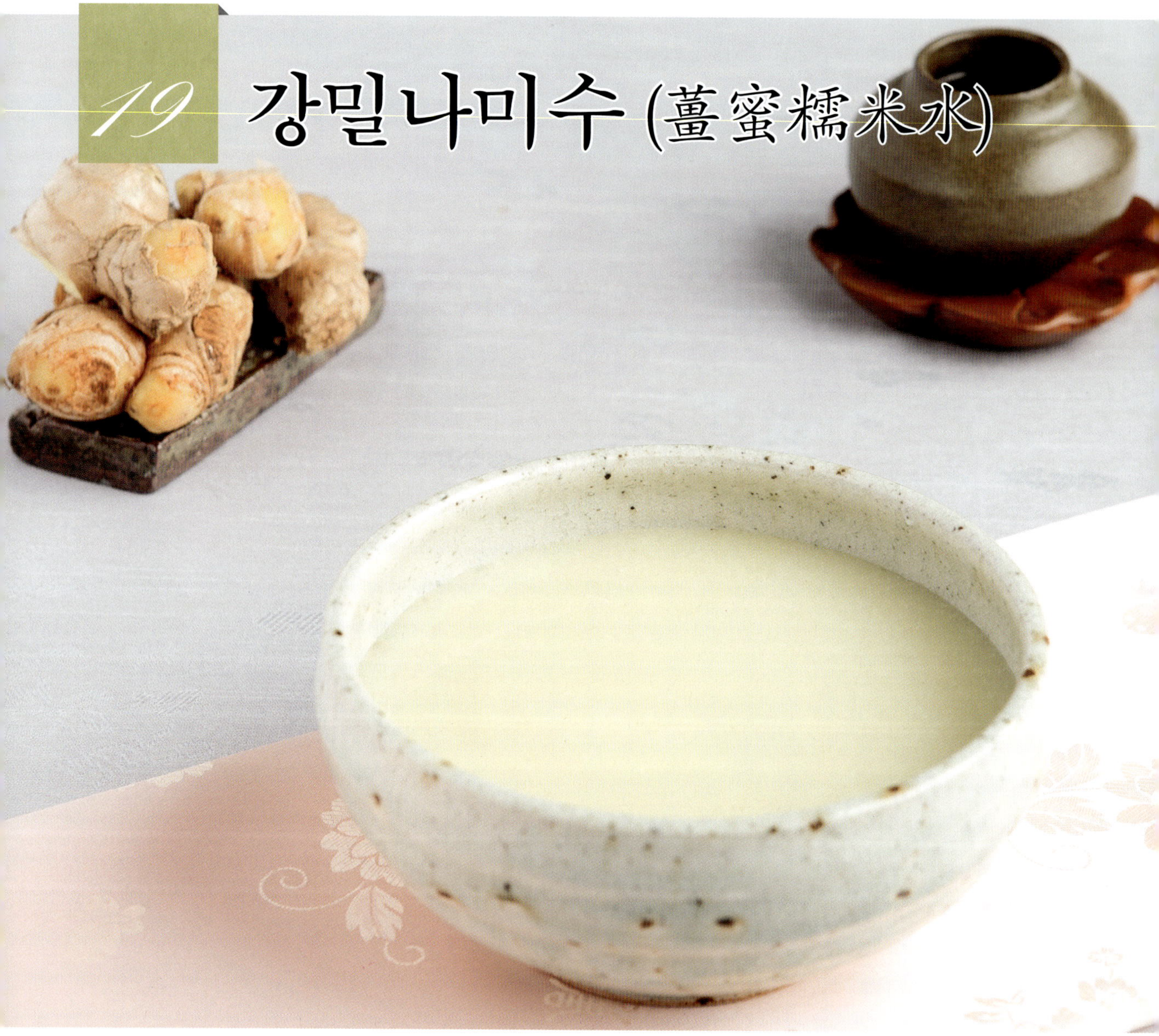

治霍亂吐瀉 心煩悶亂. 生薑汁一合 蜜一合 糯米一合 新汲水淘淨研如粉 以新汲水一大盞相和 時時服一合 已來.

곽란토사(吐瀉)와 가슴이 답답하고 심란한 것을 치료하려면 생강즙 1홉과 꿀 1홉을 준비하고 찹쌀[糯米] 1홉을 새로 떠온 물[新汲水]로 밀가루같이 깨끗하게 간다. 새로 떠온 물 한 대접을 넣어 서로 섞고 때때로 1홉씩 복용하면 곧 치료된다.

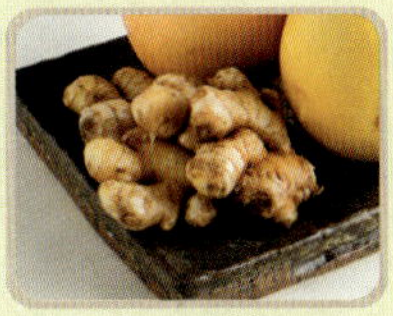

생강
성질이 따뜻하여 몸을 따뜻하게 하고 건위효과가 있어 위를 튼튼히 하고 구역질을 멈추게 하며 혈액순환을 촉진시킨다.

재료 및 분량

찹쌀 ⅓컵(60g)
정수(물) 4컵(800g)
생강즙 ⅓컵(70g)
꿀 ⅓컵(100g)

만드는 방법

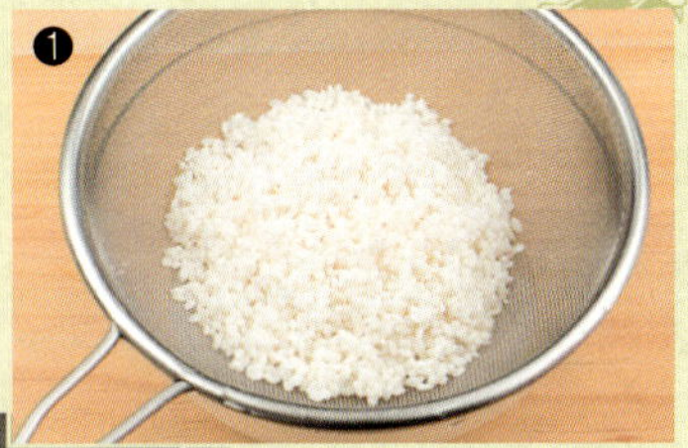

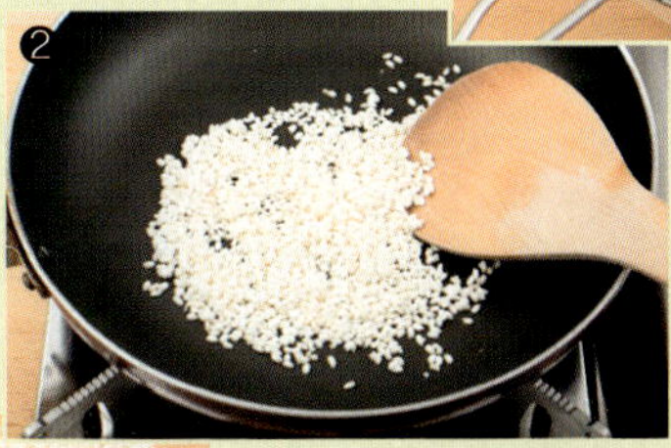

1. 찹쌀은 깨끗이 씻어 체에 밭쳐 물기를 뺀다.

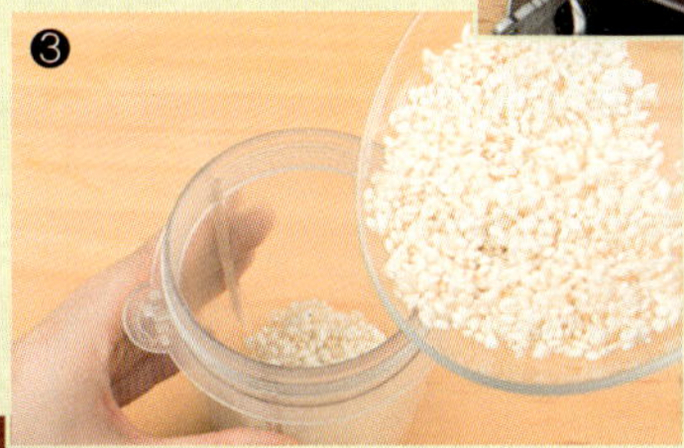

2. 팬에 찹쌀을 넣고 중불에 올려 골고루 저어가며 노릇하게 볶는다.

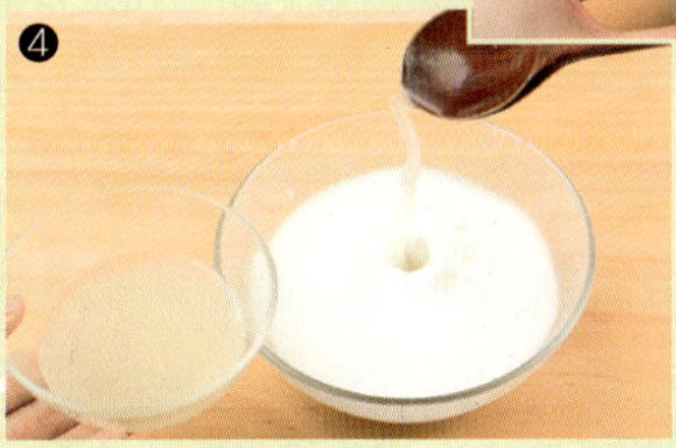

3. 볶은 찹쌀은 한 김 식은 후 분쇄기에 넣고 곱게 간다.

4. 볶은 찹쌀가루에 물을 붓고 생강즙과 꿀을 넣어 잘 저어 4번 정도 나누어 마신다.

Check Point

- 찹쌀을 볶을 때 너무 타지 않게 노릇하게 볶는다.
- 미숫가루 종류이므로 찹쌀은 최대한 곱게 간다.
- 원문에는 찹쌀을 볶지 않았으나 구수하게 먹기 위해 찹쌀을 볶아서 만들었다.

20 건강엿 (乾薑餹)

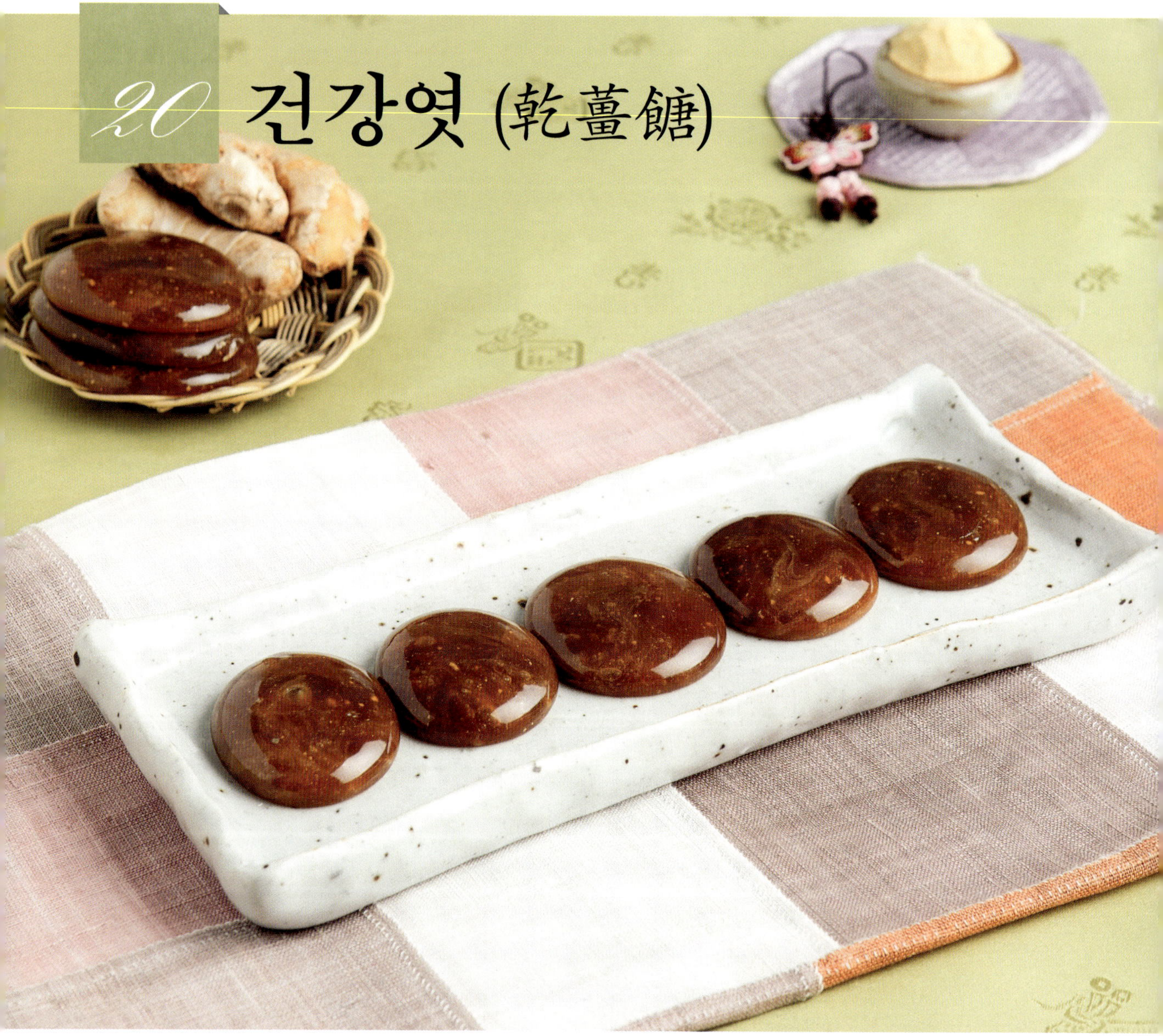

治冷嗽. 乾薑末三兩 飴一斤 和勻 磁器盛置 飯甑中熬熟 食後旋含之.

차가운 기운에 폐가 상하거나 찬 음식을 많이 먹었기 때문에 비장이 상하여 생긴 기침을 치료하려면 건강분말 3냥에 엿 1근을 고루 섞는다. 사기그릇에 가득 넣어 밥을 찌는 시루 위에 놓고 볶아 익힌 다음 식후에 입속에 넣고 천천히 녹여 먹는다.

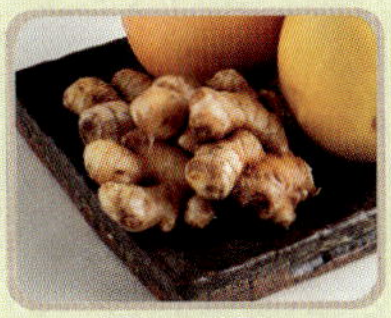

생강

성질이 따뜻하여 몸을 따뜻하게 하고 건위효과가 있어 위를 튼튼히 하고 구역질을 멈추게 하며 혈액순환을 촉진시킨다.

재료 및 분량

생강분말(건강가루) 20g
검은 엿 600g

만드는 방법

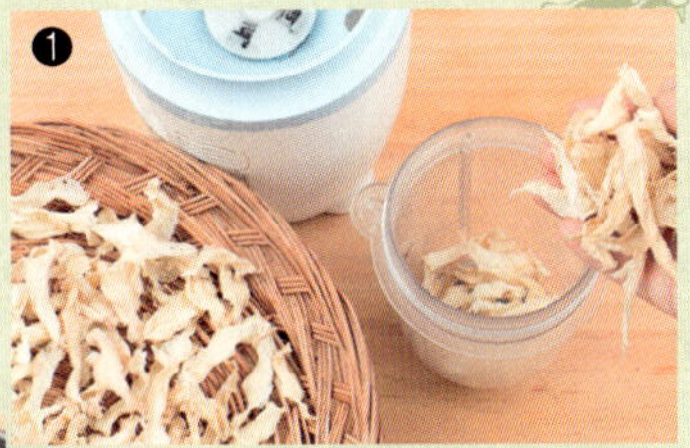

1. 생강은 깨끗이 씻어 껍질째 편으로 썰어 말린 다음 분쇄기로 빻는다.

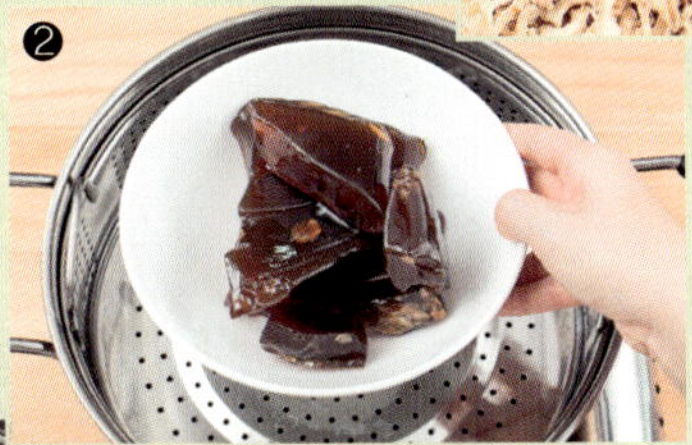

2. 사기그릇에 엿을 담고 김 오른 찜기에 넣어 중탕하여 엿을 녹인다.

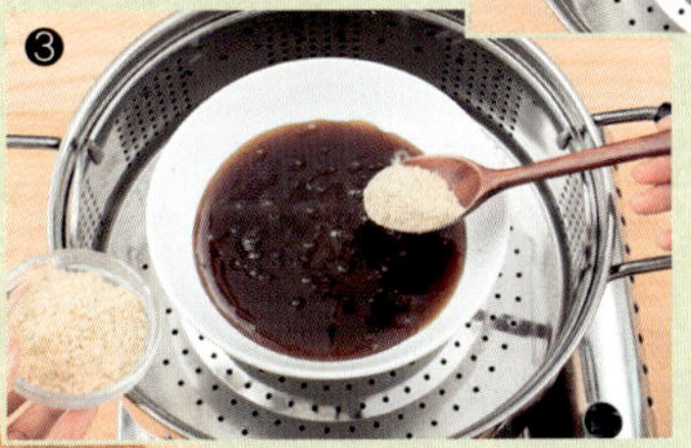

3. 녹인 엿에 생강가루를 넣고 고루 섞는다.

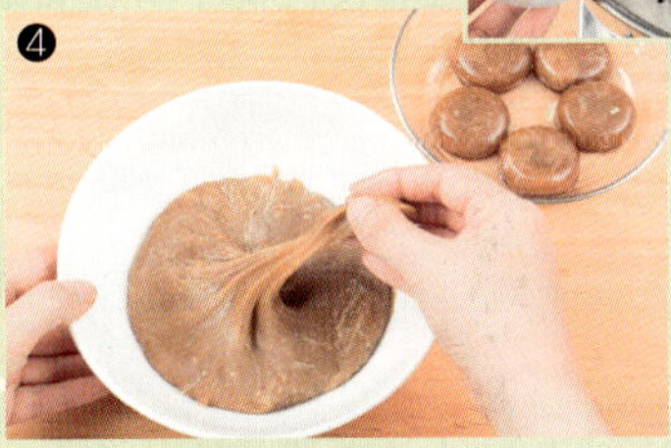

4. 먹기 좋은 크기로 둥글게 만들어 식후에 먹는다.

Check Point

- 생강분말이 너무 많이 들어가면 쓴맛이 강하므로 원문보다 생강가루 양을 적게 하였다.
- 생강분말이 없을 때에는 생강을 곱게 다져 넣고 중탕하여도 좋다.
- 중탕 후 너무 식지 않고 만들기 좋을 때 먹기 좋은 크기로 만든다.

21 생강차(生薑茶)

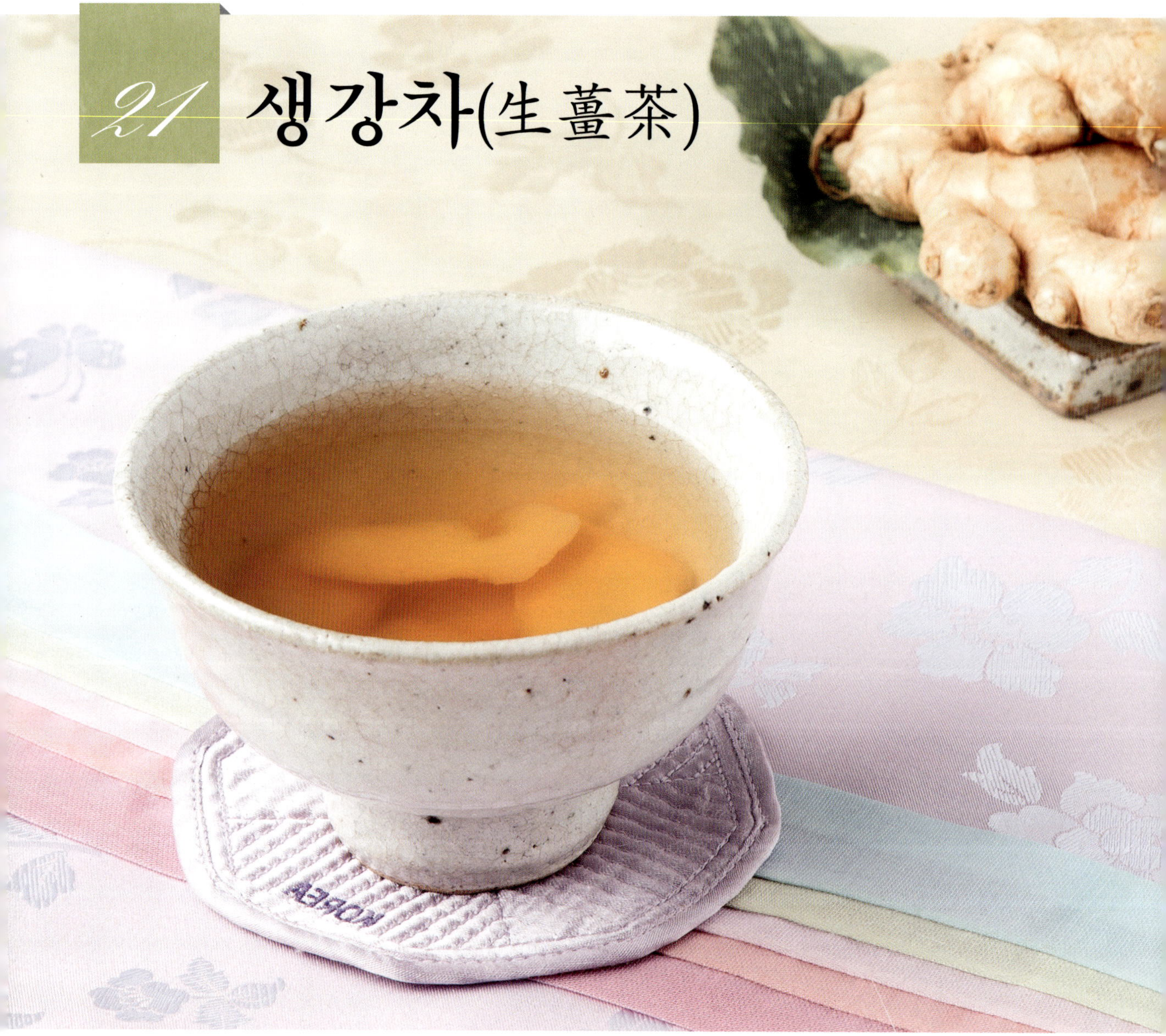

治産後穢汚下不盡腹滿 又治血上衝心.
生薑二斤 水煮取汁服.

출산 후에 오로(惡露)가 내려가는데 없어지지 않고 배가 그득한 것을 치료하고 또한 혈상충심(血上沖心, 혈이 위로 솟구쳐 가슴으로 몰리는 것)을 치료하려면 생강 2근을 물에 넣고 삶아 그 즙을 취하여 복용한다.

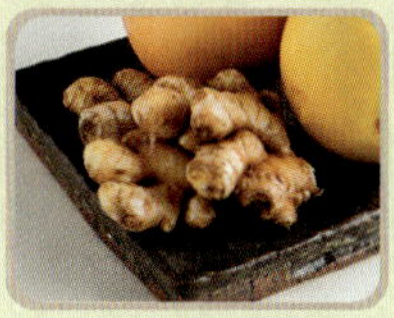

생강

성질이 따뜻하여 몸을 따뜻하게 하고 건위효과가 있어 위를 튼튼히 하고 구역질을 멈추게 하며 혈액순환을 촉진시킨다.

재료 및 분량

생강 300g
물 2kg

만드는 방법

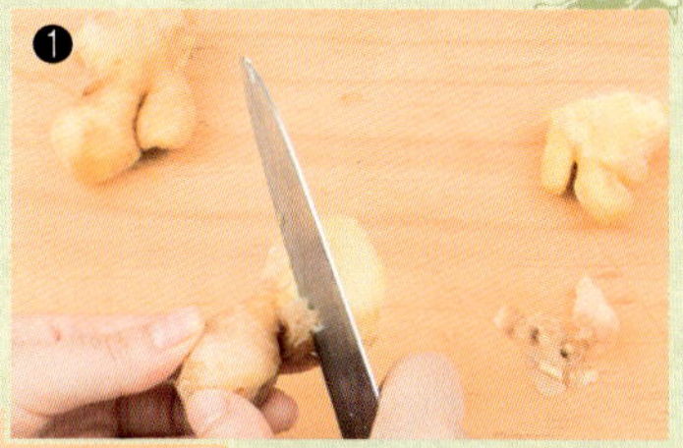

1. 생강을 흙을 털어내고 깨끗이 씻는다.

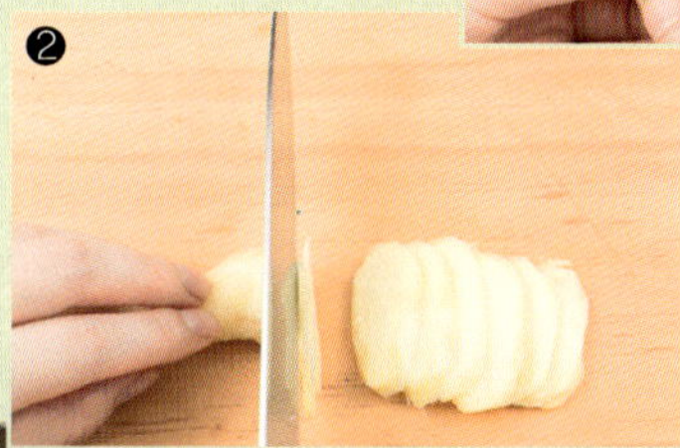

2. 생강은 두께 0.3cm 정도로 편으로 썬다.

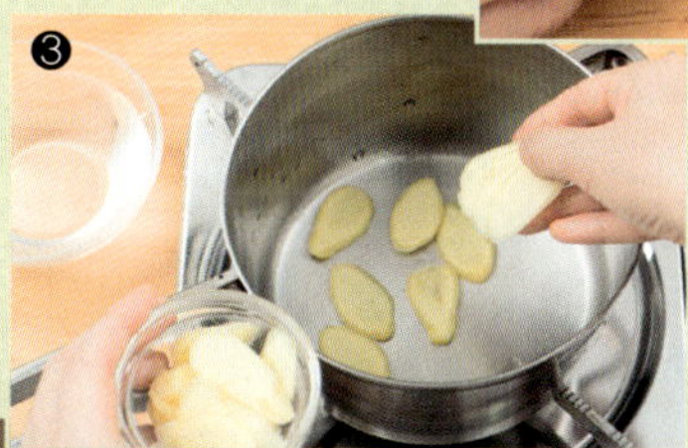

3. 냄비에 생강과 물을 담고 센불에 올려 끓으면 약불로 낮추어 1시간 정도 더 끓인다.

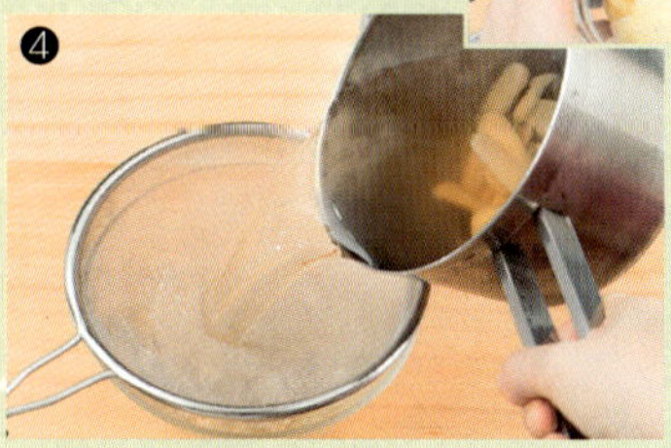

4. 체에 걸러 차로 마신다.

Check Point

- 생강은 껍질이 두껍고 작은 알이 뭉쳐 있는 듯한 것이 토종생강이다.
- 생강차는 스테인리스보다 도자기나 유리로 된 냄비에 끓이는 것이 좋다.
- 생강의 성질이 따뜻하나 껍질의 성질은 차므로 뜨겁게 하려면 껍질을 벗기고 사용한다.

22 양강죽(良薑粥)

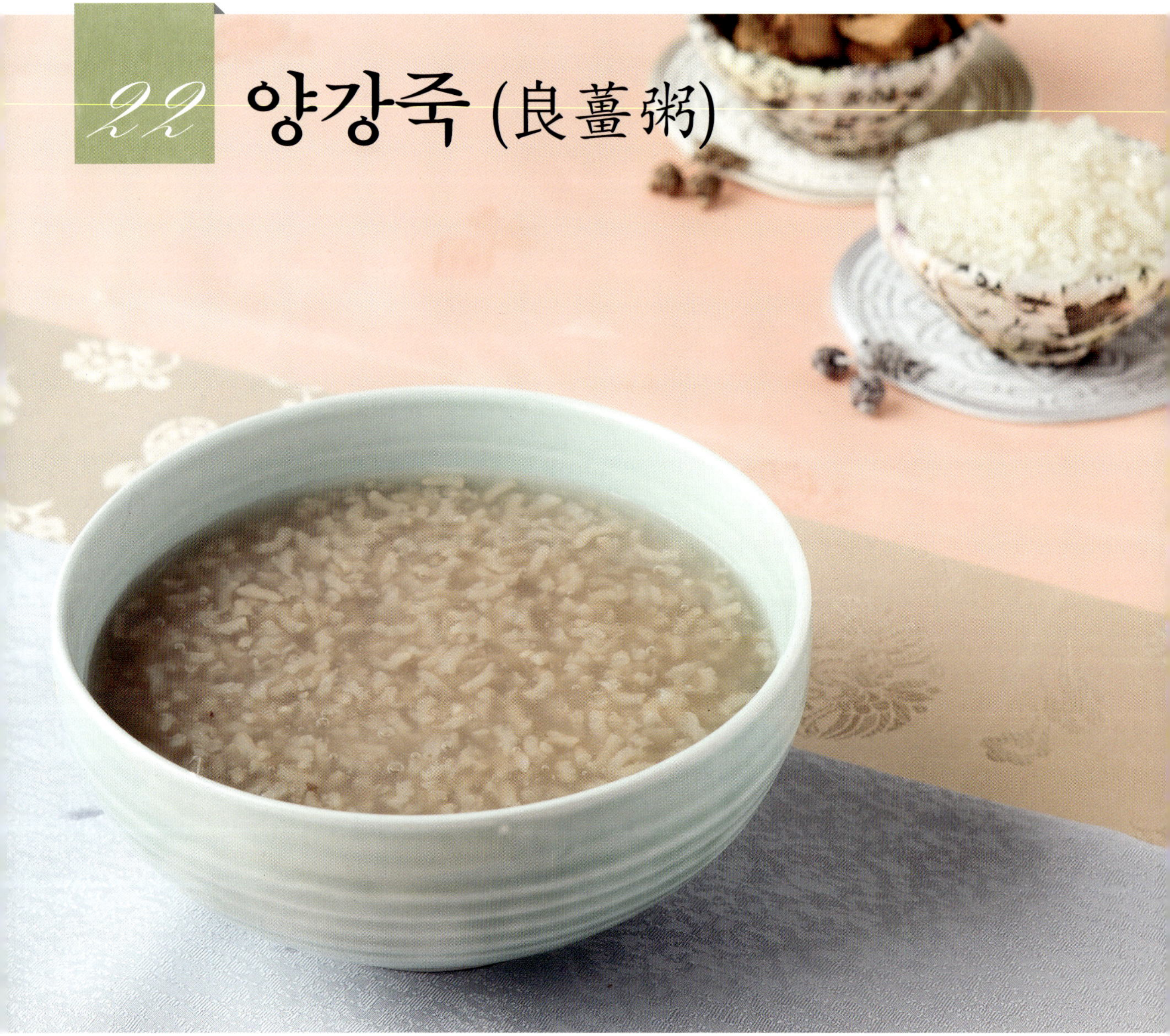

治心腹冷結痛 或遇寒風 及喫生冷 今發動. 良薑六分剉
米三合 以水二升 煎良薑 取一升半 去滓 投米 煮粥食之.

가슴과 배에 냉기(冷氣)가 뭉쳐 아프거나 찬바람을 맞거나 날것이나 차가운 음식을 먹어서 증상이 막 나타나는 것을 치료하려면 양강 6푼을 빻고 쌀 3홉을 준비한다. 물 2되에 양강을 달여서 1되 반을 취하여 찌꺼기를 제거하고 쌀을 넣고 삶아 죽으로 만들어 먹는다.

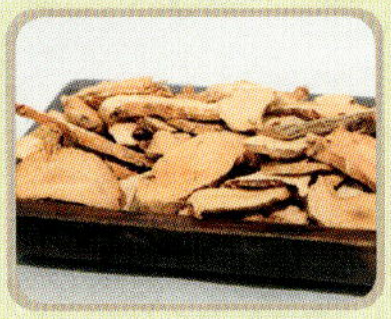

양강

성질이 열하고 맛은 맵고 쓰며 독이없다. 위 속에서 냉기가 치미는 것과 곽란으로 토하고 설사하는 것을 치료한다. 복통을 멎게하고 설사, 이질을 낫게하며 술독을 풀어준다.

재료 및 분량

양강(고량강) 2g
멥쌀 1컵(180g)
물 8컵(1.6kg)

만드는 방법

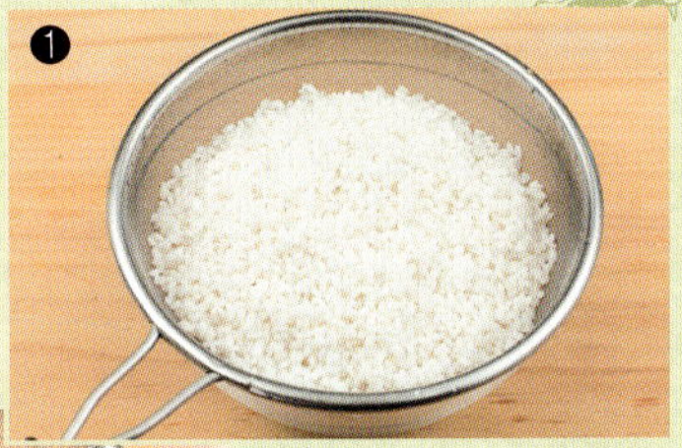

1. 멥쌀은 깨끗이 씻어 2시간 정도 불린 다음 체에 밭쳐 물기를 뺀다.

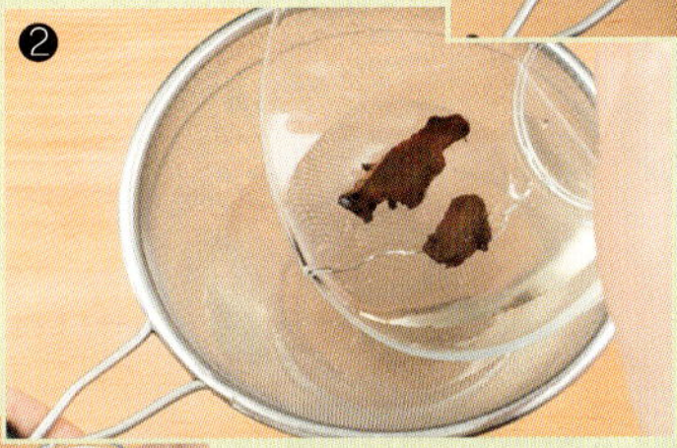

2. 냄비에 양강을 넣고 물을 부어 센불에 올려 끓으면 약불로 낮추어 끓여 6컵 정도가 되도록 1시간 정도 끓인 다음 체에 걸러 양강국물을 만든다.

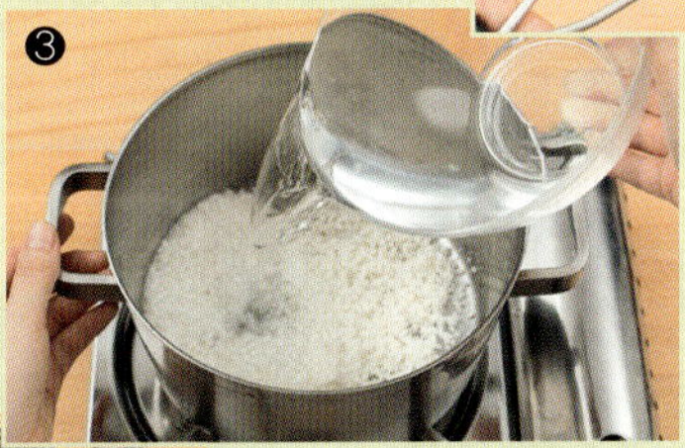

3. 냄비에 불린 멥쌀을 넣고 양강국물을 부은 뒤 센 불에 올려 끓으면 중불로 낮추어 10분 정도 끓이다가 약불로 낮추이 20분 정도 끓인다.

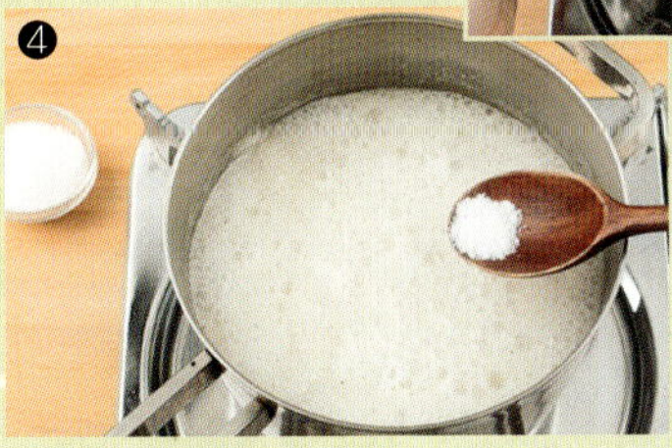

4. 소금으로 간을 맞추고 2분 정도 더 끓인다.

Check Point

- 양강죽은 일반죽보다 쌀알이 덜 퍼지는 경향이 있으므로 끓이는 시간을 충분히 한다.
- 원문은 양강을 빻아 사용하였으나 맛과 향이 강하여 양강을 끓여 우려서 사용했다.
- 양강은 고량강(高良薑), 해량강(海良薑), 소량강(小良薑), 만강(蠻薑), 량강(良薑), 신강(身薑), 소신강(小身薑), 고신강(膏身薑) 등으로 불린다.

23 배정향구이 (梨丁香炙)

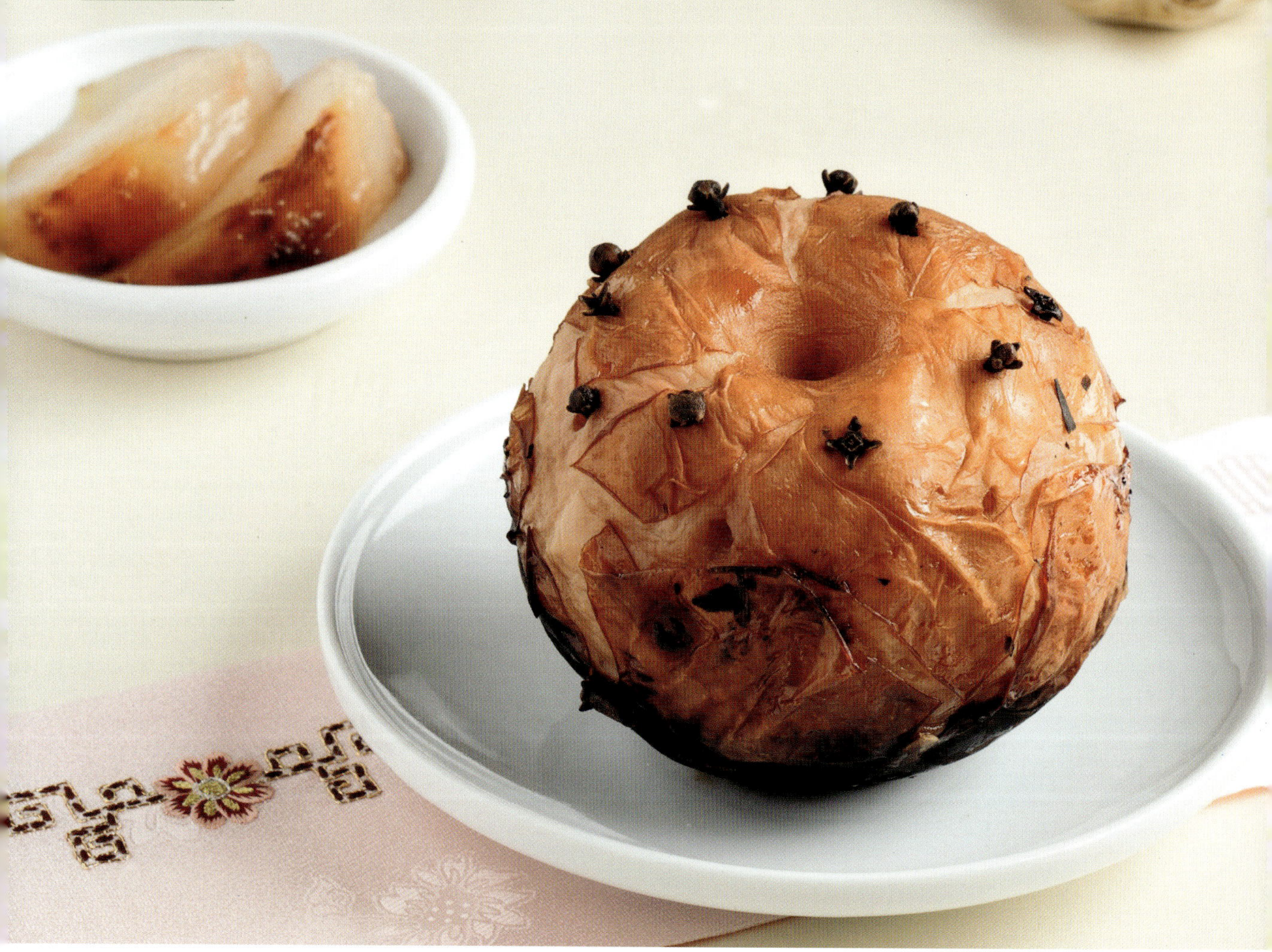

治反胃嘔吐. 大雪梨一介 將丁香十五粒 刺入梨肉內
用濕紙包裹四五重 炭火熬熟 去丁香 熱服.

반위(反胃)와 구토를 치료하려면 대설리(大雪梨, 배 품종의 하나) 1개를 준비한 후 정향 15알을 가지고 배에 찔러 넣은 다음 습지로 4~5겹 싸서 숯불에 볶아 익힌다. 정향을 제거한 후 뜨겁게 먹는다.

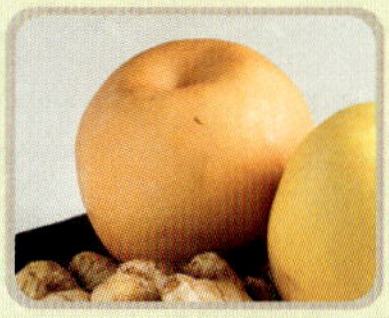

배

서늘한 성질이 있어 가슴속의 번열을 내려주고, 술 마신 다음 갈증에 효과적이며 오랜 된 기침에 배속에 꿀을 넣어 익힌 것이 좋다.

재료 및 분량

배 1개(500g)
정향 10알(20g)
한지호일 가로 25cm, 세로 30cm 2장
알루미늄 호일 가로 25cm, 세로 30cm 1장

만드는 방법

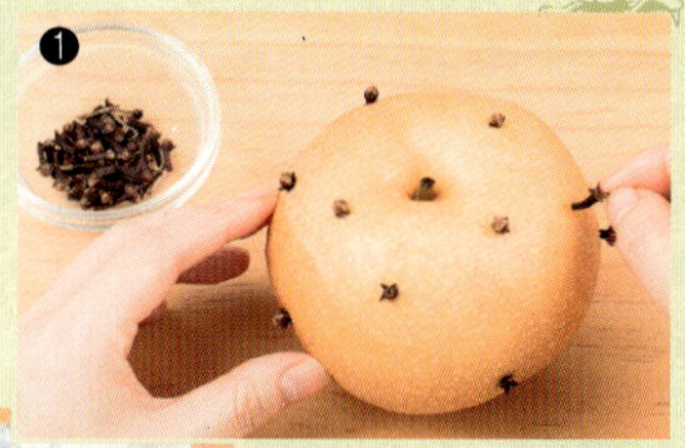

1. 배는 깨끗이 씻은 후 물기를 닦고 돌려가며 정향을 꽂는다.

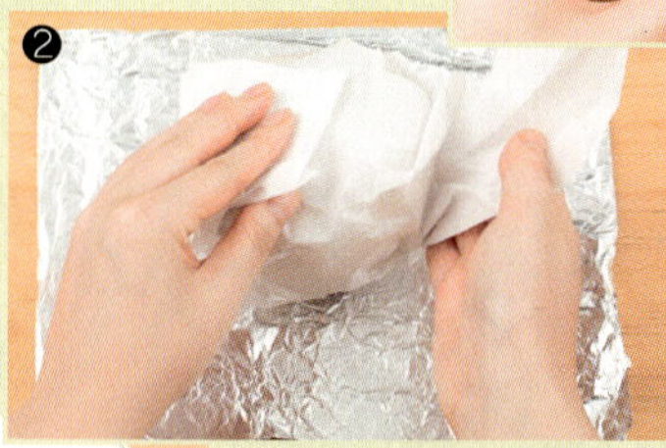

2. 한지호일로 빈틈없이 2번 감싸고 알루미늄 호일로 한 번 더 싼다.

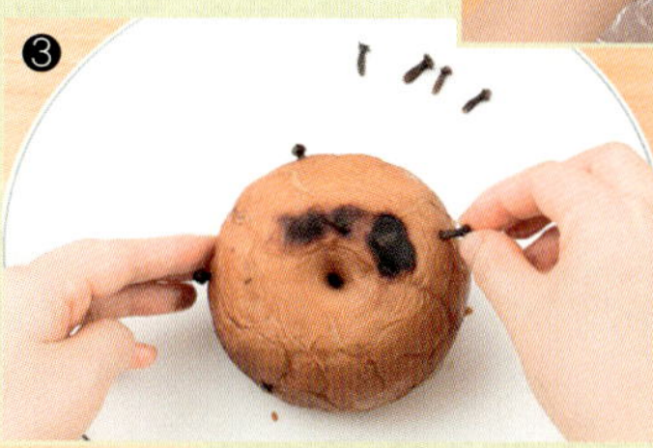

3. 석쇠에 올려 약불에서 돌려가며 1시간 정도 구운 다음 정향을 뺀다.

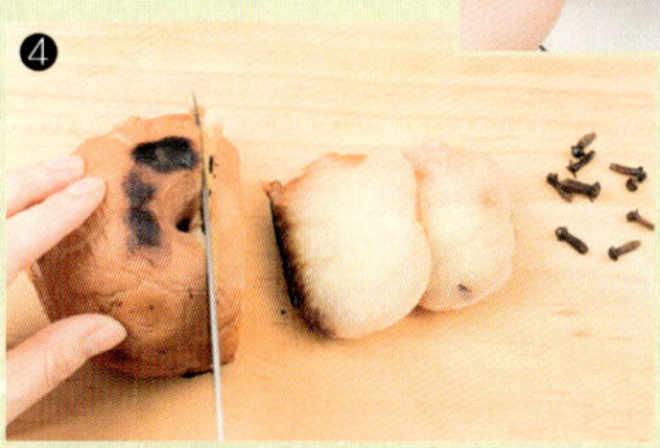

4. 구운 배를 썰어서 뜨거울 때 먹는다.

Check Point

- 배가 골고루 익도록 잘 돌려가며 굽는다.
- 찜기에 올려 중탕을 해도 좋다.
- 배는 큰 것으로 껍질을 벗기지 않고 이용한다.

24 배산초차(梨椒茶)

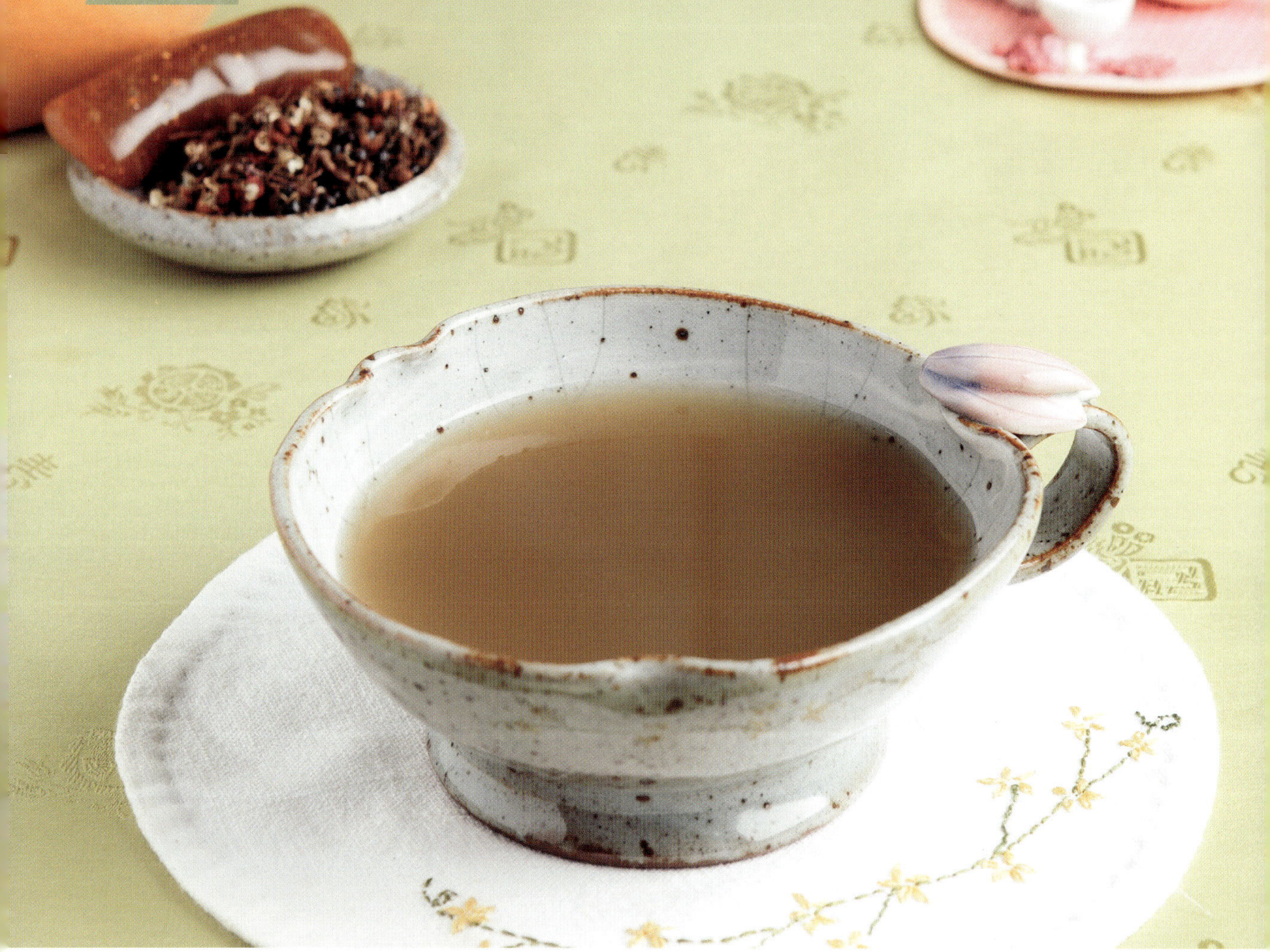

瘵嗽立定. 取好梨 去核搗取汁 一茶椀 著椒四十粒
煎一沸 去滓 即納黑餳一大兩 消訖 細細含嚥.

기침을 금방 낫게 하려면 좋은 배를 구해서 씨를 빼고 갈아 즙을 낸 다음 1개의 차 끓이는 주발에 산초 40개를 넣고 1번 끓으면 찌꺼기를 제거한 뒤 검은 엿 1대량(大兩, 3냥)을 넣어 다 없어질 때까지 조금씩 삼킨다.

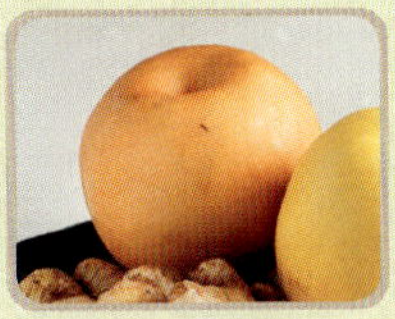

배

서늘한 성질이 있어 가슴 속의 번열을 내려주고, 가슴이 답답한 것을 멎게 한다. 맛은 달고 약간 시며 독이 없다.

재료 및 분량

배 3개(1.5kg)
산초 40개(10g)
검은 엿 100g(1대량 = 3냥)

만드는 방법

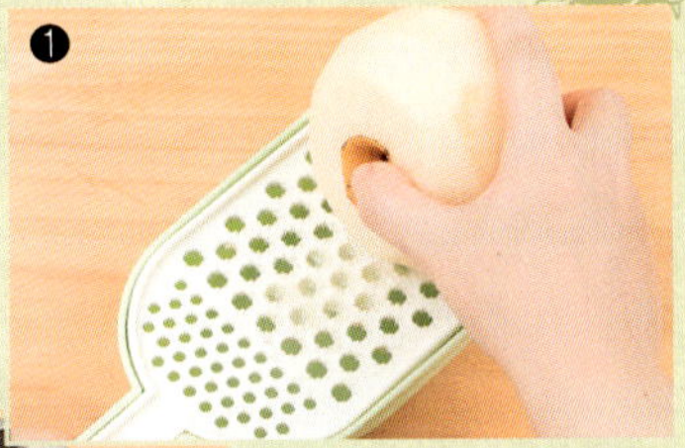

1. 배는 깨끗이 씻어 껍질을 벗기고 씨를 뺀 후 강판에 곱게 갈아 체에 밭쳐 즙을 낸다.

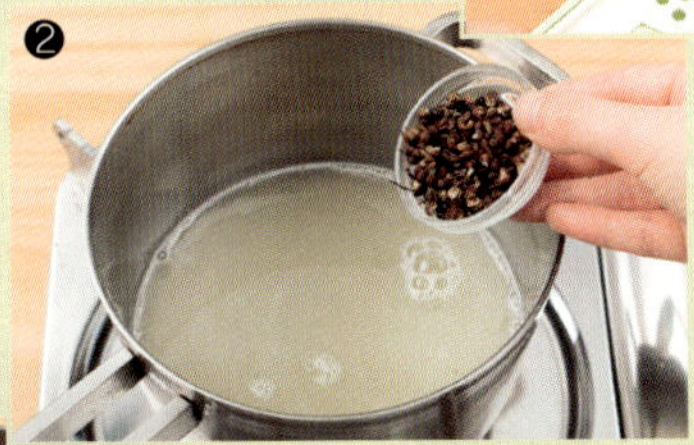

2. 냄비에 배즙과 산초를 넣고 중불에 올려 끓으면 약불로 낮추어 10분 정도 끓인 후 체에 밭쳐 찌꺼기를 거른다.

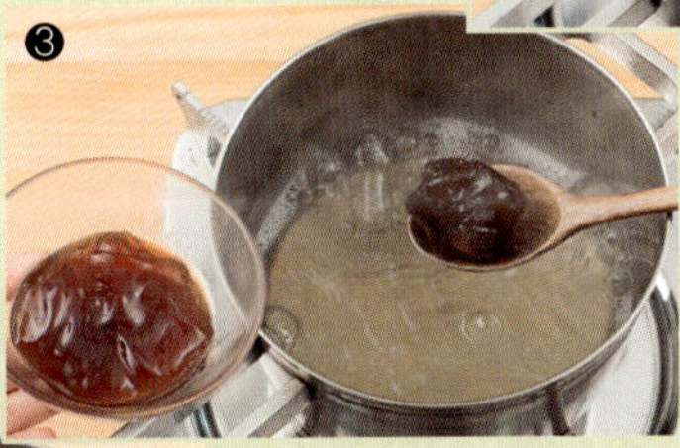

3. 배즙이 뜨거울 때 엿을 넣어 녹인다.

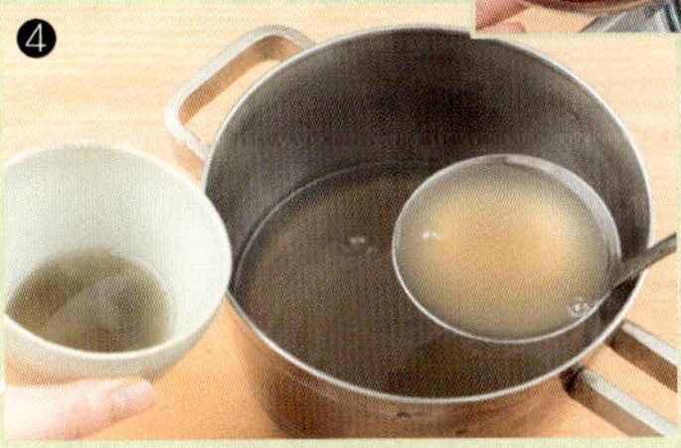

4. 찻잔에 담아 따뜻하게 마신다.

Check Point

- 배숙과 비슷한 형태이나 즙을 끓여 이용하는 것으로 응용하기에 매우 좋다.
- 배숙은 꿀과 물을 함께 끓이지만 이당차는 배의 즙만을 걸러 엿을 넣고 끓인다.
- 이당차를 끓일 때는 중 · 약불에서 끓여야 배즙이 너무 졸지 않는다.

25 곶감죽(乾柿粥)

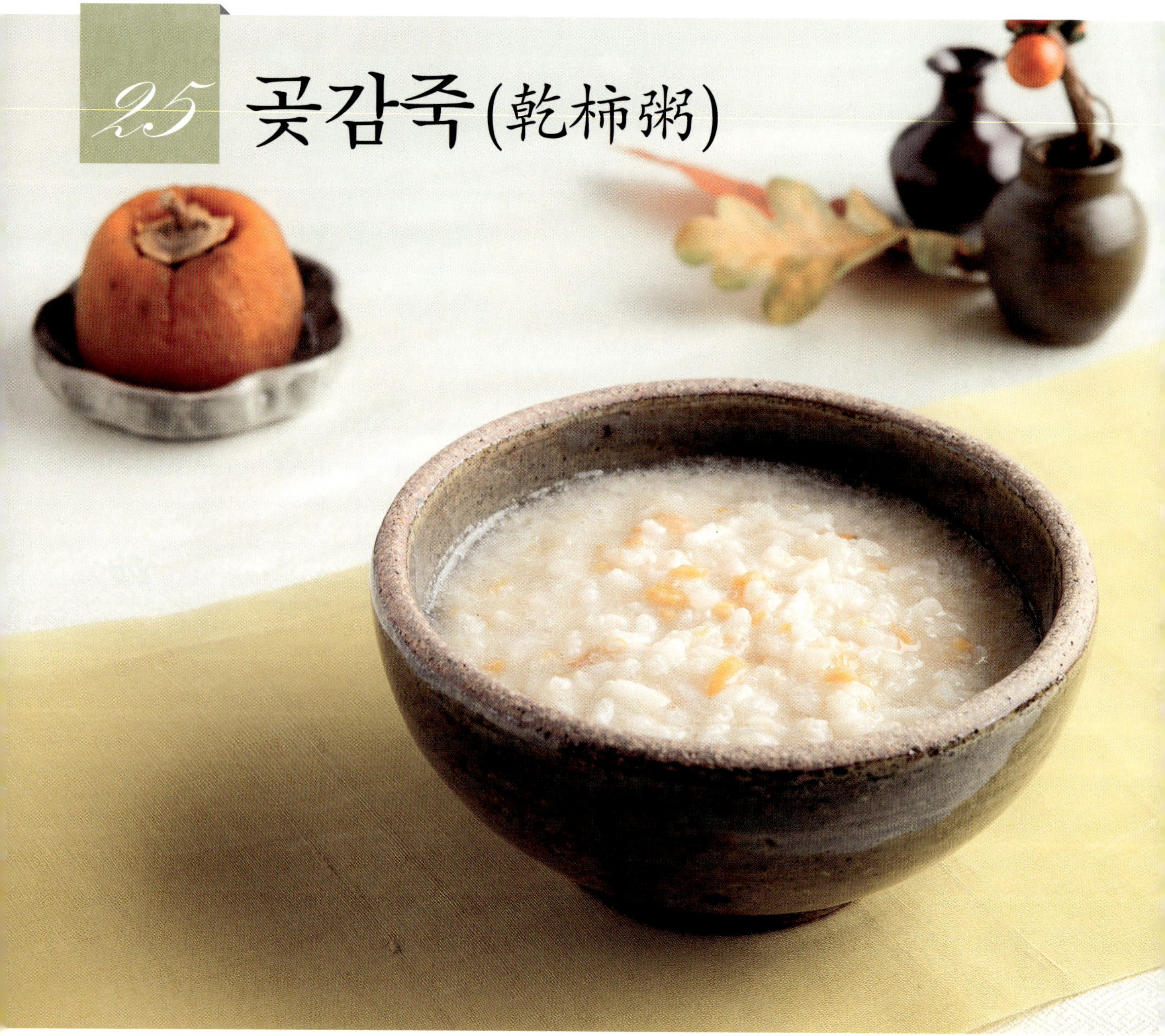

治耳聾 及鼻不聞香臭. 乾柿三枚細切 粳米三合
於柿汁中 煮粥 空腹食之.

이롱(耳聾)과 코로 향취(香臭)를 맡지 못하는 것을 치료하려면 곶감[乾柿] 3개를 잘게 자르고 멥쌀 3홉을 준비한 다음 곶감 국물에 죽을 끓여 공복에 먹는다.

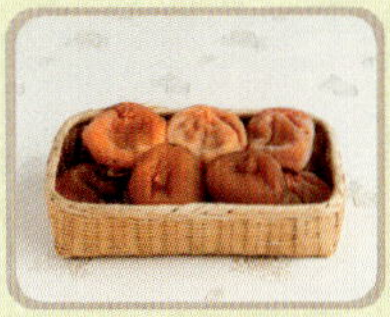

곶감

감의 떫은 맛은 수렴작용을 하므로 설사에 효과적이며, 지혈작용과 숙취해소에도 좋다. 또한 가슴이 답답할 때, 담이 많고 기침이 날 때, 만성기관지염 등에 효과적이다.

재료 및 분량

멥쌀 ¾컵(135g)
곶감 2개(70g)
죽 끓이는 물 7컵(1.4kg)
소금 1작은술

만드는 방법

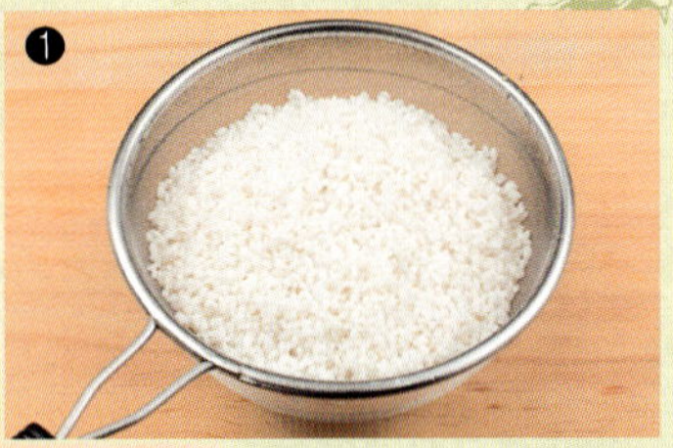

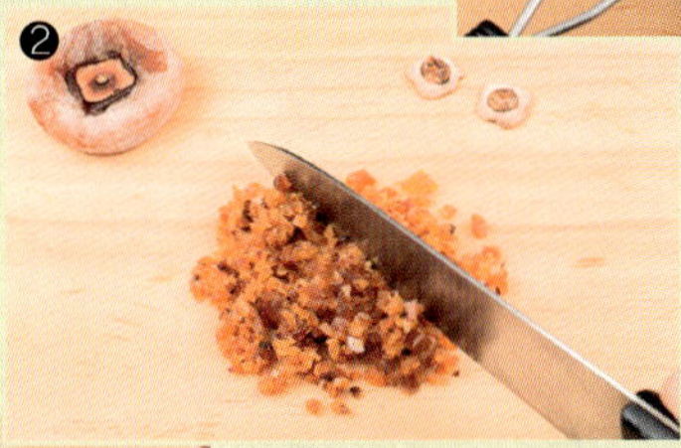

1. 멥쌀은 깨끗이 씻어 2시간 정도 불려 물기를 뺀다.

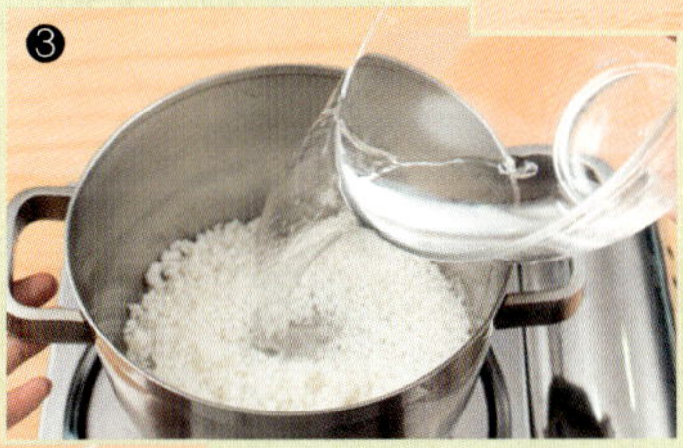

2. 곶감은 꼭지를 떼어내고 곱게 다진다.

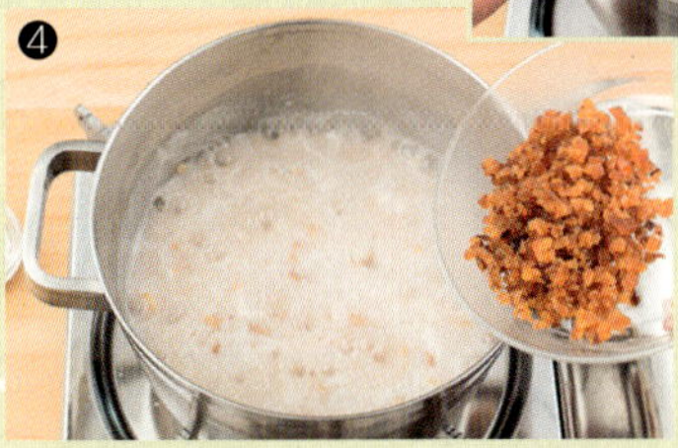

3. 냄비에 멥쌀과 물을 붓고 센불에 올려 끓으면 중불로 낮추어 30분 정도 더 끓인다.

4. 쌀알이 투명해지면 다진 곶감을 넣고 10분 정도 더 끓인 후 소금으로 간을 맞춘다.

Check Point

- 곶감은 흰 분이 나고 색이 고운 것을 사용해야 죽의 색이 좋다.
- 곶감이 너무 건조한 경우 물에 살짝 불려 사용한다.
- 곶감을 넣고 오래 끓이면 떫은 맛이 날 수 있으므로 원문과 달리 죽을 끓인 후 곶감을 넣어 죽을 만들었다.

감

1. 감의 일반상식

감의 다른 이름으로 과일과 씨가 모두 붉기 때문에 적실과(赤實果), 겨울에 얼린 홍시가 꿀처럼 달다하여 동밀(凍蜜), 주머니 속의 연유처럼 좋다고 하여 척소(裵酥), 황금옷 속에 신선이 마시는 달콤한 액체가 들어 있다 하여 금의옥액(金衣玉液) 등의 이름이 있다.

2. 감의 전통적 인식

감나무에는 문무충효절(文武忠孝節)의 오상(五常)이 있다고 하였는데, 첫째 감나무 잎에 글씨를 쓸 수 있으니 문(文)이 있고, 둘째 감나무가 단단하여 화살촉에 쓰이니 무(武)가 있고, 셋째 감은 겉과 속이 똑같이 붉어 표리부동(表裏不同)하지 않아 충(忠)이 있고, 넷째 감 홍시는 치아가 불편한 노인도 먹을 수 있으니 효(孝)가 있고, 다섯째 홍시는 서리가 내린 늦가을에도 나무에 매달려 있으니 오상고절(傲霜孤節)의 절(節)이 있다.

감나무의 일곱 가지 뛰어난 것의 칠절(七絕)로는 오래 살고, 좋은 그늘을 만들고, 새가 집을 짓지 않고, 벌레가 안 끼고, 단풍이 아름답고, 열매가 먹음직스럽고, 잎이 큼직하여 글씨를 쓸 수 있다고 하였다.

감나무의 오색(五色)으로 나무의 심재(心材)가 검으니 흑(黑)이요, 잎이 푸르니 녹(綠)이요, 꽃이 누르니 황(黃)이요, 열매, 즉 감이 붉으니 홍(紅)이요, 곶감에서 흰가루가 생기니 백(白)이라 하여 흑녹황홍백(黑綠黃紅白)이 있음을 찬양하였다.

3. 감의 효능

『本草綱目』에 의하면 '감은 단맛이 있지만 차가우면서 떫은 기운이 있다. 땡감은 성질이 매우 냉하다. 이는 복통을 일으키게 된다.'라고 하였다. 떫은맛이 있어 수렴시키는 작용이 있는 감에 대하여 『東醫寶鑑』에서는 '성질이 차갑기 때문에 윤심폐(潤心肺) 작용과 위열(胃熱)을 눌러주는 작용이 있어 갈증을 없애고, 개위(開胃) 작용을 하며 술을 많이 먹고 난 다음에 나타나는 주독(酒毒)을 풀어주고, 위장의 열을 압박하여 구건(口乾)을 그치게 하고 토혈(吐血)을 치료한다.'라고 하여 감은 속을 튼튼하게 해주며 갈증을 없애준다고 하였다.

감의 떫은맛은 tannin 성분 때문인데, 옷에 물을 들일 때 주로 사용한다. 이는 수렴하여 흡착시키는 감의 성질을 이용한 것으로 해석된다. 그러나 탄닌성분이 들어 있어 떫은맛은 있지만 발산작용이 있는 상수리나 도토리로 물을 들이면 금방 색이 빠지게 된다. 이는 수렴과 발산의 차이로 이해하여야 한다. 즉, 같은 탄닌이라 하여도 수렴기운이 있는 감은 염색이 잘 되지만, 발산기운이 있는 상수리나 도토리는 염색이 잘 되지 않는 것이다.

감은 흡취지기(吸聚之氣)가 부족하여 질병이 생기기 쉬운 태양인에게 더욱 좋은 식품이다. 『東武遺稿』에서는 좀 더 구체적으로 감은 심장과 폐장을 윤택하게 하고 갈증을 없애며 담(痰)을 삭이고, 장(腸)을 굳게 하여 이질과 설사를 멈추게 하는 태양인의 식품이라고 설명하고 있다. 보통 변비가 있을 때 감을 먹지 말라 하였으나 태양인에게 변비가 있을 때에 감을 먹으면 효과가 있으므로 감은 태양인의 식품인 것을 알 수 있다. 또한 감은 특별한 병이 없어도 입맛이 없고 뱃가죽이 얇아지면서 체중이 빠지는 데 특별한 효력이 있다. 따라서 건식(乾食)으로 반위(反胃)를 치료할 때 감을 이용하였다.

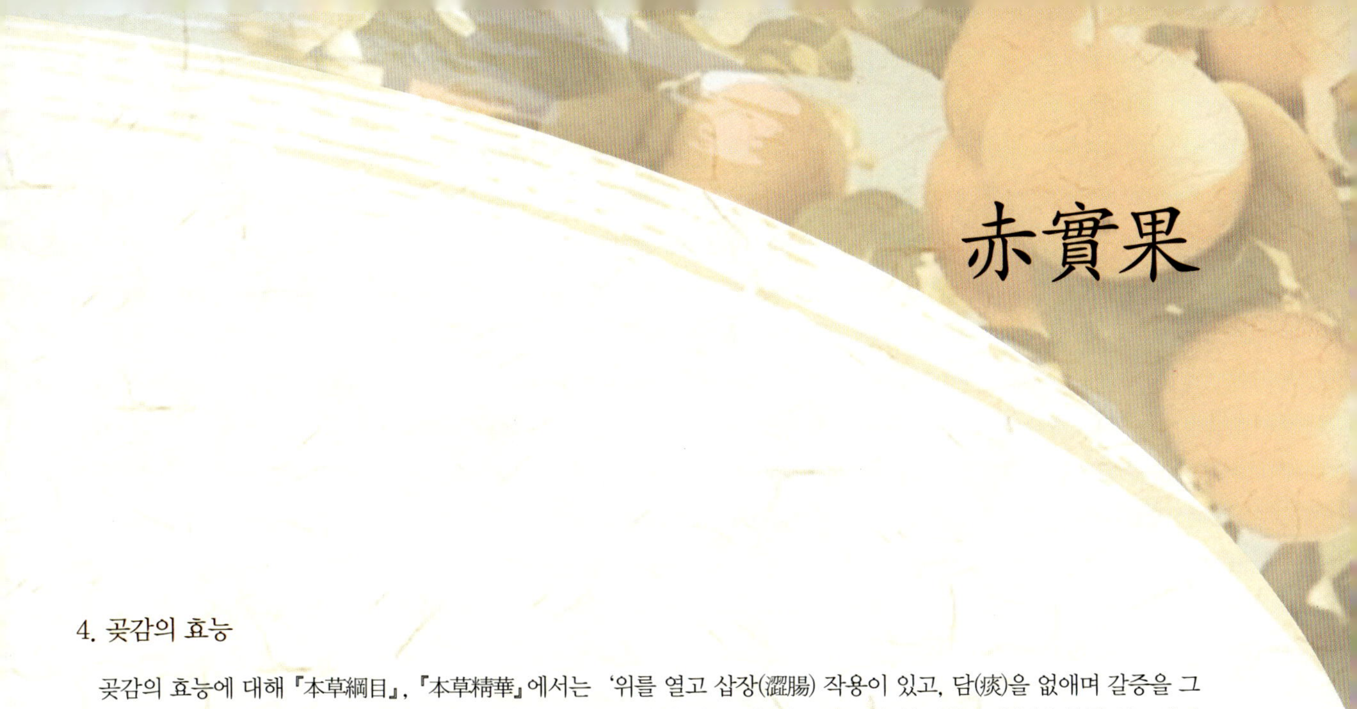

赤實果

4. 곶감의 효능

곶감의 효능에 대해『本草綱目』,『本草精華』에서는 '위를 열고 삽장(澀腸) 작용이 있고, 담(痰)을 없애며 갈증을 그치게 한다. 또한 토혈(吐血)을 치료하며 심폐(心肺)를 윤택하게 하고 폐위(肺痿)·심열(心熱)·해수(咳嗽)를 치료하여 목소리를 윤택하게 하고 살충(殺蟲) 작용이 있다.'라고 했다. 그리고 '곶감을 물에 담갔다가 상복하면 된다.'고 했다.

곶감을 옹기 속에 넣어 두면 흰 가루가 생기는데 이를 시상이라고 한다. 시상의 효능을 보면 이시진은 '상초(上焦)와 심폐(心肺)의 열을 맑게 하고 진액을 생성하여 갈증을 그치게 하고 담을 없애며 기침을 그치게 한다. 그리고 인후(咽喉)와 구설(口舌)의 창통(瘡痛)을 치료한다.'라고 했다. 또한 '정강이가 곪아 터졌을 때 시상과 감꼭지를 같은 분량으로 하여 불에 태운 다음 갈아서 붙이면 심히 효과가 좋다.'고 하였다.

·설사치료

곶감은 설사에 좋다. 이시진은 '곶감은 비장과 폐장의 혈분으로 들어가는 과일로 감미가 있으면서 기가 평하여 성질이 삽(澀)하여 수렴할 수 있으므로 비장을 튼튼히 하고 장을 수렴하며 기침을 치료하고 출혈을 그치게 하는 작용이 있다'고 보고 있다.

·임증에 사용

곶감은 임증에 사용되기도 했다. 임증은 소변을 누려고 하나 잘 나오지 아니하고 요도와 아랫배가 아픈 병을 말한다. 『本草綱目』에 의하면 곶감 3개를 불에 태운 다음 갈아 분말로 만들고 묵은 쌀에 먹는다고 하였다.

·기침에 사용

곶감은 기침에 좋다. 수렴하는 기운이 있는 곶감은 기침이나 마음이 심란할 때 사용하기도 한다. 『本草綱目』에 의하면 '출산 후의 해역(咳逆, 기침을 하면서 기운이 치밀어 올라 숨이 차는 증상)과 기란(氣亂)으로 심번(心煩)이 있을 때 곶감을 잘라 물에 넣고 삶아 즙을 마신다.'고 하였으며 '코가 막혀 뚫리지 않을 때 곶감과 맵쌀을 같이 넣고 삶아 죽을 만들어 매일 먹는다.' 고 했다.

·비장기능 강화

곶감은 비장을 강하게 하는 작용이 있다. 즉, 배가 들어가고 식사량이 줄어들었을 때 곶감을 이용했다. 음식을 소화시키지 못하고, 얼굴에 검은 점이 나오는 사람에게 사용한다. 『東醫寶鑑』에 '연유와 꿀에 같이 끓여 먹으면 비장이 허박(虛薄)하여 음식을 소화시키지 못하는 것을 치료한다' 고 했다.

26 쇠비름죽(馬齒菜粥)

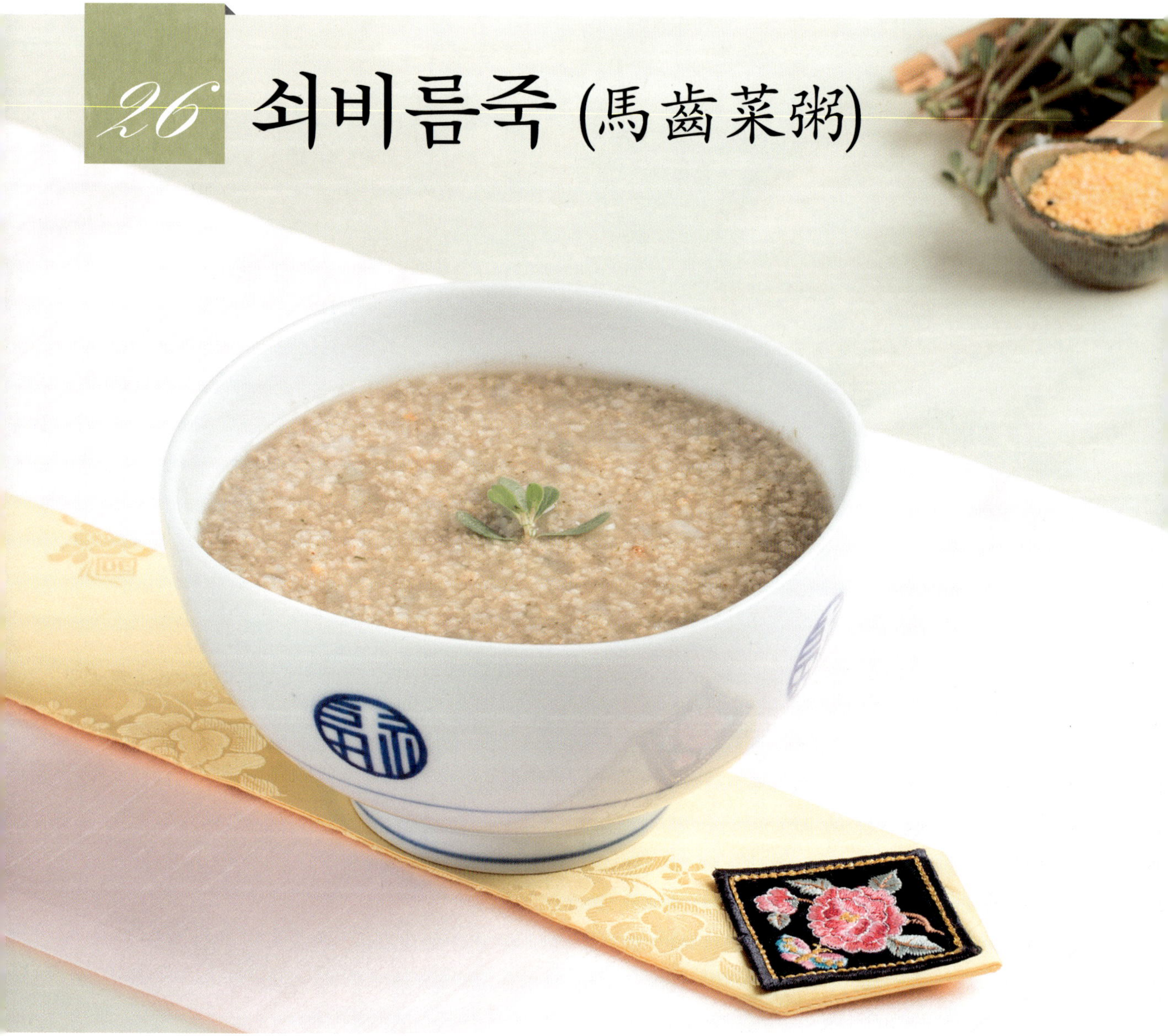

治小兒血痢不差. 馬齒菜汁一合 蜜半合 粟米一合
以水一大盞 煮作粥 入二味 和調食前服.

소아의 피가 섞여 나오는 이질이 차도가 없을 때 치료하는 방법은 쇠비름즙 1홉을 준비한 다음 꿀 반 홉, 좁쌀 1홉을 준비하여 물 한 대접에 좁쌀을 넣어 삶아 죽을 만들고 쇠비름즙과 꿀을 넣고 잘 섞어 식전에 복용시킨다.

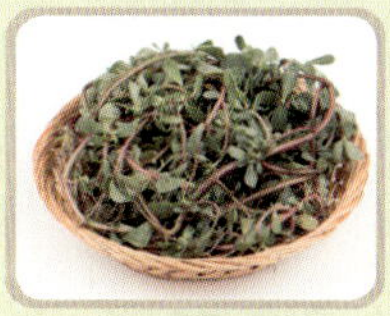

쇠비름

성질이 차고 맛이 시며 독이 없다. 헌데, 약창을 낫게하고 대소변을 잘 나가게 하며 갈증을 멎게하며, 여러 가지 벌레를 죽인다.

재료 및 분량

좁쌀 1컵(170g)
쇠비름 300g(즙 1컵)
물 ½컵(100g)
죽 끓이는 물 7컵(1.4kg)
소금 ½작은술
꿀 ½컵

만드는 방법

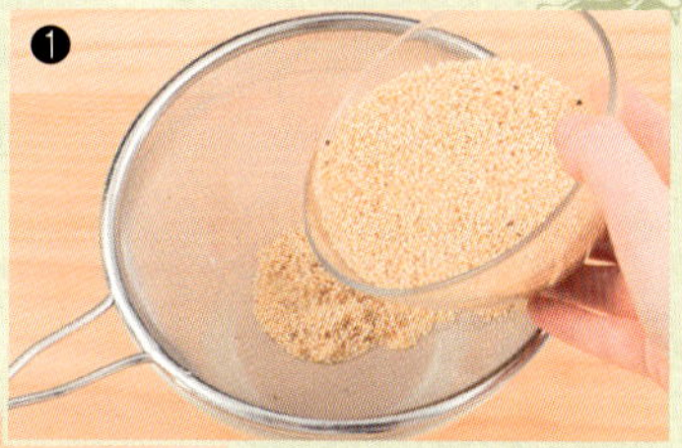

1. 좁쌀은 깨끗이 씻어 2시간 정도 불려 체에 밭쳐 물를 뺀다.

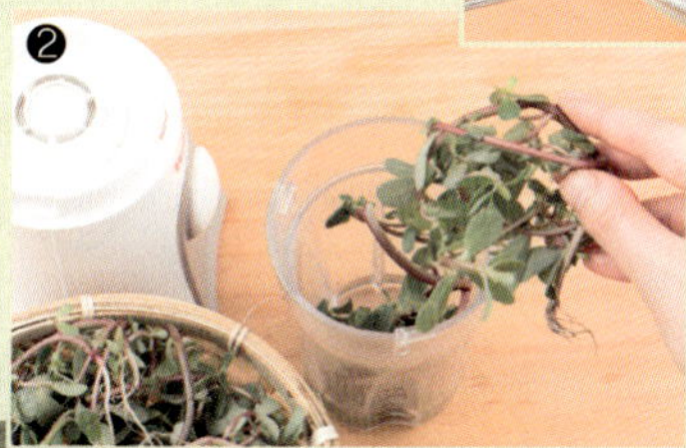

2. 쇠비름은 깨끗이 씻어 믹서에 물을 넣고 갈아 면보에 쇠비름 즙을 걸러낸다.

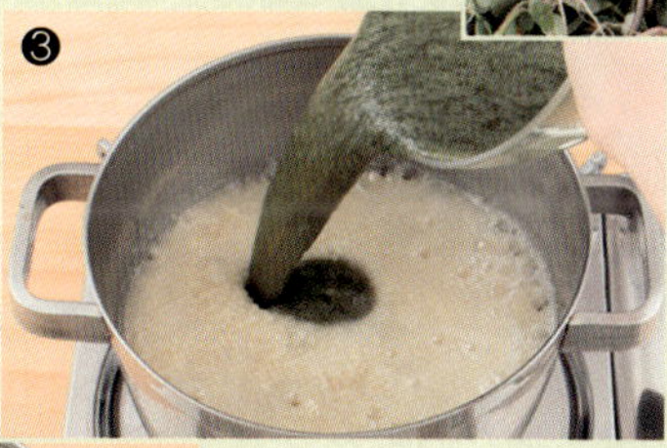

3. 냄비에 물을 붓고 좁쌀을 넣어 센불에 올려 끓으면 중불로 낮추어 30분 정도 끓이다가 쇠비름즙과 꿀을 넣고 5분 정도 더 끓인다.

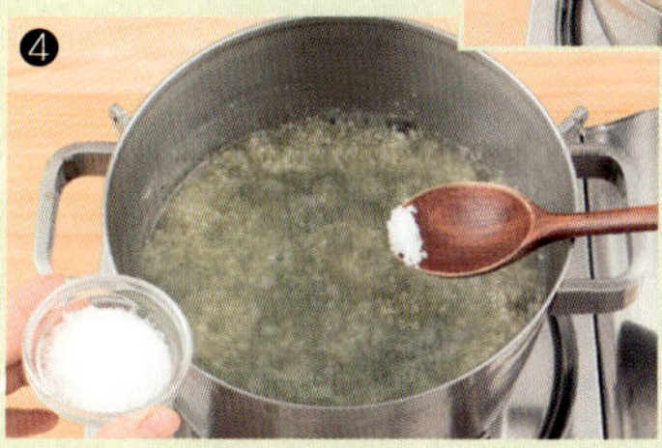

4. 소금간을 한 후 2분 정도 더 끓인다.

Check Point

- 쇠비름은 여름철 잎이 무성할 때 채취하여 햇빛에 말려두었다 사용한다.
- 쇠비름즙의 풋내를 없애려면 5분 이상 끓이는 것이 좋다.
- 쇠비름잎이 말의 이빨을 닮았다 해서 마치채(馬齒菜)라고 한다.

27 질경이죽(車前葉粥)

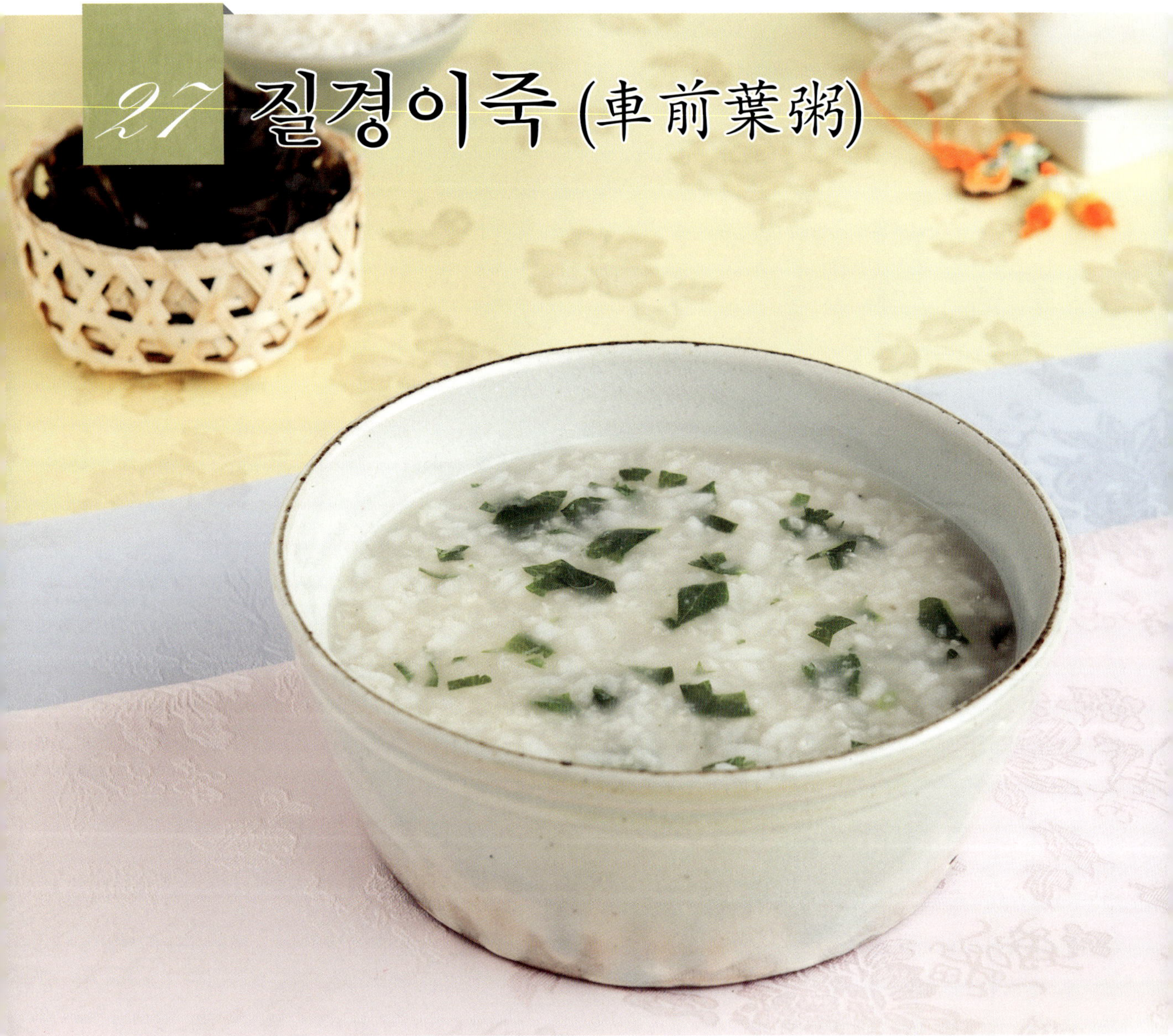

治熱淋 小便出血 莖中痛. 車前葉切一斤
葱白切一握 米二合 豉汁中煮作羹 空心食之.

열림(熱淋)으로 소변에 피가 나오고 경중통(莖中痛)을 치료하려면 절단한 질경이 잎[車前葉] 1근, 절단한 총백(葱白, 파의 밑동) 한 움큼, 쌀 2홉을 준비한 다음 된장국물[豉汁]에 넣고 삶아 국을 만들어 공복에 먹는다.

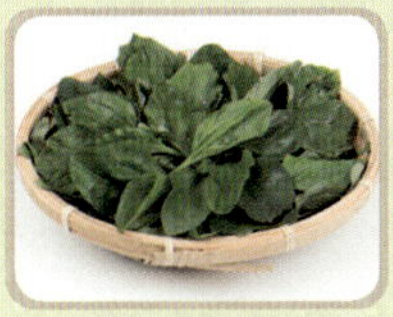

질경이

길가에 많이 난다하여 차전엽이라 하며, 기침을 멎게 하고 소변이 잘 나가게 하는 효능이 있다.

재료 및 분량

멥쌀 1컵(180g)
질경이 잎 200g
총백 50g
물 10컵(2kg)
총백국물 8컵(1.6kg)
된장 2큰술

만드는 방법

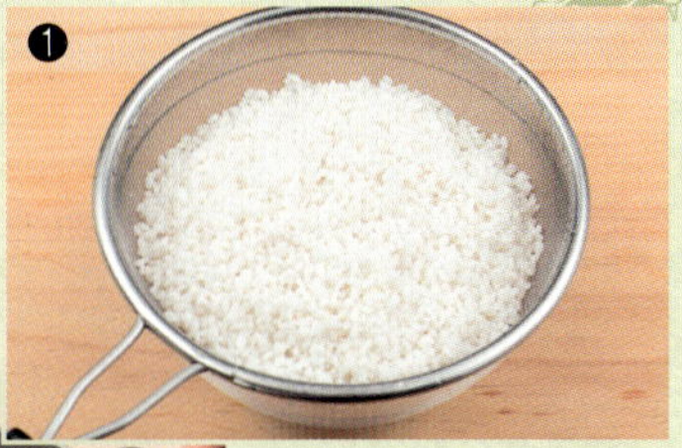

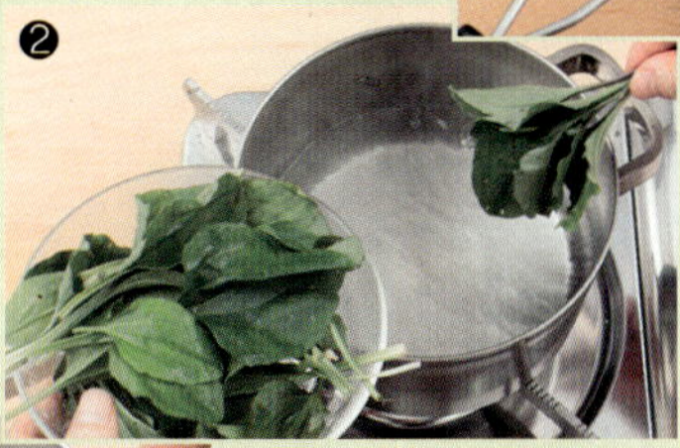

1. 멥쌀은 깨끗이 씻어 2시간 정도 불린 후 체에 밭쳐 물기를 뺀다.

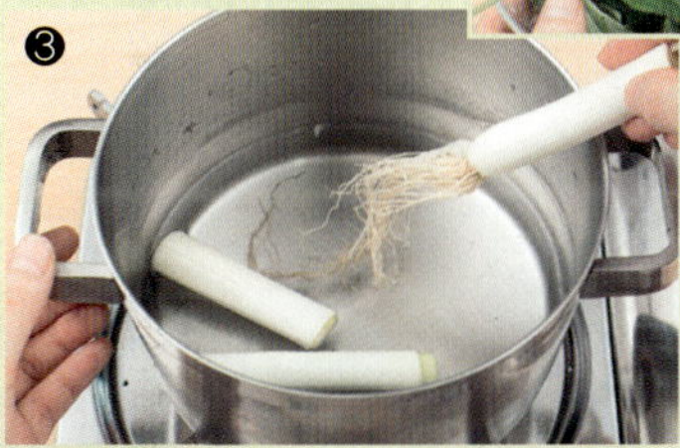

2. 질경이는 깨끗이 씻어 끓는 물에 살짝 데친 후 찬물에 헹구어 물기를 짜고 잘게 썬다.

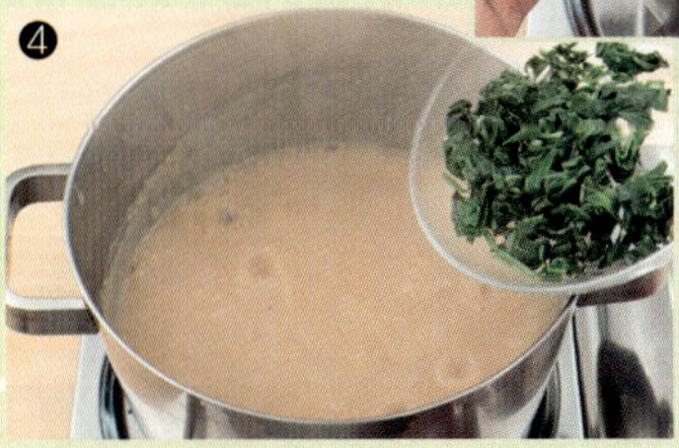

3. 냄비에 물을 붓고 총백을 넣어 센불에 올려 끓으면 중불로 낮추어 20분 정도 더 삶아 체에 걸러 총백국물을 만든다.
4. 냄비에 멥쌀과 총백국물을 붓고 된장을 풀어 센불에 올려 끓으면 중불로 낮추어 가끔 저으면서 20분 정도 더 끓인다. 쌀알이 퍼지면 질경이를 넣고 10분 정도 더 끓여 공복에 먹는다.

Check Point

- 질경이는 초봄에 나오는 어린잎을 사용한다. 잎이 큰 것은 쓴맛이 강하므로 푹 삶아 우려서 사용한다.
- 질경이는 옛날 마차가 다니는 길에 많이 자라기 때문에 차전엽(車前葉)이라 불린다.
- 원문에는 질경이 된장국으로 되어 있으나 질경이 죽으로 조리 하였다.

28 구기엽국(枸杞葉羹)

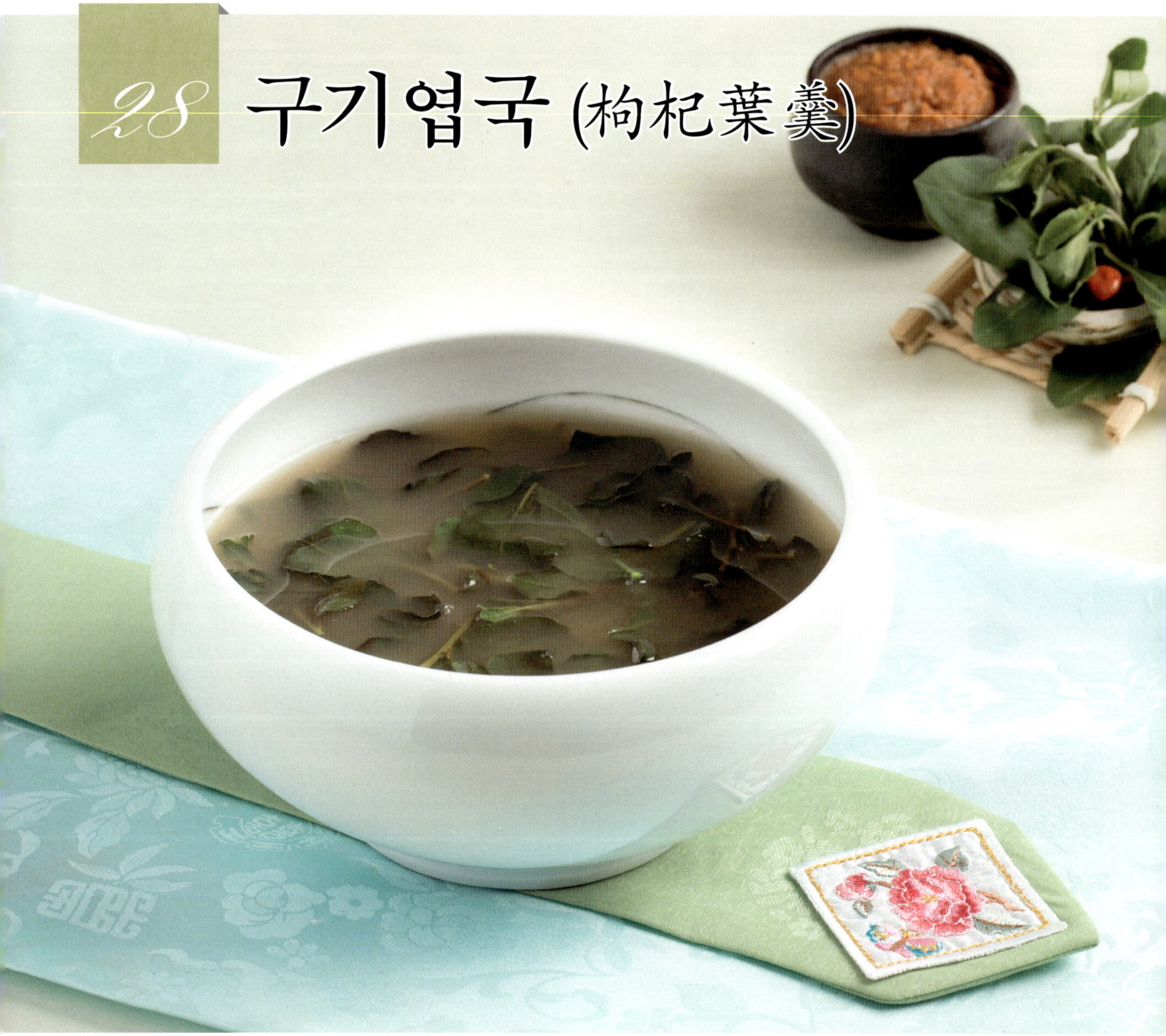

治虛勞骨熱 背膊煩疼痛 不能下食. 枸杞嫩葉四兩 葱白一握切 於豉中 煮作羹 如法食之.

허로로 인해 뼈에 열을 느끼는 증상과 등과 팔이 괴롭고 아픈 증상 및 음식을 아래로 내려 보내지 못하는 병증을 치료하려면 구기자나무의 어린잎 4냥과 총백 한 움큼을 썰어서 된장국에 넣고 요리하여 평소처럼 먹는다.

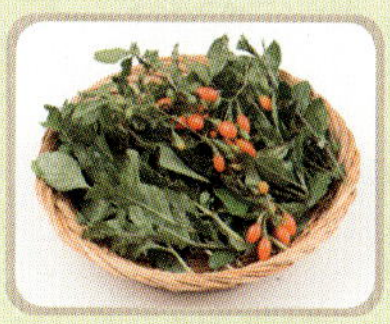

구기자잎

구기자 잎은 힘줄과 뼈를 튼튼히 하여 허로로 인한 뼈에 열감을 느끼는 골증과 등과 팔이 괴롭고 아픈 것을 치료한다.

재료 및 분량

구기자나무 어린잎 80g
총백 100g
물 7컵(1.4kg)
된장 3큰술

만드는 방법

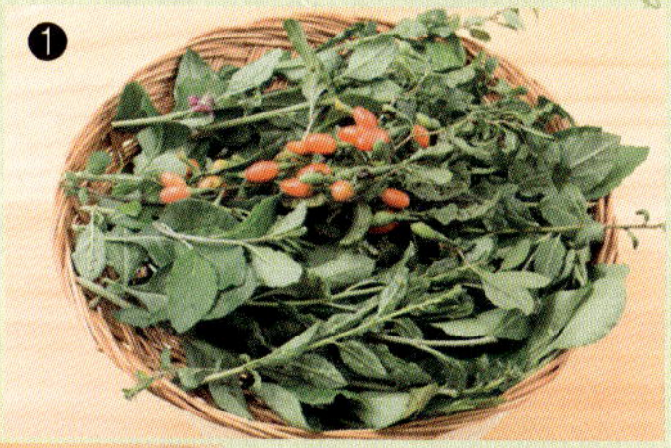

1. 구기자 어린잎은 물에 깨끗이 씻어 체에 밭친다.

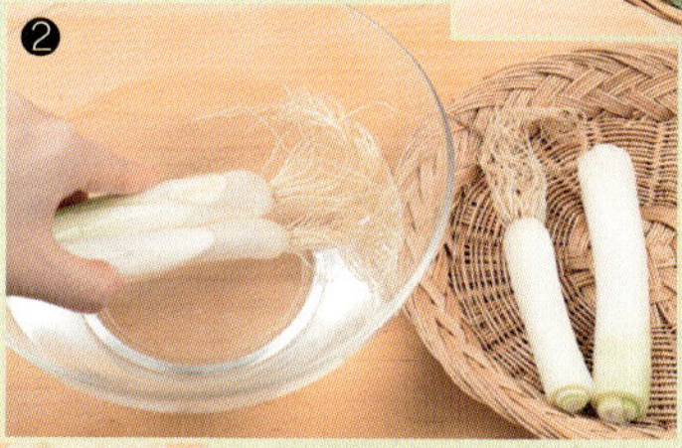

2. 총백은 손질하여 깨끗이 씻어 체에 밭친다.

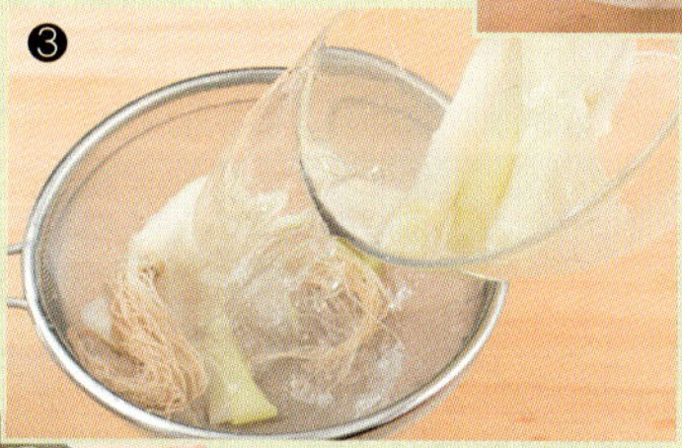

3. 냄비에 총백을 넣고 물을 부어 센불에 올려 끓기 시작하면 중불로 낮추어 30분 정도 끓여 물의 양이 5컵 정도가 되면 체에 밭쳐 총백 국물을 만든다.

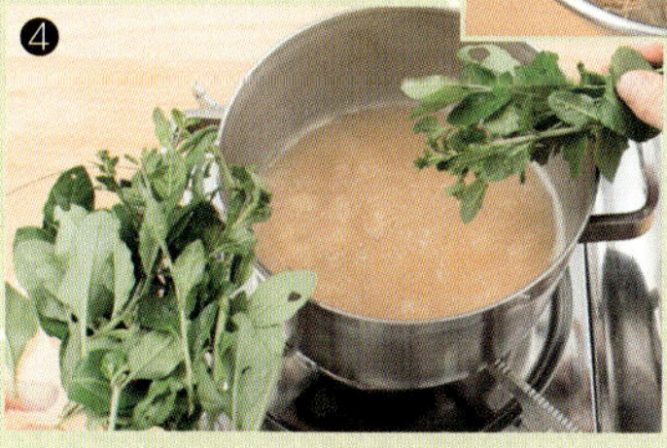

4. 총백 국물에 된장을 풀고 센불에 올려 끓으면 구기자 어린잎을 넣고 중불로 낮추어 10분 정도 더 끓인다.

Check Point

- 구기자 어린잎을 사용하고 잎이 좀 자란 경우 끓는 물에 데쳐서 사용한다.
- 구기자 새순을 이용할 경우 좀 더 양을 늘릴 수 있다.
- 총백은 물에 담갔다가 깨끗이 씻어 흙이 나오지 않게 한다.

29 모과차(木瓜茶)

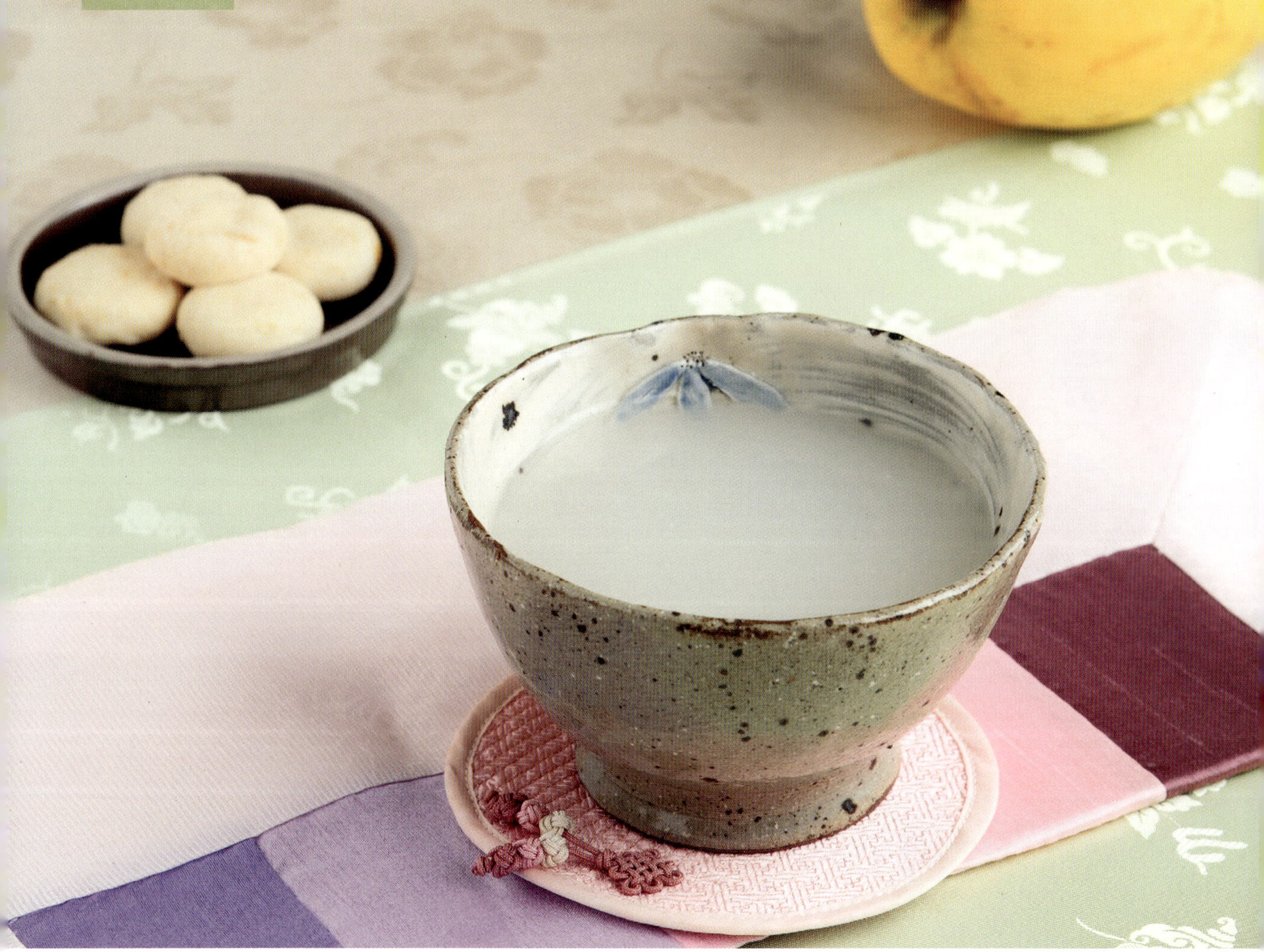

治姙娠惡阻嘔逆 及頭痛食物不下. 木瓜一枚大者切 蜜一兩 二味
於水中同煮令木瓜爛 於沙盆內細研 入小麥麪三兩 搜令相入
薄捍切為碁子大 每日空心 用白沸湯煮强半盞 和汁淡食之.

임신 중의 입덧과 구역질, 그리고 두통과 음식을 소화하지 못하는 증세를 치료하려면 모과 큰 것 1개를 썰고, 꿀 1냥을 준비하여 물에 같이 넣고 모과가 문드러지도록 삶는다. 사기그릇에 넣어 밀가루 3냥을 넣어 잘 반죽하고 얇게 펴서 장기알 크기로 자른다. 백비탕(白沸湯, 오랫동안 끓인 맹물)에 넣고 삶아 반잔으로 만들어 매일 공복에 양념을 하지 않고 담백하게 먹는다.

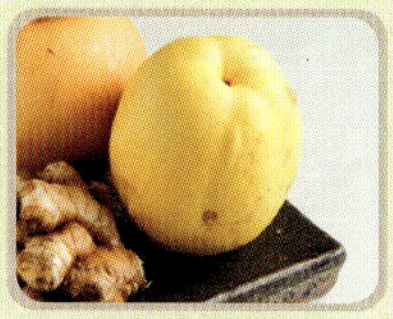

모과

:각기로 인하여 가슴으로 치받쳐 숨이 가쁘고 불안해지는 증상을 치료하며 소화기관을 튼튼히 하여 구역질이 나거나 체하는 것을 치료한다.

재료 및 분량

모과 꿀 40g
1개 (480g)
물 1컵(200g)
밀가루 1⅓컵(120g)
끓이는 물 10컵(2kg)

만드는 방법

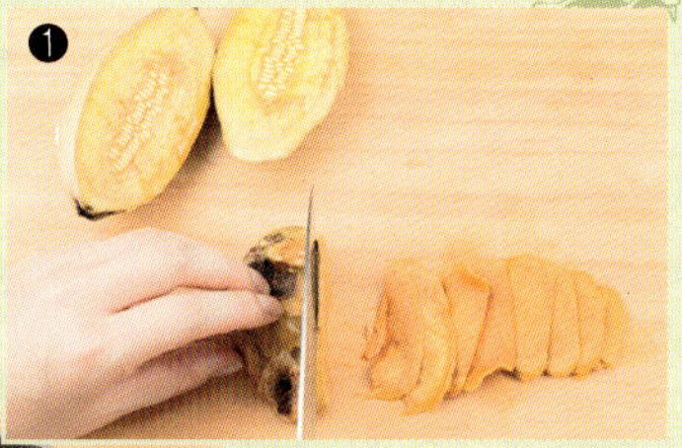

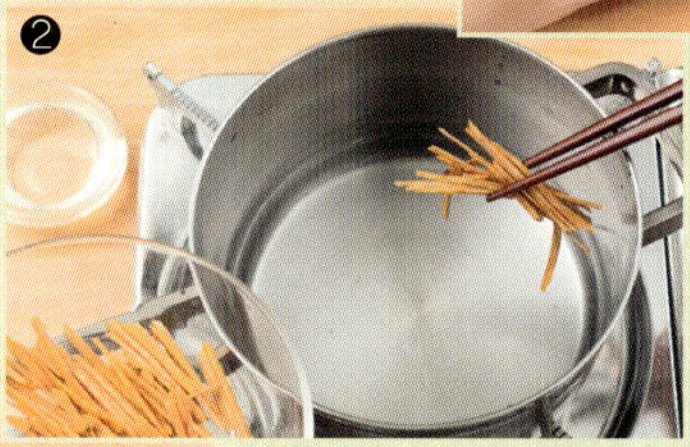

1. 모과는 씻어서 속의 씨는 잘라내고 곱게 채 썬다.

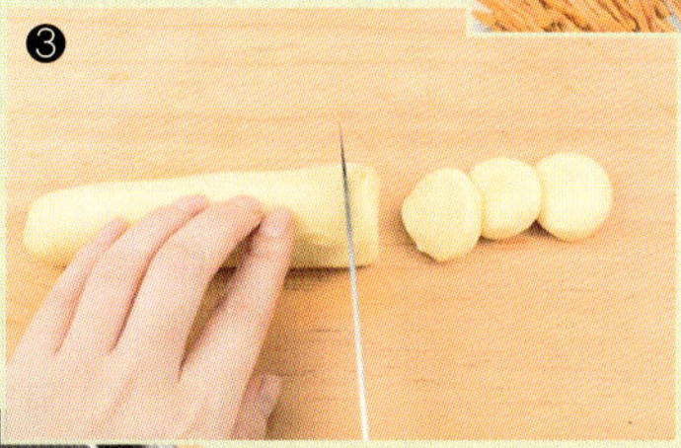

2. 냄비에 채 썬 모과와 꿀, 물을 넣고 센 불에 올려 끓으면 약불로 줄여 1시간 정도 삶아 으깬다.

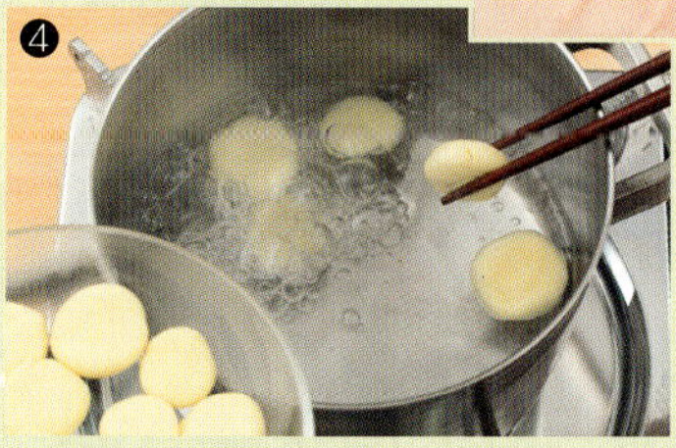

3. 밀가루에 으깬 모과를 넣고 반죽하여 방망이 모양으로 만들어 두께 0.5cm 정도로 썬다.

4. 냄비에 물을 붓고 센불에 올려 끓으면 모과 반죽 썬 것을 넣고 물의 양이 절반이 되도록 끓여 물만 걸러 차로 마신다.

Check Point

- 모과는 색이 노랗고 단단한 것을 고르고 신문지에 싸서 냉장 보관하거나 껍질을 벗기고 얇게 썰어 말려서 보관한다.
- 모과를 넣은 밀가루 반죽은 말려서 냉장보관하여 사용한다.
- 모과를 끓일 때 꿀을 두 배로 넣을 수도 있다.

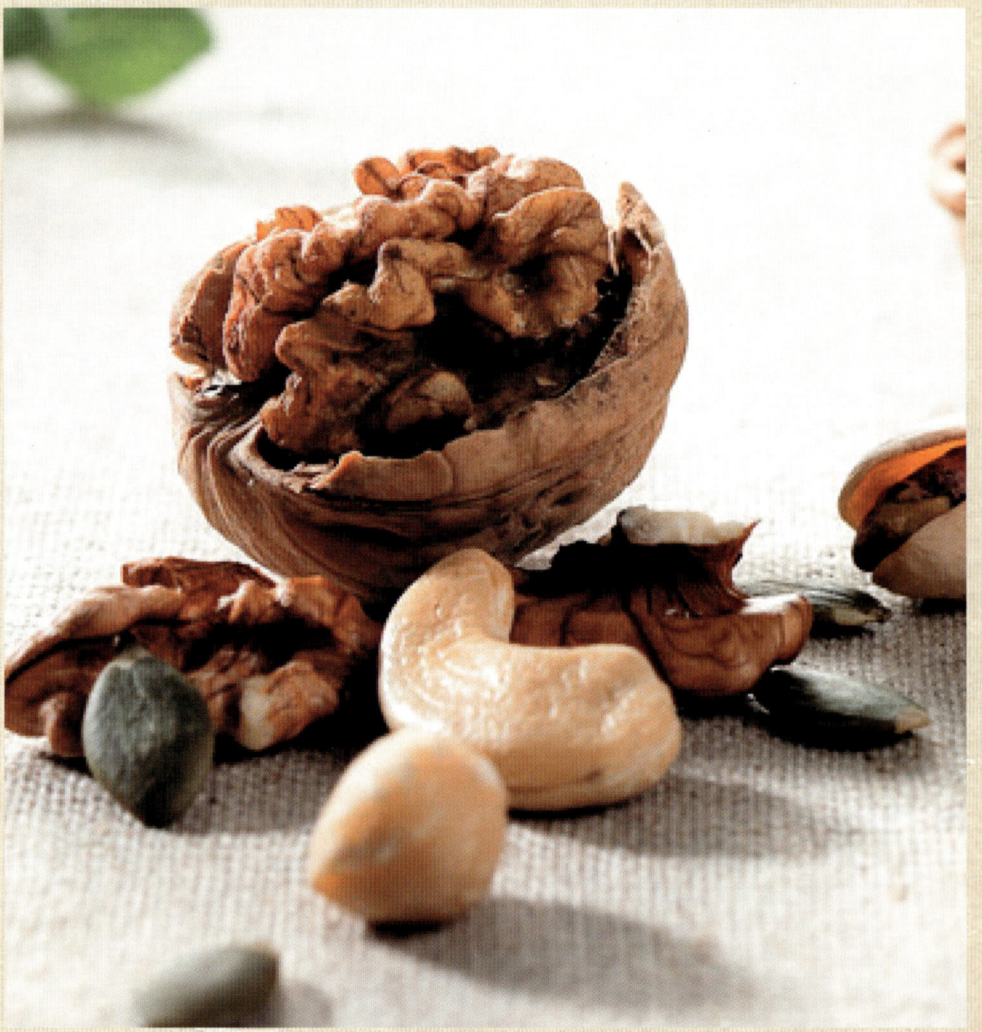

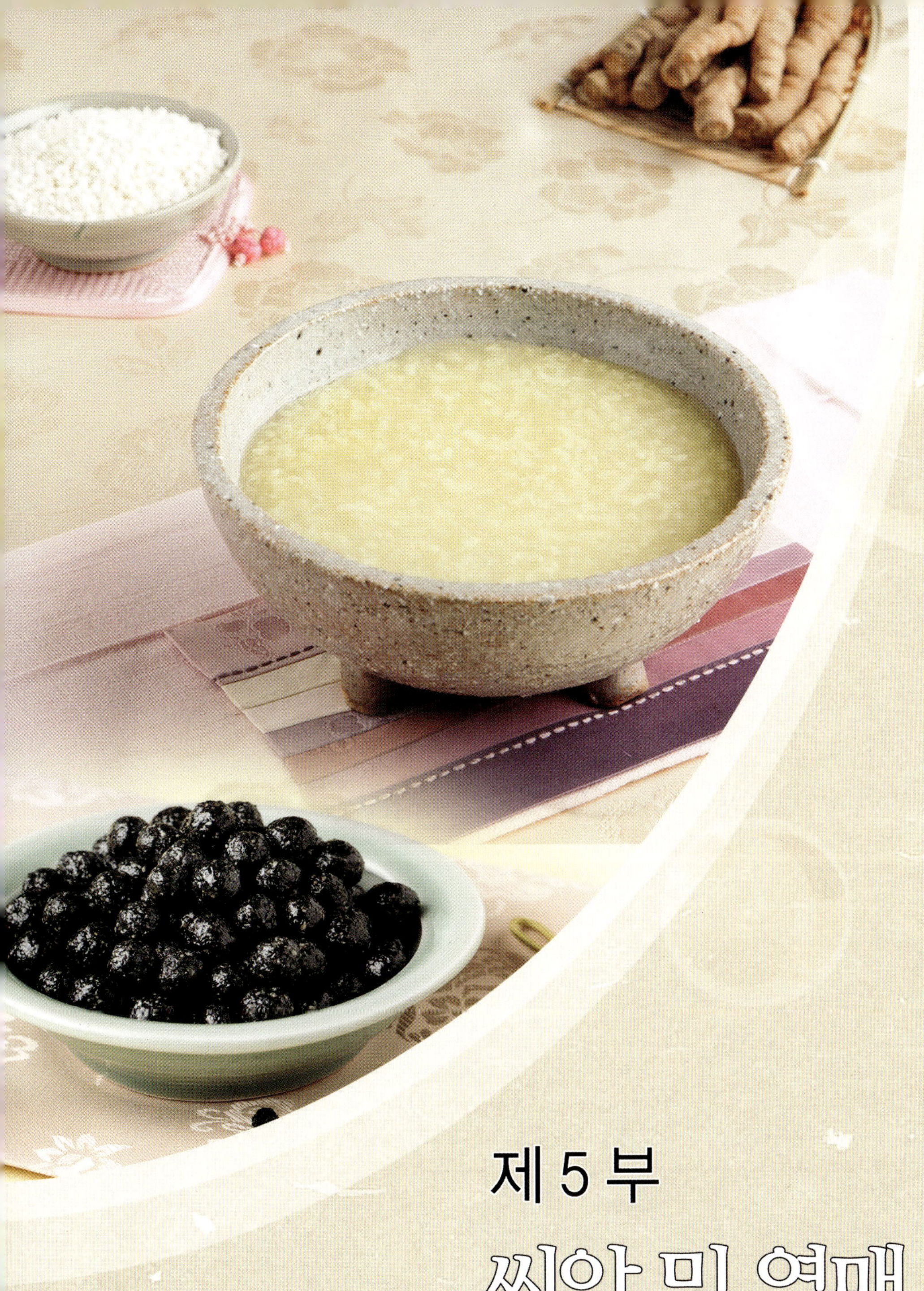

제 5 부
씨앗 및 열매 요리

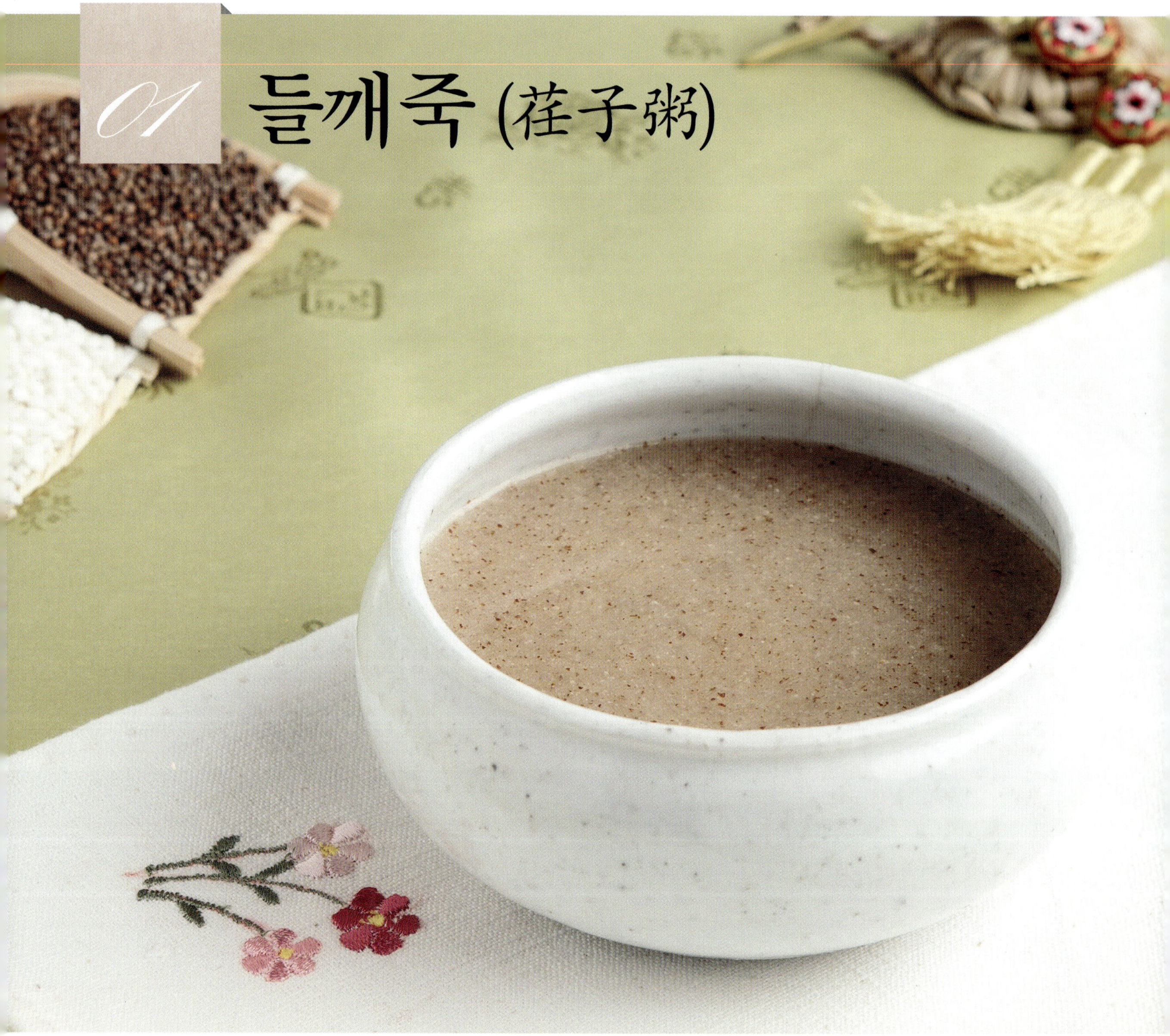

01 들깨죽(荏子粥)

消宿食 止上氣咳嗽 溫中補體.
荏子擣作汁 和羹食之.

숙식(宿食, 음식물이 소화되지 않고 위장에 머물러 있는 병증으로 숙체〈宿滯〉라고도 한다.)을 소화시키며 기가 위로 올라가 해수하는 것을 그치게 하고 속을 따뜻이 하여 몸을 보호하려면 들깨를 빻아 즙을 내고 국에 넣어 먹는다.

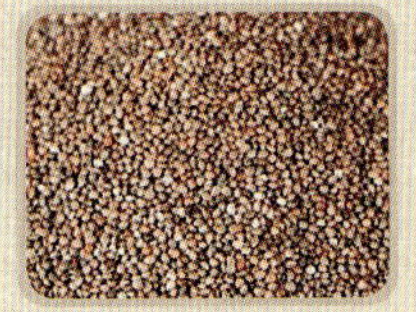

들깨

기력을 북돋아주어 강장의 효과가 있으며 근골을 튼튼히 하여 허리와 다리 아픈 것을 치료하고 장을 매끄럽게 하여 대소변이 잘나가게 한다. 오랫동안 먹으면 머리가 세지 않는다.

재료 및 분량

멥쌀 1컵(180g)
들깨가루 100g
들깨가루 푸는 물 2컵(400g)
죽 끓이는 물 6컵(1.2kg)
소금 1작은술

만드는 방법

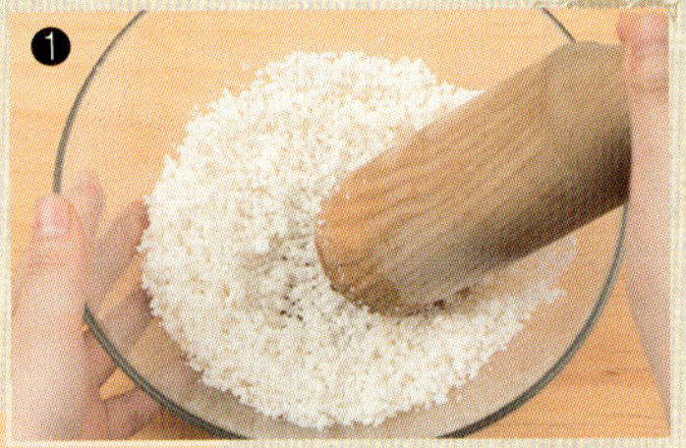

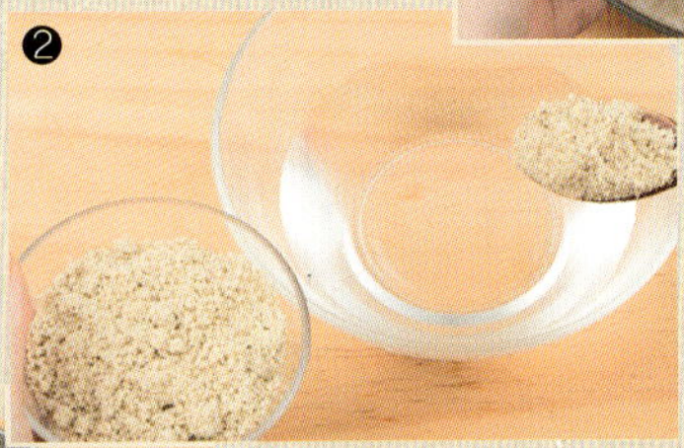

1. 멥쌀은 깨끗이 씻어 2시간 정도 불려 체에 밭쳐 물기를 빼고 쌀알이 반 정도 으깨지도록 방망이로 빻는다.
2. 들깨가루는 물에 풀어 놓는다.

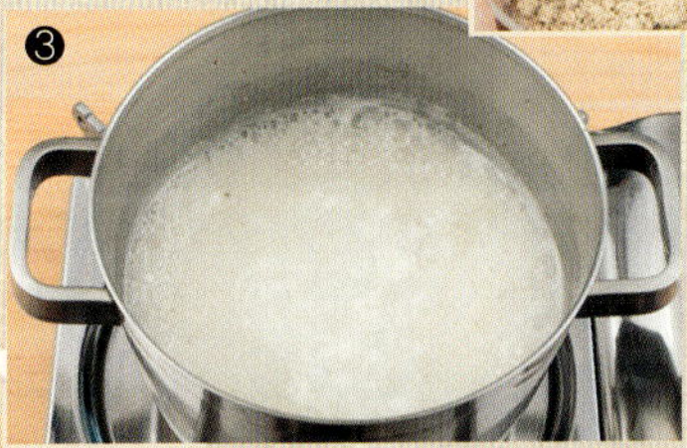

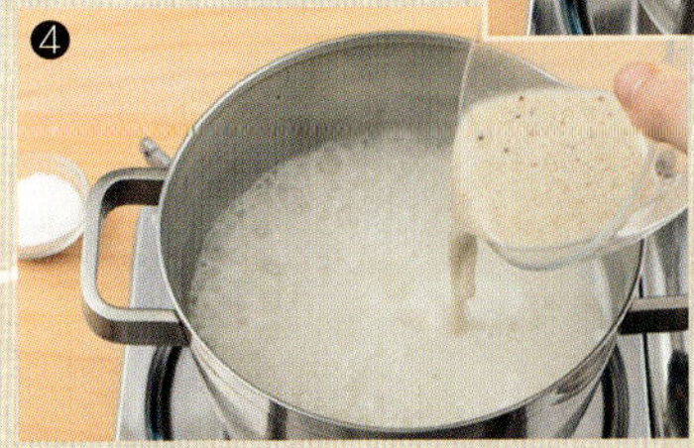

3. 냄비에 멥쌀을 넣고 죽 끓이는 물을 부어 센 불에 올려 끓으면 중불로 낮추어 가끔 저으면서 10분 정도 끓이다가 약 불로 낮추어 20분 정도 끓인다.
4. 쌀알이 퍼지면 들깨가루 물을 붓고 뚜껑을 덮어 가끔 저으면서 5분 정도 더 끓이다가 소금으로 간을 맞추고 2분 정도 더 끓인다.

Check Point

- 들깨가루가 없으면 들깨를 곱게 갈아 고운주머니에 넣고 즙을 짜서 사용한다.
- 들깨를 너무 일찍 넣으면 죽이 텁텁해 지고 맛이 좋지 않으므로 쌀알이 다 퍼졌을 때 넣어 잠깐 끓여낸다.
- 원문에는 들깨즙을 국에 넣었으나 소화를 고려하여 고운 죽에 들깨즙을 넣었다.

02 호두죽(胡桃粥)

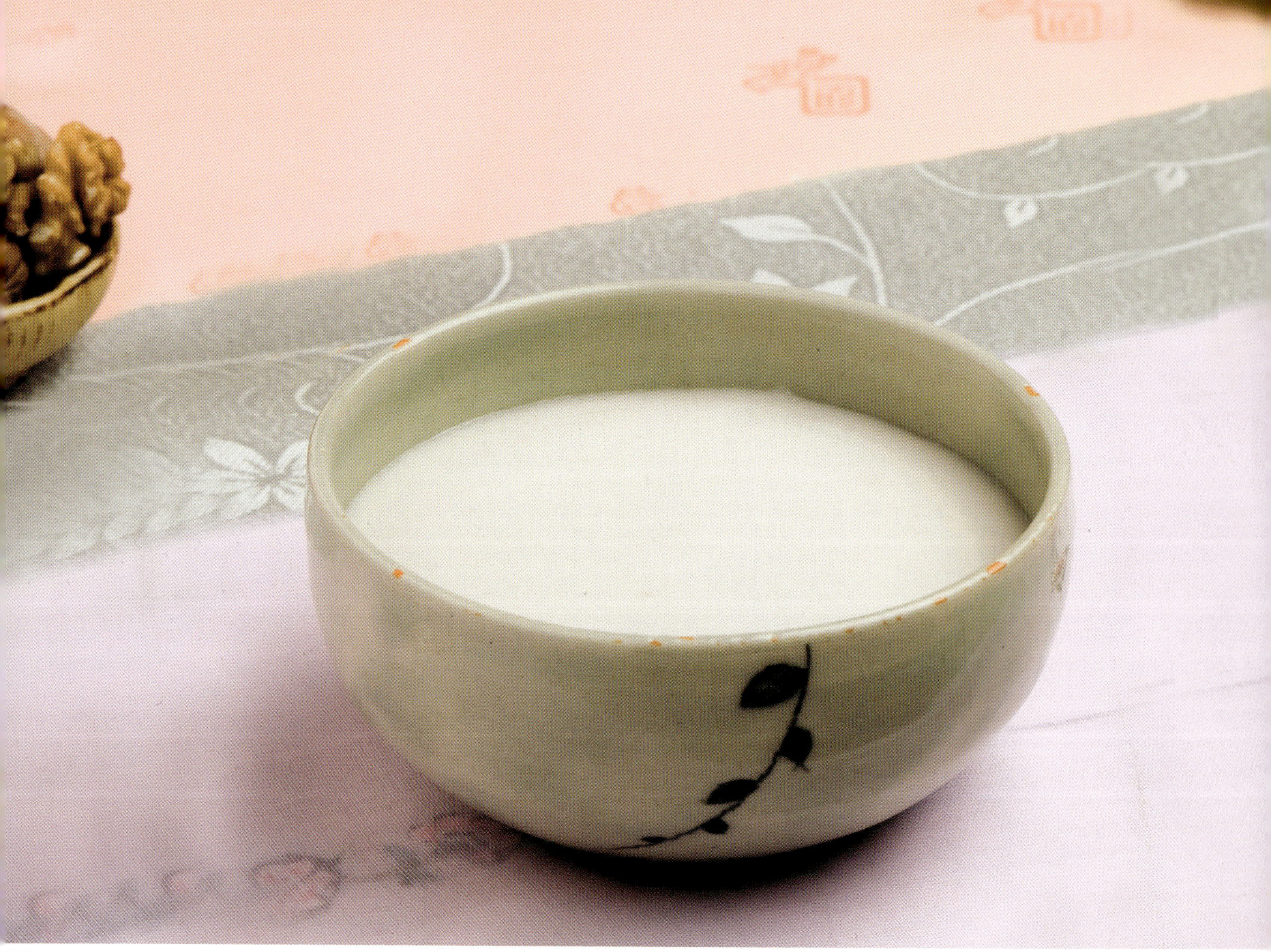

治石淋 便中有石子者. 胡桃肉一升研 細米
煮作粥一升 和服卽差.

석림(石淋, 음경속이 아프면서 소변에 모래나 잔돌 같은 것이 섞여 나오는 병증)으로 소변에 작은 돌이 섞여 나오는 사람을 치료하려면 호두의 속살[胡桃肉] 1되를 갈고 세미(細米, 가는 쌀)를 삶아 죽 1되를 만들어 서로 섞어 복용하면 즉시 차도가 있다.

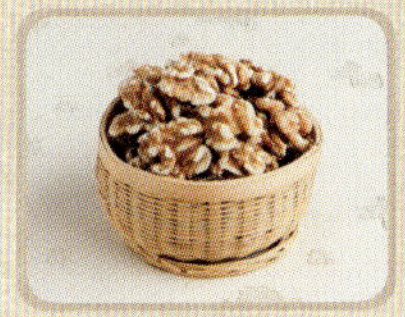

호두

밤에 자다가 참지 못하고 소변을 보는 것과 소변에 작은 돌이 섞여 나오는 것을 치료한다. 또한 기침이 심하고 가래가 많을 때 효과적이고, 몸을 윤택하게 한다.

재료 및 분량

멥쌀 1컵
물 2컵(400g)
호두 1컵(85g)
물 1컵(200g)
죽 끓이는 물 3컵(600g)

만드는 방법

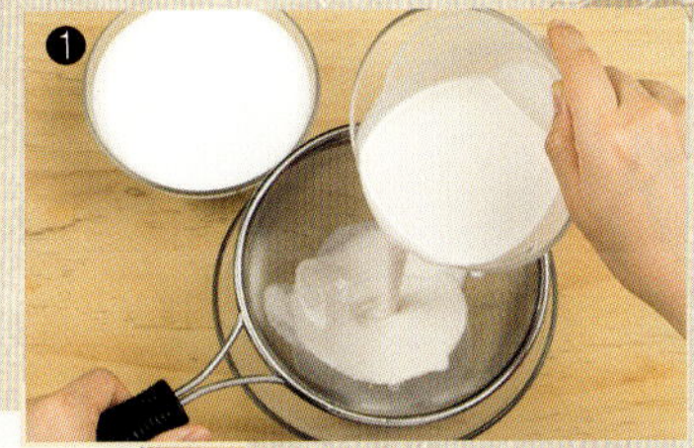

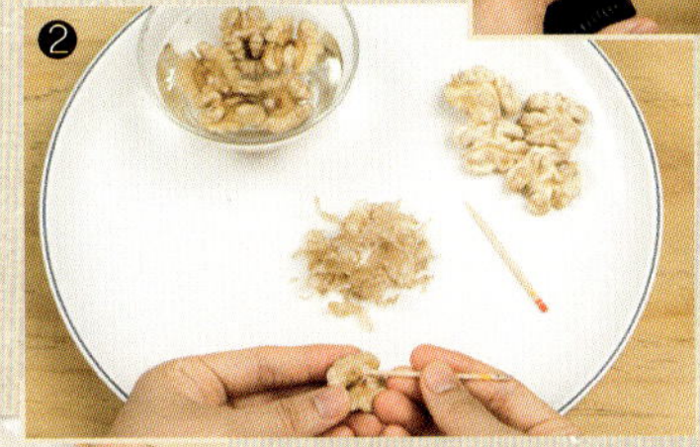

1. 멥쌀은 깨끗이 씻어 2시간 정도 불린 후 체에 밭쳐 물기를 뺀 후 믹서기에 물과 함께 넣고 갈아 체에 내린다

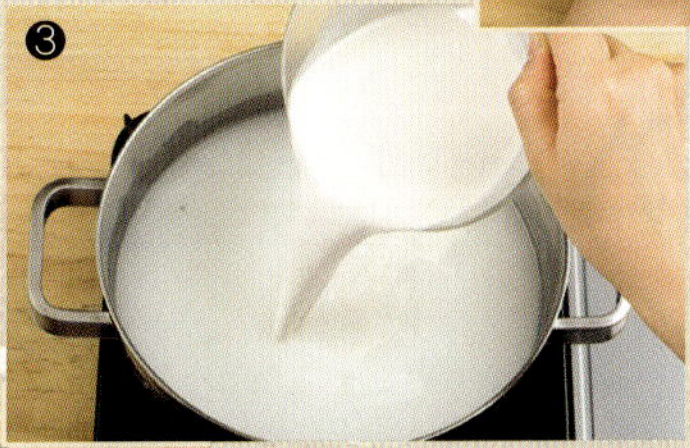

2. 호두는 끓는 물에 데쳐낸 후 속껍질을 벗기고 믹서에 넣고 물을 부어 곱게 갈아 체에 내린다.

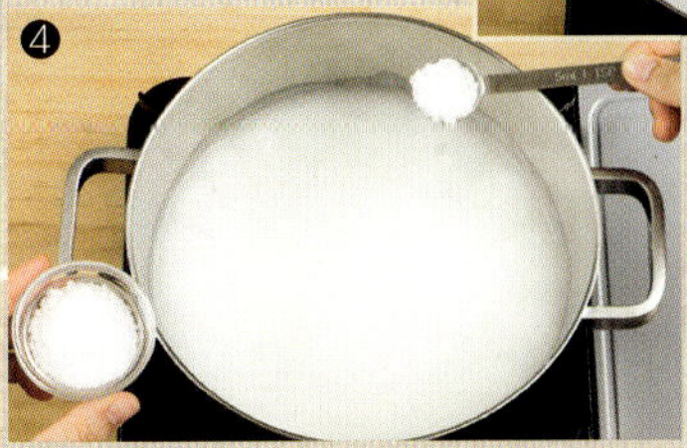

3. 냄비에 갈아놓은 멥쌀물과 죽 끓이는 물을 붓고 센 불에 올려 끓으면 중불로 낮추어 20분 정도 끓이다가 갈아놓은 호두물을 붓고 약불로 낮추어 5분 정도 더 끓인다.
4. 죽이 어우러지면 소금으로 간을 맞추고 2분 정도 더 끓인다.

Check Point

- 원문에는 호두살을 갈고 죽을 끓여 서로 섞어 먹는 것으로 되어 있다.
- 호두를 갈지 않고 다져서 넣을 수도 있다.
- 호두 갈은 물은 넣고 너무 자주 저으면 죽이 묽어질 수 있으므로 주의한다.

03 생지황죽(生地黃粥)

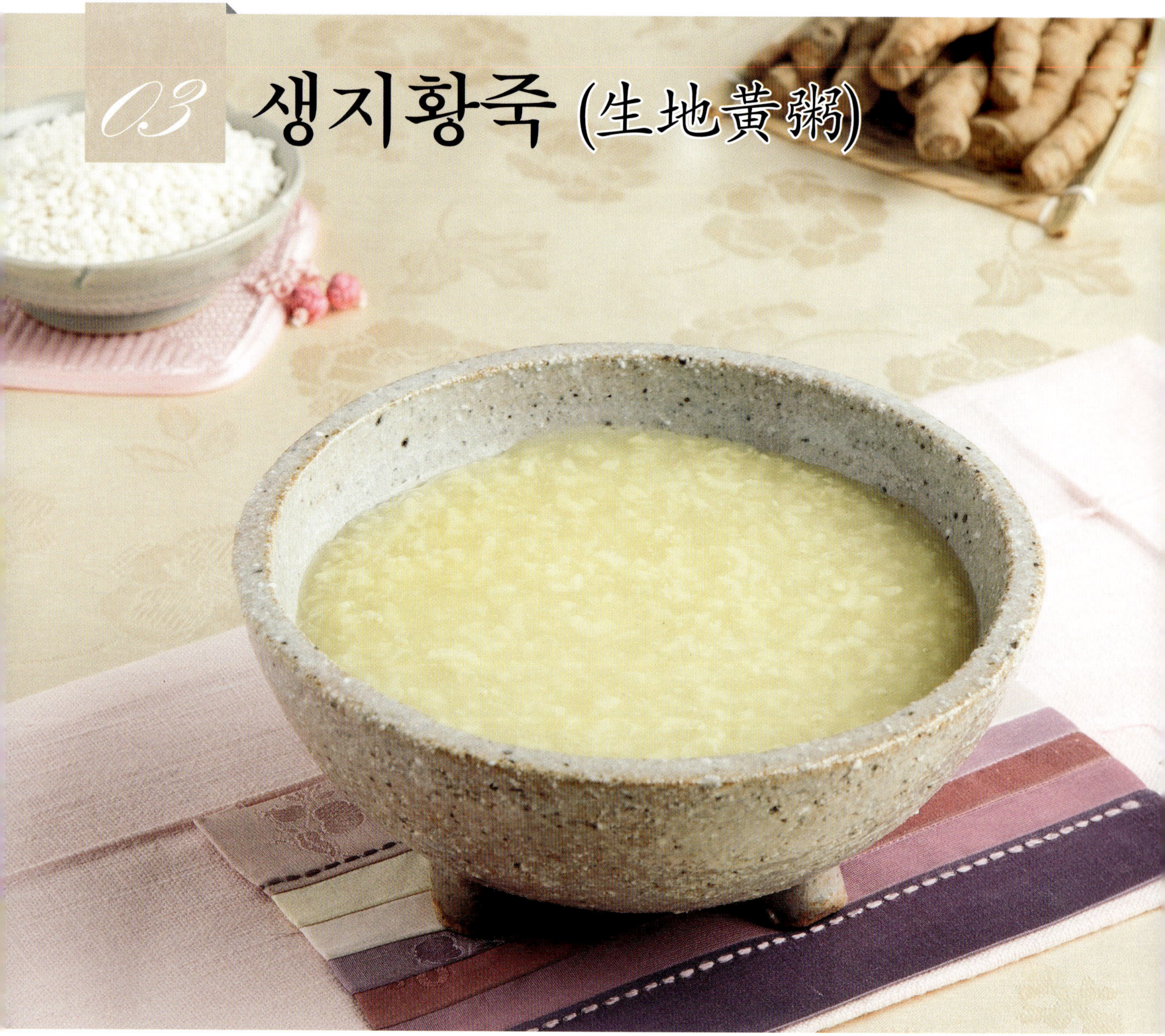

治初産腹中瘀血 及瘕血結痛 虛損無力. 生地黃汁三合
生薑汁一兩 糯米三合 煮粥臨熟 下生地黃薑汁 攪勻 空心服之.

처음 출산하여 배에 어혈이 있고 가(瘕, 하복부에 덩어리로 뭉치는데 움직이는 것으로 징가〈癥瘕〉의 일종)와 혈이 맺혀 아픈 것과 허손하고 힘이 없는 증상을 치료하려면 생지황즙 3홉, 생강즙 1냥, 찹쌀 3냥을 준비한다. 찹쌀을 죽으로 삶아 익으려고 할 때 생지황즙과 생강즙을 넣고 고루 섞어 공복에 복용한다.

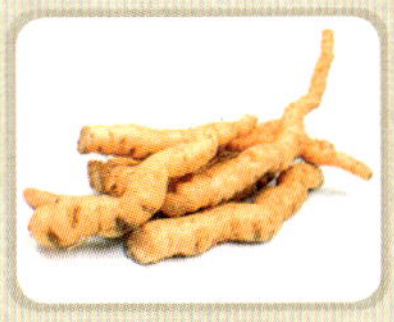

생지황

성질은 냉하고 맛은 달고 쓰다. 열을 내리고 피를 삭힌다. 주로 심경과 간경, 신경에 작용한다.

재료 및 분량

찹쌀 1컵(180g)
생지황 60g
물 3큰술
생강 20g
물 2큰술
죽 끓이는 물 7컵(1.4kg)
소금 ½작은술

만드는 방법

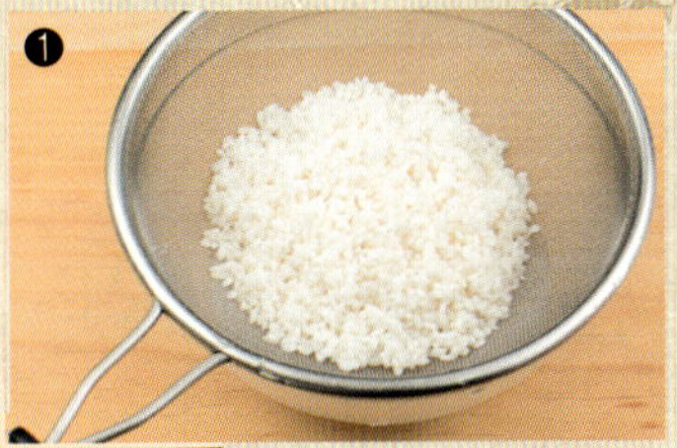

1. 찹쌀을 깨끗이 씻어 2시간 정도 불린 후 체에 밭쳐 물기를 뺀다.

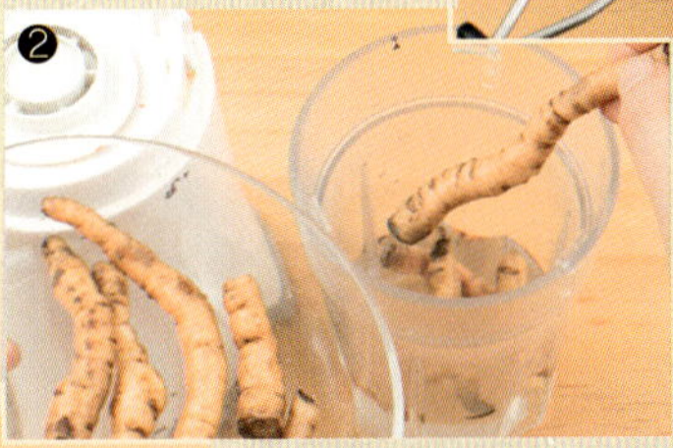

2. 생지황은 깨끗이 씻어 물을 넣고 믹서에 갈아 즙을 거른다.

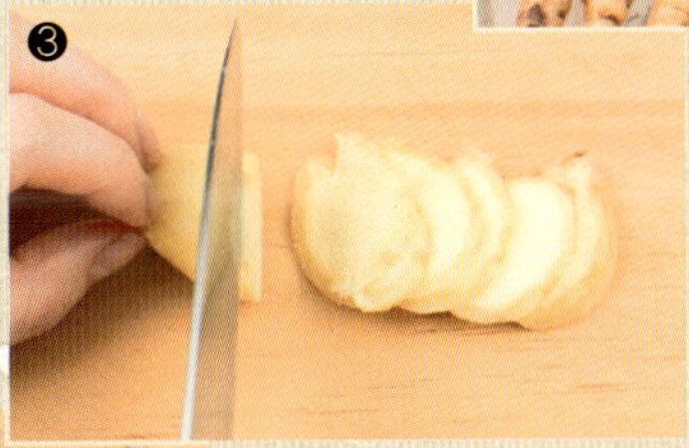

3. 생강은 껍질을 벗겨 씻어 편으로 썰어 믹서에 물과 함께 넣고 갈아 즙을 거른다.

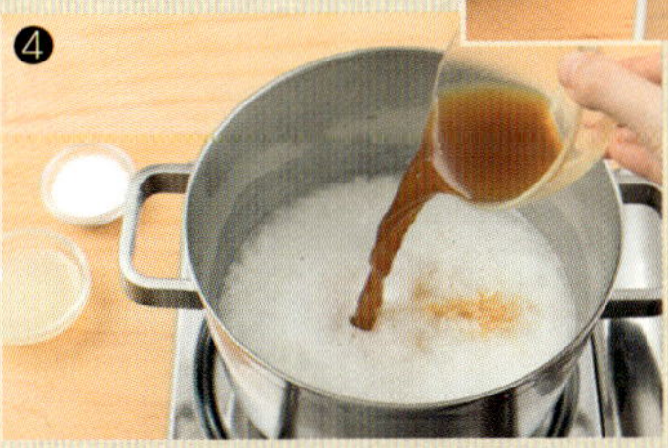

4. 냄비에 찹쌀을 넣고 물을 부어 센 불에 올려 끓기 시작하면 중불로 낮추어 30분 정도 더 끓이다가 생지황즙 3큰술과 생강즙 1큰술을 넣고 10분 정도 더 끓여 소금으로 간을 맞춘다.

Check Point

- 생지황과 생강을 갈을 때 양이 적으므로 소형믹서기를 사용하면 좋다.
- 생지황즙과 생강즙의 양을 원문보다 적게 사용하였다.
- 지황은 현삼과에 딸린 여러해살이 약용식물로 그 뿌리를 한방에서 약재로 쓰는데, 날것을 생지황, 말린 것을 건지황이라 하며, 숙지황 중 특히 술에 담갔다가 쪄서 말리기를 9번 되풀이하여 만든 것은 구지황이라 하여 그 약효를 으뜸으로 친다.

04 연자죽(蓮子粥)

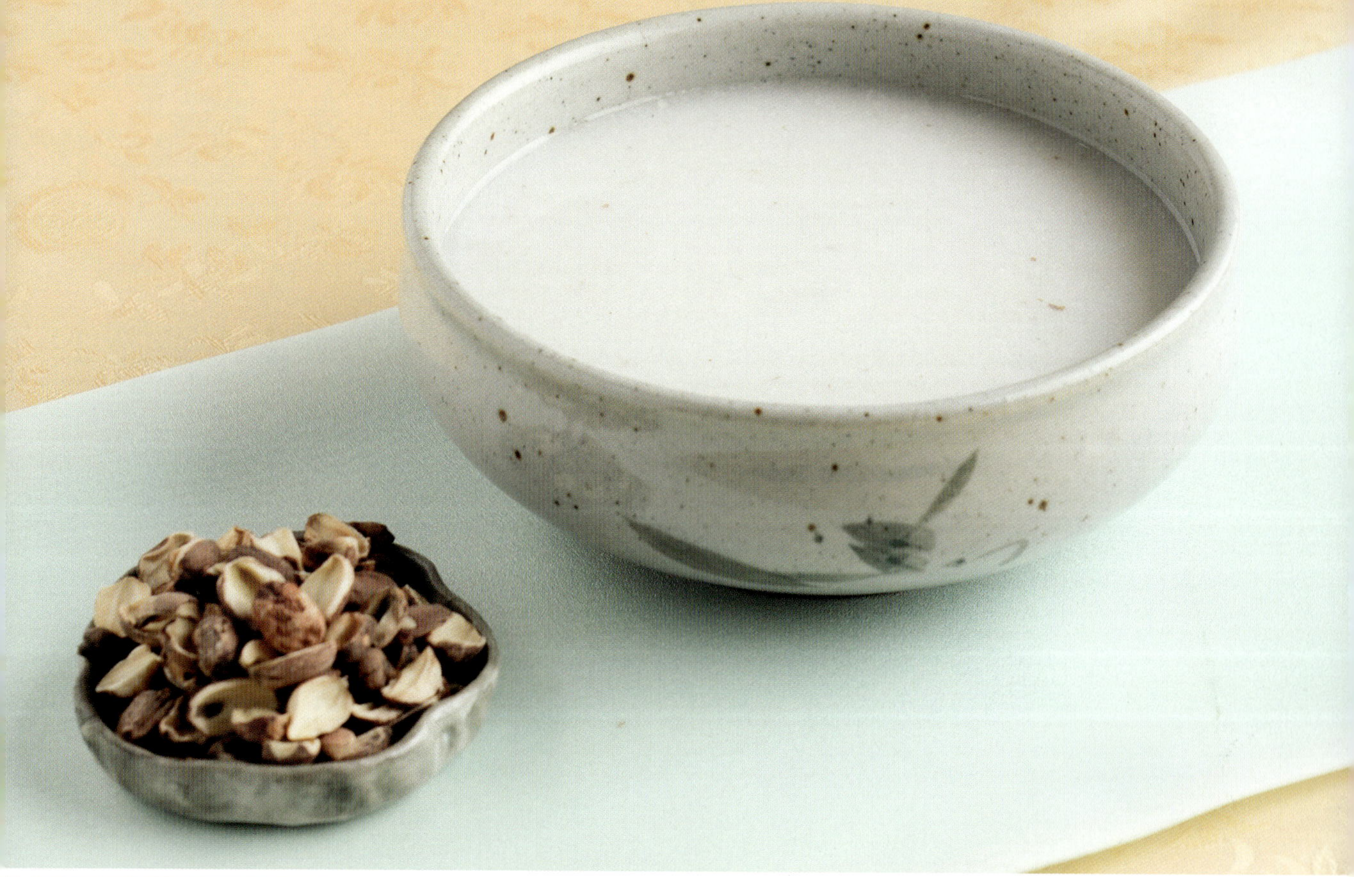

益耳目 補中强志. 嫩蓮實半兩 去皮細切 粳米三合
先煮蓮實令熟 次以粳米作粥 候熟 熱食.

귀와 눈에 도움이 되며 속을 보하고 의지를 강하게 하려면 어린연밥[嫩蓮實] 반량의 껍질을 벗겨 잘게 썰고 멥쌀 3홉을 준비한다. 먼저 연밥을 끓여 익힌 다음 멥쌀을 넣어 죽을 만들고 익기를 기다려 연밥을 넣어 고루 섞어 뜨겁게 먹는다.

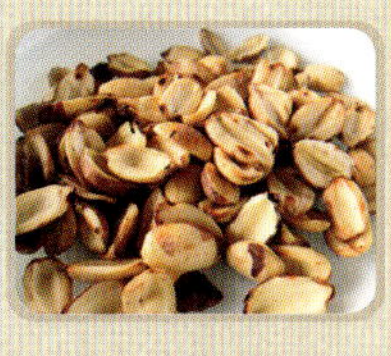

연자

성질은 평하고 차며 맛이 달고 독이없다. 기력을 도와 온갖 병을 낫게하며 오장을 보한다. 갈증과 이질을 멎게하며 정신을 좋게하며 마음을 안정시킨다.

재료 및 분량

멥쌀 90g(½컵)
어린연밥(연자) 20g
연자 가는 물 1컵(200g)
죽 끓이는 물 3컵(600g)
소금 ¾작은술

만드는 방법

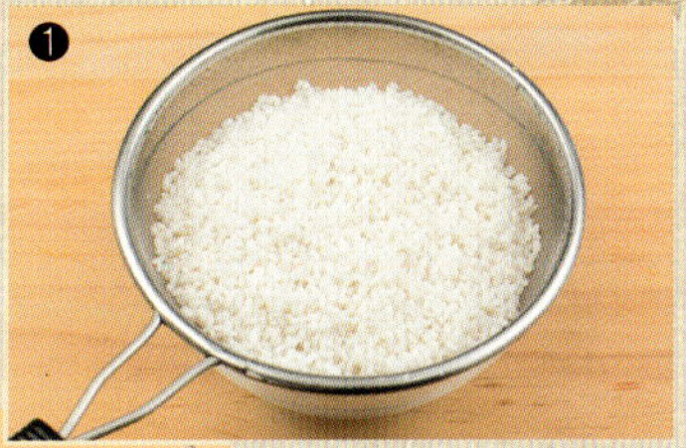

1. 멥쌀은 깨끗이 씻어 2시간 정도 불린 다음 체에 밭쳐 물기를 뺀다.

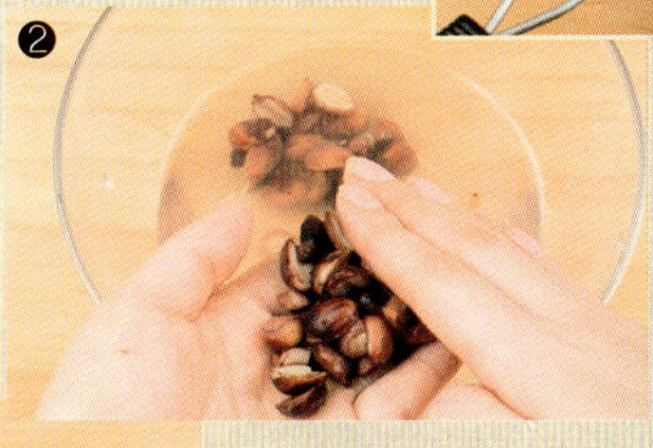

2. 연자는 4시간 정도 불려서 비벼 씻어 껍질을 벗긴다.

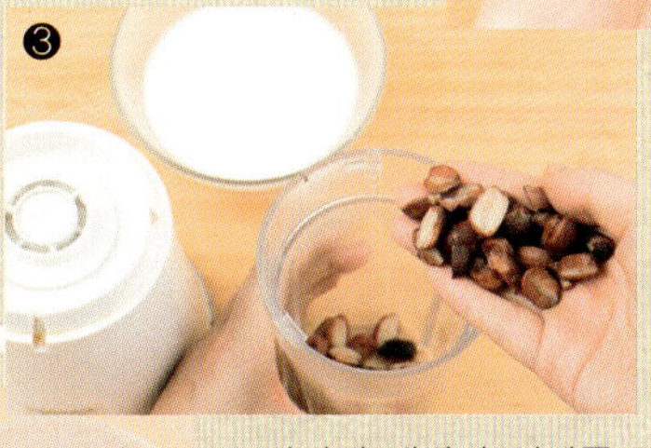

3. 믹서에 멥쌀과 연자를 각각 넣고 물을 부어 곱게 간다.

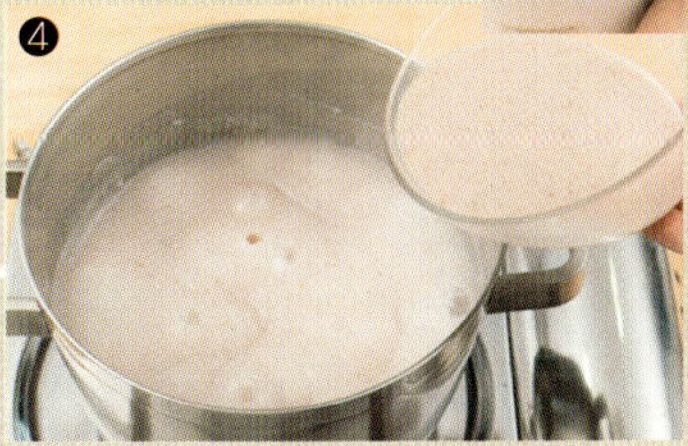

4. 냄비에 갈아놓은 멥쌀과 물을 붓고 센 불에 올려 끓으면 중불로 낮추어 저어 가며 20분 정도 끓이다가 연자 갈은 물을 붓고 약 불로 낮추어 10분 정도 더 끓인다. 소금으로 간을 맞추고 2분 정도 더 끓인다.

Check Point

- 연자는 충분히 불려 박박 문질러 씻어야 속껍질이 잘 벗겨진다.
- 연자죽은 기호에 따라 꿀을 조금 타서 먹으면 쓴맛이 감해진다.
- 원문에는 연밥을 끓여 익혔으나 생연밥을 구하기 어려우므로 말린 연자를 불려 갈아서 사용하였다.

05 산조인죽(酸棗仁粥)

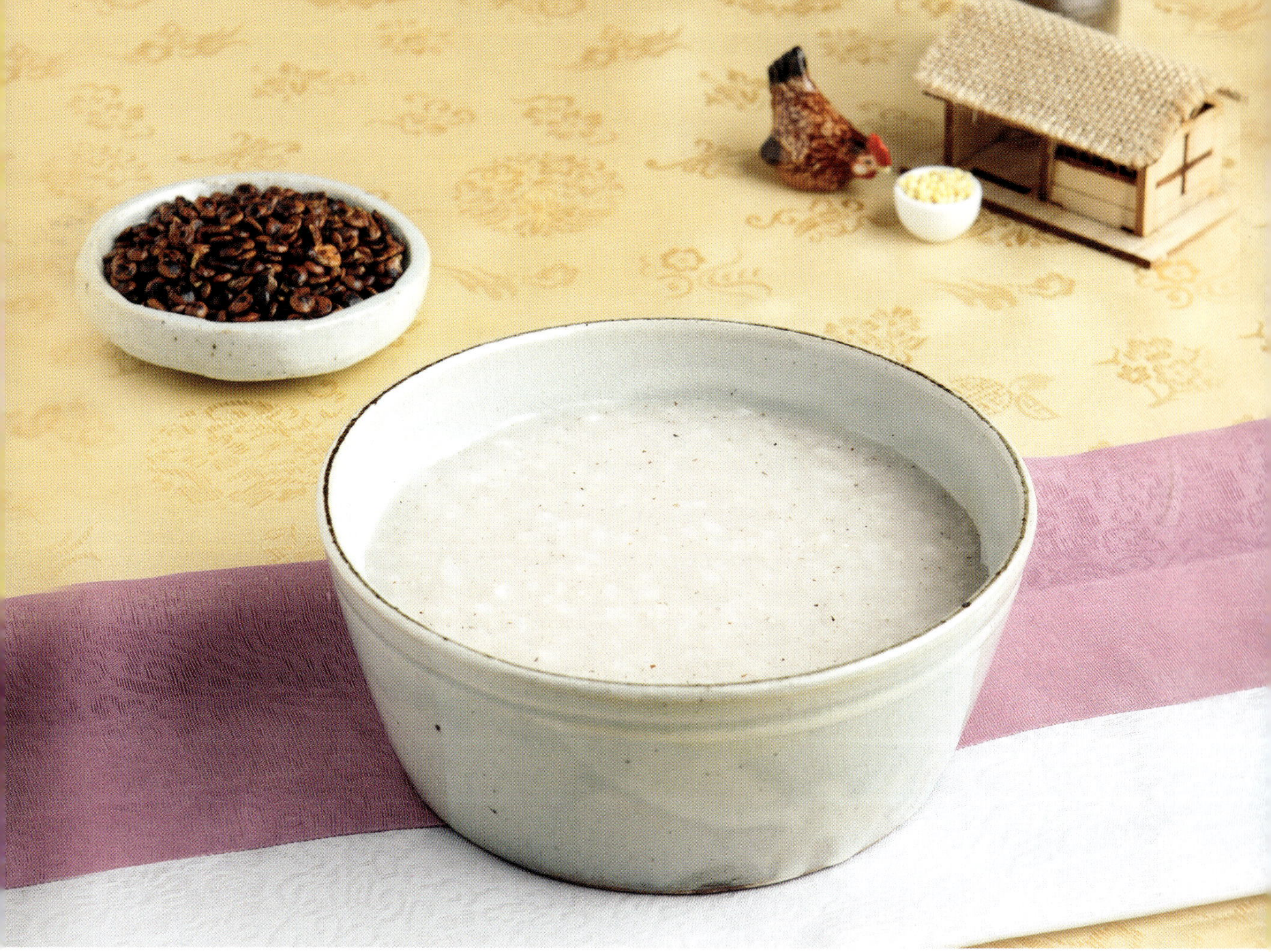

治心煩 不得眠睡. 酸棗仁一兩剉 水一升
研取汁 下米二合 煮粥食之.

심번(心煩, 가슴이 답답한 증상)으로 잠을 자지 못하는 증상을 치료하려면 멧대추씨[酸棗仁] 1량을 빻고 물 1되를 넣어 갈아 그 즙을 취하고 쌀 2홉을 넣고 삶아 죽을 만들어 먹는다.

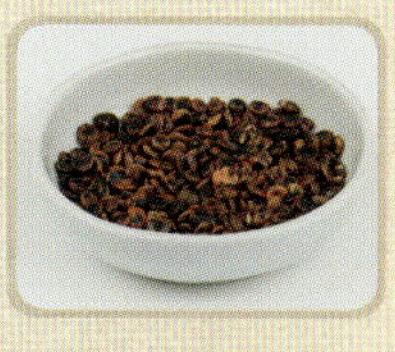

산조인
가슴이 답답한 증상으로 잠을 자지 못하는 것을 치료한다.

재료 및 분량

멥쌀 1컵(180g)
산조인(멧대추씨) 20g
산조인 가는 물 1컵(200g)
산조인 거르는 물 6컵(1.2kg)
소금 1작은술

만드는 방법

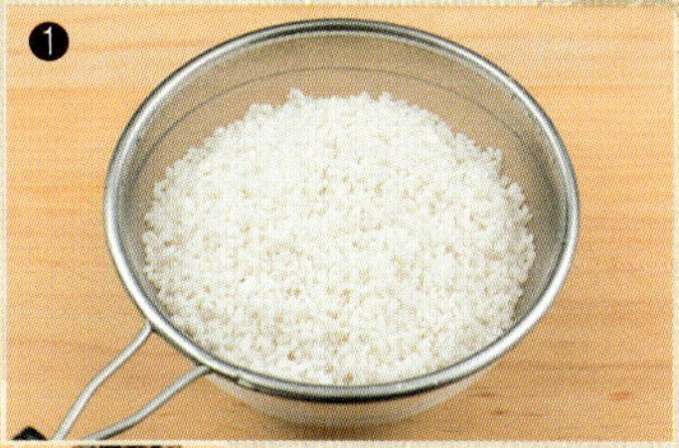

1. 멥쌀은 깨끗이 씻어 2시간 정도 불린 다음 체에 밭쳐 물기를 뺀다.

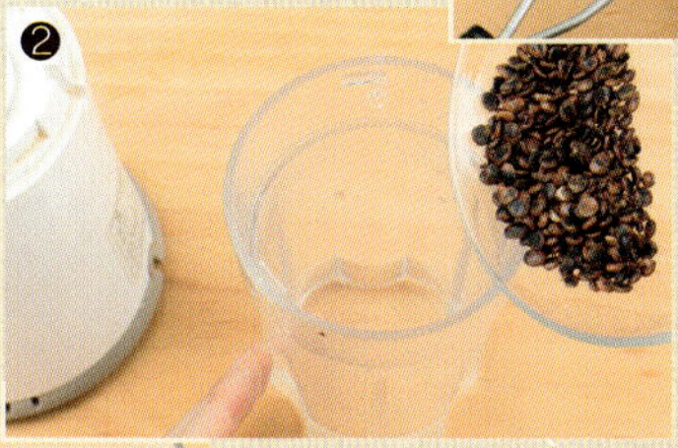

2. 믹서기에 물과 산조인을 넣고 간 다음 물을 조금씩 부어가며 고운체에 걸러 산조인물을 만든다.

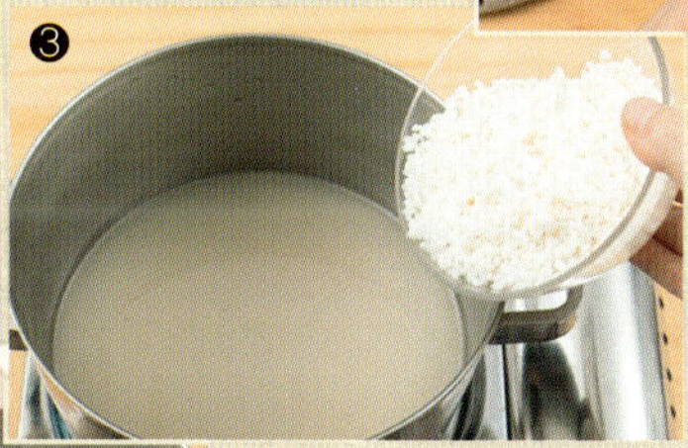

3. 냄비에 산조인물을 붓고, 쌀을 넣어 센 불에서 끓으면 불을 낮추어 중불에서 20분 정도 끓이다가 약불로 낮추어 10분 정도 더 끓인다.

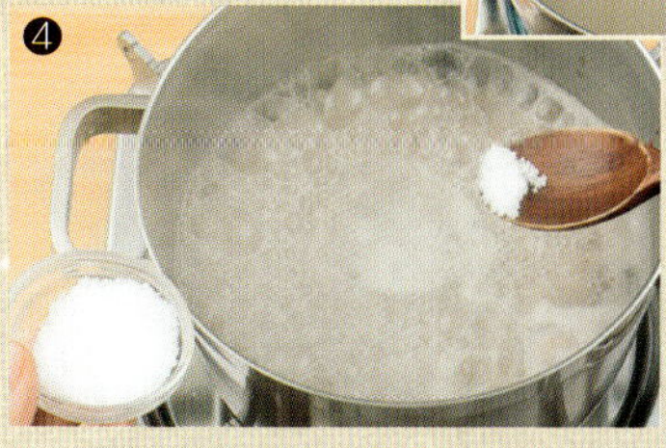

4. 죽이 어우러지면 소금으로 간을 맞추고 2분 정도 더 끓인다.

Check Point

- 불린 쌀을 갈아 넣고 곱게 비단죽으로 쑤기도 한다.
- 죽을 끓일 때 넘지 않게 주의하고 가끔 저어가며 끓인다.
- 죽의 간은 마지막에 맞추고 한소끔 더 끓여야 죽이 삭지 않는다.

06 상수리죽(橡實粥)

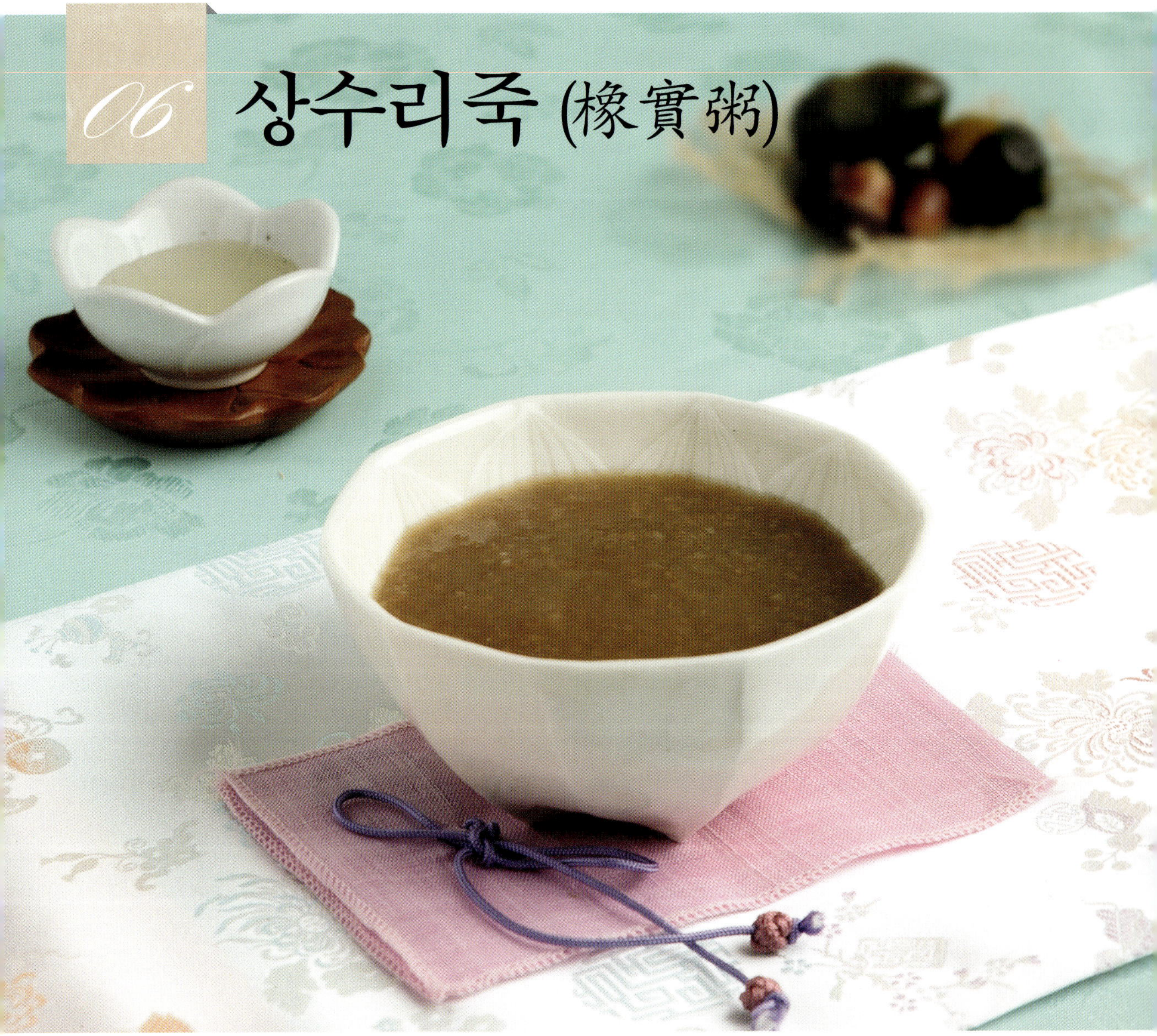

治泄痢. 橡實熟煮 水浸去澁味 待乾末 碎米等分
先煮米 臨熟入橡末 作粥 和熟蜜 空心服之.

설사와 이질을 치료하려면 상수리열매[橡實]를 푹 삶고 물에 담가 떫은맛을 제거한 다음 말려서 분말로 만들고 싸라기와 같은 분량으로 나눈다. 먼저 쌀을 삶아 익으려고 할 때 상수리분말을 넣어 죽을 만들고 졸인 꿀을 넣어 공복에 복용한다.

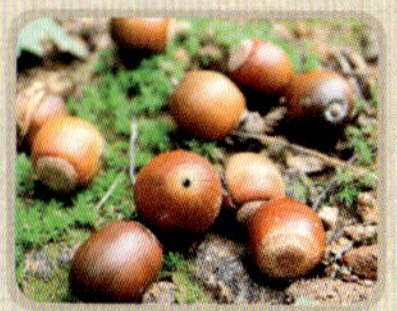

상수리

성질은 따뜻하고 맛은 쓰며 떫고 독이없다. 설사와 이질을 낫게하고 장위를 튼튼하게 하며, 장을 수렴하여 설사를 멎게 한다.

재료 및 분량

멥쌀 ½컵(90g)
상수리가루 ½컵(70g)
죽 끓이는 물 6컵(1.2kg)
꿀 3큰술

만드는 방법

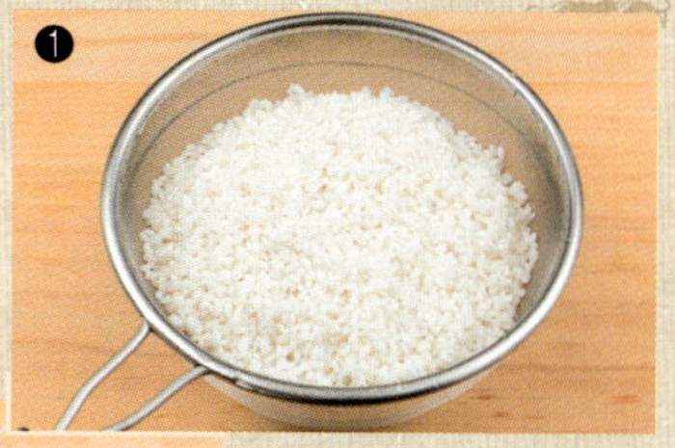

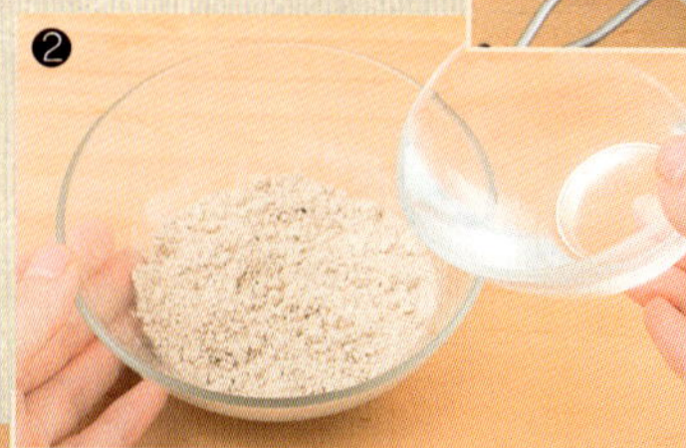

1. 멥쌀은 깨끗이 씻어 2시간 정도 불린 후 체에 밭쳐 물기를 빼고 굵게 간다.

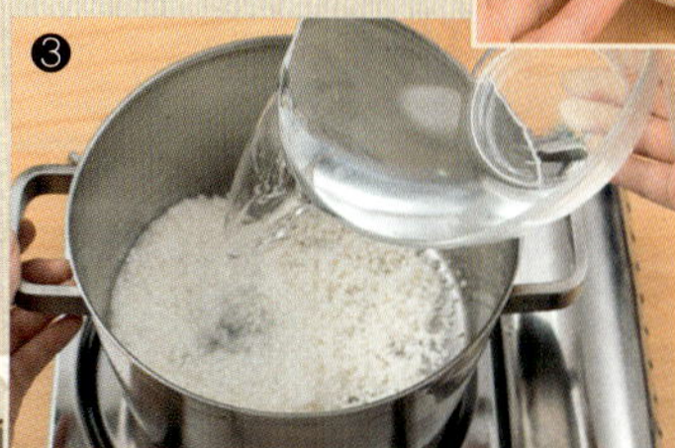

2. 상수리가루에 물 2컵을 붓고 섞어 30분 정도 불린다.

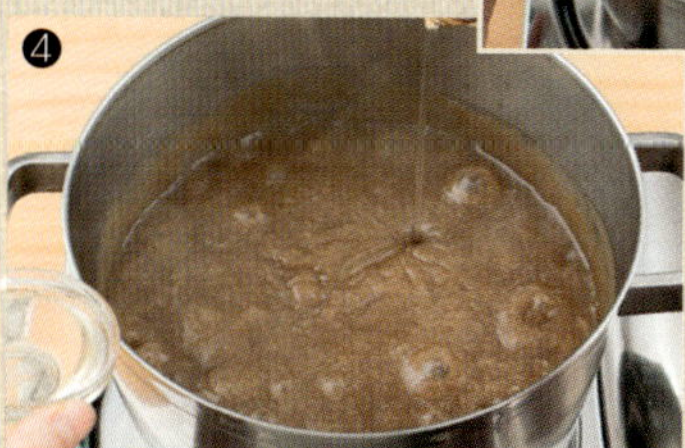

3. 냄비에 쌀을 넣고 물을 부어 센 불에 올려 끓으면 중불로 낮추어 20분 정도 더 끓인다.

4. 죽에, 물에 불린 상수리가루를 넣고 10분 정도 끓이다가 꿀을 넣고 2분 더 끓인다.

Check Point

- 죽을 끓일 때 눌지 않도록 잘 저어준다.
- 상수리가루의 건조 상태에 따라 물을 가감해야 한다.
- 상수리는 물에 담가 여러 번 물을 갈아주며 10일 정도 담가 떫은 맛을 뺀다.

07 도인죽(桃仁粥)

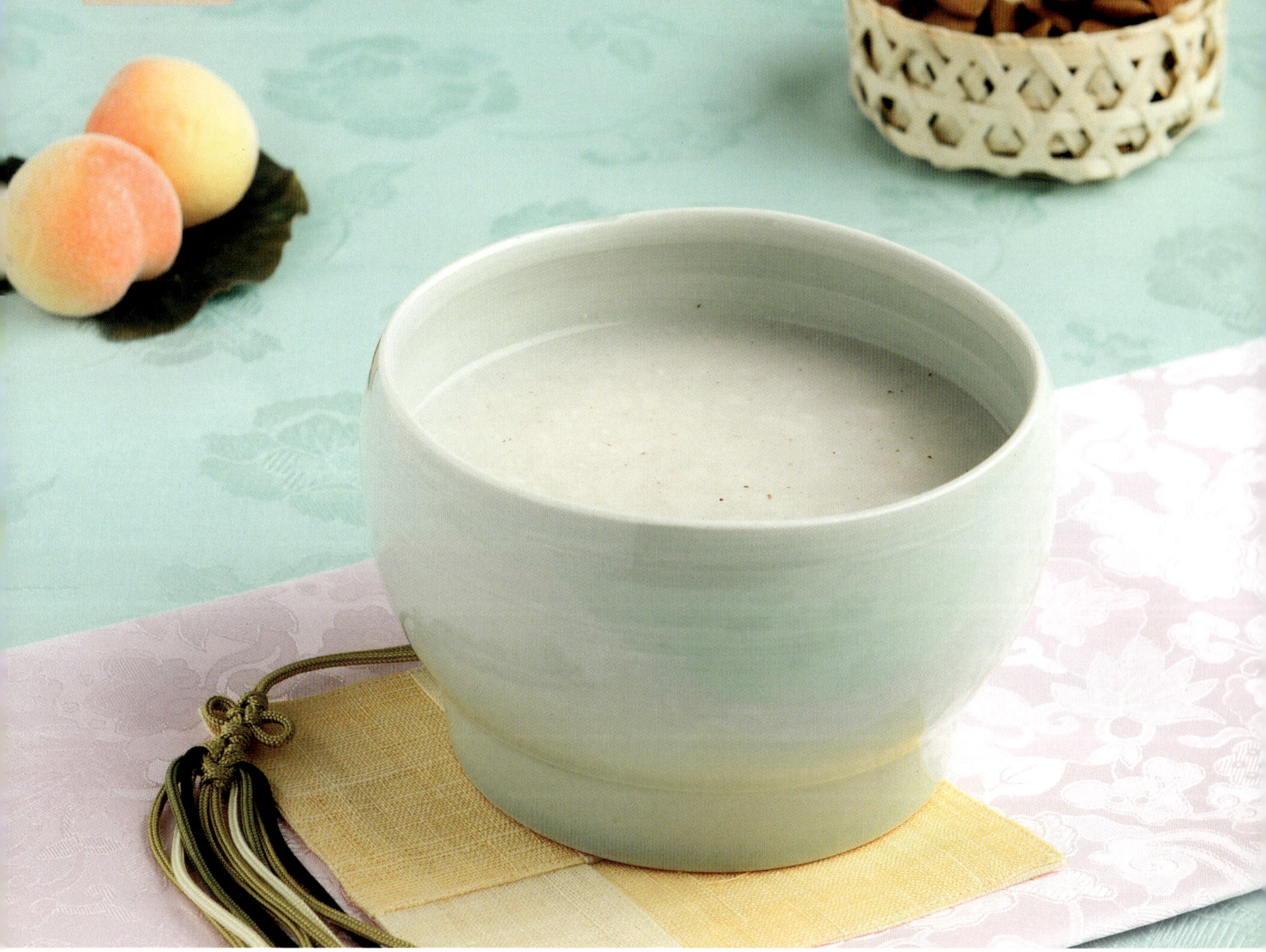

治傳屍鬼氣 咳嗽氣急 不能下食 痃癖疰氣 血氣不通 日漸消瘦. 桃仁一兩 去皮尖 用水一升 硏取汁 下米煮粥 空心食之.

전시(傳屍, 폐에 침입하여 감염되는 만성소모성 질환), 귀기, 해수로 숨이 찬 증상, 소화가 안되는 증상, 현벽, 주기, 혈기가 통하지 않는 증상, 날로 수척해지는 증상 등을 치료하려면 껍질과 끝을 제거한 복숭아 씨 1냥을 준비한다. 물 1되에 복숭아씨를 넣고 갈아 그 즙을 취하고 쌀을 넣고 삶아 죽을 만들어 공복에 먹는다.

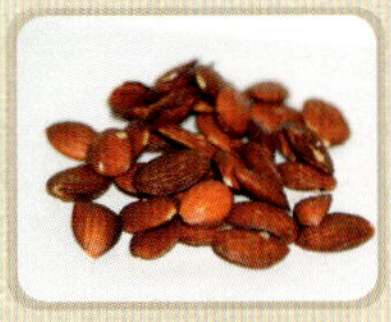

도인
성질이 평하고 맛이 달고쓰며 독이없다. 어혈로 월경이 막힌 것을 치료하며 가슴앓이를 먹게 한다.

재료 및 분량

멥쌀 1컵(180g)
복숭아씨 40g
복숭아씨 가는 물 1컵(200g)
죽 끓이는 물 6컵(1.2kg)

만드는 방법

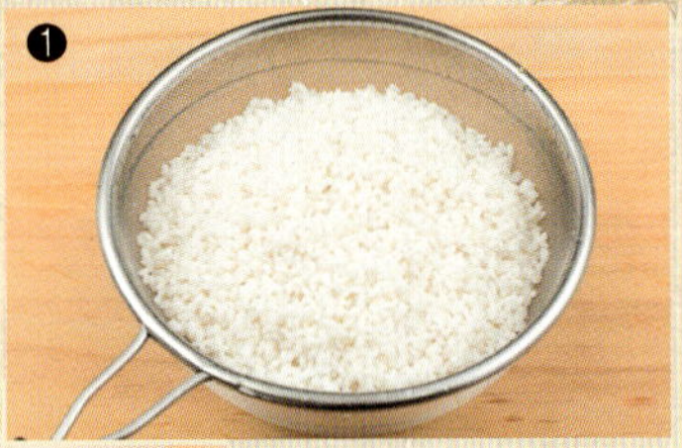

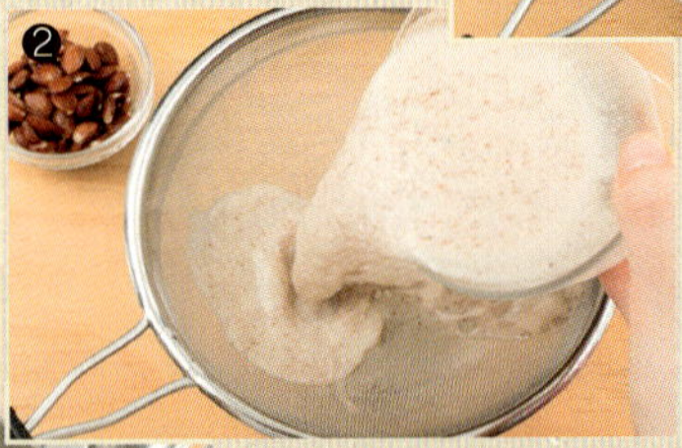

1. 멥쌀은 깨끗이 씻어 물에 2시간 정도 불려 체에 밭쳐서 물기를 뺀다.

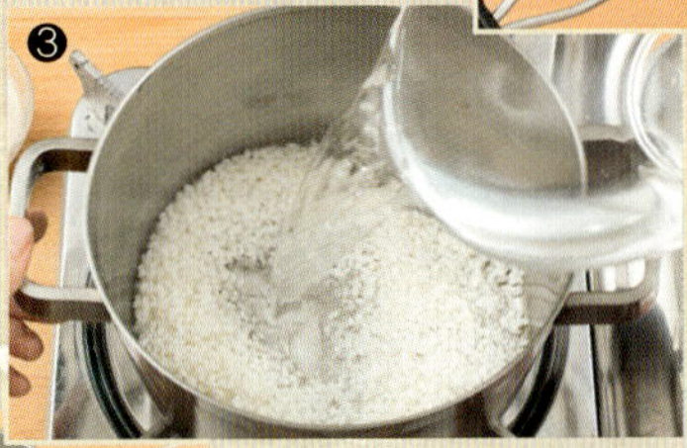

2. 복숭아씨는 깨끗이 씻어 믹서기에 물을 넣고 곱게 갈아서 고운체에 밭쳐 즙을 낸다.

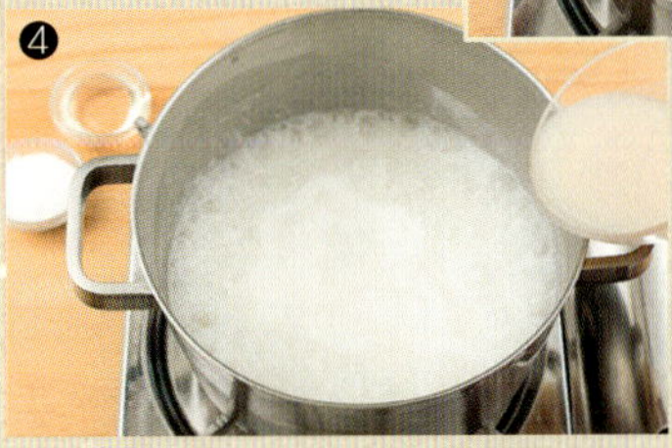

3. 냄비에 멥쌀과 물을 붓고 센 불에 올려 끓으면 중불로 낮춘다.

4. 죽에 복숭아씨 즙을 넣고 눌지 않게 한 번씩 저어가며 40분 정도 끓여 공복에 먹는다.

Check Point

- 복숭아씨는 곱게 가는 것이 먹기 좋다.
- 기호에 따라 소금 간을 하고 꿀을 넣기도 한다.
- 죽을 끓일 때는 넘치거나 눌지 않게 고루 저어가며 끓인다.

08 정신환(精神丸)

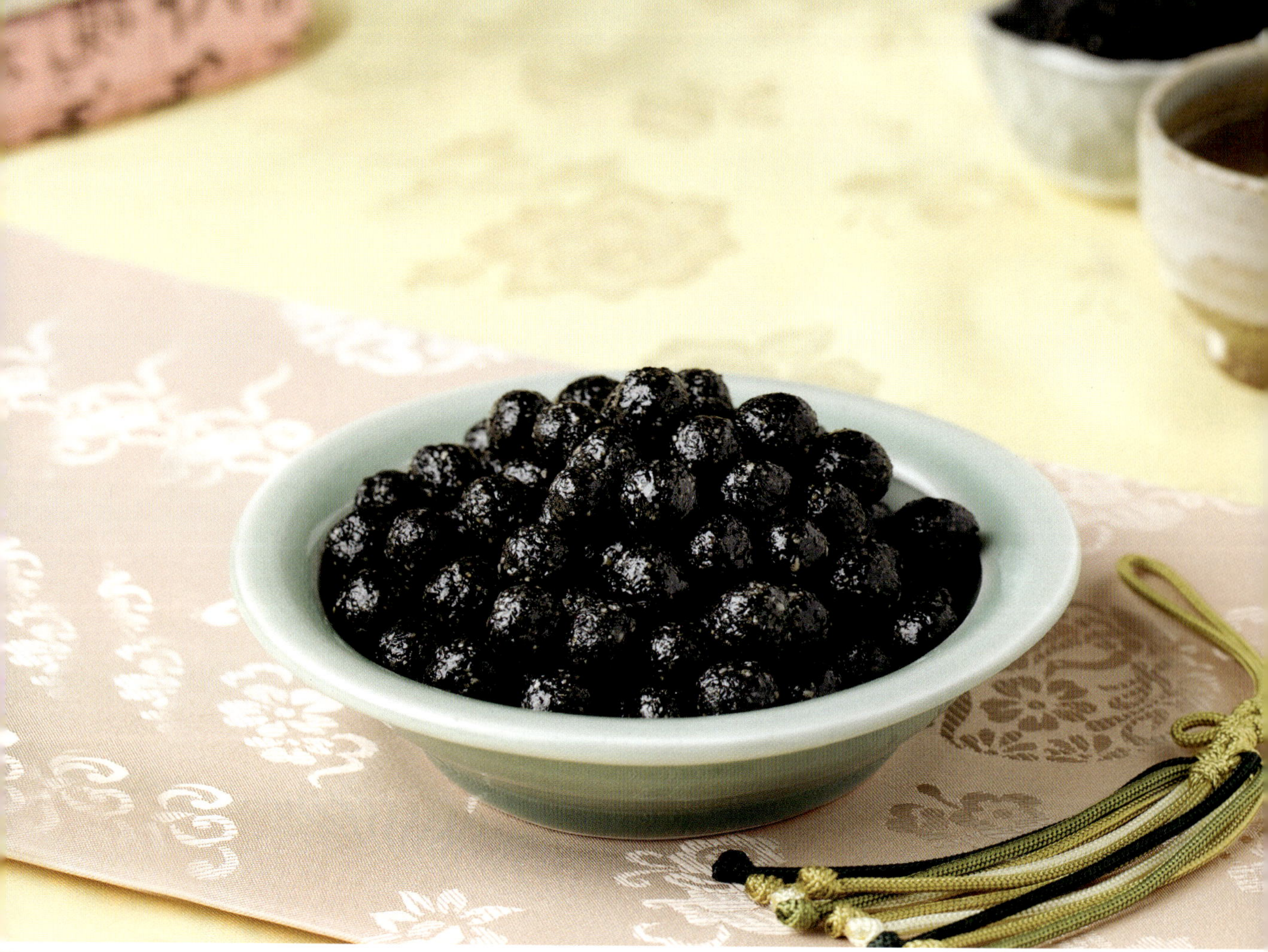

精神丸 利大便. 胡麻子一升 白蜜一升
煉合之 常服 治肺氣 潤五臟 塡精髓.

정신환(精神丸)은 대변을 잘 나가게 보게 하는데, 검은 참깨[胡麻子] 1되 흰꿀[白蜜] 1되를 고아 서로 합한 다음 상복(常服)한다. 폐기(肺氣)를 다스리며 오장(五臟)을 윤택하게 하며 정수(精髓)를 채워준다.

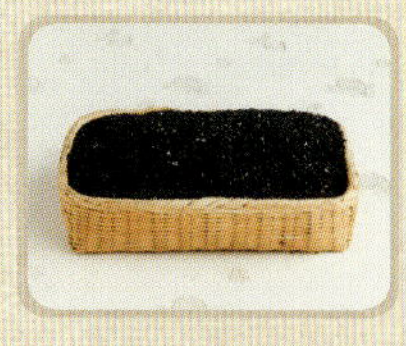

검은 참깨

기력을 북돋아주어 강장의 효과가 있으며 근골을 튼튼히 하여 허리와 다리 아픈 것을 치료하고 장을 매끄럽게 하여 대소변이 잘나가게 한다. 오랫동안 먹으면 머리가 세지 않는다.오랫동안 먹으면 머리가 세지 않는다.

재료 및 분량

검은 참깨 1컵
백밀(꿀) 1컵

만드는 방법

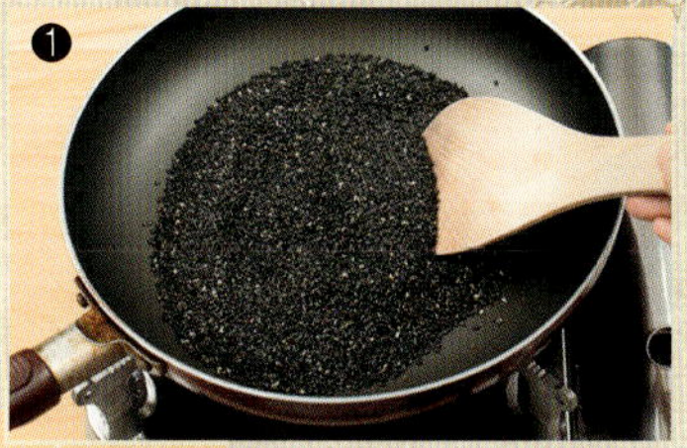

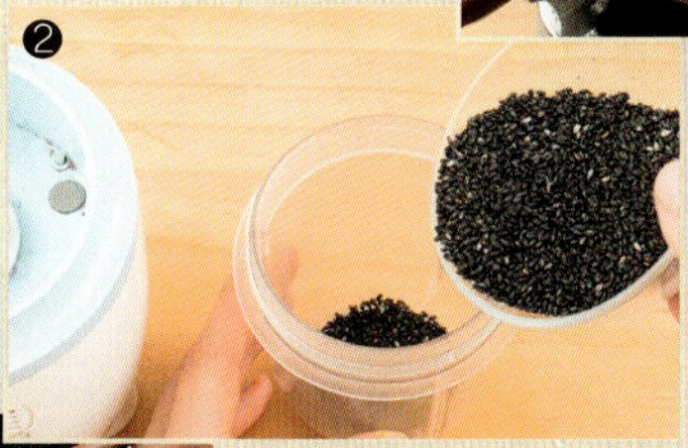

1. 검은깨는 깨끗이 씻어 일어 체에 밭쳐 물기를 뺀 다음 팬에 넣고 센불에서 볶다가 탁탁 소리를 내면 중불로 낮추어 볶는다.

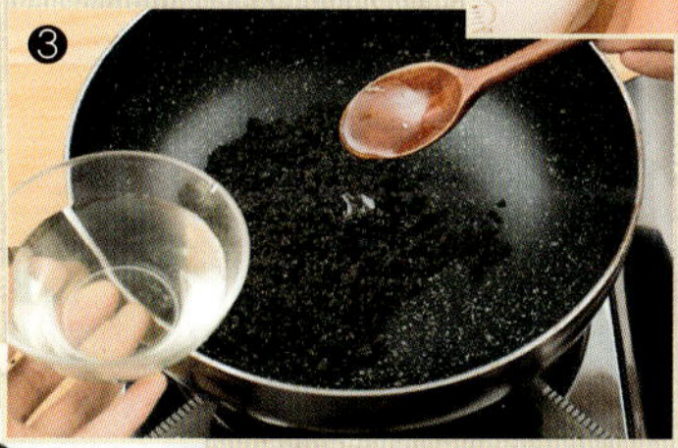

2. 볶은 검은 참깨를 분쇄기에 살짝 갈아 체에 내린다.

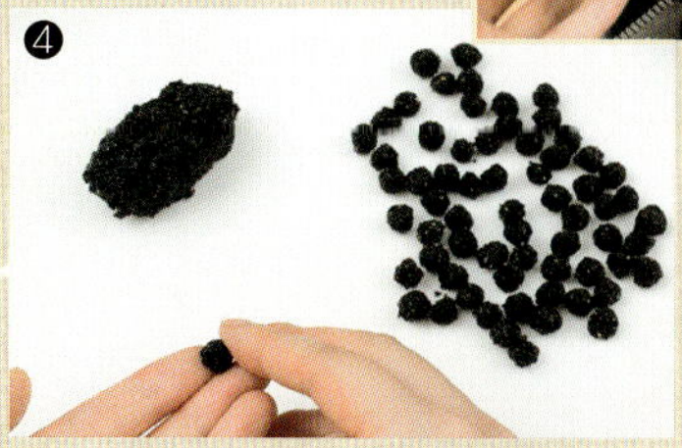

3. 팬에 체에 내린 검은 참깨와 꿀을 넣고 약불에서 조린다.

4. 한 덩어리가 될 때까지 조려 한 김 식은 후 콩알 크기로 환을 만든다.

Check Point

- 검은 깨를 씻어서 볶을 때 노란콩을 함께 넣어 볶으면 익는 정도를 알 수 있다.
- 검은 깨를 갈 때 분쇄기를 사용하여 오래 갈면 기름이 배어나와 질어질 수 있으므로 조금씩 살짝 간다.
- 꿀과 함께 너무 오래 볶으면 식은 다음 지나치게 딱딱해 질 수 있다.

09 고수차(胡荽茶)

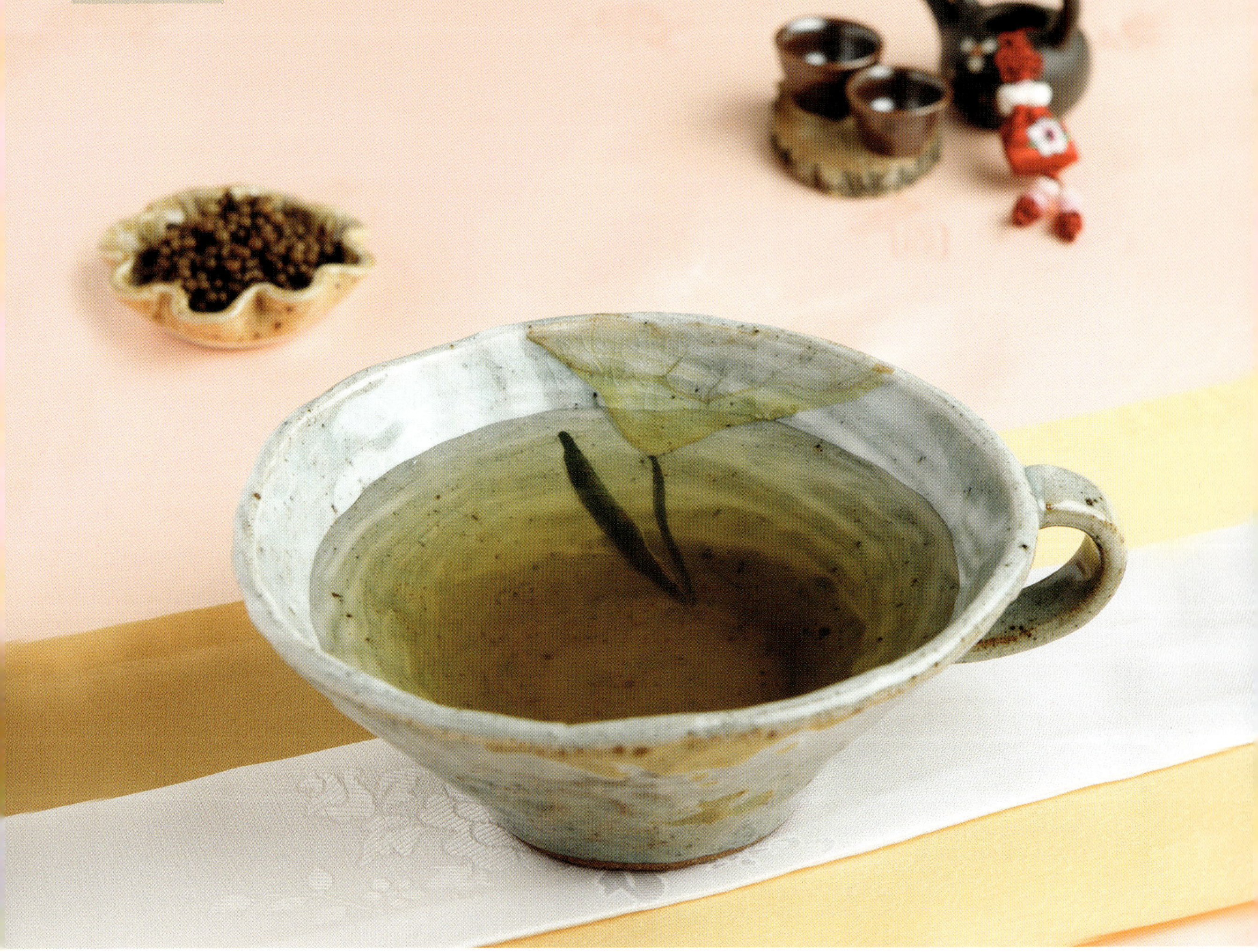

治蠱毒. 葫荽煮令子拆 冷取汁服之.

고독(蠱毒, 인간의 몸속에 기생할 수 있는 맹독성 벌레인 고로 인한 독)을 치료하려면 고수풀[胡荽]을 열매가 터지도록 삶은 다음 식혀서 그 즙을 취하여 복용한다.

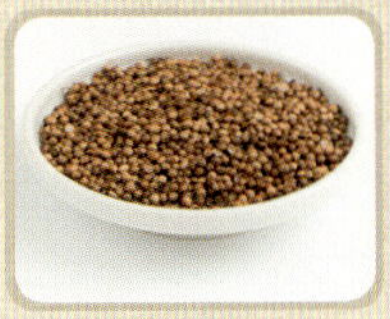

고수씨
인간의 몸 속에 기생할 수 있는 맹독성 벌레인 고로 인한 독을 치료한다.

재료 및 분량

고수씨 10g
물 2kg(10컵)

만드는 방법

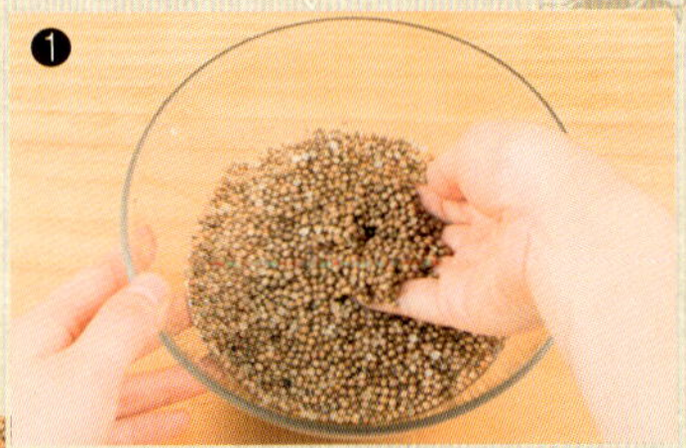

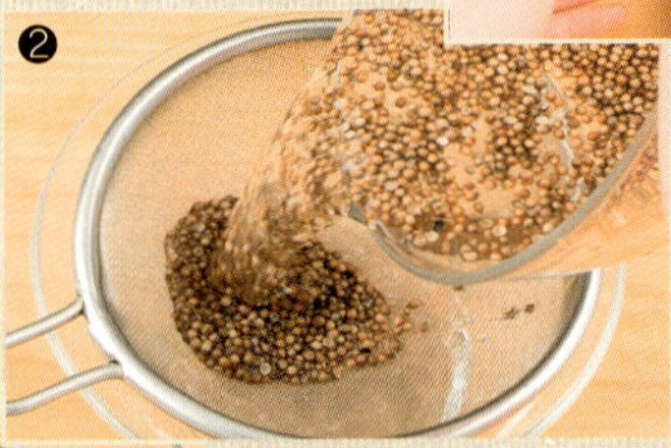

1. 고수씨는 물에 살짝 씻어 불순물을 없앤다.

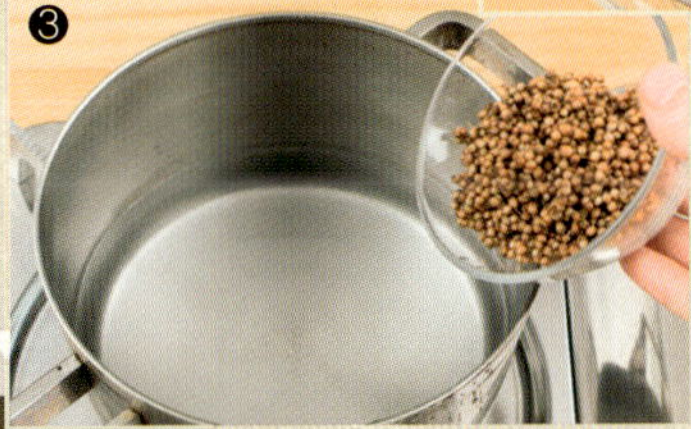

2. 씻은 고수씨는 체에 밭쳐 물기를 뺀다.

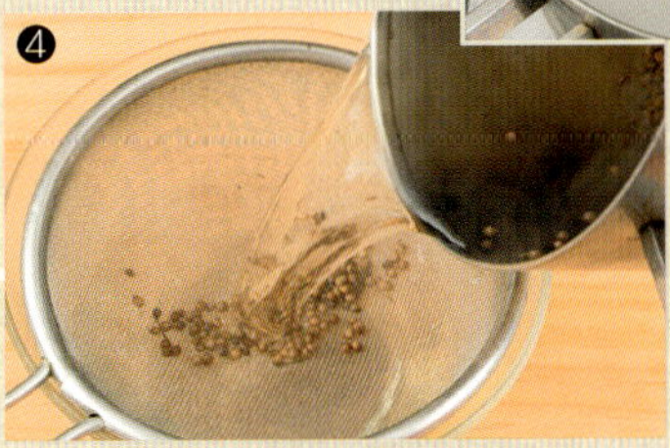

3. 냄비에 물을 붓고 고수씨를 넣어 센 불에 올려 끓으면 약 불로 낮추어 1시간 정도 고수씨가 터지도록 삶는다.

4. 체에 걸러 차처럼 마신다.

Check Point

- 고수풀의 씨앗은 8~9월에 열매가 성숙할 때 과실이 달린 가지를 채취하여 햇볕에 말려 사용한다.
- 고수는 독특한 향이 나는 향신채로 육류나 생선의 냄새를 없앨 때도 사용한다.
- 고수풀은 대장과 소장의 활동을 원활히 한다.

10 백복령죽(白茯苓粥)

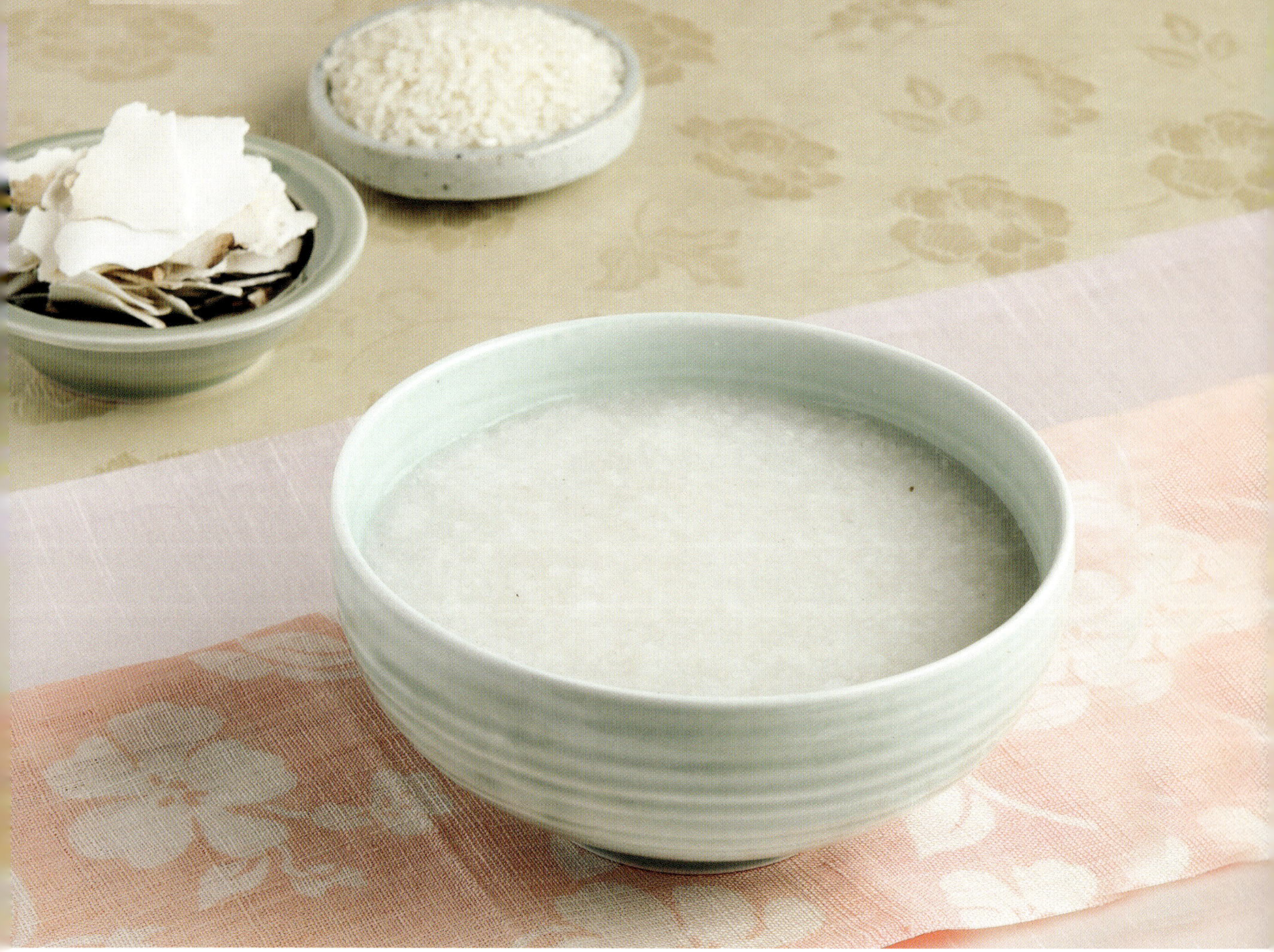

治産後無所苦 欲睡而不得睡. 白茯苓 去皮末半兩 粳米三合 以米煮粥半熟 下茯苓 粥熟 任意食之.

출산 후에 특별히 아픈 곳이 없는데 잠을 자려고 해도 잠을 자지 못하는 것을 치료하려면 껍질을 벗기고 분말로 만든 백봉령 반량과 멥쌀 3홉을 준비한다. 멥쌀을 삶는데 절반 정도 익은 상태로 한 후 복령을 넣고 죽을 완숙시켜 임의대로 먹는다.

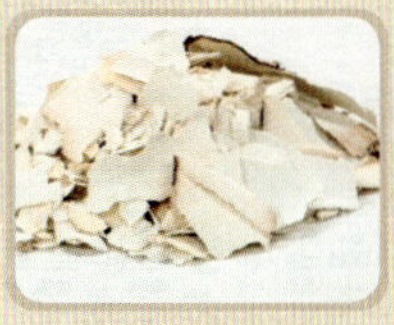

백복령

성질이 평하며 맛은 달고 독이 없다. 입맛을 돋우고 구역을 멎게하며 마음과 정신을 안정하게 한다. 소갈을 멈추고 건망증을 낫게 한다.

재료 및 분량

백봉령 가루 10g
멥쌀 1컵(180g)
죽 끓이는 물 7컵(1.4kg)
소금 1작은술

만드는 방법

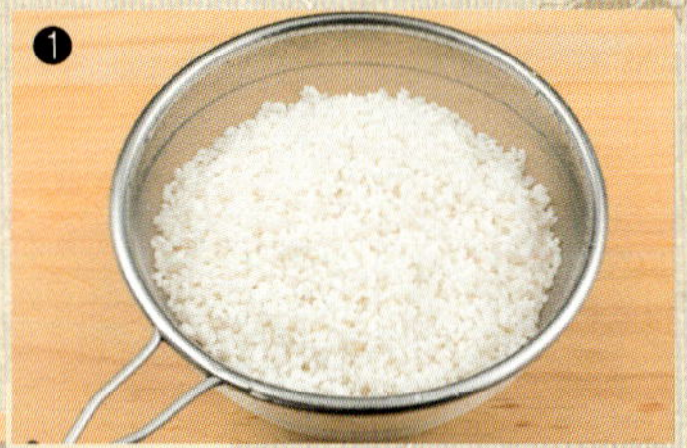

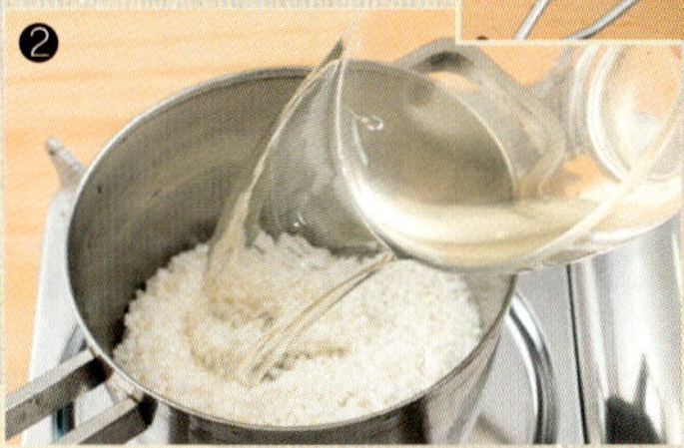

1. 멥쌀은 깨끗이 씻어 2시간 정도 불려 체에 밭쳐 물기를 뺀다.

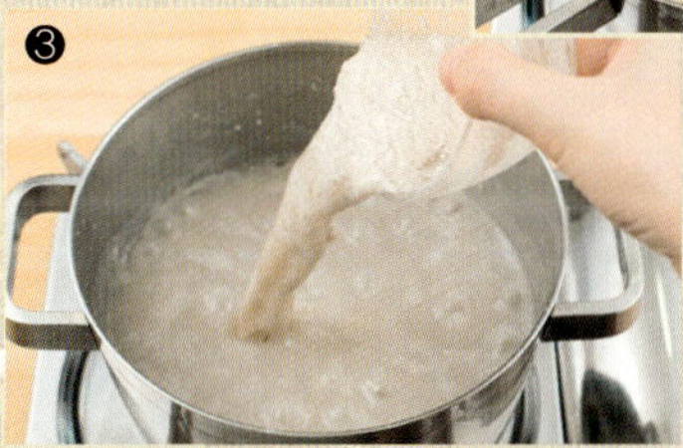

2. 냄비에 멥쌀과 물을 붓고 센 불에 올려 끓으면 중불로 낮추어 20분 정도 더 끓인다.

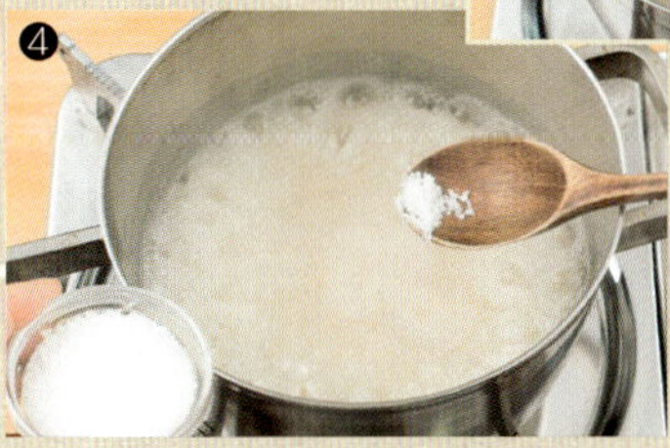

3. 쌀알이 투명해 지면 백봉령 가루를 물에 풀어 넣고 잘 저어 10분 정도 더 끓인다.

4. 소금으로 간을 맞추고 2분 정도 더 끓인다.

Check Point

- 백복령은 베어낸 소나무 뿌리에 기생하여 자란 균핵으로 속이 흰 것을 백복령 이라하고 분홍빛인 것을 적복령이라 한다
- 죽이 되어질 수 있으므로 눌지 않도록 잘 저어가며 끓인다.

11 산약죽(山藥粥)

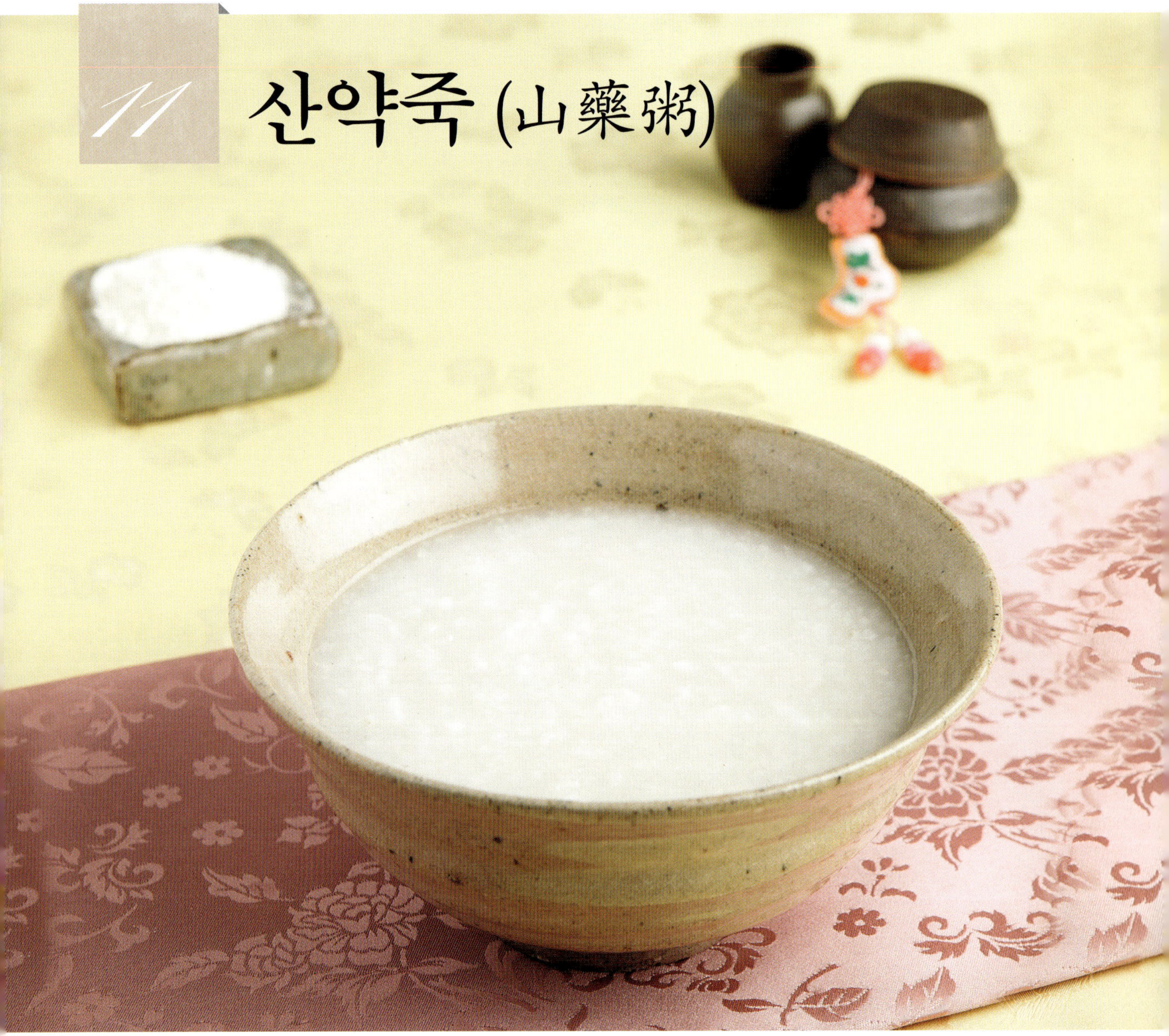

治初病痢疾 不嘔 因服苦濕凉劑太過 以致聞食先嘔 此乃脾胃虛弱也.
山藥細剉 一半銀瓦銚內炒熟 一半生 同爲末 碎米等分
先煮碎米 待熟入藥末 再煮熟 空心任意食之.

처음 이질(痢疾)을 앓았지만 토하지 않다가 고습량제(苦濕凉劑, 쓰고 습하고 차가운 약제)를 너무 많이 복용하여 음식 냄새만 맡아도 토하게 되는 것은 비위(脾胃)가 허약해진 탓이다. 이것을 치료하려면 산약(山藥, 마)을 잘게 잘라 반은 은와(銀瓦, 은으로 만든 기와)나 쟁개비[銚子, 무쇠로 만든 작은 솥]에 넣고 볶아 익힌 다음 반은 날로 서로 섞어 분말로 만들고 싸라기[碎米]와 같은 분량으로 나눈다. 먼저 싸라기[碎米]를 삶아 익기를 기다려 산약(山藥)분말을 넣고 다시 삶아 익힌다. 공복에 임의대로 먹는다.

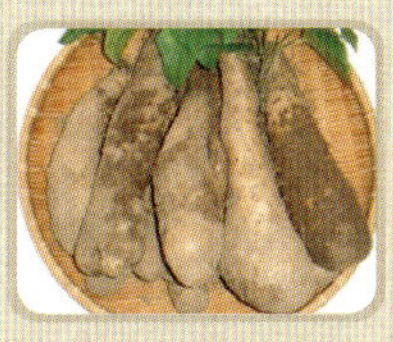

산약(마)

성질은 평하고 맛은 달다. 비장과 위장을 보하고 폐와 신장을 도운다. 비장과 위장의 허약이나 식욕이 없는 경우를 다스린다.

재료 및 분량

산약가루 2큰술(14g)
멥쌀 1컵(180g)
죽 끓이는 물 7컵(1.4kg)
소금 ½작은술

만드는 방법

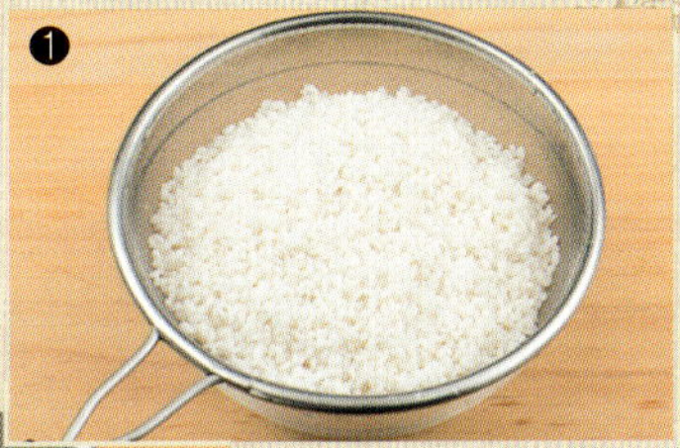

1. 멥쌀은 깨끗이 씻어 2시간 정도 불린 후 체에 밭쳐 물기를 뺀다.

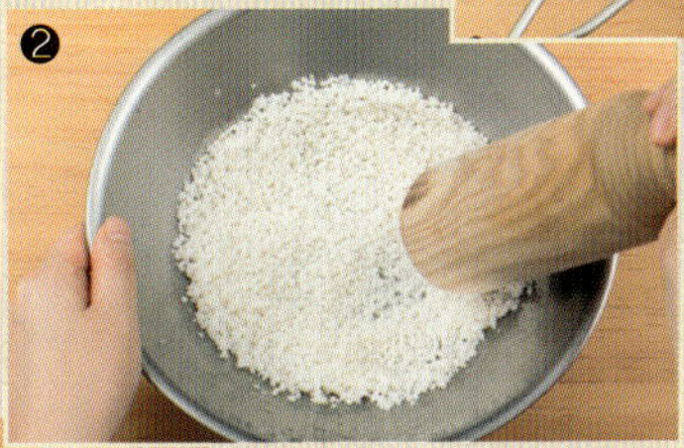

2. 불린 멥쌀은 쌀알이 반 정도 으깨지도록 방망이로 빻는다.

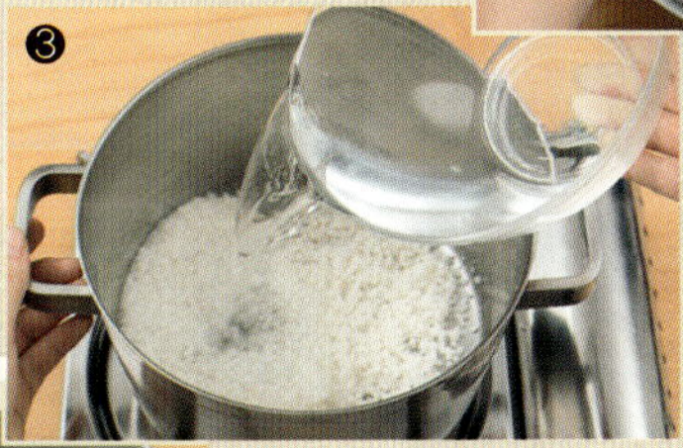

3. 냄비에 쌀을 넣고 물을 붓어 센 불에 올려 끓으면 중불로 낮추어 가끔 저으면서 20분 정도 끓이다가 약 불로 낮추어 10분 정도 더 끓인다.

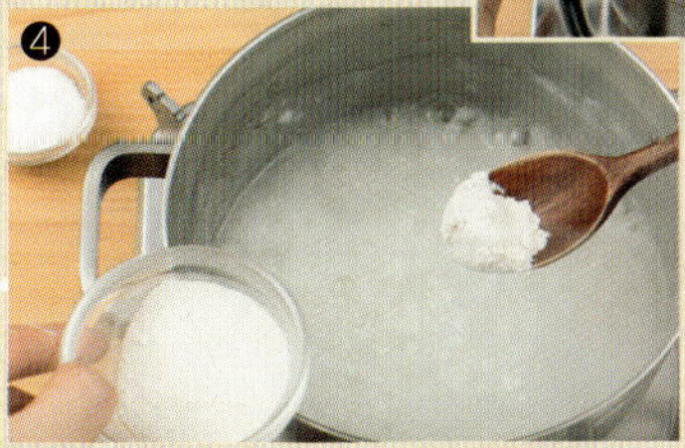

4. 쌀알이 퍼져 익으면 산약가루를 넣고 잘 저어 약 불에서 5분 정도 더 끓여 소금으로 간맞추고 2분 정도 더 끓인다.

Check Point

- 산약가루를 죽에 넣을 때 물에 풀어 넣으면 좋다.
- 마는 가을이 제철식품으로 껍질을 벗겨 얇게 썰은 후 말려서 가루 내어 보관하면 좋다. 원문에는 은으로 만든 기와나 무쇠 솥에 볶는다고 하였다.
- 마를 건조할 때 살짝 익혀서 건조하면 쉽다.

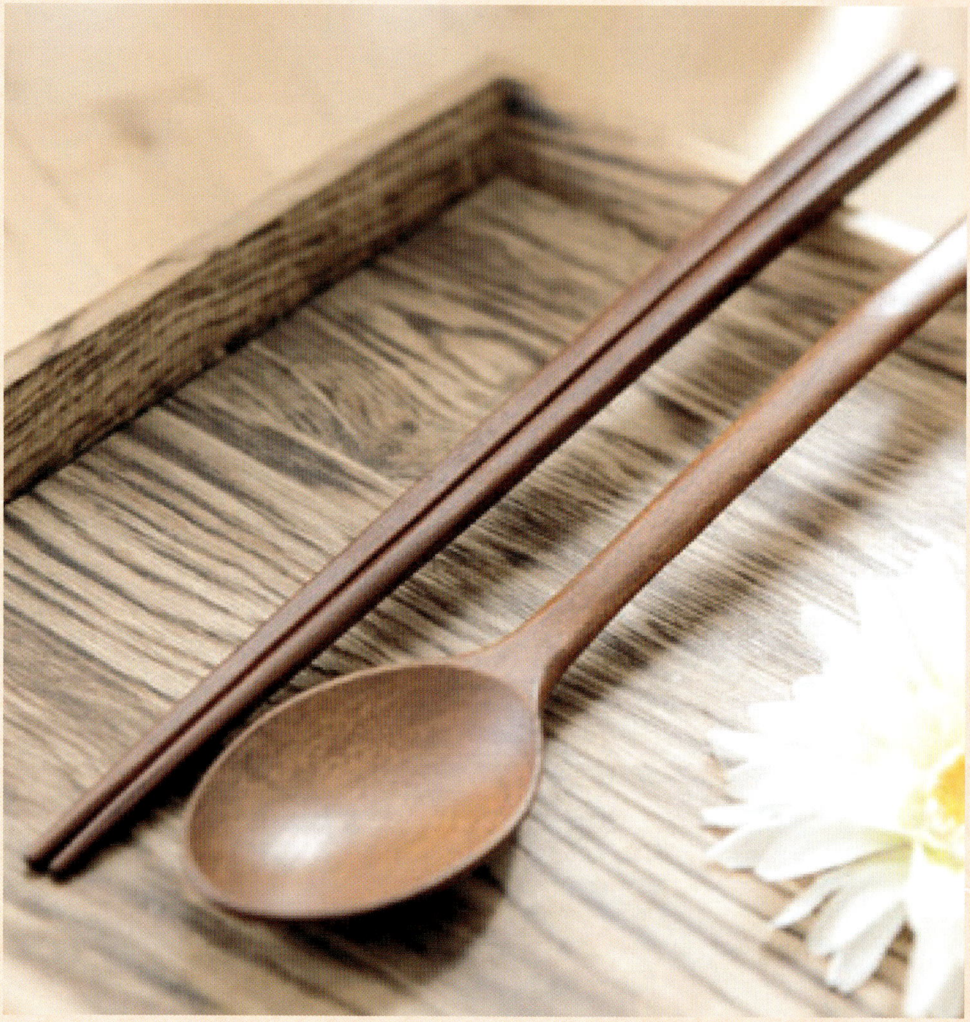

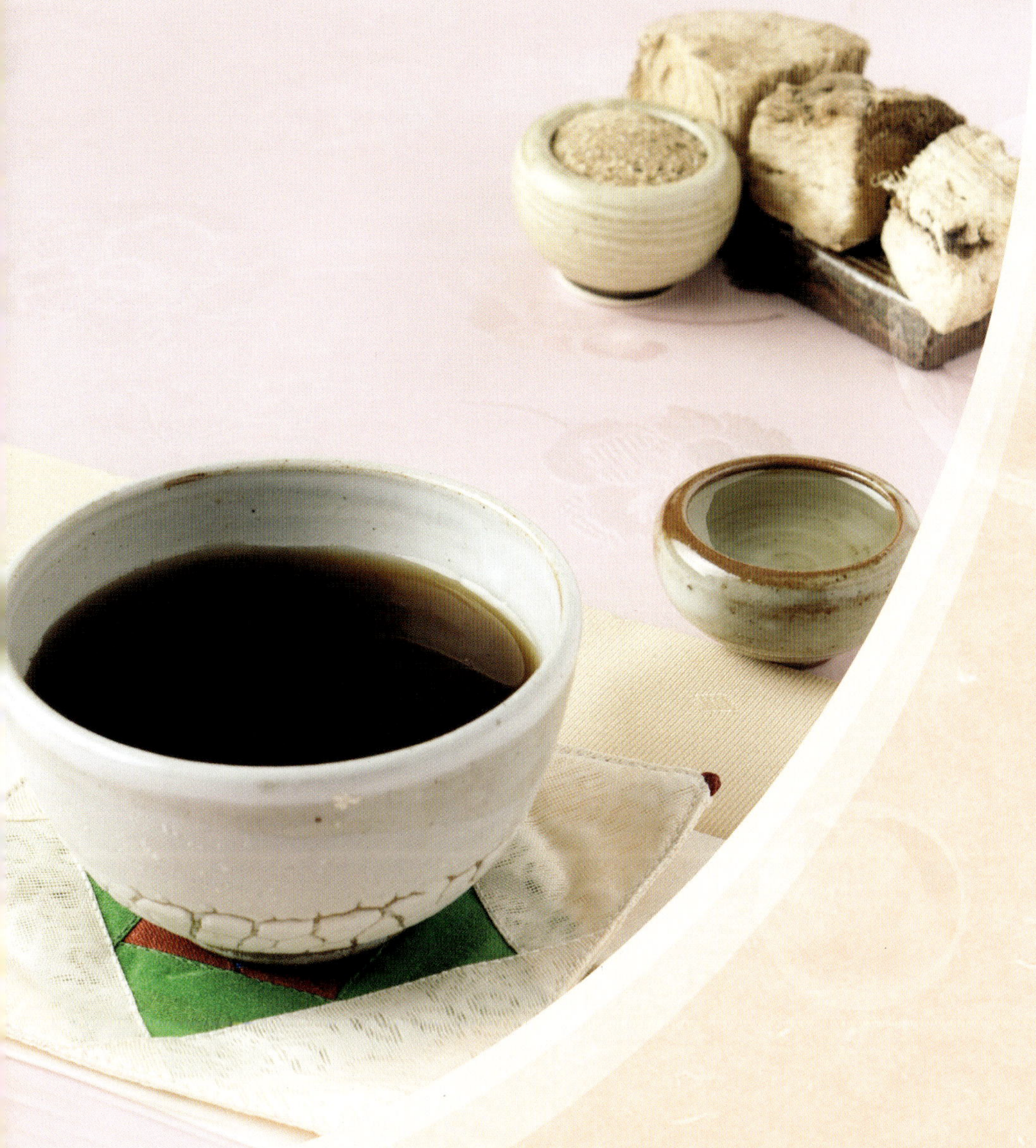

제6부
그 밖의 요리

01 갈분꿀차(葛粉蜜茶)

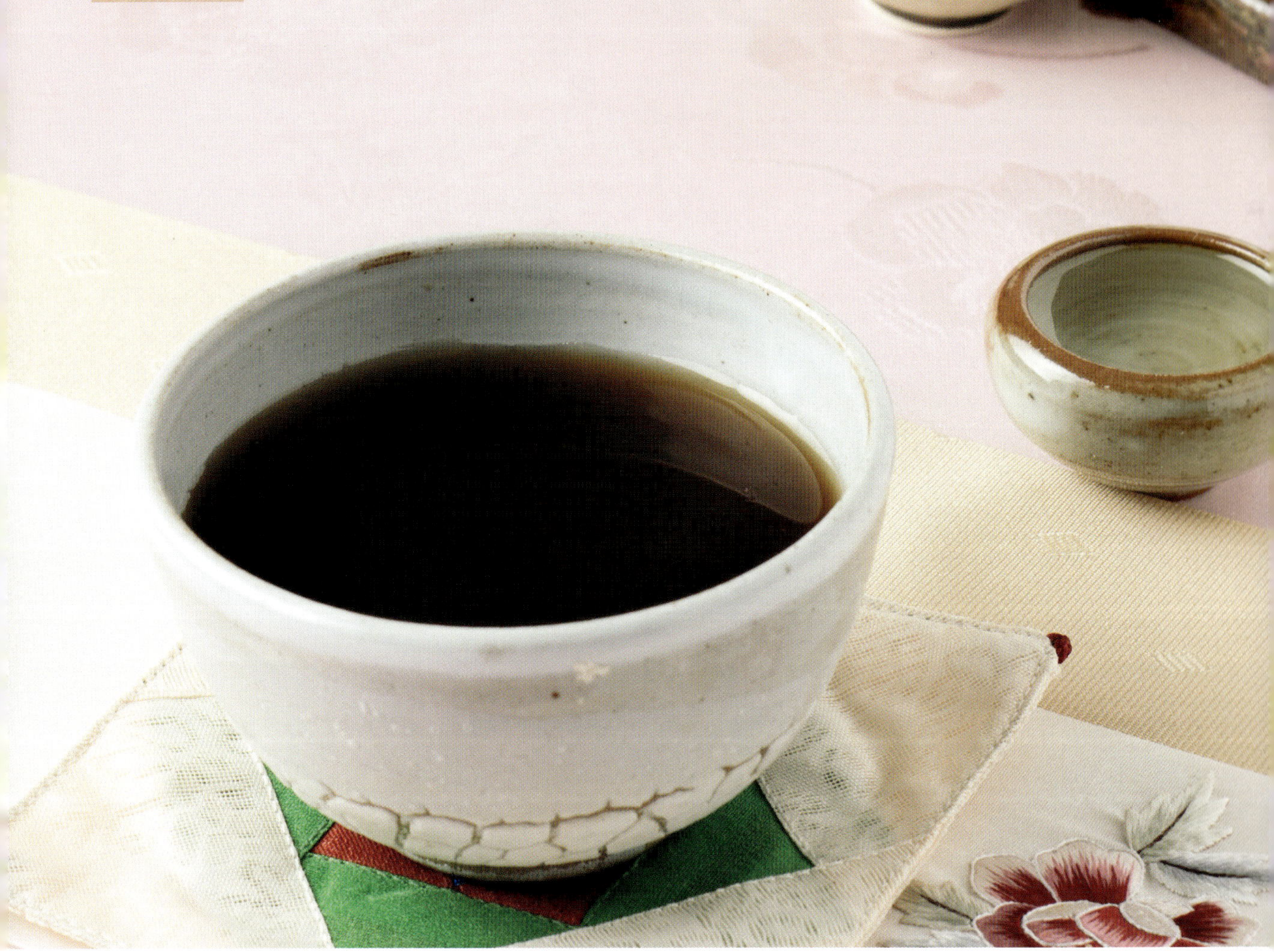

治赤痢 日夜百餘行. 葛粉三兩 蜜一兩 新汲水四合
攪調空心 頓服.

피가 섞여 나오는 이질[赤痢]로 하룻밤에 여러 차례 화장실에 가는 증상을 치료하려면 칡가루[葛粉] 3량, 꿀 1량, 새로 떠온 물[新汲水] 4홉을 잘 섞어 공복에 다 복용한다.

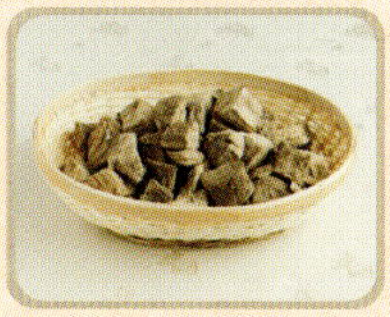

칡

칡은 해열과 진정작용이 있어 몸의 뭉친 열을 풀어주고 숙취해소에도 효과가 있다. 중풍에 걸려 신장과 비장에 열이 있고, 언어가 어눌하며 정신이 심란한 것을 치료하며 이질에도 효과가 있다.

재료 및 분량

마른 칡 70g
꿀 2큰술
물 2컵(400g)

만드는 방법

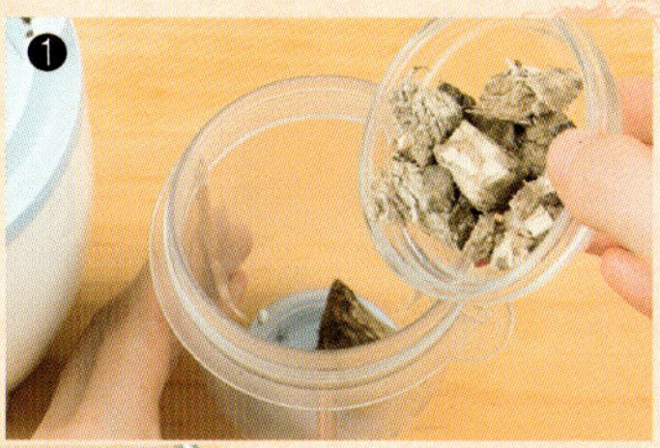

1. 마른 칡은 잘게 잘라 분쇄기에 넣어 곱게 간다.

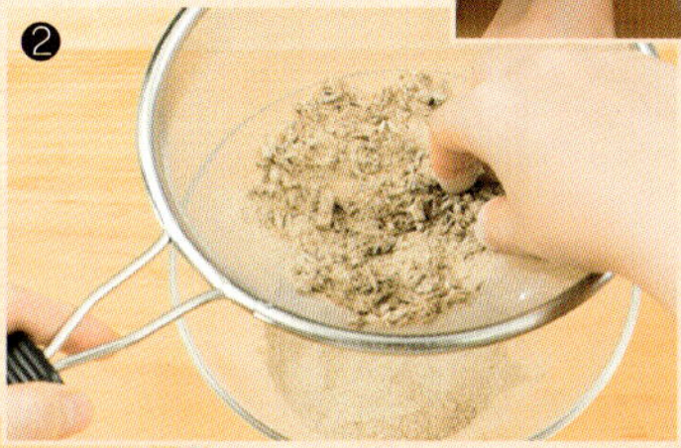

2. 갈은 칡가루를 고운체에 내린다.

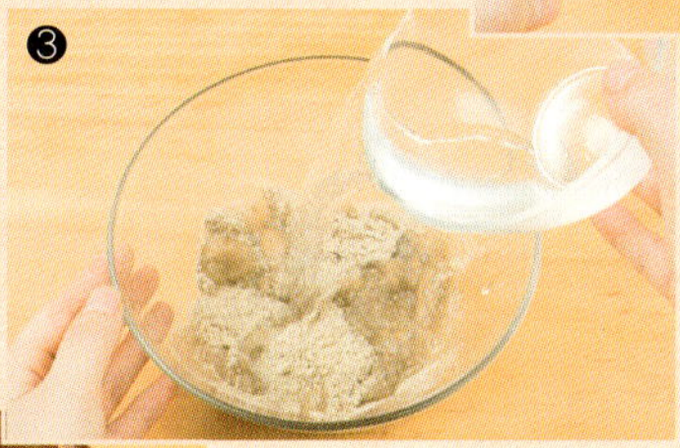

3. 칡가루에 물을 넣고 고루 저어 고운 면보에 거른다.

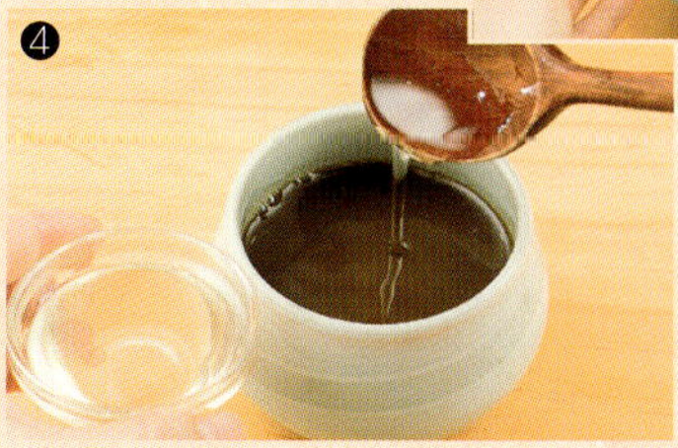

4. 찻잔에 꿀을 넣고 잘 섞는다. 꿀은 기호에 따라 가감한다.

Check Point

- 칡차를 끓이는 방법으로 생칡을 압착하여 만드는 방법과 칡을 물에 넣어 끓여서 만들수도 있다.
- 칡은 가을이나 물이 오르기 시작하는 초봄에 채취하는 것이 좋다.
- 칡은 잎, 줄기, 뿌리 등을 모두 먹을 수 있는데 어린잎은 쌈을 싸먹거나 데쳐서 먹기도 한다.

02 송절주(松節酒)

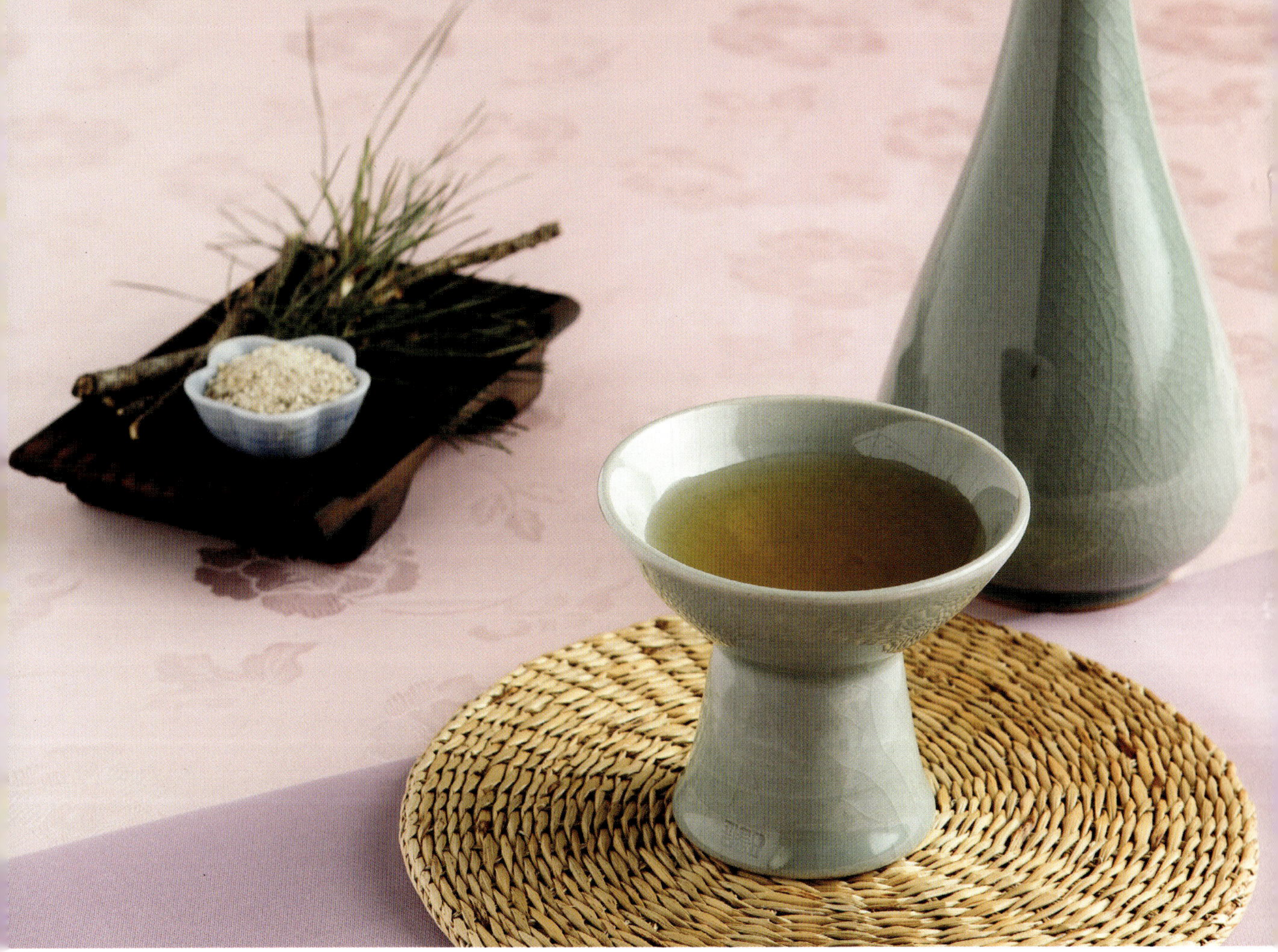

治打撲有傷. 松節 酒煎服.

타박(打撲)으로 상처가 생긴 증상을 치료하려면 송절(松節, 소나무 마디)을 술에 넣고 달여 복용한다.

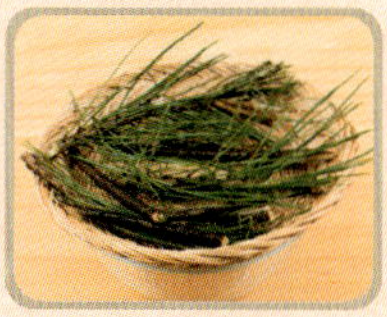

솔가지
바탕이 단단하고 굳센 기운이 있어 오래되어도 썩지 않기 때문에 풍습으로 인한 근골(筋骨)의 모든 질환에 솔가지를 사용하였다.

재료 및 분량

솔가지 100g
맑은 술 1.8L

만드는 방법

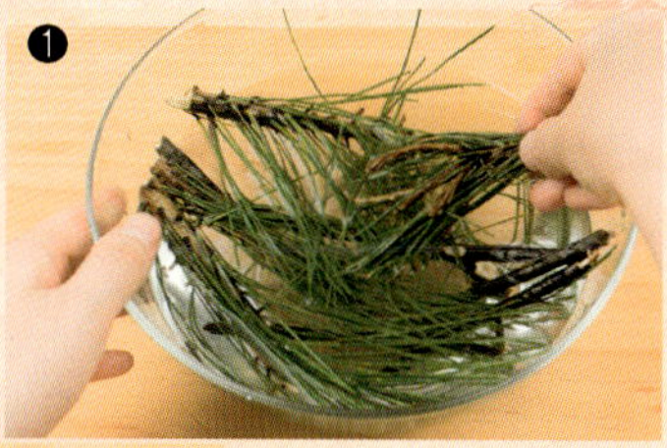

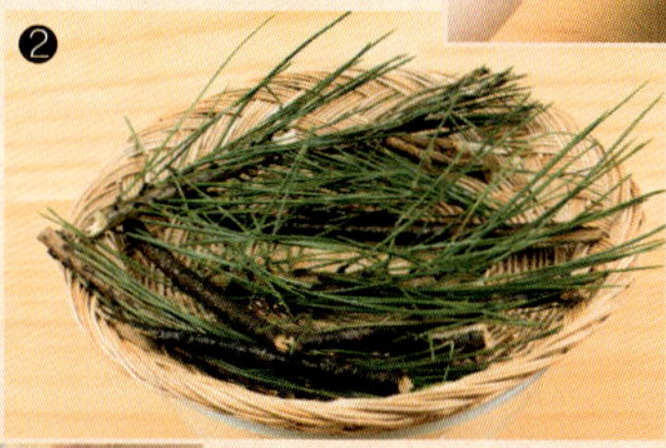

1. 솔가지를 깨끗이 씻는다.

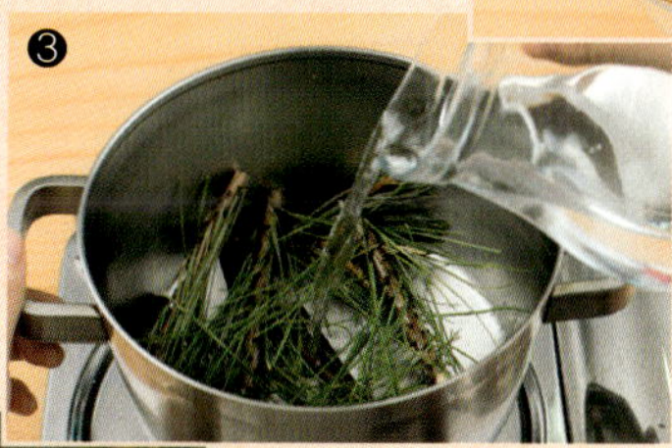

2. 채반에 솔가지를 널어 물기를 뺀다.

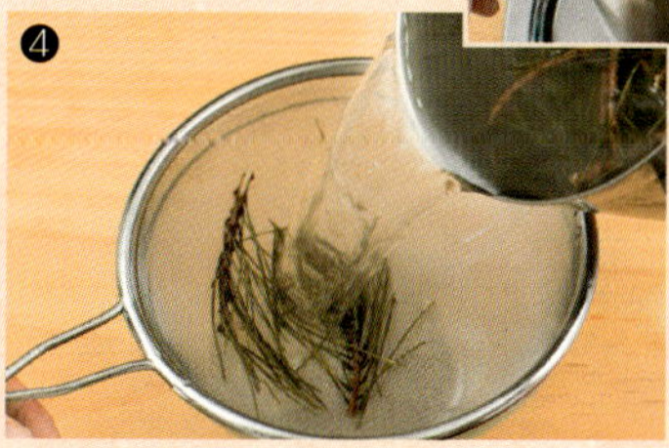

3. 냄비에 솔가지와 술을 부어 중 불에 올려 끓으면 약불로 낮추어 30분 정도 달인다.

4. 고운체에 걸러 두고 마신다.

Check Point

- 송절(松節)은 소나무의 가지와 줄기의 마디를 뜻하는 것으로 어린나무 가지를 사용한다.
- 소나무 잎이 2개씩 있는 것이 토종 소나무이다.
- 송절에 송진이 있으므로 밀가루에 문질러 씻기도 한다.

소나무(松)

높고 굵게 자라는 소나무는 우리나라에서 은행나무 다음으로 큰 몸집을 자랑한다. 우리나라에는 약 6천 년 전부터 자랐다고 추정되는데, 곳곳에 소나무가 자라고 있어 우리나라는 소나무 문화권이라 하여도 과언이 아니다.

1. 소나무의 품성

(1) 소나무에 대한 최초의 기록

현존하는 우리나라 문헌 가운데 소나무에 대하여 제일 먼저 기록된 것은 『三國史記』(1145)와 『三國遺事』(1285)로 볼 수 있다. 그 내용을 살펴보면 다음과 같다.

『三國史記』에 '신라 눌지마립간 16년(432) 봄에 곡식이 귀하여 사람들이 소나무껍질을 벗겨 먹었다.'라는 기록이 나온다. 이 내용으로 보면 예전부터 흉년이 들면 소나무껍질을 식량대용으로 사용하였음을 알 수 있다. 『三國遺事』에는 '김유신의 시조 재매부인이 죽어 청연(靑淵) 위에 잇는 골짜기에 장례를 지냈으므로 재매곡(財買谷)이라 하였다. 매년 봄 집안의 남녀가 그 골짜기의 남쪽 계곡에 모여 연회를 가졌다. 그때 온갖 꽃이 화창하게 피고 송홧가루가 골짜기에 가득했다. 입구에 암자를 지어 송화방(松花房)이라 하고 대대로 원찰(願刹)로 삼았다.'고 한 것을 보면 신라시대에 소나무가 매우 무성하였음을 알 수 있다.

(2) 소나무는 白木之長 (나무 중 최고라는 의미)

『史記』에 '대나무는 밖으로 마디[節]가 있으나 속으로는 그저 비어 있을 뿐이며, 송백(松柏)은 모든 나무 중 으뜸이지만 문려(門閭)로 사용될 뿐이다.'라고 나오는데, 여기에 언급된 송백은 출입문의 기둥으로 쓰일 정도로 곧고 큰 나무를 의미하는 것이다.

이는 노송의 의미로 보는 것이 타당한데, 이시진(李時珍, 1518~1593)은 측백나무를 설명하는 문장과 소나무를 설명하는 문장 모두에서 『史記』의 내용을 그대로 인용하고 있다. 즉 노송을 의미하는 송백(松柏)을 소나무와 측백나무로 인식한 듯하다.

『史記』의 내용을 인용하면서도 『古今事文類聚』에서는 '송백은 모든 나무 중 으뜸으로 궁궐(宮闕)에 사용된다.'라고 하여 차이를 보이지만, 송백이 기둥을 만드는데 좋은 재료라는 것은 공통이다. 이러한 송백을 소나무와 측백나무로 보아 나무 중에서 으뜸으로 가는 귀족으로 여겨 『本草綱目』(1596)과 『毛翅類釋』에서는 '〈王安石字設〉에서 말하기를 송백(松柏, 소나무와 측백나무)은 모든 나무의 으뜸이라 할 수 있기 때문에, 소나무(松)는 공작(公), 측백나무(柏)는 백작(伯)과 같다. 따라서 소나무(松)는 공작(公), 측백나무는 (柏)는 백작(伯)을 좇아서 만든 글자이다.'라고 설명하였다.

2. 소나무의 효능

(1) 솔잎(松葉)의 일반적 효능

『本草綱目』(1596)에 의하면 '솔잎은 송엽(松葉) 또는 송모(松毛)라고도 하는데, 쓰고 따뜻한 기운이 있어 풍습창(風濕瘡, 풍습으로 인한 습진)을 치료하고 모발(毛髮)을 나게 하며 오장(五臟)을 편하게 하고 속을 든든하게 하여 배고픔을 모르고 오래 살게 한다.'고 하여 솔잎을 구황식량으로 사용하기도 하였다. 또한 솔잎을 잘게 잘라 물이나 국수에 넣어

松

먹거나 빻아서 환으로 만들어 먹기도 하였다. 곡식을 먹지 않도록 할 수 있으며 악질(惡疾, 고치기 어려운 나쁜 병)을 치료한다. 불에 볶아 동창(凍瘡, 얼굴이나 손발 등이 얼어서 생기는 병)이나 풍창(風瘡 : 문둥병의 한 가지)에 바르면 좋다. 풍통(風痛, 풍병의 한 가지)과 각비(脚痺 : 다리가 저린 증상)를 없애며 쌀벌레를 죽인다고 하였다.

(2) 송엽주의 효능

『需雲雜方』(1552)에 나오는 송엽주(松葉酒)에 대한 설명은 '솔잎 6말과 물 6말을 2말이 되도록 달이고 찌꺼기와 기름을 제거한다. 백미(白米) 1말을 깨끗이 씻고 곱게 가루로 만들고, 앞의 물로 죽을 만든 다음 식힌다. 좋은 누룩 1되를 섞어 항아리에 넣고 21일 후에 사용한다. 모든 질환에 즉시 차도가 있다.'하고 나온다. 이러한 『需雲雜方』의 내용이 1680년경 저술된 것으로 추정되는 『要錄』에 거의 그대로 보이고 있다. 두 고서의 차이점은 『需雲雜方』에는 송엽주의 효능이 기록되고, 『要錄』에는 공복에 먹으라는 복용하는 방법이 추가로 기록되어 있다.

송엽주에 대한 우리나라 경험방을 보면 조선초기 우리나라 의학을 집대성한 『鄕藥集成方』(1433)것에는 송엽주에 대한 경험방이 위에서 언급한 내용이외에 다음과 같이 기록되어 있다. '송엽주는 일체의 풍습(風濕, 風邪와 濕邪로 인하여 몸이 아프고 무거우며 관절이 아파 제대로 굽히고 펴지 못하는 병증)과 한열(寒熱, 오한과 발열), 족통(足痛, 발이 아픈 증상)과 슬통(膝痛, 무릎 통증), 혹은 적종, 혹은 다리뼈에서 열통을 느끼고 걷기가 힘이 들 때, 일체의 각기병 등을 치료하는데 백발백중 효험이 있다. 또한 허리, 무릎, 엉덩이뼈 · 넓적다리뼈 등의 통증과 위벽(痿躄 : 근맥에 긴장이 풀어지고 힘이 없어져 손으로 물건을 잡지 못하고 다리는 몸을 지탱하지 못하며 점차 근육이 위축되어 뜻대로 움직일 수 없는 병증) 등을 모두 치료할 수 있다.'라고 하여 기존의 송엽주의 효능에 비하여 더욱 자세한 경험방을 적고 있다.

(3) 송절(松節)의 효능

소나무 마디인 송절(松節)은 『本草綱目』에 송절로 술을 만들어 먹으면 '다리가 약한 체질과 골절에 풍기(風氣)가 있는 증상을 다스린다. 볶아서 그슬리면 근골(筋骨) 간의 병을 치료하고 혈중의 습(濕)을 말릴 수 있다. 풍주아통(風蛀牙痛, 어금니가 벌레먹어 아픈 증상)을 치료하는데, 끓여서 양치하거나 불사른 재를 문지르면 효과를 본다.' 고 하였다.

송절(松節)은 소나무의 뼈에 해당한다고 보았다. 따라서 바탕이 단단하고 굳센 기운이 있어 오래되어도 썩지 않기 때문에 풍습으로 인한 근골(筋骨)의 모든 질환에 송절을 사용하였다. 그리고 삭신이 쑤시고 아파서 뼈마디가 빠질 것 같은 통증이 있을 때 송절로 술을 만들어 먹기도 하였다.

03 밀랍죽(黃蠟粥)

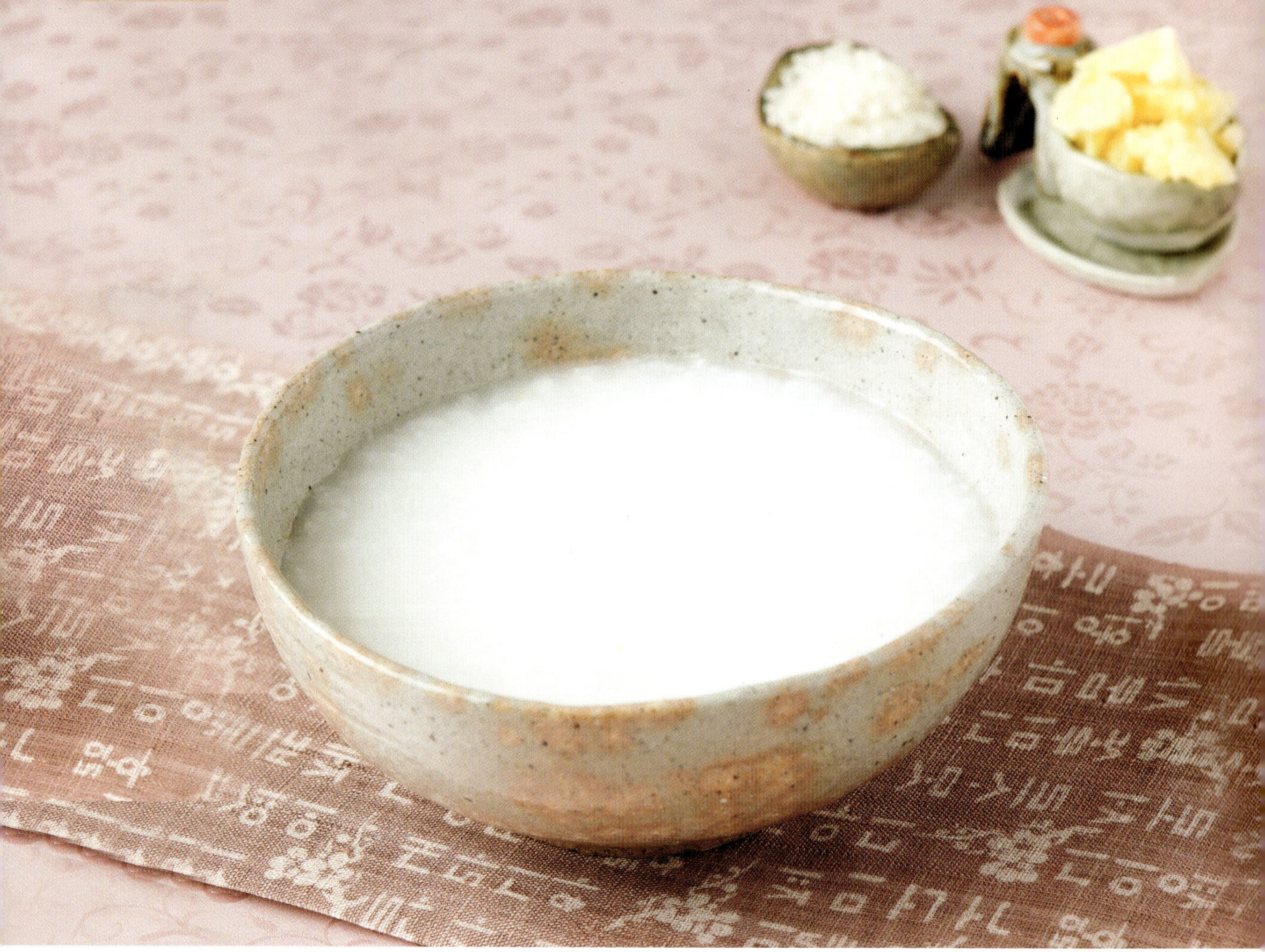

治霍亂後 氣脫虛羸 或瀉不止. 黃蠟半兩 粳米三合細硏
以水煮粳米作粥 臨熟 次下蠟 更煮 候蠟消 溫溫服之.

곽란(霍亂) 후에 기운이 빠지고 허약해지고 여위며, 혹 설사가 그치지 않는 것을 치료하려면 밀랍[黃蠟] 반량과 잘게 갈은 멥쌀 3홉을 준비한다. 멥쌀에 물을 넣고 삶아 죽을 만들고 익으려고 할 때 밀랍을 넣고 다시 삶아 밀랍이 녹기를 기다려 따뜻하게 먹는다.

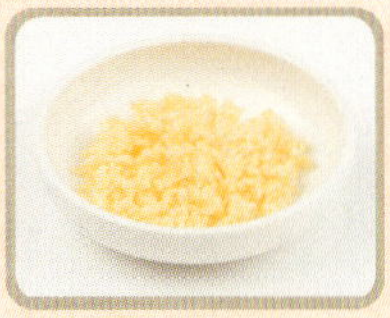

밀랍

성질이 약간 따뜻하고 맛이 달며 독이없다. 피고름이 나오는 이질과 쇠붙이에 상한 것을 치료하며, 기를 돕고 배고프지 않게하며 늙지 않게 한다.

재료 및 분량

멥쌀 1½컵(270g)
물 9컵(1.8kg)
밀랍 10g
소금 1작은술

만드는 방법

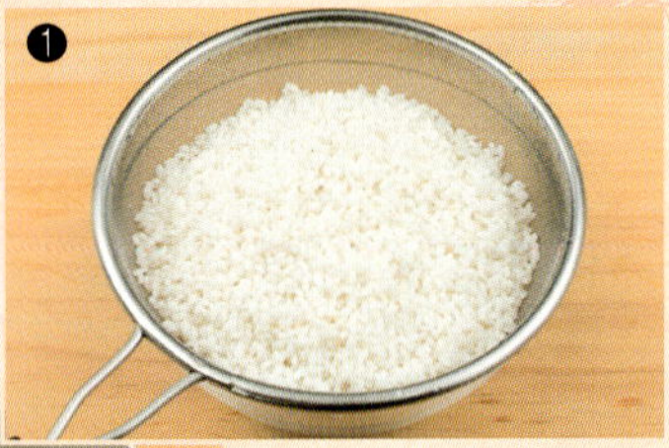

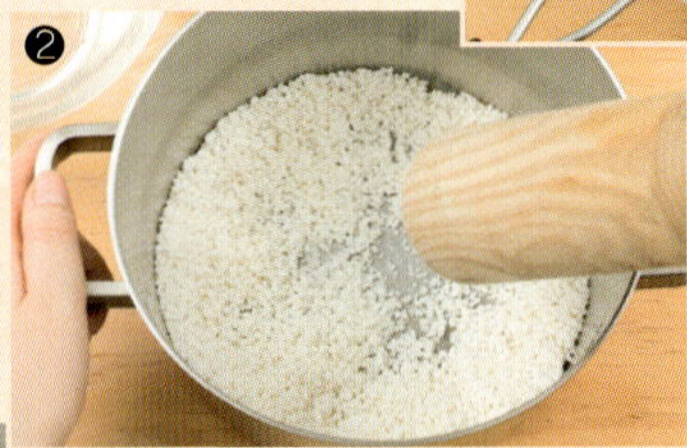

1. 멥쌀은 깨끗이 씻어 2시간 정도 불린 다음 체에 밭쳐 물기를 뺀다.

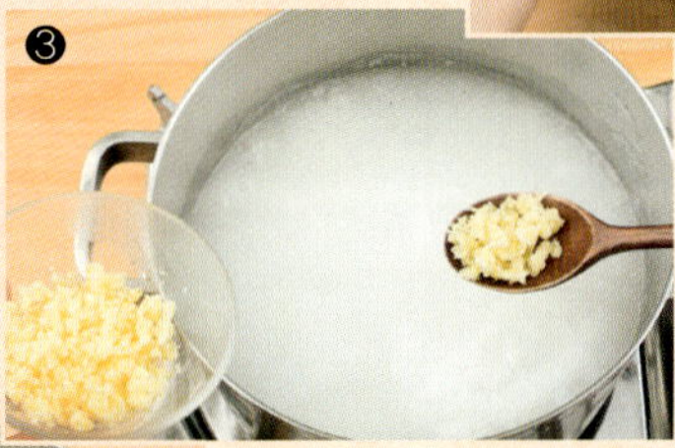

2. 냄비에 멥쌀을 넣고 방망이로 두드려 싸라기 정도로 빻은 다음 물을 붓는다.

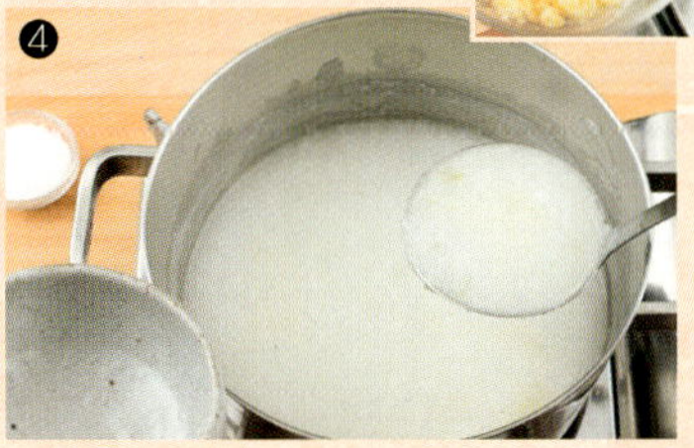

3. 냄비를 센 불에 올려 끓으면 중불로 낮추어 20분 정도 끓이고 밀랍을 넣고 5분 정도 끓인다.

4. 소금으로 간을 한 후 한소끔 끓여 그릇에 담고 따뜻하게 먹는다.

Check Point

- 밀랍은 벌집을 만들기 위해 꿀벌이 분비하는 물질로 누런색이 나며 상온에서 굳어지는 성질이 있어, 과자나 빵을 만들 때 박리제와 피막제, 냉동 과실이나 사탕 등의 향미 보존제로 사용된다.
- 밀랍은 처음 것은 향기가 있고 묽으나 여러 번 끓일수록 단단하게 굳는다.
- 밀랍을 황랍이라고도 한다.

04 해조분주(海藻粉酒)

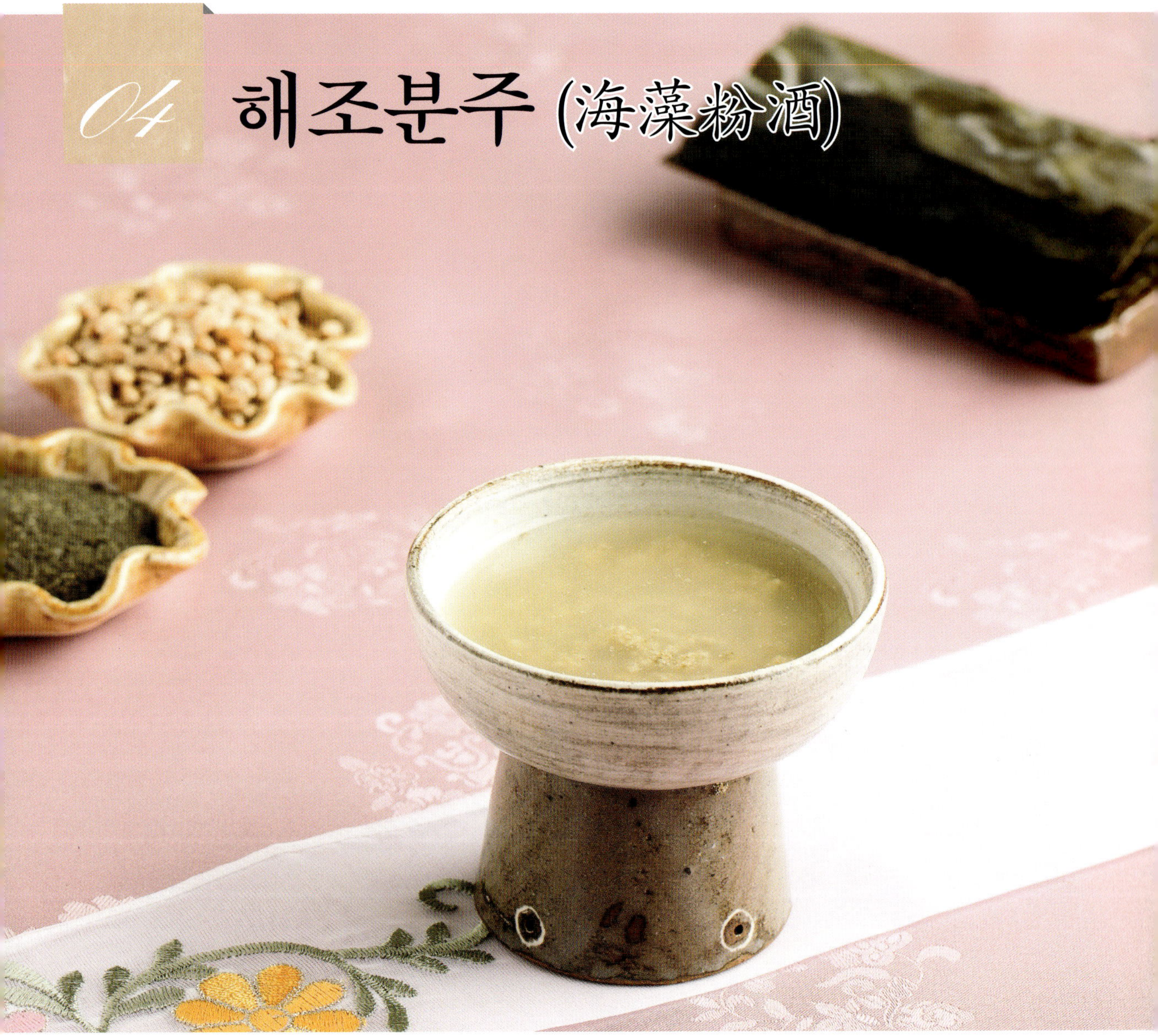

治癭氣神驗. 小麥一升 醋一升 浸一夜曝乾 海藻 昆布 三兩
幷洗去鹹 乾末 每服酒飮調下二錢 日三 以差爲度.

영기(癭氣, 영〈癭,혹〉을 달리 부르는 말)를 신효하게 치료하려면 밀[小麥] 1되를 식초 1되에 하룻밤 담근 다음 햇빛에 건조시킨다. 바닷말[海藻]과 다시마[昆布]를 각각 3냥씩을 씻어 짠맛을 없애고 건조시킨 다음 분말로 만든다. 하루에 3번 2돈씩 술에 먹는다. 차도가 있을 때까지를 한도로 한다.

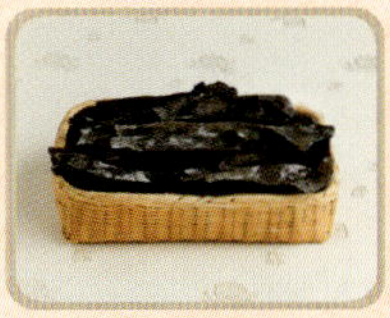

다시마

성질이 차고 맛이짜며 독성이 없다. 12가지 수종을 치료하는데, 오줌을 잘 나가게 하고 얼굴이 부은 것을 내리게 한다.

재료 및 분량

밀 2컵
식초 2컵
다시마 85g
바닷말 100g
맑은 술

만드는 방법

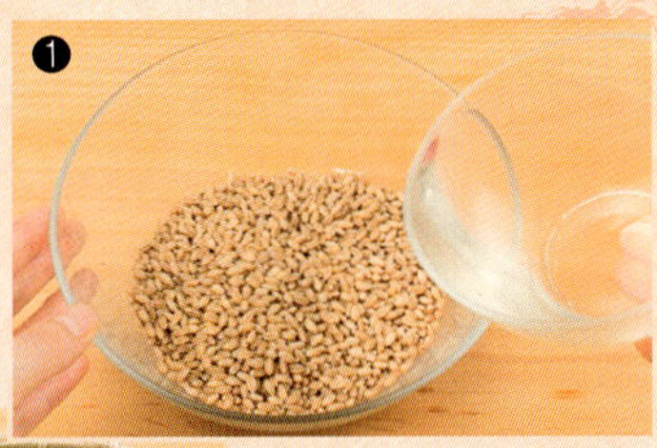

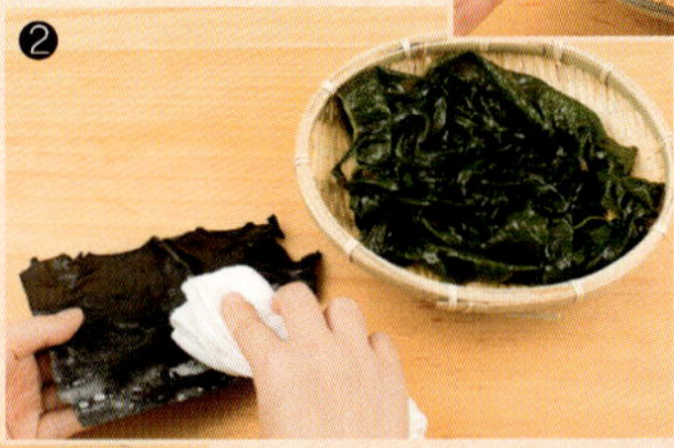

1. 밀에 식초를 부어 하룻밤 담근 다음 햇볕에 말린다.

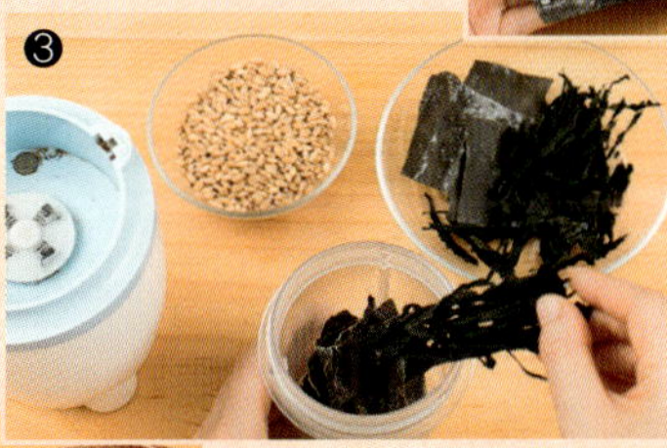

2. 다시마는 면보로 닦고 바닷말은 씻어 짠맛을 없앤 다음 채반에 말린다.

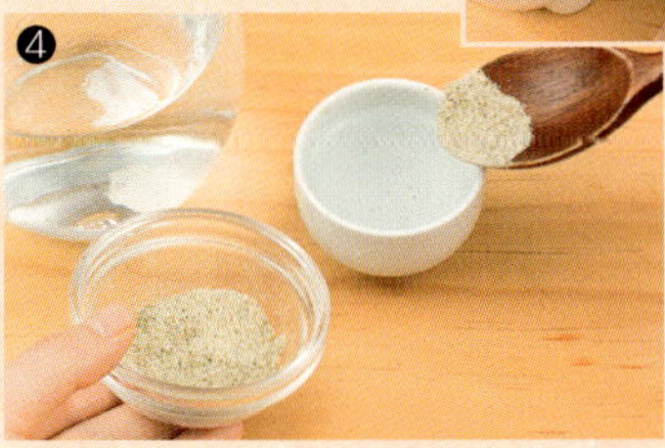

3. 분쇄기에 말린 밀, 다시마와 말린 바닷말을 함께 넣고 곱게 간다.

4. 술잔에 맑은술을 붓고 분말가루를 1큰술 정도 타서 마신다.

Check Point

- 바닷말은 바다에서 자라는 식물류를 말하는 것으로 대표적인 미역을 사용하였다.
- 염장미역은 물에 담가 소금기를 빼고 말린다.
- 술의 양과 분말의 양은 조금씩 조절해서 마신다.

참고문헌

· 강인희, "한국의 보양식", 대한교과서주식회사, 1992

· 김달래, "EBS 60분 부모 체질궁합 이야기", 중앙생활사, 2012

· 김소미 외 3인, 우리생선 이야기, 도서출판 효일, 2002

· 김종덕, 약이 되는 우리 먹거리 1, 아카데미북, 2010

· 김종덕, 한의학에서 바라본 농산물 1,2, 부경대 한약재개발연구소, 2006

· 김종덕, 한의학에서 바라본 먹거리 1,2, 한국학술정보, 2007

· 유태종, 음식궁합, 아카데미 북, 1998

· 유태종, 음식궁합 1, 아카데미 북, 1998

· 유태종, 음식궁합 2, 아카데미 북, 2001

· 윤숙자, 규합총서, 도서출판 질시루, 2003

· 윤숙자, 증보산림경제, 지구문화사, 2005

· 윤숙자, 아름다운 한국음식 300선, 도서출판 질시루, 2008

· 윤숙자, 입맛 당기는 별미 죽, 도서출판 질시루, 2010

· 윤숙자 외 2인, 알고 먹으면 좋은 우리식재료 Q&A, 지구문화사, 2008

· 윤서석, 제민요술, 식품조리 가공편 연구, 민음사, 1993

· 이규태, 한국인의 의식주 재미있는 우리의 음식이야기, 기린원, 1991

· 이성우, 한국요리문화사, 교문사, 1985

· 이영은 · 홍승헌, 한방식품재료학, (주) 교문사, 2003

· 장학길, 식품정보, 신광출판사, 1999

· 전순의, 산가요록, 농촌진흥청, 2004

· 전순의 저, 김종덕 역 식료찬요, 예스민, 2006

· 정문기, 자산어보, (주) 지식산업사, 2006.

· 정경연, 몸에좋은 색깔음식 50, (주) 북스컴, 2004

· 조재선 · 황성연, 식품재료학, 문운당, 2006

· 허준 저, 조헌영 역, 동의보감, 여강출판사, 2005

찾아보기

ㄱ

ㄴ

ㄷ

ㅇ

ㅈ

ㅊ

ㅋ, ㅌ

ㅍ

ㅎ

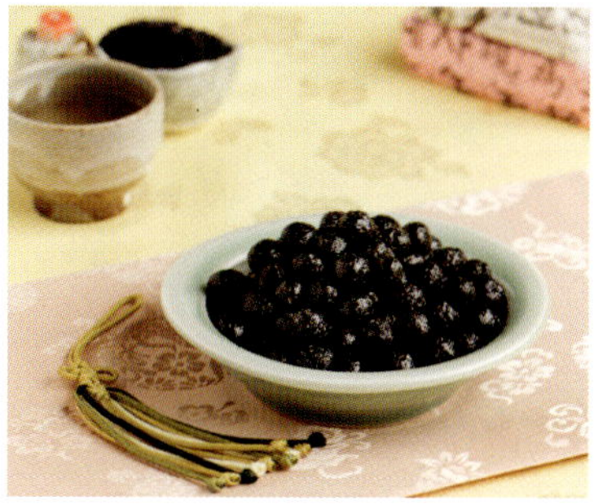

食療纂要

왕실의 식이요법

2012년 11월 20일 초판 인쇄
2012년 11월 25일 초판 발행

저　자 • 원저 전순의 어의
음식재현 윤숙자 소장
번역해설 김종덕 원장

발행인 • 주병오

발행처 • 지구문화
경기도 파주시 문발동
파주출판문화정보산업단지 518－2

전화 • 영업팀 (031)955－7566／7577
편집팀 (031)955－7731
FAX • (031)955－7730
홈페이지 • www.ji-gu.co.kr
전자우편 • jigupub@hanmail.net

값 • 26,000원

ISBN 978－89－7006－612－7